超声诊断学

张小丽　李普楠　张中华　主编

中国纺织出版社有限公司

图书在版编目（CIP）数据

超声诊断学／张小丽，李普楠，张中华主编. -- 北京：中国纺织出版社有限公司，2021.9
ISBN 978-7-5180-8884-3

Ⅰ.①超… Ⅱ.①张…②李…③张… Ⅲ.①超声波诊断—高等学校—教材 Ⅳ.①R445.1

中国版本图书馆CIP数据核字（2021）第184191号

责任编辑：傅保娣　高文雅　责任校对：高　涵　责任印制：王艳丽

中国纺织出版社有限公司出版发行
地址：北京市朝阳区百子湾东里A407号楼　邮政编码：100124
销售电话：010—67004422　传真：010—87155801
http://www.c-textilep.com
中国纺织出版社天猫旗舰店
官方微博 http://weibo.com/2119887771
三河市宏盛印务有限公司印刷　各地新华书店经销
2021年9月第1版第1次印刷
开本：787×1092　1/16　印张：27
字数：595千字　定价：138.00元

主编简介

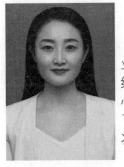

张小丽，女，本科学历，山西省晋城市超声医师协会会员。

现任职于晋城市人民医院超声医学科，副主任医师。具有系统的专业理论知识和技术知识，从事心脏超声医学专业及教学工作10余年，熟练掌握小儿及成人心脏各种常见病及多种疑难疾病的超声诊断技术，在心脏超声的专业技术理论和实践、超声技术的临床应用和教学方面积累了丰富的知识和经验，熟悉国内外本专业的研究现状和最新进展，曾多次在国家级及省级期刊发表学术论文数篇。

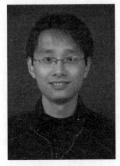

李普楠，男，1981年出生，毕业于山西医科大学，临床医学专业本科学历。山西省晋城市超声医师协会会员。

现任职于山西省晋城市人民医院超声医学科，主治医师。从事超声波医学10余年，近年来，一直致力于心血管超声及血管超声的学习与研究；临床上，在心血管疾病的超声诊断方面拥有丰富的经验。曾在国家级、省级期刊发表相关论文数篇。

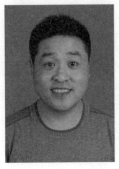

张中华，男，1981年出生，毕业于山西医科大学，临床医学专业本科学历。山西省晋城市超声医师协会会员。

现任职于山西省泽州县人民医院超声医学科，主治医师。从事超声波医学17年，近年来，一直致力于心血管超声及重症肺超声的学习与研究；临床上，在重症超声、心血管疾病的超声诊断方面拥有丰富的经验；也擅长腹部和泌尿系统疾病超声诊断、超声造影与超声介入治疗。曾在省级期刊发表相关论文数篇。

编 委 会

主　编

张小丽　山西省晋城市人民医院
李普楠　山西省晋城市人民医院
张中华　山西省泽州县人民医院

编　委

肖明虎　中国医学科学院阜外医院
刘思岐　中国医学科学院阜外医院
路竑璋　包头市中心医院
李一冰　郑州市妇幼保健院
董　楠　蚌埠市第一人民医院
刘　晟　衡阳市第一人民医院
李国庆　山东省菏泽市立医院
艾宇哲　河南省许昌市中心医院
塔　娜　包头市中心医院

前　　言

　　飞速发展的超声成像技术异军突起、日新月异,已成为当今临床上不可缺少的诊断手段之一。数字化、多功能超声仪的出现,大大拓宽了各种疾病的检查领域,尤其对各个脏器病变及软组织的检查及其血流动力学的动态观察,有其独特的优越性。目前,超声医学诊断的分工更加精细。

　　本书内容从声学基础原理、数字化信号获取和分析、检查方法、检查内容、诊断和鉴别诊断及临床价值等方面进行阐述;覆盖范围包括腹部脏器、心脏、血管、小器官、骨骼系统和肌肉等。全书内容简明扼要、文字简洁、条理清晰、实用性强。本教材可供高等医学院校影像医学等专业教学使用。

　　该学科涉及面广,由于编写时间有限,书中遗漏、不足之处在所难免,恳请广大读者提出宝贵意见。

编者

2021 年 9 月

目 录

第一章　超声诊断基础

第一节　超声诊断的物理基础

一、超声波概述

(一)超声波及医用超声波

人耳能够感知的声波频率范围为 20～20 000 Hz,低于 20 Hz 者称为次声波,高于 20 000 Hz 者称为超声波。医用诊断用超声波的范围多在 2～15 MHz。

超声波是机械波,可由多种能量转换而成,医用超声波是由压电晶体(压电陶瓷等)产生。压电晶体在交变电场的作用下发生厚度的交替改变,即机械运动,其振动频率与交变电场的变化频率相同,当电场交变频率等于压电晶片的固有频率时,其电能转换为声能的效率最高,即按原则振幅最大。

在交变电场的作用下,由电能转换为声能,称为逆压电效应,相反,在声波机械压力交替变化的作用下,晶体变形而表面产生正负电位交替变化,称为压电效应。超声探头(换能器)中的压电晶片,在连接电极电压交替变化的作用下产生逆压电效应,成为超声发生器;而超声波机械压力下产生压电效应,又成为超声波接收器。这是超声波产生和接收的物理学原理。

(二)超声波的物理量

1.波长、频率、声速

超声波在除固体外的介质内的传播方式均以纵波为主,即介质质点的振动方向与波的传播方向平行。两个相继波峰之间的距离称为声波的波长(λ),单位时间回声波在介质中传播的距离称为声速(C),在单位时间内介质质点振动的次数称为频率(f)。三者有以下关系:$C=f\cdot\lambda$ 或 $\lambda=C/f$。

2.声速与声强

超声波在介质中传播,单位面积上介质受到的压力称为声压(P),介质不同,超声波在介质中的声速也不同,但是在同一介质中,诊断频段的超声波的声速可认为相同。$P=\rho\cdot C\cdot V$。

式中 ρ 为介质密度,C 为声速,V 为质点振动速度。

衡量超声强弱的另一个物理量是声强(I),即超声波在介质中传播时,单位时间内通过与传播方向垂直的单位面积的能量,单位为瓦/厘米² 或毫瓦/厘米²（W/cm^2 或 mW/cm^2）。对于平面波,$I=P^2/(\rho\cdot C)$,超声总功率为声强与超声通过某截面的总面积的乘积,即 $W=I\cdot S$。

1

声强大小很重要,一般来说诊断用超声无害,但是声强超过一定限度则对人体产生伤害。目前,国际上公认的超声波对人体的安全阈值为 $10\ mW/cm^2$,一般合格的超声诊断仪都能达到对人体无害的设计要求。了解超声波的声强,对正确应用超声诊断仪很重要,尤其对孕妇及儿童,应尽可能将超声功率调小。

3.声特性阻抗

介质学特性的另一个非常重要的物理量为声阻抗(Z),即超声波在介质中传播时介质对它的阻力单位为瑞利,其关系为:$Z=\rho\cdot C$ 。

式中 ρ 为介质的密度(g/cm^3),C 为声速(cm/s)。

由于各种物质或介质不同,其密度、声速、声阻抗也不同。人体正常组织的密度、声速、声阻抗见表 1-1。

表 1-1　人体正常组织的密度、声速、声阻抗

组织器官	密度(g/cm^3)	声速(m/s)	声阻抗[$\times 10^5\ g/(cm^2\cdot s)$]
大脑	1.038	1540	1.588
血液	1.055	1570	1.656
肌肉	1.037	1585	1.700
心脏	1.030	1450	1.380
脂肪	0.952	1470	1.650
软组织	1.016	1500	1.520
肝脏	1.065	1549	1.514
肾脏	1.038	1561	1.620
水晶体	1.136	1620	1.840
颅骨	1.912	4080	7.800
水	0.997	1484	1.480
肺及肠腔气体	0.001	331	0.000

(三)超声波的物理性能

1.方向性

超声波与一般的声波不同。由于频率高,波长很短,远小于换能器(探头压电晶体片)的直径,在传播时发射的超声波集中于一个方向,类似平面波,声场分布呈狭窄的圆柱状,声场宽度与换能器压电晶体片之间大小相接近,因有明显的方向性,故称为超声束。声束具有扩散作用,至远场声束逐渐增宽。

(1)反射与透射:超声波在传播过程中经过两种不同介质的界面时,由于界面后介质的不同,超声传播的方向将发生变化。一部分发生反射;另一部分穿过界面,进入第二介质,即透射,依折射率的不同,而发生不同程度的折射。

(2)吸收与衰减:声波在传播过程中,发生吸收和衰减的多少与超声波的频率、介质的黏滞性、导热性、温度及传播的距离等因素有密切关系。

2.散射与背向反射

超声波束遇到小于声波波长且声阻不同的界面时会产生散射,其能量向各个方向辐射,朝向探头方向的散射波称为背向散射。心肌背向散射的信号有较大的离散度,心脏收缩和舒张过程中,心肌的几何形态发生变化,背向散射的信号也会发生改变。将背向散射的信号用一定的分析程序进一步分析,心肌组织的背向散射信号行组织定征,将是一种特异、敏感和准确地反映心肌运动状态的方法,继而定量分析和显示心腔面积、动态显示心脏功能的一些指标,即声学定量。根据声学定量的原理,利用血液与心肌组织背向散射的不同可以检测室壁的运动,按心肌活动时间顺序进行彩色编码,用彩色显示心脏内膜的收缩与舒张幅度,即彩色动力成像技术,它能更直观地观察室壁整体与局部的运动状态,这样对冠心病的诊断就进一步提高。

3.非线性传播

当声波遇到不规则界面时,声波在组织中传播可发生波形畸变、谐波成分增多和声衰减系数增大,声波的这种传播方式称为非线性传播。声学造影剂具有较强的非线性信号的特点,利用这一特征,采用这一部分信号形成图像的方法即二次谐波成像技术,可对心肌的血流状态进行定性和定量评估。

超声诊断的优点是:①无创伤,无放射性。②分辨力强,取得信息丰富。③可以实时、动态观察组织及器官。④观察血流方向及流速。⑤能多方位、多切面进行扫查。⑥检查心脏及浅表器官及组织无须空腹、憋尿及排便,随时可以检查。⑦急病和手术中进行检查不受条件限制。⑧可以追踪、随访观察并比较前后两次治疗的效果等。

超声诊断的缺点是:①图像不如 CT 及 MRI 清晰。②扫查方位及手法应用尚不够规范,临床医师尚难以独立阅读超声图片。③操作手法、技巧及识别图像水平差异较大。由此可见,对改进仪器性能、规范操作手法、提高识图水平等,还需做很大的努力。

二、超声多普勒效应

多普勒效应是自然界中普遍存在的一种现象,C. Doppler 是奥地利的物理学家和数学家,1842 年,他注意到在地球上观察星星能看到不同的颜色。因为观星者和星星相对移动,光的波长产生改变,即频率发生改变,物理学上称为多普勒效应。

身边类似这样的体验很多:在火车站站台,一辆正在行驶的火车鸣笛,当其从远而近时,人感到鸣笛声由粗变尖,远离人时,则由尖变粗。这种变化是因为火车的声音具有一定的频率,由于火车与人之间发生相对运动,人所接受到的频率与火车鸣笛声的振幅频率不同,即有一个频率的移动(频移现象)。由于声源和收听者之间的相对运动,接收的频率较原来频率发生变化,这种现象称为多普勒效应。在超声波上也是相同的,首先静止反射体的反射波频率是不变的,反射体由近及远移动时,接收到的脉冲信号周期延长,即频率变低。反射体由远及近移动时,接收的信号周期变短,频率升高。这一效应可用于进行多普勒超声诊断。

(1)假定收听者静止,即 $v_L=0$;声源静止,即 $v_s=0$。

$$f_L=\frac{c}{\lambda}=f_s,f_L=f_s \qquad \text{(式 1-1)}$$

式中,f_L 表示接收的频率,f_s 表示声源的频率。

(2)假定收听者以 v_L 的速度运动;声源静止,即 $v_s=0$。

1)趋近波源,波速相当于 $c+v_L$。

$$f_L=\frac{c+v_L}{\lambda}$$

$$\because \lambda=\frac{c}{f}$$

$$\therefore f_L=\frac{(c+v_L)f_s}{c}=(1+\frac{v_L}{c})f_s$$

$$\therefore f_L>f_s \tag{式 1-2}$$

式中说明频率变高了。

2)远离波源,波速相当于 $c-v_L$。

$$f_L=\frac{c-v_L}{\lambda}=(1-\frac{v_L}{c})f_s$$

$$\therefore f_L<f_s \tag{式 1-3}$$

式中说明频率变低了。

(3)假定收听者静止,即 $v_L=0$;波源以 v_s 速度运动。

1)声源趋近收听者,相当于波长变短了(λ')。

$$\lambda'=\lambda-v_s t$$

$$f_L=\frac{c}{\lambda'}=\frac{c}{\lambda-v_s t}$$

$$\because \lambda=c \cdot t$$

$$\therefore f_L=\frac{c}{ct-v_s t}=\frac{c}{c-v_s}\times\frac{1}{t}=\frac{c}{c-v_s}f_s$$

$$\therefore f_L>f_s \tag{式 1-4}$$

式中说明频率变高了。

2)波源远离收听者,相当于波长变长了(λ')。

$$\lambda'=\lambda+v_s t$$

$$f_L=\frac{c}{\lambda'}=\frac{c}{\lambda+v_s t}=\frac{c}{ct+v_s t}=\frac{c}{c+v_s}\times\frac{1}{t}=\frac{c}{c+v_s}f_s$$

$$\therefore f_L<f_s \tag{式 1-5}$$

式中说明频率变低了。

(4)假定收听者以 v_L 速度运动,波源以 v_s 速度运动。

1)相互趋近时,波速 $c+v_L$,波 $\lambda'=\lambda-v_s t$。

$$f_L=\frac{c+v_L}{\lambda'}=\frac{c+v_L}{\lambda-v_s t}=\frac{c+v_L}{ct-v_s t}=\frac{c+v_L}{c-v_s}\times\frac{1}{t}=\frac{c+v_L}{c-v_s}f_s$$

$$\therefore f_L>f_s \tag{式 1-6}$$

式中说明频率变高了。

2)相互远离时,波速 $c-v_L$,波长 $\lambda'=\lambda+v_s t$。

$$f_L = \frac{c-v_L}{\lambda'} = \frac{c-v_L}{\lambda + v_s t} = \frac{c-v_L}{ct + v_s t} = \frac{c-v_L}{c+v_s} \times \frac{1}{t} = \frac{c-v_L}{c+v_s}f_s$$

$$\therefore f_L < f_s \qquad\qquad (式\ 1\text{-}7)$$

式中说明频率变低了。

不论是收听者运动、声源运动，还是两者同时运动，只要是趋近时，频率就变高；远离时，频率就变低。

多普勒超声诊断原理：在进行人体血流检测时，探头发射频率作为声源，血液中的红细胞作为收听者，当两者同时以一定的速度运动时，就有：

$$相互趋近时，f_L = \frac{c+v_L}{c-v_s}f_s \qquad\qquad (式\ 1\text{-}8)$$

$$相互远离时，f_L = \frac{c-v_L}{c+v_s}f_s \qquad\qquad (式\ 1\text{-}9)$$

(一)血流方向与声束方向平行

不考虑角度情况下，血流方向与声束方向一致。

当 $v_s = 0$，$v_L = v$，$f_s = f$，那么入射超声频率 $f_i = \dfrac{c+v}{c}f\cdots\cdots(1)$

当 $v_L = 0$，$v_s = v$，那么反射超声频率 $f_r = \dfrac{c}{c-v} \times f_i\cdots\cdots(2)$

将(1)代入(2)得：

$$f_r = \frac{c}{c-v} \times \frac{c+v}{c}f = \frac{c+v}{c-v}f$$

$f_d = f_r - f$ 式中表示发射频率和接收频率之间的变化量。

$$f_d = \frac{c+v}{c-v}f - f = \frac{c+v}{c-v}f - \frac{c-v}{c-v}f = \frac{2v}{c-v}f$$

$$\because c \gg v，v\ 可忽略不计。$$

$$\therefore f_d = \frac{2v}{c}f，v = \frac{f_d c}{2f} \qquad\qquad (式\ 1\text{-}10)$$

(二)超声束与血流方向成角

如果两者方向不一致，超声束与血流方向之间夹角为 θ。

$$\because \cos\theta = \frac{邻边}{斜边}$$

$$\therefore \cos\theta = \frac{v_r}{v}$$

$$v_r = v\cos\theta\cdots\cdots(1)$$

$$\because v = \frac{f_d c}{2f}$$

$$\therefore v_r = \frac{f_d c}{2f}\cdots\cdots(2)$$

将(2)代入(1)得：$\dfrac{f_d c}{2f} = v\cos\theta$

$$那么\ v=\frac{cf_d}{2f\cos\theta} \qquad\qquad (式\ 1\text{-}11)$$

式中 v 为血流速度(m/s 或 cm/s);c 为超声波在人体中传播速度,1540 m/s;f_d 为多普勒频移(Hz 或 MHz);f 为超声波的发射频率(Hz 或 MHz);$\cos\theta$ 为入射或反射超声束与血流方向之间夹角的余弦函数。

由式 1-11 可以得知:

(1)多普勒效应发生的基本条件是声源与接收者发生相对运动。

(2)多普勒频移 f_d 的大小与发射频率 f,相对运动速度 v 及余弦函数 $\cos\theta$ 成正比。

(3)在 v、c、f 一定的条件下,f_d 的大小取决于 $\cos\theta$。当 $\theta=0$ 时,$\cos\theta=1$,f_d 最大;当 $\theta=90°$时,$\cos\theta=0$,$f_d=0$。所以,应用多普勒超声仪时,要注意探头的位置,使声束与血流方向的夹角尽可能小。

超声多普勒技术可以检测人体心血管内血流方向,并计算血流速度和血流量等血流动力学的信息。频谱多普勒技术主要用于:测量并计算心脏及动、静脉的血流速度、血流量;确定血流方向;确定血流性质,如层流或湍流等;获得血流速积分、压力阶差、阻力指数、搏动指数、流速曲线上多种指数等有关血流动力学参数。超声多普勒技术已广泛用于心脏、血管各种疾病的诊断。

三、人体组织

(一)人体组织的声学参数

1.密度(P)

各种组织器官的密度是重要声学参数中声特性阻抗的重要组成之一。密度的测定应在活体组织保持正常血液供应的情况下进行。密度的单位为 g/cm²。

2.声速(C)

声速是指超声波在介质中的传播速度,单位为 m/s 或 mm/μs。各种不同组织内声速不同:含固体成分多者声速最高,含纤维(主要为胶原纤维)成分多者声速次之,含水分较高的软组织声速较低,液体中的声速更低,气体中则声速最低。

3.声阻抗(Z)

声阻抗为密度与声速的乘积,单位为 g/(cm²·s),其为超声诊断中最基本的物理量。超声显像图中各种回声均由声阻抗差产生。

4.界面

两种声阻抗不同物体相接在一起时,形成一个界面,界面小于超声波长时,称为小界面;界面大于超声波长时,称为大界面。成分复杂的病变经常有不同大小界面混杂,在声像图上表现为强回声。均质体和无界面区:在一个器官、组织中如由分布均匀的小界面组成,称为均质体。液体区内则为无界面区,其内各小点的声阻抗完全一致。人体内无界面区在生理情况下见于血管内血液、胆囊内胆汁、膀胱内尿液及眼球玻璃体。在病变情况下可见于胸腔积液、腹水、心包积液、各脏器囊肿及肾盂积水等。

（二）人体组织对入射超声波的作用

人体组织器官对入射超声波可产生以下多种物理现象。

1.散射

散射是指小界面对入射超声波产生的散射现象。散射使入射超声波的能量中的一部分向各个空间方向分散辐射、散射,无方向性。如果散射回声是来自组织器官内部的细小结构,则有重要的临床意义。

2.反射

反射是指大界面对入射超声波产生的反射现象。反射使入射超声能量中有较大部分在与入射超声波同一平面向一个方向发生折返,且反射角与入射角相等。如入射角过大之声束入射到光滑大平面上,则使反射声束偏离换能器,则回声失落而在声像图上不予显示。

3.折射

超声波声束经过不同的组织器官大界面时,因其声速不同而发生声束前进方向的改变,称为折射。折射可使测量及超声导向产生误差。

4.全反射

如第二介质声速大于第一介质,则折射角大于入射角。当入射角>90°折射角(称为临界角)时,折射声束完全返回至第一介质,称为"全反射"。全反射发生时,超声波不能进入第二介质,该区可出现折射声影。

5.绕射

绕射又称衍射。当超声声束边缘邻近大界面1～2个波长时,声束传播方向发生改变,趋向这一界面,称为绕射现象。声束绕过大界面后又以原来的方向传播。

6.衰减

超声波在介质中传播时因反射、散射、扩散以及人体软组织对超声能量的吸收,造成超声衰减。由于衰减现象的存在,故需在仪器上使用"深度增益补偿"调节,以使声像图近、远场均匀一致。

7.会聚

声束经过圆形低声速区后,可至声束会聚。囊肿后方可见声束会聚后逐渐收缩变细,呈蝌蚪尾征。

发散声束经过圆形高声速区,可至声束发散。实质性含纤维成分多的圆形肿块后方可见声束发散现象,呈"八"字形。某些肿瘤内含纤维较多,其后方常有发散现象。

8.多普勒效应

入射超声波遇到活动的界面(血管内流动的红细胞)后散射或反射回声频率发生改变,称为多普勒频移。界面活动(流动的红细胞)朝向探头时,回声频率升高呈正频移。界面活动(流动的红细胞)背离探头则回声频移降低,呈负频移。频移大小与界面活动速度(流动的红细胞)成正比。利用多普勒效应可测算出血流方向和血流速度,彩色多普勒血流显像正是利用这一原理。

（三）超声波对人体组织的作用

超声波携带能量,入射人体组织会产生生物学作用。超声显像技术应用的是医用脉冲式超声,通常有 4 种超声声强,分别为:①空间平均时间平均声强(SATAI)。②空间平均时间峰值声强(SATPI)。③空间峰值时间平均声强(SPTAI)。④空间峰值时间峰值声强(SPTPI)。以上 4 种超声声强均可对人体产生生物学效应,其中 SPTAI 在生物学效应中特别重要。1978年,美国医用超声学会生物效应委员会根据 W. Nyborg 提出的声强与时间关系的安全剂量曲线,建议各类型超声诊断仪使用的超声波的 SPTAI 不得>100 mW/cm² 即超声显像技术安全阀值。但近年研究发现,SPTAI≤100 mW/cm²,仍可使细胞分裂时姊妹染色体互换率增加,使活体血小板计数增加并长出伪足,使红细胞膜抗原松解及氧结合力下降。在妇产科超声显像检查时,可促使妇女提早排卵,胎儿出生体重降低及儿童诵读困难等。在人体组织中对超声波敏感的组织器官有神经系统、视网膜、生殖腺、早孕期胚芽及妊娠 3 个月内胎儿等。因此,为了超声显像检查的安全,应对以上脏器超声检查在每一切面上观察时间不超过 1 分钟,可做切面往返检查,使进入超声波能量平均下降。隔 2~3 分钟后可再扫查先前感兴趣的切面。时间仍以不超过 1 分钟为宜。需注意的是彩色多普勒显像比二维黑白超声所产生的 SPTAI 要大许多。例如,二维超声显像探头发射 SPTAI 在 100 mW/cm² 时,在做彩色多普勒显像时SPTAI 可达到 600~800 mW/cm²,而做频谱多普勒检查时 SPTAI 可超过 1000 mW/cm²。因此做超声检查时要求超声医师熟悉仪器操作技术、缩短扫查时间、选用低度探头输出能量尤其是对超声敏感的部位。

自 1994 年开始,国际规定在各类型超声诊断仪应用新的参数即热指数(TI)和机械指数(MI)。TI 为探头输出的声功率与从计算所得使受检组织升温 1℃所需声功率之间的比值,又可分为以下 3 种。

(1)TIB:声束经软组织至骨骼表面条件下的 TI 值。

(2)TIC:声束经过探头近区的骨骼再进入体内软组织条件下的 TI 值。

(3)TIS:声束在单纯软组织中的 TI 值。MI 为超声空化效应的重要参数,为声轴线上所弛张期峰值负压除以声脉冲频宽所中心频率平方根值,即 $MI = P_R/\sqrt{f_c}$。

四、超声的生物效应

尽管诊断超声医学以其可靠的临床安全历史著称,但人们还是早就知道超声医学成像在某种程度上仍会影响生物系统。美国超声医学生物效应委员会描述了两种可能引起超声生物效应的基本机制:热机制及非热机制或称为机械效应。国内有不少学者在超声的生物效应方面进行了大量的动物实验和临床探索性工作。

所谓超声生物效应,也就是一定强度的超声波(由辐照声强和辐照时间两个因素决定)在生物体系内传播时,通过它们之间一定的相互作用机制(热生物效应、机械生物效应)致使生物体系的功能和结构发生变化。

(一)超声生物效应的机制

1.机械生物效应与空化现象

机械生物效应是由超声波声束穿过或擦过组织引起其膨胀或收缩。这类机械作用的绝大部分即空化作用,其牵涉到组织内微气泡的形成、扩大、振动和萎陷。空化现象是指在强超声传播时,会出现一种类似雾状的气泡。空化现象的产生取决于许多因素,如超声波的压力和频率,声场(聚焦或散焦、脉冲波或连续波),组织及界面的状态和性质。该类机械生物效应具有阈值现象即当超声波声能输出超过一定值之后才可能发生,当然组织不同,其阈值也不相同。一般认为机械效应的潜在发生率随着超声波峰压增加而增加,随着超声波频率增加而下降。

尽管人体暴露于诊断超声波中尚未发现有害的机械效应,但对哺乳动物而言,空化现象产生的阈值尚不明了。

由于生物组织大多数属于软组织,因此,在空化作用下,其细微结构多少会发生形变。此形变将随着超声强度的增大而增加。在较小强度超声的作用下,虽然产生形变,但不产生破坏性形变,在超声医学诊断与治疗中所使用剂量均在允许范围内。在较大强度超声的作用下,如超声治疗所用的 1 W/cm² 以上的剂量,则生物组织会由于超声空化作用而产生不可恢复的破坏性形变,以致细胞、组织坏死。这种强度的剂量用于超声治疗中,如碎石、溶栓等。在外科手术中,用更强的超声作为非侵入性手术刀,这种剂量在常规超声诊断中是禁止使用的。

2.热生物效应

热生物效应即当组织暴露于超声能量之中其温度上升的现象。这是因为生物组织在超声波机械能的作用下,由于黏滞吸收,使部分声能转换成热能。若在某一特定局部能量堆积超过其热能散发能力,该局部温度上升,温度上升的值取决于超声声能、接触面积及该组织的热物性。如频率 1 MHz,声强为 1 W/cm²,则超声波辐照 1 秒导致温度上升 0.012℃,辐照 1 分钟,温度上升 0.75℃,辐照 5 分钟,温度上升 3.5℃。

当超声用于治疗疾病,即达到治疗的强度时,热生物效应明显,并能使能量深入人体器官组织,甚至还有可能随着血液循环传导热能。从超声治疗中得知,频率为 800 kHz,剂量为 4 W/cm² 的超声持续辐照 20 秒后,就在器官组织 0.2～3.0 cm 的部位产生热生物效应,从而达到治疗效果。目前,高强度聚焦超声(HIFU)在临床中用于治疗肿瘤,由于聚焦部位组织或病变内温度瞬间上升至 65℃以上,焦点处能量能使焦点处病变组织瞬间产生凝固性坏死,但对周围组织或声通道上的组织没有损伤,达到手术切除病变组织的目的,对有适应证的肿瘤患者有一定的治疗效果。HIFU 治疗频率为 0.8～2.4 MHz,焦域声强范围为 5000～25 000 W/cm²,系统噪声≤65 dB。

3.应力效应

在生物介质中存在某些非热效应和非空化作用时出现的某些超声生物效应现象,此现象与声场中的机械应力有关,它们是辐射压、辐射力、辐射转力和超声波的流力等。其引起生物学效应的机制目前还不清楚。

以上三种作用机制经常会同时存在,但其中必然存在一种导致生物效应的主导机制。在各种作用机制之间会产生相互影响。例如,瞬时空化会产生局部高温,而温度升高又会影响空化强度等。诊断超声以空化作用最为重要,空化时可产生大量氧自由基,尤其在液态环境如羊水和血浆中。

(二)超声生物效应的影响

1.超声对成年人人体组织的影响

治疗剂量的超声强度对人体组织有着不同程度的损伤,其损伤的程度与频率辐射的时间有关。实验表明,对于 1 MHz 脉冲持续期为 7.3 秒的脉冲波,强度为 35 W/cm^2,只要辐射一次,就可引起致伤的效果。在同样的频率下,脉冲宽度为 10 毫秒时,即使辐射 120 秒,也没有引起致伤的效果。

超声对组织的损伤与探头的构造也有一定关系,如矩阵探头,此类探头相当于一个微型计算机,其内有数十个微波束形成器(芯片),芯片需要通电,电流就会产热,使用时间过长,可能会对人体组织产生损伤。

2.诊断超声对胚胎及胎儿的影响

(1)对胚胎绒毛形态结构的影响:经腹超声持续辐照,可致妊娠囊收缩,绒毛板呈细锯齿状,变厚,回声增强。辐照 5 分钟病理组织学变化不明显,辐照＞10 分钟绒毛上皮细胞出现不同程度损坏。经阴道超声辐射时间相同,但病理形态学改变更明显。

(2)对胚胎组织化学的影响:诊断超声辐照孕囊 20 分钟,过氧化氢细胞化学反应为阳性,丙二醛值随超声剂量增加而升高,而超氧化物歧化酶及谷胱甘肽过氧化物酶活性随超声辐照剂量增加而下降。

(3)对绒毛细胞凋亡的影响:诊断超声对孕囊照射 20 分钟以上可能引起绒毛滋养层细胞 bcl-2 蛋白表达率和 Fas-Fasl 蛋白表达率下降,可能与细胞凋亡增加有关。

(4)对绒毛分子生物方面的影响:诊断超声对孕囊辐射 20 分钟以上可引起绒毛细胞单、双链 DNA 裂解。经阴道诊断超声对孕囊辐照 10 分钟以上,DNA 单链、双链断裂,微绒毛扭曲,个别出现断裂、丢失现象,胞质内空泡化明显,粗面内质网扩张。

(5)对胎儿的影响:美国超声生物物理研究所的学者认为,超声在胎儿体内传播过程中产生的次级振动波可被胎儿的内耳结构所接收,该波辐射力能产生一个小范围的"噪声",相当于空气作为介质的 85～120 dB。但由于声束聚焦于非常微小的数毫米小点,胎儿可通过调整姿势来避开该"噪声",故对胎儿是否造成危害仍没有结论,但建议超声医学工作者行胎儿检查时要尽量避免把探头直接对准胎儿的耳朵。

(三)超声医学的生物安全

就目前超声诊断仪器工作所需的超声声能输出强度而言,未见肯定的对患者及超声医学工作者的生物不良反应的报道。尽管一些生物效应的存在可能在将来被认为有临床不良反应,就目前的数据表明,患者谨慎使用超声诊断仪的利处远远大于其可能存在的潜在危险性。

1.应用最低能量输出原则

应用最低能量输出(ALARA)原则是诊断用超声波仪器使用的指导性原则:超声检查时,应以尽可能低的能量输出获得必需的临床诊断信息,也就是在能够获得诊断图像的同时,尽可能地少暴露在超声波之下,可以将超声波对使用者的生物效应减至最小。由于诊断用超声波的生物效应阈值尚未确定,所以,超声医学工作者有责任对患者接受的总能量加以控制,还必须兼顾患者在超声波下的暴露时间和诊断图像的质量。为了保证诊断图像的质量并限制暴露时间,超声诊断仪提供了在超声检查过程中可操纵的控制键,以使检查结果最优化。

诊断类超声仪所应用的成像模式是由所需的信息决定的。二维及 M 模式成像提供解剖信息,而多普勒成像、彩色能量图及彩色多普勒成像则提供与血流有关的信息。二维、彩色能量图及彩色多普勒等扫描模式将超声能量在扫描区域内分散;而 M 模式或多普勒成像等非扫描模式则将超声能量聚集。了解所用成像模式的特点将使超声仪器操作者能够用有依据的判断来应用 ALARA 原则。使用者可以通过多种系统控制来调整图像的质量,并限制超声强度。控制的方法分为三类:直接控制、间接控制和接收器控制。

(1)直接控制:应用选择和 Output Power 控制直接影响超声强度。对于不同的检查部位,可有不同范围的允许使用超声强度和能量输出。在任何一项检查开始之前,首先要做的一件事就是为该项检查选择合适的超声强度范围。例如,对外周血管检查时的超声强度就不适用于对胎儿的检查。有些超声仪能够自动为某一应用选择合适的超声强度范围,而有些超声仪则要求进行手动选择。

Output Power 对超声强度有直接影响。一是确定了应用类型,就可以使用 Output Power 控制键来增加或降低输出强度,在保证获得高质量图像的前提下,选择最低的输出强度。

(2)间接控制:间接控制是指对超声强度产生间接影响的控制。成像模式、脉冲重复频率、聚焦深度、脉冲长度及探头选择对超声强度可产生间接影响。

1)成像模式:成像模式的选择决定了超声波束的性质。二维是扫描模式,多普勒是非扫描模式或静止模式。一束静止的超声波束将能量聚集在一个位置上,而移动或扫描模式的超声波束则将能量分散在一个区域上,而且超声波束聚集在同一区域的时间比非扫描模式的时间要短。

2)脉冲重复频率:脉冲重复频率是指在某一时间段内猝发超声能量的次数。其频率越高,单位时间内发生的能量脉冲就越多。与聚焦深度、采样容积深度、血流优化、标尺、聚焦数量及扇面宽度控制等因素有关。

3)聚焦深度:超声波束的聚焦情况影响图像分辨力。为了在不同的聚焦情况下维持或增加分辨力,就需要改变对该聚焦带的输出。这种输出变化是系统优化的结果。不同的检查部位需要不同的聚焦深度。设置合适的聚焦深度可以提高检查部位的分辨力。

4)脉冲长度:脉冲长度是指超声波猝发的开启时间长度。脉冲越长,时间平均强度值就越大,造成温度升高和空化的可能性也越大。在脉冲多普勒中,脉冲长度是指输出脉冲的持续时间。多普勒取样容积大小的增加会使脉冲长度增加。

5)探头选择:探头选择对超声强度有间接的影响。组织衰减随频率而变化。探头工作频率越高,超声能量的衰减越大。对于较深的部位,采用较高的探头工作频率会需要使用更高的输出强度进行扫描。要想用相同的输出强度扫描更深的部位,需要采用较低的探头频率。

(3)接收器控制:超声诊断仪操作者可以使用接收器来提高图像的质量。这些控制并不对输出产生影响,接收器控制只影响超声波回声的接收方式。这些控制包括增益、时间深度增益控制(TGC)、动态范围和图像处理。相对于输出来说,重要的是在增加输出之前应先对接收器控制进行优化。例如,在增加输出之前对增益进行优化,可提高图像的质量。

2.应用最低能量输出原则的举例

对患者的肾脏进行超声扫描,首先选择适当的探头频率,之后就应对输出功率进行调节,从而保证以尽可能低的设置采集图像。在采集图像之后,调整探头的聚焦,并增大接收器增益,以保证探头在继续对其他组织进行扫描时能够获得相同的图像质量。如果单纯增大增益就足以保证图像的质量,那么就应将输出功率调低。

在获取肾脏的二维图像之后,可采用彩色模式对肾脏进行血流成像,与二维图像显示相类似,在增大输出之前,必须对增益和图像处理控制进行优化。

完成了对肾脏的彩色血流成像后,应用多普勒控制取样容积在血管中的位置。在增大输出之前,调整速度范围或标尺及多普勒增益,以获得最佳的多普勒频谱。

总之,应用最低的有效辐射量,首先选择合适的探头频率和应用类型;从低的输出能量等级开始;通过调节聚焦、接收器增益和其他成像控制,使图像达到最优;如果此时还不能得到具有诊断价值的图像,才考虑增大输出功率。

3.声能输出显示

超声诊断仪的声能输出显示包括两个基本指数,机械指数(MI)和热指数(TI)。热指数又由下列指数组成:软组织热指数(TIS)、骨热指数(TIB)、头盖骨颅内热指数(TIC)。三个热指数中的一个指数会显示出来,至于显示哪一个,由超声诊断仪的预设或使用者的选择而定。MI 在 0.0~1.9,以 0.1 的增量连续显示。三个热指数根据探头和应用类型,以 0.1 的增量,在 0.0 到最大输出的范围内连续显示 TIS、TIB、TIC。TIS 用于对软组织进行成像,TIB 用于骨骼或骨骼附近聚焦,TIC 用于颅内或近皮肤的头盖骨成像。

(1)机械指数:用于评估潜在的机械生物效应。定义为超声波峰值(膨胀)压力 MPa[按组织衰减系数 0.3 dB/(MHz·cm)降低后]除以探头中心频率 MHz 平方根。

MI 值越高,发生机械生物效应的潜在可能性就越大。并不是在某一个特定的 MI 值时就会发生机械生物效应。

(2)热指数:用于向使用者在某些特定假设状况下可能导致身体表面、身体组织内部或超声波束在骨骼上的聚焦点发生温度的上升,定义为总声能输出能量与组织温度升高 1℃所需声能之比。

1)TIS 评估软组织或相似组织内的温度上升状况。

2)TIB 评估超声束穿过软组织或液体聚焦于较深体内处骨头或邻近骨头部位的温度上升状况,如在 4~6 个月胎儿的骨头或其周围的温度上升的可能性。

3)TIC 评估颅内或近体表头骨等处的温度上升状况。

类似于 MI、TI 为组织温度上升的相对参数,TI 高代表着升高的温度,但只是作为一种可能性,并不作为温度已经升高的指示。

4.声能输出控制

在对超声诊断仪的各种控制进行调整之后,MI 和 TI 值可能会发生改变,尤其对输出功率控制进行调整后,指数的变化尤为明显。

(1)输出功率:输出功率控制诊断仪的超声输出。屏幕上显示出 MI 和 TI 值,并随超声诊断仪对输出功率的调整做出相应的变化。在三同步组合模式中,每个模式都对总的 TI 施加影响,其中会有一个模式成为影响总指数的主要因素。所显示的 MI 取决于峰值压力最高的那个模式。

(2)二维控制。

1)扇区宽度:减小扇角可使帧频提高,将使 TI 值增大。采用软件控制可以自动将脉冲发生器电压下调,使 TI 值低于仪器的最大值。脉冲发生器电压的降低将导致 MI 值降低。

2)局部缩放:提高局部放大倍数可提高帧频,将使 TI 值增大,聚焦的数量也将自动增加,以提高分辨力。峰值强度可能在不同的深度出现,可能会使 MI 值发生改变。

3)聚焦数量及聚焦深度:较多的聚焦可能会自动改变帧频或聚焦深度,从而使 TI 和 MI 值均改变。降低帧频会使 TI 值降低。所显示的 MI 值将与具有最大峰值强度的区域相对应。通常情况下,当聚焦深度接近探头的自然焦点时,MI 值将升高。

(3)彩色模式控制。

1)彩色扇区宽度:较小的彩色扇区宽度将提高彩色帧频和 TI 值。仪器将自动降低脉冲发生器电压,导致 MI 值降低。如果同时启用了脉冲多普勒,其将成为主导模式,TI 值的变化将很小。

2)彩色扇区深度:扩大彩色扇区深度将自动降低彩色帧频。一般而言,TI 值将随彩色扇区深度的增加而减小。MI 值将与主导的脉冲类型(彩色脉冲的峰值强度)相对应。

3)彩色标尺:用标尺控制来增大彩色速度范围可能会使 TI 值增大。超声诊断仪将自动调整脉冲发生器电压,其电压降低也将使 MI 值减小。

(4)M 模式和多普勒控制。

1)多同步模式:几种模式组合使用将通过不同脉冲类型的合成对 MI 和 TI 产生影响。在同步模式下,TI 是相加的,在两种图像显示时,将显示主导脉冲类型的 TI 值,MI 取决于峰值压力最高的那个模式。

2)取样容积深度:当多普勒取样容积深度增加时,多普勒的脉冲重频率(PRF)将自动减少。PRF 的增加将导致 TI 值的增加。超声诊断仪将自动降低脉冲发生器电压,其电压降低导致 MI 降低。

5.超声强度的定义及界值

(1)声场强度的计算:在决定超声波束对人体组织可能会造成的有效作用时,必须计算人体组织上所遭受的强度。因为人体上超声波束的衰减及组织上的超声波强度可能是 $10 \sim 100$ 倍少于在水中同样位置上的测值。根据临床经验,当超声波束通过人体组织时,衰减的量是由以下三个因素决定:①超声波束路径通过的组织类型。②超声波的频率。③超声波束所传播的距离。

(2)空间平均峰值时间强度:凡在脉冲平均强度为最大时,I_{spta} 是整个时间周期上声场点上的超声强度。单位为 W/cm^2。

(3)空间平均峰值脉冲强度(I_{spta}):凡在脉冲平均强度为最大时,I_{spta} 是整个脉冲传送时间上声场点上的超声强度。单位为 W/cm^2。

(4)最大超声强度(I_{max}):I_{max} 是脉冲期间在最高振幅时半周期内的时间平均声强。单位为 W/cm^2。

(5)真实声束声强(I_0b)。

(6)峰值膨胀压力:是在规定点上振幅的暂存的峰值膨胀压力,单位为 MPa。

(7)脉冲强度积分:是任何一个规定点的任何规定的脉冲的瞬间速率时间积分,规定脉冲中声频压力包络或水下音频信号包络在非零区域内。每个脉冲等于能量密度焦耳。

如果医学超声诊断仪超出了这些限制值,必须公布其声输出的实际值。超声强度超出规定,可能造成若干生物效应,如女性早熟排卵、胚胎发育不全、胎儿体重减轻、儿童发育迟缓等。值得注意的是,当使用彩色多普勒血流成像、组织多普勒成像、谐波成像等超声检测时,I_{spta}可上升至 $500\sim800~mW/cm^2$,此时必须将 I_{spta} 调低,以获得超声波安全。

(8)超声波辐射时间及波的类型:通常采用脉冲超声波的短波脉冲宽度,其平均峰值超声强度较低,与连续波超声相比,脉冲超声波较安全。

超声波辐射时间过长对生物组织可能产生一定的影响,超声波在临床诊断中一次应<10分钟,脉冲波声源可以辐射的时间在10分钟合适;对于特定部位的观察,以<1分钟较为合适,对于早孕的检测,以<2分钟合适。对于妊娠全过程期间超声检查次数应<5次。

(张小丽)

第二节　多普勒超声及其临床应用

多普勒超声技术是研究和应用超声波由运动物体反射或散射所产生的多普勒效应的一种技术,主要用于动目标的检测,特别是血流动力学的评价。它可以提供包括血流起源、方向、速度、路径分布、时相变化、血流状态等丰富的信息,已广泛用于心脏和血管的功能评估及疾病诊断。此外,还可以提供组织运动特征的信息。多普勒技术的正确使用是超声科医生必须掌握的基本技能。

根据电路结构和工作方式,分为连续波式、脉冲波式、高脉冲重复频率多普勒;根据其应用目的,分为高通滤波和低通滤波,后者主要用于组织运动评价;其结果通过声音(听诊型)、速度(频移)-时间曲线、图像显示。近期研发的向量速度标测技术还可动态显示血流中存在的涡流,并予以量化评价。

一、多普勒频谱

(一)多普勒频谱与血流方向

心血管内的血流方向能通过频谱信息相对于零基线显示的位置决定。通常血流方向朝向探头被显示在零基线的上方,即正向多普勒频谱,而血流方向背向探头则显示在零基线的下方,即负向多普勒频谱。但是可以通过设置改变。

在实际检测时,多普勒频谱有时会包括正向和负向的血流信息,需要加以区分并同时作独立处理。由于正向血流信号的频率比发射频率高,可以得到相位领先的输出信号血流信息,而负向血流信号可以得到相位落后的输出信号血流信息。频谱的血流方向相当于探头流向,即使探头固定不动,但由于超声束(取样位置不同)方向的改变,血流信息的曲线显示也不尽相同。

(二)多普勒频移信号的处理

脉冲多普勒超声取样门是一个小时间范围,其内有许多红细胞,且所有红细胞的运动速度不尽相同,在同一时刻,产生的多普勒频移也不相同。因此,散射回来的超声脉冲多普勒信号是一个由各种不同频率合成的复杂信号,它有一定的频宽,如果取样容积内红细胞速度分布小,则频谱窄,反之频谱宽。由于血流脉动的影响,信号频率和振幅必然随时间而变化,所以血流信息是空间和时间的函数。把形成复杂振动的各个简谐振动的频率和振幅分离出来,形成频谱,称为频谱分析。只有对这种信号进行频谱分析,并加以显示,才有可能对取样部位的血流速度、方向和性质作出正确的诊断。

1.快速傅里叶变换

处理脉冲多普勒超声信号,进行频谱分析,有过零检测和快速傅里叶变换(FFT)两种方法。但过零检测技术方法简单,只能大致反映血流速度分布,所以现代的多普勒血流仪都不采用这种方法。目前主要采用 FFT 方法。该方法是通过微机来执行的,是把时域信号转换成频域信号的方法。复杂信号通过 FFT 处理,就能鉴别信号中各种各样的频移和这些频移信号的方向,将复杂的混合信号分解为单个的频率元素。FFT 处理信号,能自动地实时实现频谱显示和分析。由于超声诊断仪要求获取数据的速度较快,这就要求利用快速傅立叶变换器FFT。FFT 器的输出正是我们所需的 FFT 波形,即多普勒频谱图。FFT 处理准确可靠,其频谱分析具有真实的临床价值。

2.频谱显示

频谱显示有多种方式,最常用的显示方式为速度/频移-时间显示。该显示谱图上 X 轴代表时间即血流持续时间,单位为 s,它能够扩大或缩小频谱显示中的频谱比例;Y 轴代表速度/频移大小,单位为 cm/s。

(1)收缩峰是指在一个心动周期内达到收缩顶峰频率,即峰值血流速度的位置(v_s)。

(2)舒张末期是将要进入下一个收缩期的舒张期最末点(v_d)。

(3)窗为无频率显示区域。频窗为典型的抛物线形流速分布中,流速曲线下部出现无回声信号区。当血流分布不全时,这种典型的抛物线形频谱可能增大、缩小或消失。

(4)水平轴线代表零频移线,又称基线。在基线上面的频移为正向频移,表示血流方向朝向探头;在基线下面则为负向频移,表示血流方向背离探头。也可上为负、下为正,根据使用者习惯调节。

(5)频谱(带)宽度表示频移在垂直方向上的宽度,即某一瞬间取样血流中血液红细胞速度分布范围的大小。速度分布范围大,频谱宽;速度分布范围小,频谱窄。人体正常血流是层流,速度梯度小,频谱窄;病理情况下,血流呈湍流,其速度梯度大,频谱宽。频谱宽度是分析血流动力改变的重要参数。

二、影响多普勒频谱的因素

(一)概述

多普勒频谱的形状可以提供很多疾病相关的有用信息,超声医师可以通过测量来定量评价血管狭窄的程度。然而,频谱的形状还与其他一些因素有关,如血流速度剖面以及声束辐照到血管的均匀程度。除血流外,与仪器相关的因素也能影响波形。为了解释多普勒波形,应该知道这些因素如何影响波形。超声医师也要知道测量过程中可能出现的误差。

（二）影响多普勒频谱形状的因素

1.血流剖面

多普勒频谱的纵轴显示频移大小,显示的亮度与引起某种频移的背向散射强度呈正相关,横坐标代表时间。动脉内的流速剖面是很复杂的,而且随时间会发生变化。多普勒频谱上显示的频移取决于血液内红细胞的流速。假设多普勒声束均匀作用于血管,那么血管内所有不同的流速都将被探及并显示在频谱上。如果是平坦形的血流剖面,那么大多数红细胞的运动速度相同,频谱上显示的频移范围窄(图 1-1A～C)。如果是抛物线形血流剖面,血管中央的流速比邻近管壁的流速快,则频谱上显示的频移范围宽(图 1-1D～F)。

频带宽度是指频谱上某个时间点的频率分布范围。图 1-1 显示出频带宽度取决于流速剖面类型,图 1-1F 中的频带宽度比图 1-1C 的宽。湍流(如狭窄所导致的)时红细胞以不同的方向和速度随机运动,频带宽度将会增宽。因此,频带增宽可能提示存在病变。然而,频带宽度也受多普勒仪器的影响,被称为固有频带展宽(ISB)。

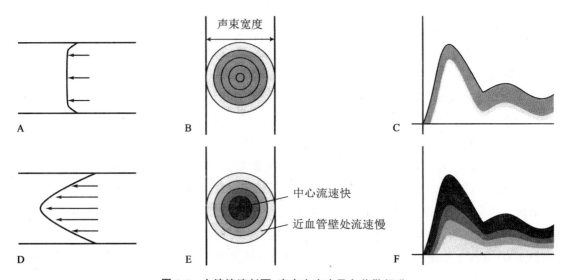

图 1-1　血流流速剖面、声束宽度度及多普勒频谱

A,D.分别表示平坦形和抛物线形的流速剖面。B,E.如果声束宽度足够,则管腔内所有流速都会被探及。C,F.分别显示平坦形和抛物线形血流形成的理想化多普勒频谱。

2.血管接受的声束不均匀

图 1-1 显示的为假定声束均匀地辐照到整个血管横断面,记录到管腔内所有流速的准确速率而形成的理想化的多普勒频谱。然而,实际情况并非如此,因为声束实际上是很窄的(1～2 mm),只能辐照动脉或静脉的一部分。如果声束通过血管中央(图 1-2A),那么只有部分管壁附近(如靠近前壁和后壁)的血流可被探及。而侧壁附近的血流由于未受到多普勒声束的辐照而无法探及。因此,对于抛物线形的血流而言,管壁附近的低速血流只有部分可被探及,多普勒频谱不能真实反映血管内的低速血流。

3.取样门大小

取样门的大小和位置也会影响血管受声束辐照的部分。操作者可以控制取样门的大小和位置。将小的取样门置于大血管中央时可能探及不到管壁附近的血流(图 1-2D～F)。较大的取样门可覆盖到整个血管的宽度(图 1-2A～C),可以扫查到前后壁附近的血流但扫查不到侧壁附近的血流。取样门的大小(即声束的敏感区)会影响探及的多普勒频率范围,当解释频带宽度时应考虑到该因素的影响。图 1-2C 中,大的取样门所获得的多普勒频谱显示有近基线的低速血流,它代表了管壁附近的流速,显示为频带增宽。置于血管中央小的取样门所获得的多普勒频谱没有低速血流显示,而呈干净的频窗。置于血管中央小的取样门的窄声束只能探及快速血流,所以正常情况下频带不宽。当有病变时,可以显示湍流导致的频带增宽。

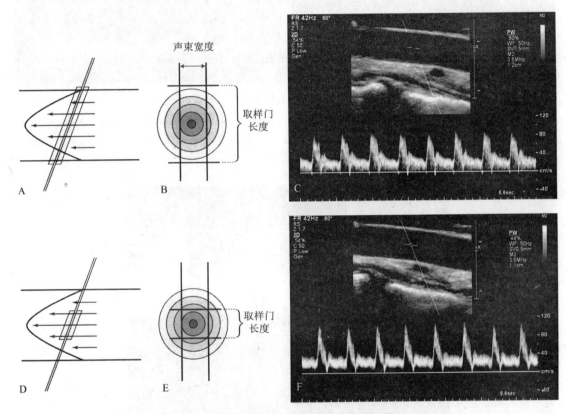

图 1-2　当声束较窄时,血管受声束辐照不完全

图中显示了大的取样门长度(A 和 B)和小的取样门长度(D 和 E)所能探及血流的范围以及所获取的相应典型多普勒频谱(C 和 F)。注意,与图 C 相比,图 F 中缺乏低速血流,因而在多普勒频谱下形成频窗。

4.脉冲重复频率,高通滤波及增益

脉冲重复频率(PRF)过低可引起混迭伪像,导致高频移信号无法在多普勒频谱中正确显示。这会形成使人误解的波形形状并引起流速测量错误。混迭伪像容易识别,多普勒波形表现为自上而下整个覆盖。增加脉冲重复频率,可以纠正混迭伪像。

如果高通滤波设置过高,多普勒频谱的形状也会发生改变。它会从频谱中过滤掉一些重要信息,如舒张期低速血流。彩色增益通过放大多普勒信号也会改变多普勒频谱。如果增益设置过低,可能探查不到血流。增大增益会增加频带宽度,如图 1-3 所示,也可能导致流速测量错误。增益过高也会引起超声仪过饱和,导致方向识别力变差,从而导致在频谱的反向出现镜面伪像(图 1-4)。图 1-3A 和 B 中右侧显示的全白信号,说明信号饱和,应将增益调节到能探及信号但不出现上述现象。

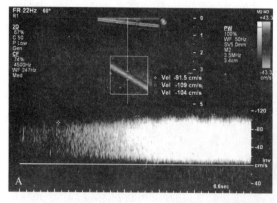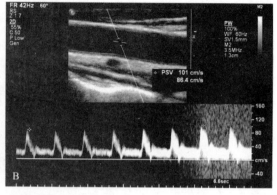

图 1-3　调节增益测量峰值流速变化

图 A 显示彩色伪像的多普勒频谱,表现为持续的"血流";图 B 显示正常颈动脉的多普勒频谱,且多普勒增益从左向右逐渐增加。图左侧,增益过低,信号勉强被探及;图右侧,增益过高引起信号饱和、频带宽度增加,导致高估峰值流速。随着增益的增加,测量的峰值流速也发生变化(从 86 cm/s 到 101 cm/s)。

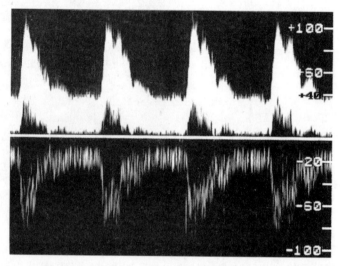

图 1-4　多普勒频谱基线下方的镜面伪像,多普勒增益设置过高时可能出现

5.固有频带展宽(ISB)

ISB 是由超声仪本身而非血流引起的多普勒频谱增宽,它是一种伪像。线阵探头和凸阵探头使用数个压电单元产生声束。图 1-5 显示了源自线阵探头的声束产生一系列声束入射角度,同时多普勒信号从多个角度被检测到。多普勒频移与声束角度的余弦($\cos\theta$)成正比,所以即使是同一个物体也产生一系列的频移值。由电动机驱动以固定速度运动的线所组成的测试设备可用于观察上述现象(图 1-6A)。尽管事实上这条线以固定速度运动,但所获得的频谱显示有一系列的频移(图 1-6B)。这是由探头中激活的压电单元形成一系列的声束入射角度所致。这种效应称为 ISB。固有频带展宽的程度取决于探头接收到的背向散射的角度范围(图 1-5 中的 Φ),即探头的孔径和声束入射角度(θ)。

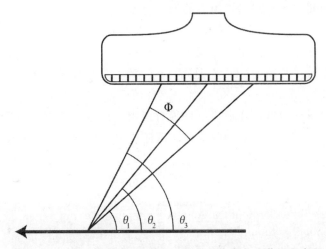

图 1-5　线阵探头进行流速测量时形成的声束角度范围示意图

θ₁ 和 θ₃ 分别代表声束与血流方向形成的最小夹角和最大夹角。θ₂ 代表激发的压电单元中点产生的声束与血流方向形成的夹角。Φ 代表激发压电单元的孔径角。箭头代表血流方向。

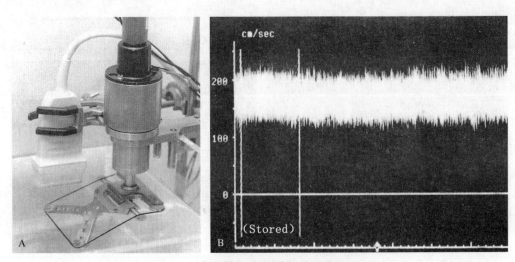

图 1-6　线动测试设备及所探及频移范围

A.固定于水槽的线动测试仪器,与探头呈 45°。B.来自运动线的典型频谱,显示了所探及的频移范围。

(三)流速的测量

1.将多普勒频移转换成血流速度

将灰阶声像图与频谱多普勒相结合可以评估多普勒超声声束与血流方向所形成的角度。声束入射角度通过测量角度校正标尺与血流方向间的夹角获得。

多普勒公式(式 1-12)可通过测量多普勒频移(f_d)来评估流速(V),因为多普勒声束的发射频率(f_t)是已知的,并假定声束在组织中的传播速度(C)是定值(1540 m/s)。血管内的流速常常发生变化,所以任何时间点记录的流速都是一个速度范围。由于心脏泵的作用,流速也随时间变化。这意味着血流速度并不是一个单一值。所以需要选择一个值来代表血流速度。血管超声中最常应用的是收缩期峰值流速,它在频谱上代表收缩期峰值血流的时间点记录的最大流速,如图 1-7A 中所示。这个速度代表了血管内最大流速。同样可以在舒张末期测量其最大流速。这些测量均不考虑管壁附近的低速血流。

此外,也可以测量任何时间点的平均速度。超声仪通过找到每个时间点速度的平均值进行评估,如图 1-7B 中多普勒频谱中的黑线所示。与最大流速一样,平均流速在整个心动周期内也会发生变化。时间平均流速(TAV)是指一个完整心动周期的平均流速,这个值可用于评估流量。

许多诊断标准是基于速度的比值而不是绝对速度的测量。例如,可以通过狭窄处收缩期峰值流速 V_{sten} 与狭窄近端正常血管内收缩期峰值流速 V_{prox} 的比值对狭窄程度进行分级:

$$速度比=\frac{V_{sten}}{V_{prox}} \tag{式 1-12}$$

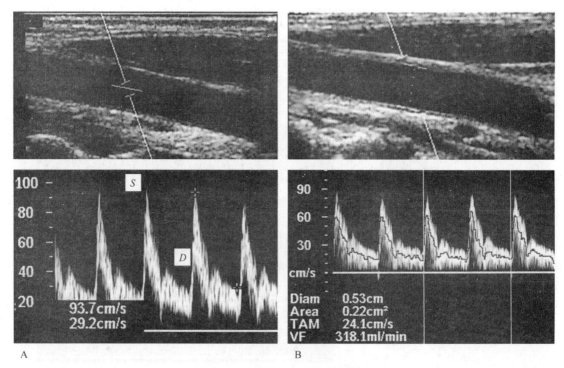

图 1-7 血管内最大流速测量

A.多普勒频谱显示收缩期峰值流速 S 及最大舒张末期流速 D 的测量。B.图中黑线显示由多普勒频谱计算出的平均流速。足够大的取样门可以评估血管前后壁附近及血管中央的流速,但测不到侧壁附近的流速。时间平均流速(TAV)是指一个或多个完整心动周期平均流速的均值。流量(VF)=时间平均流速×管腔的横断面积(图左下角所示)。

2.与声束入射角度相关的最大流速测量误差

将多普勒频移转换成速度需要计算声束入射角度。角度校正标尺与血流方向不完全平行会导致计算声束入射角度出现误差,继而导致流速测量出现误差。对速度的计算取决于 $\cos\theta$,所以声束入射角度越大,流速测量误差就越大。图 1-8 显示了声束入射角度的增加与流速测量误差的百分率间的关系,以角度校正误差 5°所造成的流速误差百分率为例。如图 1-8 所示,当声束入射角度为 65°时,角度校正误差 5°造成的速度测量误差为 23%。为尽量减小误差,声束入射角度不应该>60%。然而,经常不能直接评估声束入射角度,特别是存在病变时。下面列出了一些情况的限制。

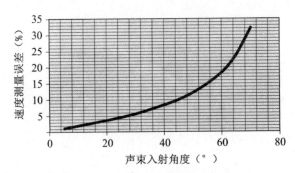

图 1-8 声束入射角度的增加与流速测量误差百分率间的关系

以角度校正误差 5°所造成的流速误差百分率为例

3.与血流方向相对血管壁相关的误差

血流方向可能与管壁不平行,特别是存在狭窄、涡流或螺旋流时。因此,在这些情况下,将角度校正标尺调整到与管壁平行会产生较大误差。如果声像图显示狭窄处有明确的流道,那么可以将角度校正标尺调整到与流道平行。然而,最大流速可能位于狭窄段远端,且该处的血流方向可能不确定。彩色血流图可用于确定最大流速的位置,但是这也可能会产生误导,因为彩色血流图显示的是与声束方向相关的均值流速,所以具有声束入射角度依赖性。最大流速可能显示在多普勒声束与血流方向夹角的最小处。通过彩色声像图评估最大流速和血流方向时应考虑到这一点。因此,需要在狭窄处或狭窄附近多点进行测量以确保获得最大流速。

4.与声束成像平面角度相关的误差

辐照到血管上的声束是三维的,而不是声像图上所显示的二维平面。如果声束成像平面与血管长轴的角度不接近 0,会低估实际流速。因此,应该将探头平行对准血管,在声像图上显示适当长度的血管,以尽量减少误差。

5.多普勒声束孔径产生一系列声束入射角度

线阵探头和凸阵探头形成的较大孔径不仅会产生 ISB,还会导致另一个问题。通过多普勒频移计算流速,需要用到 $\cos\theta$,但是很明显角度只能取一个值。将图 1-5 中的两个极端角度(θ_1 和 θ_3)代入多普勒公式中,会得出不同的流速值。将多普勒频移转换成流速时,需要决定采用哪个角度最合适。超声仪是使用激发压电晶体中点发射的声束与血流方向所成的夹角(即 θ_2)。这个角度适用于评估平均流速,但会高估最大流速。事实上,为了从频谱中获得正确的峰值流速,应该采用最小角度(即 θ_1),但是这不在超声医师的控制范围内。

图 1-9 显示的是 ISB 导致峰值流速测量可能出现的误差。曲线图显示声束入射角度越大,流速测量中的潜在误差就越大,所以多普勒角度不应>60°。除非在制订定量评价病变流速标准时已将 ISB 考虑在内,否则峰值流速的高估会导致对血管狭窄程度的高估。在线阵探头出现前,早期多普勒超声仪使用的是单个压电晶片,产生的 ISB 小。用这种老式的超声仪测量的流速不易出现 ISB 造成的误差,所以应用老式超声仪制订的流速标准与应用线阵探头制订的标准不同。频带宽度造成的误差随激发的压电晶片的孔径改变而引起的取样门深度或探头发射多普勒声束的位置(即探头中央,左侧或右侧)不同而不同。不同厂家的仪器造成的误差也不同。因此,建议将超声结果与血管造影或其他影像学结果进行对照。

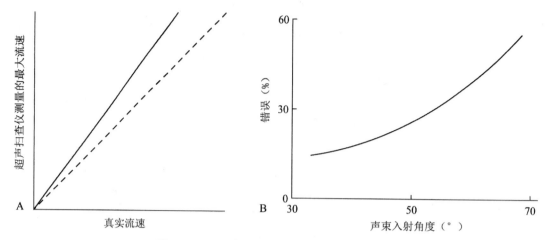

图 1-9 ISB 导致峰值流速测量可能出现的误差

A.典型的线阵探头在给定的声束入射角度下,由于存在 ISB(实线)而高估了峰值流速。虚线代表正确的流速。B.显示了峰值流速测量的误差随声束入射角度增加而增大。

血管病变的诊断常常依赖于流速的比值。只要这两个流速测量中采用的声束入射角度相似,那么流速比的结果就不受固有频带宽度产生的误差影响。如果这两个流速测量中采用的声束入射角度差异显著,那么可能会导致测得的流速比出现显著的误差。

6.优化声束入射角度

理想情况下,为尽量减小血流速度测量的误差,应该使声束入射角度为零,但是,外周血管常与皮肤平行,所以声束入射角度不可能为零。没有任何一个声束入射角度是完全可靠的,特别是对所测流速进行比较时。

7.速度比的测量

理想情况下,测量狭窄近端流速时的多普勒角度应该与狭窄处的相似。这样当计算两者比值时,就能抵消角度相关误差。

8.绝对速度的测量

测量绝对速度时,对于声束入射角度的选择有两种观点。

(1)固定设置声束入射角度为60°:这样能保证角度校正误差只引起适度的速度测量误差(图 1-9),而且 ISB 引起的误差是相似的。但是,将扫查所有血管的声束入射角度固定为60°是有困难的。

(2)总是选择尽量小的声束入射角度:这可以确保角度校正误差引起的速度测量误差尽可能小,ISB 引起的误差也会降至最低。然而,声束入射角度不同引起的速度测量误差也不同。以不同的声束入射角度测得的速度就没有可比性。

使声束角度接近60°是一种可行的解决办法。在尽量减少不同声束入射角度造成的测量误差的前提下,允许一定的角度波动。多年来建立的多普勒标准是在不完全了解所有可能的误差来源的情况下形成的。超声系统的不同模式对同样的血流可能会产生不同的结果。尽管存在这些误差来源,在过去30年,流速的测量已经成功地用于血管病变的定量评价。对流速测量误差来源的进一步了解可以提高测量的准确性。

9.最大流速测量中其他潜在的误差来源

高通滤波的设置不影响收缩期峰值流速的测量,但如果滤波设置过高而过滤掉舒张期血流的话就会影响峰值流速包络线形状(频谱的轮廓),从而导致舒张末期流速为零的错误。

(四)流量的测量

流量是一个具有潜在价值的生理参数。尽管超声测量过程中存在误差,但是可以测量。如果已知血管的横断面积和通过该血管的血流速度,就能评估流量。超声仪通常具备测量流量的功能,检查者从声像图上测量血管横断面的直径或面积,从多普勒频谱中测量时间平均流速(TAV),然后按下面的公式评估血流量:

$$流量 = 横断面积 \times TAV \tag{式1-13}$$

最直接获得血管横断面面积的方法是测量血管直径(d),然后按下面的公式计算面积 A。

$$A = \frac{\pi d^2}{4} \tag{式1-14}$$

有些超声仪可以通过光标描绘血管横断面周边的轮廓计算面积,然后将横断面积乘以 TAV 得到流量。这种方法不大可靠,因为它需要操作者手稳且血管外壁显示清晰。

血管直径测量中的误差来源:流速测量中的误差或血管直径测量中的误差均会导致流量评估出现误差。流量与血管横断面积成正比,而横断面积取决于半径的平方。直径测量中的任何误差都会导致流量测量产生相对误差,是半径测量相对误差的 2 倍。血管直径测量中可能的误差来源将在下文进行讨论。

(1)图像分辨力:超声仪对物体进行成像的能力依赖于分辨力。声束的轴向分辨力比横向分辨力和侧向分辨力好。轴向分辨力约等于波长。例如,3 MHz 的探头发出的超声波波长为0.5 mm,而 10 MHz 的探头发出的波长为 0.15 mm,所以后者的距离测量更准确。图像分辨力差及声束与血管管壁平行会导致图像质量低,所以侧向测量更不准确。如果血管有病变,血管直径就特别难测量。

(2)速度测量校准:准确的直径测量依赖正确的速度测量校准。大多数超声仪假定组织中的声速为 1540 m/s;但声束在血液中的传播速度实际上是 1580 m/s。这样便导致直径的测量低估了约 2.6%,横断面积的测量出现约 5%的误差。

(3)血管直径的多变性:随着管腔内压力的改变,动脉的直径在一个心动周期内实际上不是恒定不变的。这意味着单次直径测量并不能代表平均直径。管壁的搏动性会使血管直径在收缩期和舒张期之间的变化高达 10%。血管直径的这种周期性变化会导致流量的评估出现误差,但是进行多次测量并取平均值能减小这种误差。理想状况下,应将测量的血管直径乘以同一时间测量的平均流速以得到更准确的流量,但是现在的商用超声仪没有这个功能。

(4)非圆形管腔:由血管直径计算血管横断面积是在假定血管管腔为圆形的情况下进行的。但有时并非如此,特别是血管有病变的情况下。

(5)测量 TAV 的误差:血管受声束辐照不完全会导致对管壁附近低速血流的低估,继而导致平均流速测量出现误差。例如,如果用一条窄声束辐照抛物线型血流而获取多普勒频谱,对管腔中央的高速血流能充分取样,但管壁附近的大部分低速血流无法探及。所得的平均速度比实际的平均速度大,因为对血管侧壁附近的低速血流取样不充分。即使取样门覆盖血管前后壁,仍然存在这一问题,因为未对声束外的血流取样。血管受声束辐照不完全会导致 TAV 的测量误差高达 30%。

如果所扫查的血流距离血管出现几何学改变(如血管分叉处或血管狭窄)足够远且知道血管剖面的类型,那么可以通过最大 TAV 来评估平均 TAV。如果是平坦形血流,那么最大流速等于平均流速。如果是抛物线形血流,最大流速则是平均流速的 2 倍。最大流速测量的优点是不受声束宽度的影响,只要使声束通过血管中央即可。

如果壁滤波设置过高,低速血流形成的低频信号会被过滤掉,从而会高估平均流速。因为混迭不能正确评估信号中高频移信号,因而会低估平均流速。高振幅噪声会影响对平均流速的评估,因为多普勒系统不能识别噪声和多普勒信号。

(五)波形分析

当血管有明显病变时,不仅流速及流量会发生改变,波形也会改变。波形能提示病变在获取多普勒信号部位的近端或远端。过去几年,一些学者试图通过定义一些指数对波形形状的改变进行定量评价。许多现代超声仪具备这些定量计算的功能,下面列出其中的部分功能。

1.搏动指数

搏动指数(PI)是最常用的指数。可用于定量评价不同测量部位脉搏波的阻尼。定义为收缩期峰值流速 S 减去舒张期最低流速 D(可能为负值),再除以平均流速 M,如图 1-10B 所示。

$$PI = \frac{S-D}{M} \qquad (式 1-15)$$

显著病变后的血流搏动指数低于正常搏动波形。

2.阻力指数

阻力指数(RI)最初用于颈总动脉中评价外周阻力情况,也用于研究新生儿脑血流动力学。定义如下(图 1-10A):

$$RI = \frac{S-E}{S} \qquad (式 1-16)$$

式中 E 指舒张末期流速。超声仪能计算 RI 并将其显示在屏幕上。

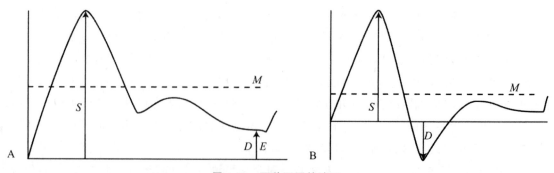

图 1-10　两种不同的波形

搏动指数(B)和阻力指数(A)可以通过收缩期峰值流速 S、舒张期最低流速 D、舒张末期流速 E 及平均流速(或频率)M 进行评价。

3.频带宽度

多年来为了对频谱中频移范围进行定量评价,提出过几种有关频带宽度(SB)的定义,其中一个定义如下:

$$SB = \frac{f_{max} - f_{min}}{f_{max}} \qquad \text{（式 1-17）}$$

频带宽度增加提示动脉存在病变,但在某种程度上超声仪本身也会导致频带宽度增加,如 ISB。

4.脉搏波速度

脉搏波是沿血管壁传播的,其传播速度不同于血流。脉搏波沿着血管的传播速度取决于管壁的弹性。例如,脉搏波沿着糖尿病患者僵硬的动脉壁的传播速度比沿着年轻人正常管壁的速度快得多。应用两个探头记录脉搏波在一段已知长度的血管间的传播时间便能算出脉搏波速度。传播时间为远处探头开始接收到脉搏波的时间与近处探头开始接收到脉搏波的时间差(图 1-11)。将 2 个探头间的血管长度除以传播时间便得到脉搏波速度。研究人员利用脉搏波速度来研究血管壁弹性的改变(如随年龄的改变或糖尿病患者的血管情况)。

5.直观解释

对多普勒频谱的直观解释可以为病变水平和病变程度提供很多信息。波形的收缩期加速时间受心脏搏动和测量处近端血流循环情况的影响,而流速的衰减与其远端血流循环情况有关。即使不定量测量这些指数,理解它们的含义也有助于对波形的解释。

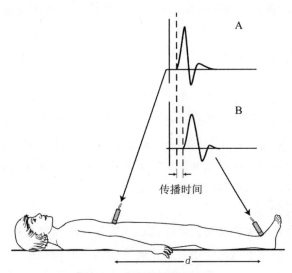

图 1-11　脉搏波的传播时间

将 2 个探头分别置于血管两端(距离为 d),测量脉搏波的传播时间,便能计算出脉搏波速度。

三、多普勒超声对血流的评价

(一)血流状态

在多普勒超声的临床应用中血流状态的评价是最为基本的观测内容。正常血流状态通常指稳流和层流,而异常血流状态通常指湍流和涡流。血流的漩流状态可存在于正常和异常血流状态。

1.稳流

稳流是指血流横截面从中心点至边缘的流速完全相同。这是一种理想的流体状态,在现实中由于血液流体自身存在的黏滞阻力以及与边缘结构间存在摩擦阻力,通常会导致不同程度的流速差异。只有在流体动能巨大,足以忽略上述阻力时,此种稳流状态才会出现。

2.层流

层流是指血流横截面从中心点至边缘的流速呈现均匀递减梯度分布。这是一种正常的血流状态。如前所述,此种流体状态是由流体自身以及流体与边界结构间摩擦阻力所导致。采用脉冲波多普勒以较小取样门检测时,血流频谱的频带通常较窄。这一种血流状态通常见于心脏各瓣膜口及心腔内、大动脉及其外周动脉腔内。实质器官的动脉供血,由于其动脉血流阻力通常较小,血液流速分布较大,常形成一种较宽的单向血流速度频带。

通常采用雷诺系数(Re)来反映流体状态。当雷诺系数≤2000时,一般为层流状态。

3.湍流

湍流是指血流主体方向一致,但是在流体内存在不均匀分布的血液流动速度和不同的血流方向。这一种血流状态常见于狭窄的心脏瓣膜口以及狭窄的动脉管腔内。在心腔内的湍流有时也被称为"射流",如二尖瓣狭窄时舒张期的高速过瓣血流。

4.涡流

涡流是指血液流体的方向和流速大小完全不一致。这一种流体状态常见于射流周边,是一种由于血流水锤效应、推挤效应和文丘里效应综合导致的血液涡旋运动状态。此血液运动状态,可以是血液动能损耗的一种形态,也可以是血液动能存储和传输导向的一种形式。同时高速旋转的涡流也可能造成心内膜或血管内皮的损伤,从而导致一系列的与内皮损伤相关的临床事件链。

5.漩流

漩流是指血液经由一相对较小的孔道进入较大腔室所形成的往返血流状态。这一种流体状态常可见于正常的左心室腔内,当舒张期血流通过二尖瓣口进入相对较大的左心室腔内时,在左心室腔内可形成流入道与流出道的往返血流状态。这一种血流状态也可见于病理状态,如假性动脉瘤时瘤体腔内的血液流进和流出状态。

(二)血流路径与分布

彩色多普勒超声血流成像的最为重要的观察内容就是血流的起始点、流经路径和血流的分布。彩色多普勒超声血流成像能够较为可靠地观察到血流的起始、流经路径和分布及血流的终点。此点在先天性心脏病或心脏瓣膜病等结构性心脏疾病心腔内异常血流评价时对判断异常分流或反流的起始部位和血流路径是否异常非常重要,有助于上述疾病结构和功能的超声准确诊断。

(三)连续方程式

连续方程式是基于能量守恒原理所建立的血液流量计算公式。其基本的概念是在密闭循环体内,流入量应当等于流出量。例如,具体到心脏和血管,二尖瓣舒张期流入左心室的血流量应当等于收缩期经由主动脉口射出的血流量。$VTImv×Amv=VTIao×Aao$。

式中 VTImv 为舒张期二尖瓣过瓣速度时间积分;Amv 为舒张期二尖瓣口面积;VTIao 为收缩期主动脉口速度时间积分;Aao 为收缩期主动脉口面积。

上述两个流量存在差异,通常表明在收缩期存在二尖瓣反流或心室水平分流。因此,这一连续方程式可以被应用于计算二尖瓣的反流量,也可在先天性心脏病的血流量化评价中用于计算分流量。

该技术方法的局限性为:当合并有轻度(Ⅰ/Ⅳ)以上主动脉瓣反流时,测量结果可能会不可靠。

(四)血液分流

血液分流是指血流经由异常通道(室间隔缺损、房间隔缺损、动脉导管未闭和动静脉瘘等)进入正常引流腔室以外腔室的血流状态。

分流是一种明显异常的血流状态,会加重异常被引流腔室的血流负荷量,增加被引流腔室的容量和压力负担,同时也会减少正常被引流腔室的血液流量。彩色多普勒超声血流成像技术能够十分清晰地显示分流的存在、部位以及引流路径。分流血流通常表现为异常血流起源部位的流体会聚成较窄的高速度血流,其可以表现为射流(如室间隔缺损和动脉导管)。通过对血流会聚点的确认,有助于确定分流通道的空间位置和数量。分流两侧腔体内的压力相对平衡、压力差值较小时,分流速度和分流量将会明显减少,可表现为特定短暂时相的分流或者双向以及反向分流。

(五)血液反流

血液反流是指当心脏或血管瓣膜的结构和功能病变异常时,血流在不同的心动周期时相出现反向流动的现象。

心脏和血管的瓣膜均为单向阀门,即只允许心脏和血管内的血流朝向一个方向流动。反流也是一种明显异常的血流状态。其可以导致受累瓣膜相关腔室的血流量异常增大,增加心脏房室或血管的容量负荷并最终导致压力负荷的增加。与分流血流相同,反流血流在起始部位也存在血流会聚为较窄的高速血流。通过对血流会聚点的确认,有助于确定反流通道的空间位置与数量。

(六)血流会聚

当血流通过狭窄口时,趋向于狭窄口的层流血流将会出现加速成像,并形成多个同心"壳"或等速半球。质量守恒定律认为,所有通过这些"壳"的血流最终必将通过狭窄口。因此,在任意"壳"面的血流率将等于最终通过的血流率。

在使用此方法时应当注意以下技术细节。

(1)使用局部放大功能优化狭窄口的二维图像。

(2)优化血流会聚区域的彩色血流细节。

(3)向下移动彩色血流基线以消除彩色血流的混迭。

(4)观察并测量混迭边缘的血流速度 $V_{壳}$。

(5)测量混迭边缘至狭窄口的半径 r。

通过此方法还可计算狭窄口的面积:狭窄口面积$(cm^2)=(6.28r^2 \times V_{壳})/V_{max}$。

式中 V_{max} 为连续波多普勒获取的最大过口血流速度。

这一方法可广泛应用于心脏瓣膜狭窄口血流或房室间隔缺损处分流量的计算,也可用于瓣膜反流有效瓣口面积和缺损面积或反流量的计算。

(七)高速和低速血流观测方法

在进行心血管血流速度测定时,一个非常重要的原则就是:依据预估的血流速度选用不同的多普勒超声技术进行测量。

在对高速血流进行测量时,通常采用连续波多普勒技术。选用适当高的能够包含所测血流最大速度的量程。如果血流速度过快,还应调节血流频谱基线以获得最大的血流测量范围。如果要获取真实的最大血流速度值,通常还需要以不同的声束入射位置和方向进行检测。例如,要获取主动脉瓣狭窄收缩期最大血流速度,常需要利用胸骨上凹或胸骨旁右侧检测区域,以获得瓣口最大血流速度等。

在对低速血流进行检测时,通常采用脉冲波多普勒技术。选用适当低的能够包含所测低速血流最大速度的速度量程。如果选用较高的速度量程,将导致所观测低速血流的测量出现较大误差。如果血流速度过慢,还应同时调低频谱滤波值。过高的滤波设置将滤除拟检测的低速血流信号。对取样门的设置也应当予以高度重视。检测时,应当将取样门放置于血流中心位置,并设置适当的取样门大小。针对不同的检测指标,取样门的大小设置有所不同。例如,获取阻力指数时取样门宜小,获取搏动指数时取样门宜大。

正常心脏和血管血流通常表现为:单向搏动性(心腔内和动脉血流,随心动周期波动)血流或单向周期性(静脉血流,随呼吸周期波动)血流。其中动脉血流在外周和实质器官的血流速度频谱有明显差异。外周动脉表现为所谓三相波频谱,而实质器官供血动脉则表现为所谓单相血流频谱。

(八)心肌血流灌注成像

目前,临床和基础实验多采用彩色多普勒能量图对心肌或其他人体实质器官的血流灌注进行成像。通过检测超声造影微泡散射回来的多普勒频移能量信号能够较常规超声检测更为敏感地获得心肌或其他人体实质器官的血流灌注相关信息。

该项技术多被应用于心肌缺血或梗死,以及人体实质器官肿瘤病变的血供状态评价等领域。

(九)组织运动成像

1.心肌收缩功能评价

心肌运动的速度主要由心肌的收缩和舒张产生。心肌收缩功能的异常可直接表现为心肌运动速度大小、方向和分布的异常。组织多普勒成像速度模式为评价这一运动速度的异常提供了一个直观和敏感的方法。

现在采用的量化评价方法有两种:其一为 M 型显示格式,该方法为一半定量方法,只能显示取样线上的一维心肌运动速度分布;其二为多普勒频谱显示格式。

多普勒频谱显示格式常被应用于定量评价某一特定部位长轴方向上的运动速度和方向。目前常用的取样部位为房室瓣环、心室中部和心尖部在室间隔、左心室后壁和前侧壁的相应部位,以确定某一部位心肌收缩期运动的最大速度、速度积分、速度频谱形态和时相等与该部位心肌收缩性能和除极的瞬间关系。研究表明,当心室收缩功能下降时,心肌收缩期运动速度也随之降低,收缩时相可相对延长、速度频谱可表现为多峰形态(正常情况下为单峰)。

组织多普勒成像技术仍是一种多普勒技术,其必将受到声束与被观察结构表面之间角度的影响。因此,在心室壁心肌运动速度方向与声束之间角度较大或垂直时,就会造成心脏运动速度被低估或缺失的情况。

2.心肌舒张功能评价

与心肌的收缩功能相似,心室的舒张功能主要由心室肌在舒张期的运动速度大小、方向和分布所决定。

采用组织多普勒成像的 M 型和多普勒频谱显示格式,可直接定量或半定量地显示心室壁特定部位舒张期的心肌运动速度大小、方向和分布。心室的舒张功能同样具有方向性(长轴和短轴)。因此,在评价不同方向的心室舒张功能时,在技术上略有不同(如所采用的引导心室二维切面等)。对于评价长轴方向的心室舒张功能,目前最常使用的是房室瓣环的舒张期运动速度频谱。该部位舒张期运动速度频谱的速度测值和方向与心室壁其他部位的心肌舒张期运动速度的测值和方向密切相关。因此,可以代表心室肌长轴方向上的整体舒张功能情况。从理论上讲,绝大部分心室肌均附着于心脏纤维支架中的房室瓣环上,并以此为支点进行舒缩活动。因此,测取该部位的运动速度频谱也可以反映心室整体在该长轴方向上的功能情况。

在舒张期,房室瓣环运动速度频谱呈负向双峰。正常人第一峰(Em 峰)高于第二峰(Am 峰)。当心室舒张功能受损时,Em 峰低于 Am 峰;限制性心室舒张功能下降时,Em 峰和 Am 峰均明显降低,Em 峰高于 Am 峰,Am 峰矮小。当二尖瓣口舒张期血流多普勒速度频谱假性正常化时,二尖瓣环的组织多普勒成像舒张期运动速度频谱仍为异常表现,即 Am 峰高于 Em 峰。这一发现对于鉴别心室舒张功能受损时常规二尖瓣口舒张期多普勒血流频谱的假性正常化具有极为重要的意义。

有研究表明,心室壁心肌舒张期的运动速度与心室舒张末期压力之间有较好的相关性。二尖瓣口血流多普勒频谱 E 峰与二尖瓣环组织多普勒成像运动速度频谱 Em 峰的比值(E/Em)与肺毛细血管楔压(PCWP)之间也有较好的相关性($r=0.87$)。其回归公式为:
$$PCWP=1.24(E/Em)+1.9.$$

3.组织多普勒成像在冠心病诊断中的应用

心肌缺血和(或)梗死后将会由于心肌细胞功能的丧失和心肌细胞结构的破坏,从而导致局部缺血和(或)梗死区域的心肌运动出现异常表现。这一异常的心肌运动在心肌缺血后 15 秒就可出现。因此,检测这一心肌的异常运动,可以早期敏感地诊断心肌缺血并确认其部位和范围。

组织多普勒成像技术能够准确地反映心室壁心肌运动的速度、加速度、能量和张力的大小、方向和分布。因此为心肌缺血和(或)梗死的确认和量化分析提供了一个新的手段。

(1)心绞痛:心肌缺血的组织多普勒表现可分为若干类型。在急性心肌缺血区域,心肌运动的速度、加速度、张力和能量均明显降低。在二维及 M 型格式上,表现为某一时相的色温降低和(或)缺如;在多普勒频谱格式上,心肌缺血区域的运动速度频谱变化,以舒张期 Em 峰的明显降低、Am 峰的相对增高和(或)代偿性增高为其主要表现。在慢性心肌缺血区域,心肌运动异常类型依心肌缺血的程度、范围和部位,可表现为速度、加速度、张力和能量降低伴或不伴速度方向异常;速度、加速度和能量增高伴或不伴速度方向异常等若干组合。其中速度、加速度、张力和能量的降低又可分为若干个等级。在二维和 M 型格式上,表现为局限性色温的降低或色温异常增高伴或不伴有速度方向的异常。在多普勒频谱格式上,心肌缺血区域的运动速度频谱变化通常表现为 Em 峰和 Am 峰的降低或增高伴或不伴速度方向异常。

(2)急性心肌梗死:急性心肌梗死的组织多普勒表现主要为:小范围急性心肌梗死区域的速度、加速度、张力和能量明显降低。在二维和 M 型格式上各时相内色温明显降低或缺失;多普勒频谱格式上,舒张期 Em 峰和 Am 峰峰值明显降低,与此同时收缩期 S 峰也明显降低。大范围急性心肌梗死区域可出现心肌运动速度方向的异常。

(3)陈旧性心肌梗死:陈旧性心肌梗死的组织多普勒成像表现主要为:陈旧性心肌梗死区域心肌运动速度、加速度、张力和能量的不同程度降低,可伴有速度方向的异常。在二维和 M 型格式上表现为色温降低或缺血伴或不伴有速度方向异常。由于陈旧性心肌梗死部位心肌纤维化变薄,可导致陈旧性心肌梗死部位心室壁着色范围变窄。合并室壁瘤或血栓时表现为:瘤壁的色温明显降低或颜色缺失;血栓通常与附着室壁的颜色相同或不同,但色温较低。在多普勒频谱格式上,陈旧性心肌梗死区域心肌运动速度频谱表现为:收缩期 S 峰和舒张期 Em 峰 Am 峰峰值的降低,伴或不伴有速度方向异常。在心肌梗死区域内可检出加速度值相对较高的带状或岛状分布。这一局限性的较高加速度值分布提示该陈旧性心肌梗死区域内仍有心肌存活。在二维格式上,在陈旧性心肌梗死区域周围的相对正常心肌内可检出树枝状的流动色块;采用多普勒频谱格式可检出动脉的血流频谱,提示迂曲增粗、血流速度降低的冠状动脉。

(4)超声心动图药物负荷试验:组织多普勒成像技术能够判断目测法不能区别或确认的心室壁心肌轻微异常运动、小范围异常运动和复杂异常运动。在药物负荷试验中,组织多普勒成像技术还为顿抑心肌的检出,提供了一个可行的方法。在药物负荷试验中,基础图像色温较低或缺失伴或不伴速度方向异常的区域,在一定剂量的药物负荷后,该区域色温增高速度方向转变为正常,则提示该区域心肌为顿抑心肌。对顿抑心肌检测的重要价值在于可为各种冠状动脉手术的术前疗效评价提供参考标准。

在正常心肌区域心肌运动速度在药物负荷后增加,在心肌缺血区域心肌运动速度在药物负荷前后无显著性差异。

(5)组织多普勒成像评价心律失常:组织多普勒成像能够提供心肌运动的速度和加速度在瞬间心室切面上的分布、大小和方向。因此,该技术可被应用于检测由于心肌细胞电兴奋而导致的心肌收缩运动在瞬间心室切面上的变化情况。

心肌电兴奋与组织多普勒成像检测出的心肌收缩运动之间在部位和时相方面有很好的相关性。组织多普勒成像所显示的心肌收缩运动,间接反映了心肌电兴奋的起始部位和分布情况。心肌电兴奋及其诱导的心肌收缩运动是一个非常快速的过程,因此需要一个对心肌收缩运动非常敏感的手段,在心室肌尚未完全达到有序收缩之前,即能检出心室壁局部的心肌收缩运动。只有这样,才能准确地反映心肌收缩运动的起始位置和随后的全部变化过程。加速度主要由速度和时间这两个因素确定。对速度因素,主要由仪器的两个方面功能决定加速度的检测:其一为对低速度的检测能力,即能否反映组织的低速度运动;其二为对低速度的分辨能力,即对组织运动的速度变化(速度差)的表现能力。对于时间因素,其主要由仪器采集图像的帧频决定,即较高的帧频不仅可以获得较高的时间分辨力,而且还能够在极短的时间内获得不同的加速度表现。

1)正常心室壁心肌收缩顺序的检测:正常人心室电兴奋由房室结传入,经结希区、希氏束和左右束支传导至浦肯野纤维系统,从而导致整个心室肌的机械收缩。正常人心肌电兴奋与机械收缩耦联关系正常,因此组织多普勒成像加速度模式所检测到的心室肌机械收缩起始点和顺序能够反映心室肌电机械兴奋起始点和顺序。

心室壁心肌加速度起始和分布在传统的舒张末期中具有以下变化过程:①在心电图 P 波终末,有一轻微的心室肌加速度发生。这一加速度由心房收缩造成,因此这一加速度的分布为整个心室壁心肌,其方向为离心性,以左心室后壁最为明显。②在这一加速度发生后,有一短暂时间,整个心室壁心肌处于相对静止的状态。③在心电图 R 波之前,室间隔上部出现局部心肌的加速度分布,其方向为向心性。对于正常人心室壁心肌加速度起始位置、传导顺序和出现的时相的正确认识将为室性心律失常异位起搏点、预激综合征旁道和束支传导阻滞的检测打下坚实的基础。

2)室性心律失常异位起搏点的检测:组织多普勒成像技术不仅能够检测心室壁心肌收缩产生的加速度,与常规灰阶成像技术相结合还可以确认这一局部心肌收缩所产生加速度起始点在心室结构中的具体位置。该技术不仅可以用于单源性的室性心律失常的单个异位起搏点的定位,而且还可以应用于多源性的室性心律失常的多个异位起搏点的定位。该技术的另一重要临床应用价值为可以区分异位起搏点在心室壁心肌各层次(心内膜下心肌、中层、心外膜下心肌)中的位置,从而弥补了心脏电生理检查只能检测异位起搏点在心室结构中位置,而不能检测异位起搏点在心室壁内心肌各层次中位置的缺陷。这一点在决定室性心律失常患者治疗方法方面具有重大意义。

室性心律失常在心室壁的异位起搏点在组织多普勒加速度图像上表现为在正常的心室肌加速度起始点以外的其他位置的异常初始加速度。该初始加速度的分布范围和加速度值大小不一。其主要由以下两个方面因素决定:一是电兴奋与观察时相之间的时间间隔,二是异位电兴奋的强度和范围。因此,在电兴奋与观察时相之间的时间间隔固定的情况下,异位的初始加速度分布范围和加速度值能够反映异位起搏点兴奋的范围和强度。

由于该技术的若干影响因素(尤其是呼吸因素)的干扰以及右心室壁形态的复杂性,对起源于右心室的室性心律失常其检测难度较大。在进行检测时,正确控制呼吸并进行多角度和多切面的观察,是准确检出右心室源异位起搏点位置的技术保障。

3)预激综合征旁道的检测:目前临床所采用的检测预激综合征旁道的方法为,在 X 线透视的辅助下采用心内电标测导管插入冠状静脉窦标测预激电位,并根据预激电位与标测电极之间的位置关系推断旁道的位置。该方法为一介入性和放射性的检测方法。与此同时缺乏心室结构与标测导管以及标测导管与消融导管之间的准确位置关系。因此,长期以来临床血管介入治疗需要一个既能准确检出旁道位置,又能引导消融导管到达旁道位置并提供准确的解剖位置关系,同时还能随时评价消融效果和并发症、确认终止治疗时机以及术后随访的无创性的检测方法。组织多普勒技术的若干特点能够基本上满足上述要求。首先,组织多普勒成像技术能够正确评价心室肌的局部收缩运动;其次,该技术能够提供心室解剖结构和功能以及导管在心内确切位置的图像;最后,该技术无创,可在术前、术中和术后随时随地进行检测。因此,组织多普勒成像技术不仅能够在术前确认旁道位置,而且在术中能够准确引导射频消融导管至旁道位置进行消融治疗,并随时评价消融效果、确立终止治疗时机。在术后可以不受限制地进行随访评价。同时可进一步评价射频消融治疗的长期疗效,以及有无旁道残留或多条旁道并存等。

组织多普勒成像应用于预激综合征旁道检测的前提条件是旁道必须是前向传导的,也就是心室肌必须由旁道前传的电兴奋首先诱导收缩,并在心室壁内心肌产生一个局限性的收缩区域。从目前情况来看,只有显性预激综合征能够满足这一条件。

4)束支传导阻滞的评价:在束支传导阻滞时,被阻滞束支所分布的心室肌区域其心肌电兴奋和机械收缩的时间将出现延迟。采用组织多普勒成像技术检测束支传导阻滞患者心室肌的加速度的起始位置及其分布,并与正常人在相同的时相和心室切面进行比较,就可以评价受束支传导阻滞影响的心室壁心肌的位置和范围。

在心室壁心肌运动功能正常时,通过对束支传导阻滞所致局部心室壁心肌机械收缩异常的位置、范围和程度的评价,可以为各种不同类型束支传导阻滞对心室局部或整体功能的影响,提供分类评价的准确依据。但是,在冠心病患者,其束支传导阻滞往往与心肌缺血和(或)心肌梗死合并存在。由心肌缺血和(或)梗死导致的心室肌节段性运动异常,将会干扰组织多普勒成像技术对束支传导阻滞所致心室肌机械收缩延迟现象的观察。

5)起搏电极起搏效果的评价:起搏器人工起搏心室肌将导致心室局部异位的心肌电兴奋和机械收缩。该异位的心室肌电兴奋和机械收缩起始点与正常的心室肌电兴奋和机械收缩起始点相比较具有以下特点:①心肌电兴奋直接由起搏电极诱导。②心室肌电兴奋与机械收缩的起始点往往位于右心室心尖部。③起搏电极所接触到的心肌性质和分布将影响起搏效果。④起搏电极所释放的电刺激脉冲的各种参数的改变将导致异位起搏点心肌电兴奋与机械收缩初始分布范围和加速度值的变化。将组织多普勒成像技术应用于评价人工异位起搏点的心肌电兴奋和机械收缩状态,能够反映人工异位起搏点的心肌分布和性质以及起搏电极的效能。

(6)组织多普勒成像在心肌疾病中的应用:任何原因导致的心肌病变,都将使受累的心肌结构和功能发生改变。不同类型的心肌病变,其病变心肌的结构和功能改变也会有所不同。这就为通过评价病变心肌的结构和功能变化,反映心肌病变性质提供了可能。多普勒血流信号分析和常规的灰阶超声已成为超声波评价心肌病变时心室整体异常血流动力学状态、功能和解剖结构变化的主要手段。但是这些方法所提供的均为心室整体的功能和结构变化,不能进一步评价心肌病变局部的功能和结构异常。

组织多普勒成像技术可以在病理解剖结构的基础之上评价局部心肌病变导致的功能异常,从而使心肌病变性质的评价成为可能。

1)肥厚型心肌病的评价:组织多普勒成像在肥厚型心肌病中的主要发现包括:①舒张期局部病变心肌 Em 峰峰值时间延长。②早期心肌舒张的不同步现象。③舒张期室间隔 Em/Am 值的反转。④在所有的收缩时相,局部病变心肌的速度梯度明显降低或反转。在应用组织多普勒成像评价肥厚型心肌病时,应注意由于其心肌病变在心室分布的不均匀性,仅对某一两个局部进行分析不能代表整个心室的心肌病变情况。全面的评价应包括肥厚区域和非肥厚区域。

2)扩张型心肌病的评价:组织多普勒成像在扩张型心肌病中的主要发现包括,在收缩期病变局部心肌和二尖瓣环的组织多普勒运动速度频谱 S 峰峰值明显降低,峰值时间延长并出现了 S 峰的多峰现象。多峰现象与心室整体的 Em 峰峰值有明显的相关性。舒张期局部病变心肌和二尖瓣环的组织多普勒成像运动速度频谱的 Am 峰和 Em 峰峰值均明显降低,但 Em/Am 值未见明显改变。S 峰峰值的明显降低和峰值时间的明显延长,反映了心肌收缩性能的下降;S 峰多峰现象的出现代表了心室肌收缩的不均匀性和不协调性。尽管在心室舒张功能明显异常的情况下,Em/Am 值仍未反转,这并不代表心室舒张功能正常。其主要原因可能为心房肌同样受累,导致 Am 峰峰值也明显降低。与此同时,由于心室壁心肌在收缩期和舒张期运动的不协调性和运动速度降低,在组织多普勒成像二维和 M 型格式上可出现心室壁心肌运动速度、加速度和张力分布的不均匀性,以及速度、加速度和张力的降低。

3)限制性心肌病和心肌淀粉样变:组织多普勒成像在限制型心肌病中的主要发现包括,采用组织多普勒成像频谱格式检测到的二尖瓣环运动速度较正常人和缩窄性心包炎患者明显降低。该指标较少受到心室负荷的影响。与此同时二尖瓣环运动速度频谱 Em 峰的峰值时间较二尖瓣口血流频谱 Em 峰峰值时间短。

组织多普勒成像在心肌淀粉样变中的主要发现包括:组织多普勒成像速度模式二维格式上表现为心室壁的中层心肌缺乏心肌运动速度表现,其速度分布呈特征性的"三明治"改变。组织多普勒成像频谱格式发现:与正常人心肌运动速度频谱相比较,淀粉样变心肌运动的峰值速度均较平坦,提示心肌运动的加速度和减速度均有明显降低。与此同时,其峰值速度也明显降低,减低的幅度与心肌淀粉样变性的程度有一定的相关性。病变心肌局部的 Em/S 值均低于 -1.3,在正常人该比值范围为 $-1.5\sim-2.0$。在淀粉样变性的心脏,其心肌舒张中期与舒张早期运动速度相反的速度表现消失。在舒张晚期,心肌运动速度也明显降低。必须提出的是:上述改变在心肌淀粉样变性的不同阶段可显示不同的表现形式。在心肌淀粉样变性早期,可仅仅表现为某一舒张期时相的心肌运动速度降低。心肌淀粉样变性的其他组织多普勒成像表现还包括其整体的心脏运动速度高于正常人等。

4)高血压性心脏病的评价:组织多普勒成像在高血压中的主要发现包括,心室壁肥厚的局部心肌其多普勒运动速度频谱表现为舒张早期 Em 峰峰值速度降低;舒张晚期 Am 峰峰值速度增高;Am/Em 值>1.0(正常人群 $Am/Em<1.0$)。与此同时,局部心肌的等容舒张时间也明显延长。组织多普勒成像技术还能为早期轻微左心室舒张功能异常的评价和高血压某些阶段二尖瓣口多普勒血流频谱的假性正常化的鉴别等提供有用的指标。这些指标主要包括等容舒张时间、舒张期峰值速度(Em 峰和 Am 峰)、峰值时间和 Am/Em 值等。进一步研究速度、加速度和张力在心室壁内心肌组织中的分布和变化情况,将有可能揭示心肌组织结构与功能异常的关系。

(7)组织多普勒成像在限制性心包疾病中的应用:组织多普勒成像在限制性心包疾病中的主要发现包括:心室长轴方向上的扩展速度则无明显改变。心室长短轴方向的舒张早期峰值速度和主动脉瓣第二心音距舒张早期峰值速度的时间分别高于和短于正常人组;短轴方向上的舒张期室间隔运动方向向后,在舒张早期峰值速度之前表现为一个尖锐的峰值或舒张早期运动速度频谱为双峰;在长轴方向上右心室前壁、室间隔和左心室后壁在舒张期最大峰值速度之后有一个方向向后的运动速度。这些组织多普勒成像的特殊表现在正常人中未发现。因此,这些特殊表现可以作为诊断限制性心包疾病的依据。

(8)组织多普勒成像在心脏移植排斥反应中的应用:在排斥反应时舒张早期心肌运动的峰值速度降低。这一心肌运动峰值速度降低可以在中等程度的心脏移植排斥反应时,采用组织多普勒成像频谱检测出来。在抗排斥反应有效治疗后,心室肌舒张早期峰值速度均有回升。在有急性排斥反应的患者其心肌运动速度在收缩期和舒张期均呈持续性降低。其中,中度和重度排斥反应的心室肌运动速度较轻度排斥反应的心室肌运动速度明显降低;舒张早期左心室后壁心肌运动速度的降低具有最高的检测心脏移植排斥反应的敏感度。

(十)外周血管疾病临床评价

外周动脉粥样硬化性疾病发病率高,占相当大的比重。多普勒超声检查外周动脉粥样硬化性疾病主要定量分析动脉血流动力学改变及动脉狭窄程度等。外周动脉的主要功能之一是运输血液至全身各器官,狭窄程度的诊断直接关系到疾病程度判断,指导临床治疗抉择,因此外周动脉狭窄程度诊断是多普勒超声检查的重点。静脉疾病以静脉血栓形成最常见,多普勒超声为首选诊断方法。

1.颈椎动脉多普勒超声临床应用

多普勒超声是了解患者动脉疾病的一种无创检查方法,多普勒超声研究最早、最深的外周动脉即是颈椎动脉。在超声研究动脉粥样硬化、狭窄程度、预测脑缺血事件发生的原因中,只有颈动脉狭窄程度是唯一被证明的相关因素。

临床上一般根据二维及多普勒超声检查结果,选择介入或手术治疗。如果选用介入治疗,一般在介入治疗的同时进行颈椎动脉造影;如果选用手术治疗,则在手术前进行颈椎动脉造影。近年来,多数血管外科已经不再进行常规的术前颈椎动脉造影,而是根据超声检查结果直接对部分患者进行颈椎动脉腔内介入治疗术,如颈动脉内膜剥脱术、经皮动脉内支架置放术相当普及,日趋成熟。对于颈内动脉狭窄(有症状的)患者,是否需要外科治疗,主要根据患者颈内动脉直径狭窄率及最大血流速度。

2.肢体血管多普勒超声临床应用

与颈椎动脉超声检查相同,内中膜增厚与否、斑块有无仅能对肢体动脉粥样硬化进行定性诊断;当下肢动脉直径狭窄率达50%以上、多普勒频谱改变时,狭窄远端的血管内压力和血流量都会下降,患者可能会出现间歇性跛行。外科决定是否需要治疗主要根据临床症状,采用何种治疗方法要参照狭窄程度、病变范围及最大血流速度。

(1)肢体动脉闭塞性疾病:超声检查包括肢体动脉的二维形态学观察、多普勒超声频谱分析、彩色多普勒血流观察。正常肢体动脉的多普勒频谱具有典型高阻血流的特征,通常为三相波或双相波。动脉狭窄处血流速度增快并出现湍流。灰阶超声能显示肢体动脉形态和动脉内斑块,但动脉狭窄程度的判断仍依靠多普勒频谱分析。

超声检查为最常用的肢体动脉无创性检查方法。临床上一般根据超声检查结果,选择介入或手术治疗。如果选用介入治疗,一般在介入治疗的同时进行动脉造影;如果选用手术治疗,则在手术前进行动脉造影。近年来,多数血管外科已经不再进行常规的术前动脉造影,而是根据超声检查结果直接对部分患者进行动脉腔内介入治疗术。尽管以超声结果为依据的肢体动脉腔内介入治疗术不如颈动脉内膜剥脱术、经皮颈动脉内支架置放术那么普及,但也日趋成熟。

(2)肢体静脉回流障碍:肢体静脉通畅度的超声检查一般采用仰卧位或头高足低位,以增加被检静脉的充盈度。正常静脉具有可压缩性,用超声探头可压瘪。正常静脉的多普勒血流频谱具有自发性和周期性,即随吸气增强;这一特征对于近心端的大、中静脉较为明显,而对远心端的较小静脉则不甚明显,静脉血流频谱也随其远端肢体的挤压而增加,随近端肢体挤压或Valsalva动作而减弱。

静脉血栓形成的超声诊断主要根据正常静脉的可压缩性、多普勒频谱可检出及彩色多普勒充盈情况。检查时,先显示被检静脉的横断面,然后用超声探头按压被检静脉。如果静脉可压瘪,提示静脉内无血栓形成;静脉受压后前后径无任何变化、多普勒频谱及彩色多普勒血流消失,则提示静脉内充满血栓。静脉受压后前后径缩小但前后壁没有接触、彩色多普勒充盈缺损,提示静脉内部分血栓形成。其他静脉血栓形成的超声诊断标准包括:①超声显像显示静脉附壁血栓。②静脉口径不随呼吸运动或 Valsalva 动作而变化。③静脉瓣固定,不随呼吸运动。④缺乏正常的静脉血流信号(正常静脉血流信号具有自发性和周期性,并随呼气及远端肢体挤压而增加)。

超声检查是诊断肢体静脉血栓形成最常用的方法,目前已经取代静脉造影成为肢体静脉血栓形成诊断的首选方法。

(3)肢体静脉瓣膜功能不全:肢体静脉瓣膜功能的超声检查一般采用坐位下肢下垂或站立位。检查时,先显示被检静脉,检测静脉内脉冲多普勒频谱并观察彩色多普勒血流信号,以判断静脉瓣膜功能。正常静脉血流(上行性)信号随其远端肢体的挤压而增强。突然放开挤压后血流信号消失。放开远端肢体挤压后,静脉反流(下行性)信号持续 1 秒以上提示静脉瓣膜功能不全。脉冲多普勒的静脉流速波将上行性和下行性血流分别记录于零为基线的上、下方,下行性血流持续的时间即为静脉反流时间,可采用超声仪的测量工具测得。正常静脉的反流时间不超过 0.5 秒。一般认为静脉瓣膜功能不全的超声诊断标准为静脉反流时间>1 秒。同样原理,可应用彩色多普勒判断静脉反流。彩色多普勒采用不同的颜色(通常为蓝色和红色)表示不同的血流方向,挤压远端肢体后,静脉内出现代表上行血流的颜色,放开远端肢体挤压后,静脉内如果出现颜色变化(由蓝色变为红色或由红色变为蓝色)并持续 1 秒以上提示静脉反流。

超声检查是诊断肢体静脉瓣膜功能不全首选的无创性检查方法。目前临床上已不采用静脉造影诊断肢体静脉瓣膜功能不全。

3.腹部与盆腔血管多普勒超声临床应用

腹部与盆腔血管超声检查一般采用仰卧位。检查前,要求患者禁食 4~8 小时,上午检查效果好。检查时,先用灰阶超声显示被检血管,脉冲多普勒检测血管血流动力学改变,彩色多普勒观察血流信号,以判断血管功能及其病变。

在腹部、盆腔血管检查中,主要应用脉冲多普勒检查。在灰阶超声检查基本确定或可疑异常时,显示清楚被检血管的长轴切面,应用彩色多普勒显示血流的分布及异常血流,再进行脉冲多普勒检查,获取各项参数,进一步对疾病的血流动力学进行定量分析。此外,可同时监听多普勒声音的改变,对估计血流速度、层流和湍流有重要价值。彩色多普勒超声能提供血流空间特征信息,可以提示血流的存在、方向、轮廓、层流、湍流和分流。对病变本身的血流特征和病变周围及相关血管的形态与血流动力学进行定性评价,如血管的空间位置和分布情况,血流速度改变及血流性质等。

超声检查是诊断腹部、盆腔血管疾病最常用的方法,部分疾病如动脉瘤、静脉血栓形成、动静脉瘘等,不需要血管造影即可确定诊断。临床上一般根据超声检查结果决定是否对患者进行血管腔内介入治疗或手术治疗。

(李普楠)

第三节　超声临床诊断基础

一、超声检查适应证

随着超声仪器功能的不断提升、探头技术的进步、超声工作者经验的积累,超声检查的应用范围拓展迅速。目前,超声诊断几乎覆盖了人体全身各部位,只是有些部位和器官超声是首选的影像检查方法,适应证多,如涎腺、甲状腺、心脏、肝脏、胆囊、产科、乳腺、浅表淋巴结、外周血管等;而有些部位和器官超声检查的适应证较少,如骨骼、肺、胃肠道、成人颅脑等。此外,在某些特殊情况下,超声是最便捷而有效的辅助工具,如介入性超声、术中超声等。因此,可以说超声束能传播的部位,几乎都是超声检查的范围,这些部位的病变都是超声检查的适应证。

(一)常规超声

1.弥散性疾病

实质性器官的急性和慢性炎症、肿大、纤维化等。

2.局限性病变

组织和器官的局限性炎症、囊肿、结石、异物、肿瘤、外伤等,空腔脏器穿孔。

3.体腔积液

腹腔、胸腔、心包腔等。

4.产科

早孕、胎儿发育评估或畸形诊断、胎盘或羊水异常等。

5.心脏疾病

各种先心病、瓣膜病、心内膜炎、冠心病、心肌病、心包疾病、心脏肿瘤等。

6.血管疾病

动脉硬化斑块、狭窄或闭塞、动脉瘤、动静脉畸形、血栓、创伤等。

(二)介入性超声诊断或治疗

(1)超声引导下穿刺抽吸细胞学检查或组织学活检。

(2)超声引导经皮穿刺囊肿或脓肿抽液、置管引流等。

(3)超声导向肿瘤消融治疗(化学、物理)、局部注药等。

(4)穿刺造瘘、造影等。

(三)手术中超声

(1)定位或寻找小病灶。

(2)引导切除,如颅脑、肝内深部小病灶的切除。

(3)活体肝移植时供体肝的监视切除。

(4)体表或经食管超声引导球囊扩张术、分流封堵或栓堵术、支架或滤器置入术等。

(5)手术效果的即刻评估,如血管吻合后是否通畅、置入物位置是否正确、功能是否有效等。

(四)器官功能评价

(1)心脏功能评价(包括负荷试验)。

(2)胆囊收缩功能评价。

(3)胃肠蠕动功能的观察。

(4)肌肉的收缩功能。

(5)阴茎勃起功能。

(五)血流灌注评估

利用超声造影时间强度曲线评价器官的血流灌注。

(六)实质性器官或组织病变的硬度评估

利用超声弹性成像技术获取器官或病变的相对硬度信息,以增加诊断信息。

二、超声检查方法

(一)常规超声检查

无论任何形式的超声检查,二维声像图是超声诊断的基础。经体表扫查是获取人体断面声像图的常规检查方法,正确的扫查方法,不仅有利于显示组织病变的解剖部位及毗邻关系,而且能充分凸显组织及其病变的声像图特征,减少伪像,使声像图所表现的诊断信息丰富而清晰,有助于提高超声诊断的准确性。

1.检查前患者准备

除下列几种情况外,通常检查前无须特殊准备。

(1)消化系统(胆道、胃肠道、胰腺等)检查需空腹,前一天晚餐后禁食,必要时检查前饮水500～1000 mL充盈胃腔,不仅便于显示胃黏膜及胃壁、十二指肠病变,而且将胃作为声窗可以清楚显示其后方的胰腺、肠系膜淋巴结、血管等。对胰腺的显示尤为有效。

(2)泌尿系统(输尿管和膀胱)、前列腺、早孕、妇科肿块及盆腔深部病变检查均应充盈膀胱。

(3)经阴道检查通常需要排空膀胱。

2.超声仪器准备

(1)探头选择:根据检查的部位、器官等不同,选择探头及使用频率,通常成人心脏和腹部脏器检查使用 3.0~5 MHz 探头,浅表器官用 7.5~10 MHz 探头,婴幼儿心脏及腹部检查用 5.0~10 MHz 探头,颅脑及肥胖者可选用 2.0~2.5 MHz 探头。

(2)仪器的优化:基础条件由总增益、近场抑制、远场补偿或时间深度增益控制(TGC)、动态范围、聚焦区调节。以图像清晰、结构显示清楚为原则。

(3)扫查范围和深度:需根据探测部位的深度选择,原则是使声像图包括尽可能多诊断信息的同时,图像足够大。

(4)多普勒功能的设置。

(5)某些特殊功能的使用和优化:随着超声仪器功能的完善和新技术的研发,不同制造商的超声仪器不同程度地采用了超声医学的新技术,但是其商业称谓或设置和调节方式各不相同。如声束偏转技术,就有多种名称。在使用这些技术时,必须了解其对声像图的有利方面和可能造成的不良影响。如声束偏转融合技术可以使病变的侧壁显示更清楚,图像感觉更细腻美观,但是不利于声影的显示,还可能使显示微钙化的能力明显下降。又如组织谐波成像,可以有效提高声像图信噪比,但是却影响近场和深部图像的分辨力。

3.患者体位

患者的体位因检查脏器及部位的不同而定,以能够清楚显示目标器官的组织解剖结构和病变特征为宜。在需要时,采用多种体位,以利于从不同方位和断面观察病变的声像图表现及其与周围组织的关系。常用体位如下。

(1)仰卧位:是超声检查的最常用基本体位。大多数头颈部、腹部器官及肢体血管等检查都可在这一体位完成。

(2)侧卧位:除了更方便对某些器官扫查外,还可以使目标器官轻微移动或避开肠管、肺气等干扰,增加扫查窗口。左侧卧位常用于检查心脏、肝右后叶、胆总管、右肾、右肾上腺;右侧卧位常用于检查脾、左肾及左肾上腺;饮水后检查胰头部也非常有效。

(3)俯卧位:常用于检查双侧肾脏。

(4)坐位或半坐位:常用于空腹饮水后检查胃、胰腺和胸腔积液。

(5)站立位:常用于检查内脏下垂、疝、下肢静脉功能等。

(6)胸膝卧位:在卧位显示胆总管困难时,采用此体位可能有效,如可疑有胆总管下段结石或肿瘤。

4.扫查途径

(1)直接扫查:经体表检查多采用探头直接与被检查部位的皮肤接触。

(2)间接扫查:当病变过于表浅时,在探头与被检查器官的表面皮肤间放置厚度为 2~3 cm 的水囊,使病变处于探头的聚焦区,以提高病变区的分辨力。现在高频探头的近场分辨力显著提高,已经很少使用。

(3)经体腔扫查:包括经食管、阴道、直肠、内镜超声等。因为避开了气体干扰,使用特殊的高频探头贴近目标扫查,所以显著提高了分辨力。

(4)血管内超声:使用末端装有超声晶片的导管对血管壁进行扫查,获取血管壁和血流动力学的精确信息,被视为评价血管的金标准。

(5)术中超声:手术中用特殊探头在器官表面扫查,寻找或定位病变、引导或监视手术过程,以提高手术成功率、减少损伤,增加手术的安全性。

5.扫查部位

通常超声探头应放置在距被检查脏器或病变解剖部位最近处的体表。但是,往往需要在多个不同部位从不同方向和角度扫查。遵循的原则如下。

(1)便于获得脏器或病变的空间解剖结构和内部回声特征。

(2)选择的部位能够避开骨骼与气体的影响。如心脏前方有肋骨、胸骨,外侧及外上有肺覆盖,所以采用肋间、心尖、剑下、胸骨上不同部位作为声窗扫查。肝、脾、肾前后外侧受肋骨影响,顶部被肺气覆盖,所以除肋间检查外,还需在肋缘下检查。

(3)干扰和伪像最少。尽量选择能够使探头声束与被检查目标界面垂直的部位扫查,以增加回声强度,减少伪像。

6.扫查方法

超声诊断中操作方法和技巧十分重要,目的是根据人体解剖特点,避开各种影响超声传播的因素(如骨骼、气体等),将欲扫查目标及其与周围组织的相互关系显示清楚,并根据扫查部位和探头的方位、声束指向判断目标的空间解剖位置和回声特征,提供可供诊断分析的信息。训练有素的扫查技巧可以准确而快捷地显示所需观察的结构。

(1)固定部位扫查:不同器官的解剖部位及周围组织性质限定了对其超声扫查的声窗。在某一部位及某一声束扫描方位可以显示某一结构,如胸骨左缘第3肋间声束沿心脏长轴扫描,显示左心室长轴断面;探头在右侧第7肋间腋前线向内侧倾斜,是显示胆囊及肝门部结构的较理想部位;经颞部扫查,能够较清晰地显示大脑中动脉的彩色血流信号。

(2)顺序滑行法:在无骨骼或气体遮挡的部位,如颈部、四肢、乳腺等检查时,探头可在皮肤上纵、横或倾斜方向缓慢滑行,获取组织的连续性系列结构,迅速建立器官的空间解剖位置和回声特征。

(3)扇形扫查法:探头保持不移动,侧向摆动探头,获取序列断面,形成空间解剖概念。此法为最常用的扫查方法之一。

(4)旋转扫查法:以病变区为中心旋转探头获取不同断面的声像图,以确定病变的解剖部位、大小、形态及其与周围组织的关系。

(5)追踪扫查法:常用于长管状结构或长条状病变的扫查,如血管、胆管、肠管病变的检查。寻找病变的来源、范围及其与周围结构的关系。对血管检查,需要加用彩色多普勒判断管腔内的血流状态。

(6)加压法:在腹部检查中,遇被检测物表面有肠气遮挡时,用探头逐渐加压的方法驱散气体以显示后方结构。如经腹部检查肝外胆管、胰腺、肾等经常应用加压扫查。此外,也常用加压法评估实性肿物的可压缩性和囊性物的张力。

(二)扫查模式

1.二维灰阶超声扫查

二维灰阶超声是最基础的扫查方法,显示病变后,必要时再进行其他模式的进一步检查,以获取更多的诊断信息。

2.M 型超声检查

M 型超声检查通常在二维切面图上选定检查部位,以取样线进行取样,显示该部位运动随时间变化的曲线。

3.多普勒超声检查

多普勒超声检查血流,声束与血流平行时散射信号最强,声束与血流夹角<20°,误差较小。心内血流检测时,必须选择适当切面,使夹角<20°。血管检查时应使夹角<60°,回声信号明显降低时,需要调整入射角度或使用线偏转功能。

(1)频谱多普勒(包括 PW 和 CW):在二维声像图上取样,原则同上。使用 CDFI,将取样门置于彩色血流图明亮处(流速快)显示频谱,是显示最高血流速度的最常用方法。

(2)彩色多普勒成像:在二维声像图基础上,叠加显示彩色血流图。二尖瓣、三尖瓣血流用心尖四腔切面,二尖瓣血流也可用心尖左心室长轴切面,主动脉瓣血流采用心尖五腔或心尖左心室长轴切面,显示血流含正常、狭窄、反流血流。肺动脉瓣血流在主动脉根部短轴切面显示。外周和内脏血管检查要尽可能减小声束与血管长轴的夹角,必要时加用多普勒线偏转功能。

(3)能量多普勒:受声束与血流方向夹角的影响较小,显示小血管的敏感性更高。

(4)组织多普勒:多用于心脏检查,获取心肌或瓣环随心动周期的运动信息。

4.谐波成像

(1)自然组织谐波成像:能更有效地抑制基波回声噪声,使二维图像更清晰。但是可能使近场和远场图像受影响。

(2)超声造影(对比增强超声成像)。

5.弹性成像

(1)基于力-应变的弹性成像。

(2)基于剪切波传播速度的弹性成像。

6.三维超声成像

主要用于显示病变或器官的空间结构关系和形态。图像的细微分辨力将明显下降。

7.其他技术

目前,各超声仪器制造商推出很多有效的新技术,如微血管构架成像、速度向量成像、应变/应变率成像、"萤火虫"技术、血管壁弹性评价(ET)等。这些新技术能够提供非常丰富的诊断信息。

三、基本扫查断面和声像图方位识别

声像图即超声断层图,反映人体不同部位断面解剖结构的回声特征。因此,正确的超声断层扫描方法是获取清晰而准确的人体断面声像图的最基本要求。

超声不同于 CT 和 MRI,后两者为标准的横断面,并经过计算机进行重建获得矢状断面和冠状断面。而超声的断面非常灵活多变,其随意性和实时性可以在瞬间从不同角度显示多个有利于显示器官解剖结构及其回声特征的断面声像图,这一方面成为超声成像的巨大优势,而另一方面也给图像信息的交流带来困难和麻烦,给临床医师阅读声像图造成困难。但是,确定基本的扫查断面和统一的图像方位仍然是必需的。

(一)腹部及浅表器官的基本扫查断面

显示器显示的声像图方位不仅与扫查体位(仰卧位、侧卧位、俯卧位)有关,而且与探头位置及其声束扫查平面的方向有关。因此,在多数情况下,需要在声像图标记探头的体表位置,并以此识别声像图的方位,同时结合声像图显示的组织结构回声特征,才能正确判断对应的人体解剖断面。常用超声扫查断面探头的体表参考位置如下。

1.横断面

声束扫查平面与身体长轴垂直的系列断面。需要标明断面的水平,如剑突水平、脐水平、髂前上棘水平、耻骨联合上缘等。

2.矢状断面

声束扫查平面与人体冠状面垂直的系列断面。需要标明断面经过的体表位置,如腹部正中线、锁骨中线、腋前线、肩胛线等。

3.冠状断面

声束扫查平面与人体矢状面垂直的系列断面。

4.斜断面

超声检查的最大特点是扫查断面的随意性。断面由能够清楚显示病变的部位和特征而定,不是机械的固定断面。在实际扫查中,不同部位和角度的斜断面反而是最常用的成像断面。这些断面往往与身体斜交,不能与标准的矢状断面或横断面一致。如沿右侧或左侧肋间斜断面,沿门静脉长轴的断面,沿胆囊长轴的断面,沿胰腺长轴断面等。必须根据探头位置结合声像图显示的器官回声特征识别其解剖断面。其原则是至少在两个断面显示病变的部位和特征。

(二)心脏的扫查的基本断面

1.胸骨旁长轴断面

探头垂直置于胸骨旁第3肋间,声束平行于左心室长轴扫查,显示左心室的长轴断面(包括右心室流出道、室间隔、左心室、二尖瓣、主动脉瓣、升主动脉和左心房)。

2.左心室短轴断面

心前区垂直于心脏长轴的系列断面,包括心尖水平、乳头肌水平、腱索水平、二尖瓣水平和心底部短轴断面。

3.心尖部长轴断面

探头置于心尖部,声束指向心底部扫查,包括心尖四腔断面、心尖二腔断面和心尖五腔断面。

(三)声像图方位的识别

在分析声像图之前,首先要明确声像图是从体表哪一个部位扫查获得的图像,进而确认是哪一个器官的解剖断面,显示的是器官哪一个结构的断面。

关于超声断面图像方位的辨认方法,国内外学者的看法基本一致。总的来说,腹部实时超声横断面与CT横断面完全一致;其他断面包括矢状断面、冠状断面等则采用经协商统一的标准。例如,将横断声像图理解为,患者仰卧位,检查者从患者足底朝其头端方向观察;将纵断图理解为,患者仰卧位,检查者总是从患者的右侧向其左侧观察。现在通用的声像图方位如下。

1.腹部和浅表器官声像图

(1)横断面(仰卧位,与 CT 相同)。声像图上方代表患者腹侧;下方代表患者背侧。声像图左侧代表患者右侧(R);右侧代表患者左侧(L)。

(2)纵断面。仰卧位上方代表腹侧,下方代表背侧。俯卧位上方代表背侧,下方代表腹侧(少用)。声像图左侧代表患者头侧(H);右侧代表患者足侧(F)。

(3)冠状断面。右侧腹部冠状断面:声像图上方为右侧;下方指向左侧。声像图左侧为头侧;右侧为足侧。左侧腹部冠状断面:声像图上方为左侧;下方指向右侧。声像图左侧为头侧;右侧为足侧。

(4)斜断面。斜断面声像图接近于横断面(例如沿胰腺长轴的断面),则按上述横断面规定进行识别。斜断面角度过大,声像图接近于纵断面,则应按纵断面规定识别。

2.心脏声像图

(1)胸骨旁长轴断面:图像右侧为心底部,左侧为心尖部;上、下分别为前、后。

(2)心脏短轴断面:图像左为患者的右、图像右为患者的左;上、下代表前、后。

(3)心尖长轴断面:①心尖四腔断面,图像的前、后分别为心尖与心底,左、右为患者的右、左。②心尖五腔断面,图像的前、后分别为心尖与心底,左、右分别为患者的前、后。③心尖二腔断面,前、后同五腔断面,左、右分别为患者的左前和右后。

必须强调的是,超声扫查的途径取决于病变位置,扫查断面不仅与病变位置有关,而且取决于病变形状和需要显示的相关结构。扫查时探头在不断移动,扫查角度在随时变化,加之扫查范围的局限,超声断面在绝大多数情况下不是 CT 和 MRI 显示的标准断面,必须结合声像图显示的组织结构判断其显示的真实人体断面。例如,右肋缘下扫查获得的声像图,其上方为右肋缘,下方为右后上的膈面,左侧和右侧分别为左上和右下。因此,在更多的情况下是以脏器的解剖断面命名声像图断面,如心脏的胸骨长轴断面、二尖瓣水平短轴断面等,肾脏的冠状断面、横断面等。这些声像图断面虽然与前述的人体基本断面并不一致,但是是更标准、规范和实用的公认重要断面。

四、超声诊断专业术语

超声显像诊断是一门专门的学科,不同于临床诊断,也不同于病理诊断,超声显像诊断专业有自己的专业用语。超声显像诊断专业描述用语,力求简洁、明了、统一与规范,做到简明客观描述。

超声显像诊断专业描述用语一般描述原则如下。

(一)描述回声强度的术语

超声成像物理学原理是介面反射。回声(回波)强度在超声显像诊断装置上如波形的高低来表示,称为 A 型超声;如用灰度来表示则称为 B 型超声。B 型超声是用一个点的亮度来表示回声强度,称为灰度调制。回声强,像素亮;回声弱,像素暗,从最亮到最暗的像素亮度等级称为灰阶,灰阶由超声显像诊断仪内的存储器容量决定,分为 16、32、64、128 及 256 灰阶。目前最多为 256 级。现在临床所用的多种类型 B 型超声诊断仪,均为灰阶超声显像诊断仪。在实际操作中,我们可以依据某一部分内的主要像素的明暗在灰阶上的相应位置来表示回声强度,使回声强度分级在一定程度上实现相对标准化。

1.强回声

反射系数＞50％,回声强度接近或等于灰标的最亮部位,后方常伴有声影,如胆囊结石或各种钙化灶。

2.高回声

反射系数＞20％,回声强度介于强回声和中等回声之间,后方不伴声影,如正常肾窦或肝血管瘤。

3.中等回声

又称等回声,正常成年人肝实质回声一般为中等回声,其回声强度接近或等于灰标中等亮度部位,即灰标的中间部位。

4.低回声

回声强度介于中等回声和弱回声之间,如肾皮质的回声。

5.弱回声

回声强度接近或等于灰标的最暗部位,开大增益,回声点(像素)增多,如肾锥体或正常淋巴结。

6.无回声

均匀的液体内无声阻差异的界面,没有回声可见,增加增益也不出现噪声以外的回声,如正常充盈的胆囊和膀胱。

另外在日常工作中,对某些病灶回声强度的描述,有时需要与其病灶所在器官和部位的回声强度参照比较,如脂肪肝中的血管瘤,血管瘤应该是高回声,但与脂肪肝比较可能是低回声或等回声,这样描述"肝呈弥漫高回声,其内可见与肝回声相等(或高于肝或低于肝)的回声区"较为客观妥当。

(二)描述回声形态特征

1.点状回声

与仪器分辨力接近的直径很小的回声点,一般直径为2～3 mm。

2.片状回声

通常指大于点状回声的不规则的小片状回声,也可指大片状回声,如胸腔积液、腹水为片状无回声区。

3.团块状回声

占据位置较大的实性组织的回声。形态可规则也可不规则,可大可小。小的又称斑块状回声。有学者认为前者＞1 cm,后者＞0.5 cm,可供参考。

4.带状回声

形状似条带状的回声,较细条带在积液或囊肿中者又称分割光带。

5.线状回声

很细的回声线,如肝被膜。

6.环状回声

显示圆形或类圆形的回声环。

（三）形象化描述回声形态特征

1.牛眼征

又称靶环征,酷似牛眼形状,主要见于肝转移癌。小圆形中高回声,其周围有环状低回声带,团块中央可有液化坏死的低-无回声区。

2.结中结征

为大结节中的小结节征象。在较大的肿瘤图像中有小的结节,边界清楚,回声可高低不等。

3.驼峰征

肝肿瘤从肝被膜上呈圆弧形隆起的征象。

4.血管绕行

肝肿瘤表现较为明显,肝内血管因肿瘤挤压,推移其正常走行方向。

5.晕征

位于肿瘤周围的低回声环带,多见于转移性肝癌。

6.提篮征

肝肿瘤彩色多普勒显像,肿瘤周围血管血流彩图形似花篮,对诊断肝癌有价值。

7.彩色镶嵌征

彩色多普勒显像,血管狭窄区高速血流形成的色彩混叠伪差。

8.双层回声

又称双边影,指胆囊壁内出现低回声带,为胆囊壁水肿所形成,常发生在急性胆囊炎、肝硬化腹水的胆囊壁。

9.彗星尾征

声束遇到薄层强回声界面时产生的多重反射即混响声影。其特征是自强回声界面开始的逐渐内收并减弱的多条平行强回声线,酷似彗星的拖尾,见于体内气体、金属或胆囊胆固醇沉积症。

10.壁-强回声-声影征

指萎缩、增厚的胆囊壁内包裹着结石的强回声以及后方有声影的征象,是诊断慢性胆囊炎伴结石的诊断依据。

11.超声墨菲征

急性胆囊炎患者在做超声检查时,用探头压迫胆囊区,引起患者剧烈疼痛,意义与体检出现墨菲征相同。

12.重力转移征

液体中固体物随体位改变而移动的征象,如胆结石等。

13.米老鼠征

在肝门区横断扫查时获得"米老鼠"声像图,即下腔静脉为"米老鼠"身体,门脉构成"米老鼠"的头,肝动脉为其左耳,肝外胆管为右耳。米老鼠征可以帮助确认肝门区复杂结果,尤其有助于胆外胆管和肝动脉的鉴别。

14.平行管征

又称双筒枪管征,扩张的胆管与伴行门脉形成两个直径相似的平行管状回声,为梗阻性黄疸的征象。

15.通心面征

胆道蛔虫、虫体介面线状回声和体腔无回声带形成的图像,类似通心面状。

16.假肾征

指较后的低回声环包绕强回声,类似肾的图像,多见于胃肠道肿瘤。

17.脂液分层征

肿物内含有液态脂质和积液,油脂在上,液体在下,构成油液平面,图像有水平间隔反射征象。多见于囊性畸胎瘤等。

18.肝肾分离征

正常人肝和右肾紧邻,当出现腹水时,可出现肝肾分离征象。

五、超声显像的基本表现

超声显像诊断图像表现多种多样,但有其规律性的基本表现。不同部位的各种超声显像图像表现便是这些基本表现不同程度的组合。超声医师在超声显像诊断中要掌握声像图的各种基本表现,又要结合解剖、病理、临床,具体问题具体分析。

(一)实质性组织的超声显像表现

通常将肝作为实质器官超声显像检查图像模式,其基本特征是有明亮的线状被膜回声,肝实质回声(背景回声)为中低回声。并且各级管道结构(门静脉及分支、肝静脉及分支和各级肝内胆管)均清晰可见。提高或降低总增益可使整个肝回声水平增高或降低。良性肿瘤包膜光滑完整,内部回声较为均匀,一般为中高回声。后方回声衰减不明显。恶性肿瘤大多边界不清或有不完整包膜。内部回声多为不均匀低回声,边界多有浸润表现。瘤体常有球形立体感。体积较大的肿瘤内部回声强弱不等,表现复杂,有液化坏死,可有不规则无回声区,肿瘤后方回声常有衰减。炎性包块边界不清,可见厚壁包膜回声。内部回声依病变程度不同各异,演变过程一般由不均匀低回声(炎性反应)-不均匀高回声(组织变性坏死)-不规则无回声(组织液化)。由于病变过程不一致,炎性组织中常有高回声和无回声区同时存在。一般炎性包块后方出现增强效应。

(二)液体的超声显像表现

在人体超声显像诊断中,含液(体)性病变的诊断是最为直接而准确的,液体与周围结构之间有明显的分界,液体表现为无回声区,其后方增强效应明显。提高仪器灵敏度,液体仍然为无回声。

1.囊肿

囊肿壁薄而光滑,其内为无回声,后方回声增强,提高仪器灵敏度,囊肿内仍为无回声。当囊肿有出血或感染时,囊内无回声可出现点状、斑块状中强回声。囊肿恶性变者,内壁可见乳头状回声,囊肿内可有分隔光带。

2.脓肿

依病变过程不同超声显像图像差别很大。早期囊肿并不见液性无回声区,只是边缘不规则不均匀低回声区。随病变进程,典型脓肿为不规则,但有完整的厚壁囊性无回声,其内可有点状、斑块状低回声,为组织碎屑,脓肿后方回声增强。

3.血肿

可显示其边界,多不规则,其内为无回声,并可见点状、斑块状低回声(血肿内部回声信号多于单纯囊肿、少于脓肿),新鲜的出血可为高回声,机化后也为高回声。血肿形成后期其内可见纤维条索状回声。

4.腹水

是腹膜腔内积液,少量时仅在肝肾间隙、盆腔底部显示,大量积液可充满腹腔。腹水的图像表现为片状无回声区,但病种不同又有各自区别和表现。肝硬化腹水,即干净无回声区。若有感染或化脓性腹膜炎者,则在无回声中有点状、斑块状无回声,与网膜、系膜有粘连则呈强回声或形成包裹性积液。癌性腹水介于漏出液与渗出液之间,即无回声区内可见低回声影像。

(三)人体管道结构超声显像表现

人体管道结构必须有液体对比,才能显示管道结构。血管、胆囊、胆管、输尿管和膀胱因有天然的液体对比(血液、胆汁和尿液),因此超声显像能清楚显示其二维管道结构,利用多普勒技术还能检查多种血流参数。

当胆道系统和泌尿系统有梗阻时则更易显示其管道结构。消化道充盈液体时(饮水、灌肠或有梗阻病变时)超声也可显示其腔内形态。但在无液体对比时,其声像图为薄壁的杂乱回声团。其内存有气体时则为强回声,无法观察其内部形态,也掩盖后方结构。

(四)气体回声表现

位于消化管腔中的气体,呈团块状强回声,其后常伴有不纯净的声影。位于胆管中的气体呈线状或条索状强回声,其后方常有"混响"伪差,呈"彗星尾"征。

(五)骨骼的回声表现

胎儿骨骼和成年人软骨透声较好,超声检查可显示其内部形态结构,成年人骨骼表现为条状强回声伴有完全的声影。

(六)结石和钙化灶的回声表现

结石常发生在胆囊和肾,其声像图表现为斑块状强回声伴声影。但结石较小或在聚焦区外可不发生声影。钙化灶常见于慢性胰腺炎、前列腺炎、结核及某些肿瘤。超声显像表现为不规则斑块状强回声伴声影,也可无声影。

六、伪像的识别和利用

伪像的产生是由超声仪器的特点决定的,伪像是不可避免的,识别伪像是减少误诊、漏诊不可忽略的一个方面,因为伪像直接影响到诊断的准确性。伪像包括二维超声伪像和彩色多普勒超声伪像。

(一)二维超声伪像

1.伪像产生的原因

二维超声图形的伪像是指所获得的图像与组织的解剖断面不完全对应,表现为图像的缺损、增添和失真等,伪像产生的主要原因与阻抗的不连续性、组织声速的差异、超声的旁瓣效应有关。

(1)阻抗的不连续性造成的伪像:二维超声成像是利用不同声阻抗介质界面的超声反射,主要反映形态学信息,缺少组织学信息,脏器的前后壁均为不同阻抗的界面,声束可以在前后壁之间产生多重反射,因而在脏器后面形成伪像。

(2)组织声速的差异造成的伪像:人体各种组织的声速存在着差异,因此声速的传播呈折线传播,这是产生伪像的一个原因。另外,纵向的电子扫描是线性的,组织声速的不均匀性将造成成像位置的纵向偏移,这是声速差异产生伪像的另一个原因。

(3)超声旁瓣效应引起的伪像:声速具有波动性,可以在空间形成主瓣和旁瓣,主瓣和旁瓣可以分别成像,旁瓣所形成的像即是伪像。另外,声束受扫描形状的约束,与组织界面不垂直也将引起回声的失落.从而造成图像的缺损。

2.伪像的识别

(1)混响:超声垂直照射到平整的界面而形成声束,声束在探头和界面之间来回反射,出现等距离的多条回声,其回声强度渐次减少,称为多次反射。由多次反射和(或)散射而使回声延续出现的现象称为混响伪像。

(2)多次内部混响:超声在目标内来回声反射,形成彗尾征。利用彗尾征可以识别一些特殊目标。

(3)旁瓣伪像:探头的声束剖面中,主瓣外的声束围绕着主瓣呈放射状分布,对声像图的影响大,是产生伪像的重要原因之一。探头内每个晶片都可产后旁瓣,旁瓣在人体介质中传播时具有与主瓣完全相同的声学特性,尽管其强度小,但是能够干扰甚至掩盖主瓣形成的正常回声,使图像出现复杂的伪像。常见的类型有三种:位置显示假象、回声强度假象和距离测量失真,在使用相控阵探头时较为突出。

(4)声影:在单次成像扫查成像中,由于前方有强反射或声衰减很大的组织或器官存在,以致在其后方出现超声不能达到的区域称为声影区,其后检测不到回声,强回声的后方出现纵向条状无回声区,称为声影。利用声影可识别钙化灶和骨骼的存在。

(5)后方回声增强:在单次扫查成像中,当前方的病灶或器官的声衰减甚小时,其后方回声强于同深度的周围组织,称为后方回声增强。囊肿等液性结构的后方回声增强,而且内收,呈蝌蚪尾征。利用后方回声增强鉴别液性与实质性病灶。

(6)折射声影:在单次扫查成像中,超声从低声速介质进入高声速介质,在入射角超过临界角时,产生全反射,以致其后方出现声影,见于球形结构的两侧后方或器官的两侧边缘,呈细窄纵向条状无回声区。应与小结石声影区别,结石声影紧随强光点的后方,折射声影出现在球形结构或器官的两侧。

(7)镜面伪像:在超声束投射到表面平滑的人体强回声界面时,犹如投射到平面镜上一样,声波产生反射,形成虚像,在介质的两侧出现两个相似的回声,前方的一个是直接回声,后方的回声由光滑介质把超声反射到前方,回声沿原路再次反射回探头,再由探头接收到。虚像在时间上落后于实像,因此声像图上出现两个两侧对称的回声。如横膈界面易出现这种现象,但是只要改变探头投射角度,虚像就会消失,容易识别。

另外,多普勒信号的镜像伪差是指在多普勒基线两侧同时出现对称的频谱假象,使方向判断困难或误认为双向,影响计算血流速度和血流量的精确度。镜像伪差产生的原因:一是多普勒声束血流方向的夹角过大,近于90°,导致频移过小;二是多普勒增益过高引起弱信号放大,噪声增大。

(8)棱镜伪像:上腹部横切面声像图皮下脂肪和腹膜外脂肪呈棱形,在超声传播中,有可能产生棱镜效应,使肠系膜上动脉、腹主动脉出现重复图像。

(9)声速失真:通过低声速结构的回声探头接收到时间晚,而通过高声速结构的回声探头接收到时间早,使平整的图像变成不平整,甚或使小的结构不能显示。

(二)彩色多普勒超声伪像

彩色多普勒血流成像、彩色多普勒能量图、多普勒频谱图以及三维多普勒能量图均可产生不同程度的伪像,以下以彩色多普勒血流显像为例进行介绍。

彩色多普勒超声的伪像有很多种,大致分为4类:①有血流的部位无彩色或少彩色信号,这一点与仪器的性能有关。②有血流部位出现过多的血流信号。③无血流的部位出现彩色信号。④彩色信号的色彩或亮度改变,因而引起对血流方向和速度的误解。

彩色多普勒超声伪像的主要来源及其表现如下。

1.穿透力——频率与距离因素

多普勒频移来自红细胞的背向散射。多普勒频率越高,它通过组织衰减越多。因此,表浅的器官组织血流易于显示,较深部位的器官、组织内的血流信号较少甚至无法显示,这就容易产生浅部多血管、深部少血管或无血管的多普勒伪像。改善这种伪像产生的方法是选用频率较低的探头,适当降低彩色多普勒超声的频率,检查聚焦是否合适,利用声学造影检验真假血管。

2.频率滤波调节

滤波频率过高容易将低速血流信号滤掉;反之,过分降低滤波频率,则噪声干扰图像信号。

3.脉冲重复频率的调节与混迭现象

采用脉冲彩色多普勒超声测量血流速度,受脉冲重复频率(PRF)的限制,为了准确显示频移(f_d)的大小和方向,PRF必须大于f_d的2倍,即$f_d < 1/2$ PRF。1/2 PRF也称尼奎斯特极限,超过此极限,就会出现血流方向倒错——混迭现象。过分降低脉冲重复频率或用高频探头探测快速血流都容易产生混迭现象。

4.多普勒取样角度

即声束与血流方向的角度。当声束与血流方向呈90°时,频谱与彩色多普勒血流显像均无血流信号,即使是主动脉也不例外,故常规应将角度调至60°以下。如角度为0°时,则测得的频移最大;角度为60°时,频移下降一半。频移值被角度的余弦值相除后方显示真实流速。但角度在60°以上时测量值误差为18%左右,60°以上则误差速度增大。可见,利用多普勒测量流速,取样线与取样角度非常重要,角度在30°以下,才可以保证较小的误差。能量多普勒基本上不受角度的影响。

5.人为因素

如过多加大仪器增益或改变灰阶动态范围、取样容积过大、取样容积太靠近血管壁,可使频谱增宽。

6.取样容积的大小

取样容积过大,容易带来管壁的噪声;取样容积过小,则所测血流的代表性较差,近管壁的流速偏低而中心位则较高。

7.彩色取样框的设置

以血管壁的1/2比较适合。

8.彩色血流信号"外溢"的伪像

是由于多普勒增益过高或脉冲重复频率过低,经常引起彩色血流信号从血管腔内"外溢"的伪像。故适当调节多普勒增益和脉冲重复频率可以减少这种伪像。

9.多普勒镜面伪像

多普勒镜面伪像的产生与声像图产生镜面伪像的原理一样,即高反射界面的存在。频谱多普勒基线上方出现正向血流频谱,基线下方呈现其"倒影"图形,这就是镜面伪像,多由散射信号过高或增益调节过大后,正负向两路放大器同时输入散射信号所致。

10.多普勒的闪烁伪像

大血管、心脏的机械搏动和呼吸运动造成邻近器官出现搏动性彩色干扰信号,使肝脏、肾脏等的血流显示困难,出现闪烁信号,并且能量多普勒较彩色多普勒血流显像更明显。利用组织谐波成像功能可减少闪烁伪像,其机制是谐波成像的组织特异性超过机械运动。

11.声学造影

声学造影是利用造影剂引起的频谱多普勒幅度、能量多普勒和频谱多普勒信号增强来用于疾病的诊断,了解心血管的灌注和肿瘤血管的检出。

综上所述,应该认识和了解超声伪像和多普勒伪像,根据具体情况去伪存真或利用伪像诊断疾病。

(李普楠)

第四节　超声新技术

一、超声组织谐波成像

(一)超声组织谐波成像原理

1.谐波的发生

(1)超声波的非线性传播:超声波在组织中传播的过程中,对组织产生正负压交替的机械作用。在声波正压区,组织密度增加,声波传播速度加快,而在声波负压区,组织密度减小,声波传播速度减慢。因此,随超声波传播距离的延长,声波峰值正压区逐渐接近峰值负压区,声波波形出现畸变。当超声波能量较低时,这种畸变尚可忽略。当超声波能量较高时,就会产生明显的波形畸变。这种现象称为超声波的非线性传播。

(2)谐波的形成:非线性传播引起的波形畸变,通过傅立叶转换就会发现波形的畸变使得超声波的频率发生改变。在原有频率 f 的基础上出现 $2f$、$3f$、$4f$ 等频率的超声波。这里 f

为基波,$2f$、$3f$、$4f$ 等相应称为二倍(二次)谐波、三倍谐波、四倍谐波,其中二次谐波的能量相对较高,频率处于探头频段内,可用于成像。

同样,在超声波发生界面反射时也包括非线性因素,特别在非线性比较强的场合,例如使用造影剂时,反射波的波形和入射波的波形不同,从而出现较强的谐波。

此外,实际超声成像过程中,每次探头发射的为含有一定频段的脉冲波而非单一频率的正弦波,该脉冲中心频率为 f。同时,不同脉冲间的声波幅度和持续时间并不完全相同。频谱分析显示除中心频率为 f 的频段外,尚含有以 $2f$、$3f$ 等为中心频率的不同频段。这些不同倍频声波的线性反射也参与谐波的组成。

2.组织谐波成像

(1)组织谐波成像的原理:谐波成像技术应用于非超声造影时称为自然组织谐波成像(NTHI)或组织谐波成像(THI)。

THI 是用一定频率的探头向组织发射单一频率为 f_0 的超声波,组织界面回声中有谐波成分,其中二次谐波的强度相对较大,接收时通过窄带滤波器滤除基波信号 f_0,提取二次谐波($2f_0$)成分。由于发射和接收的频率相差 2 倍,因此通常要求使用宽频探头和宽频信号处理技术。

(2)THI 的优势和局限性:接收回声信号时滤过了基波信号,因此显著提高了成像的信噪比,明显降低了噪声,减少了斑点等伪像及旁瓣干扰,增强了组织对比度,提高了空间分辨力。但是,近场的谐波信号很弱,远场信号距探头距离远,频率相对较高的谐波信号衰减较大,原本较弱的谐波信号回到探头时,强度更弱,以致 THI 声像图的近场和远场的分辨力下降。降低基波信号,可以改善远场的分辨力。

(二)组织谐波成像的临床应用

1.提高病变或含液空腔的边缘分辨力

使用 THI 可以明显增加病变与周围组织分界的对比度,有利于发现病变并确定其范围。THI 使胆囊和膀胱黏膜、心内膜边缘更为清晰,减少含液腔内的伪像。对提高黏膜病变和腔内异常回声的鉴别能力、提高心脏功能评价的诊断准确性有很大帮助。此外,THI 对提高左心房血栓、瓣膜损害的诊断敏感性也有明显的作用。

2.提高实质脏器病灶的检出率

实质器官内部分病灶与周围组织的回声差别较小,对比度较差,如肝硬化背景下的早期肝癌、胰腺内的小肿瘤等,常规声像图不容易发现,THI 可以明显增加病变与周围组织的对比度,提高诊断的敏感性。

3.消除超声伪像

THI 对基波形成的多重反射、旁瓣伪像、斑点噪声有很好的滤除效果,对提高图像的清晰度,改善分辨力有重要价值。

二、超声造影(CEUS)

(一)定义

超声造影是指已在我国上市使用的微泡超声造影剂(UCA)和低机械指数(MI)的超声造

影成像技术。

(二)超声造影物理基础与成像原理

超声造影技术的物理基础是利用血液中超声造影剂气体微泡在声场中的非线性效应和所产生的强烈背向散射来获得对比增强图像。超声造影剂的气体微泡在不同强度(MI)的声场中会呈现不同的反应和变化。当MI较小时,会产生非线性谐波信号。利用微泡在低MI声场中的这一特性,采用不同的脉冲编码技术(同向、反向、序列脉冲编码等),选择性地提取由微泡造影剂产生的非线性谐波信号而滤除组织产生的线性基波信号,从而实现器官和组织的实时血流灌注显像,这就是目前临床常规使用的各种低MI实时超声造影成像技术的基本原理。当MI较高时,微泡会发生瞬间爆破,同时释放短暂而强烈的非线性谐波信号。通过发射高MI声脉冲瞬间击碎声场中的微泡,再转换至低MI条件,就能动态观察微泡造影剂的再灌注过程,定量评估器官、组织及病灶局部血流灌注情况。

超声造影显像技术与CT和MRI增强显像的最大区别是超声造影是纯血池造影显像。目前临床应用的超声造影剂为微气泡,粒径通常为$2\sim5~\mu m$,经外周静脉注入后,能自由通过肺循环,再到体循环,到达靶器官或组织,但不能穿过血管内皮进入组织间隙,因此决定了超声造影是一种纯血池显影技术。

(三)设备要求和检查条件的设定

必须使用具备CEUS功能的超声检查仪及与其匹配的探头。各造影成像软件的名称虽有不同,技术原理都是在尽可能获取超声场内微泡非线性谐频(谐波)信号成像的同时,尽量减少来自组织的信号,从而获得高信噪比的成像。目前CEUS检查主要采用低MI实时成像的方法,高MI间歇成像很少单独使用,多与低MI成像配合。仪器还必须具备较强的图像资料动态存储功能。正确地设置超声显像和扫描方式对避免产生伪影很重要,组织显影不佳的两个最常见的原因是不适宜的MI和增益设置。

检查条件的具体设定主要包括以下几方面。

1.MI的调节

目前国内使用的超声造影剂只能耐受较低的声压,MI不宜超过0.2。

(1)根据不同造影软件的成像效果调整MI,直至获得最佳的微泡-组织信噪比。

(2)根据目标病灶的回声、位置、深度等条件,适当调整MI以获得最佳对比增强成像。如病灶位置较深,适当调高MI有助于观察病灶的对比增强情况,但会增加微泡破坏和缩短成像时间。

(3)低MI与高MI成像配合的方法是在造影剂尚未过峰值前自动或手动将仪器的发射功率或MI调节至较大值,把探测范围内的微泡击破,然后再恢复到原来的低MI实时造影模式。此法可显示病灶的血流再灌注,也可借助肿瘤微血管成像模式显示病灶的血管结构。

2.增益的调节

注射造影剂前使用增益自动优化功能或手动调节图像的增益及均匀性。以肝脏检查为例,调节后的图像以肝组织为无回声,仅膈肌、胆囊壁等显示为线状回声为准。

3.深度和聚焦点

检查时应尽量将病灶置于扫查区域的中部,深度调节至能包括完整的目标病灶和适量的邻近组织。聚焦点常规置于目标病灶的底部水平,为了得到均匀性更好的图像,可以增加聚焦点的数量,但一般不宜超过2个。

4.帧频的调节

一般设定为8～20帧/秒,帧频过低将降低时间分辨率,不利于实时显示;帧频过高则因单位时间内发射的超声波脉冲数增加而造成不必要的微泡破坏,影响微泡在靶目标持续时间,同时使造影成像时间缩短。

5.探头频率的选择

根据检查部位深浅,可在中心频率2～7 MHz范围内选择不同频率的探头,浅表部位一般选择频率相对较高的探头,反之,选择频率较低的探头。以肝脏检查为例,使用中心频率为3.5 MHz左右的探头能获得良好的造影增强图像。

6.动态范围的调节

适当的动态范围有助于真实地显示组织增强的差异。范围过低虽使对比度增加,但由明到暗之间的细节丢失过多导致图像粗糙;范围过高可获得细腻的图像,但明暗之间的对比度欠佳,不利于显示增强的差异。

7.图像显示方式

对常规超声上容易捕捉的病灶造影时可采用单幅显示,必要时可在低MI的常规超声图像和造影图像之间切换,进一步确认病灶位置。对于不易显示的病灶,建议用双幅显示的方式,实时对比和确认扫查目标无误。

8.计时器

预先打开时钟菜单,注射造影剂的同时启动计时器。

9.造影中超声仪的调节

为获得最佳的图像,可随时调节增益或MI。如果要兼做定量分析,每例检查的成像条件则应保持一致。

10.图像存储

首先确认仪器存储空间是否充足,设置适当的存储条件和方案,造影检查开始的同时立即动态存储图像资料。为避免仪器内存不足而导致存图障碍、资料丢失或仪器数据处理缓慢等,在对图像进行分析并出具报告后,应及时拷贝出仪器中存储的图像资料。

(四)操作人员技术要求

从事超声造影检查的医师须具备执业医师资格,应熟悉超声造影技术的物理基础、成像原理,能熟练掌握仪器设备的操作和调节,能鉴别伪像,熟悉超声造影诊断的优势和局限性。在从事超声造影检查前,应先通过观摩本领域的专家进行的超声造影检查来获得相关经验,从而掌握超声造影术语及正确的图像判读方法。此外,操作人员应熟悉并掌握造影检查的禁忌证,具备处理发生不良事件的能力。

(五)超声造影检查准备及要求

1.患者准备

患者进行腹部脏器超声造影检查时,应当空腹,避免胃肠道气体对图像干扰而产生漏诊及误诊。此外,胆囊在充盈良好的情况下,有利于诊断胆囊疾病。浅表器官如甲状腺、乳腺等超声造影检查,患者一般无须做特殊准备。

2.医师准备

了解患者的临床资料(病史、实验室和其他影像学检查)和检查目的,与患者本人和(或)家属说明情况,签署知情同意书。

3.造影剂的制备和使用要求

不同种类造影剂的分类、保存、制备方式不尽相同,不同脏器造影剂的使用方式也不一样,因此在使用前须认真阅读说明书,按照说明书的要求进行配制和使用。

(六)禁忌证

目前低 MI 造影检查相对而言是安全的,但上述生物学效应的临床意义尚不十分明确,因此如果需要用到较高的 MI(>0.4),造影剂用量最好减少,辐照时间尽可能缩短。目前国内使用的造影剂的禁忌证如下。

(1)已知对六氟化硫或造影剂其他成分有过敏史的患者。

(2)近期急性冠脉综合征或临床不稳定性缺血性心脏病患者,包括正渐变为或进行性心肌梗死的患者;过去 7 天内,安静状态下出现典型心绞痛;过去 7 天内,心脏症状出现明显恶化;刚行冠脉介入手术或其他提示临床不稳定的因素(如最近心电图、实验室或临床所见提示的恶化);急性心力衰竭,心功能衰竭Ⅲ/Ⅳ级及严重心律失常的患者。

(3)重度肺动脉高压患者(肺动脉压>90 mmHg)、未控制的系统高血压患者和成人呼吸窘迫综合征患者。

(4)妊娠期和哺乳期患者。

(七)不良事件处理

造影剂静脉注射后短时间内偶尔会出现面部潮红、头痛、恶心、心悸,部分患者仅表现为一过性咳嗽、打喷嚏等症状,注射点局部发热、红斑、皮疹、瘙痒等不适的发生率低于0.1%。国外报道的致命性过敏反应率为0.0001%。关于我国的并发症发生率,目前尚未统计。据某医院17 509 例检查资料显示,发生一过性过敏样反应2例(0.01%),呕吐4例(0.02%),眩晕3例(0.02%),无相关死亡病例。使用造影剂前应仔细阅读说明书所列的各项条款,掌握适应证和禁忌证,遵守有关的注意事项,了解可能发生的不良反应。床边应配备抗过敏、抗休克及心肺复苏的物品和药物,以及生命监护仪等设备,以防不测。

(八)图像采集要求

应包括灰阶超声图像、彩色多普勒图像、超声造影各个时相的图像(至少每个造影时相采集2~3张典型图像)。灰阶图像应注明体表标志、病变测量等相关内容。

三、三维超声诊断

三维超声诊断出现在 20 世纪 60 年代,随着二维超声显像的应用提出了三维超声的理论,而直到 1986 年才开始进行器官三维超声成像研究。早期的三维超声是将二维超声连续按一定角度和速度扫描所获得的图像传送入计算机内,计算机再将其以一定的顺序叠加起来,然后呈现在荧光屏上,常用于心脏疾病的诊断和研究。在 20 世纪 90 年代,由于计算机技术高速发展和超声探头制作技术大幅度提高,真正的三维超声才得以问世。三维超声不仅可以用于心脏疾病的诊断,也可以进行腹腔脏器病变的诊断,尤其是胎儿畸形的诊断。近年来由于计算机技术的发展,三维超声显像技术有了新的进步,引起众多研究者的关注。三维超声显像技术中,三维重建系统能提供人体组织、器官的立体影像,有助于空间立体定位,提高空间分辨力,并可使定量分析更精确(如对容积的测量等)。动态三维显像能从各种角度观察心脏立体动态的变化,现已成功地运用于先天性心脏病的诊断。静态三维超声显像已在胎儿、血管、肿瘤、乳腺及前列腺等器官中开展了临床应用研究。经过腔内超声的三维显像不仅应用在血管系统方面,而且还可以通过腔内导管式探头获得输尿管的三维超声图像。因为腔内超声能产生360°横断面图像,并可在一定距离内移动,将众多断面图像进行数字化存储,而后通过计算机重建构成三维图像,这样便能更好地显示血管、输尿管及周围的结构。近年来,在三维超声显像扫描方式方面,已有不少新的改进,如二维矩阵探头的应用,以及自由臂扫查技术,即在信号的采集过程中探头的频移、扇形扫描及旋转移动,借助于一个空间位置感应系统,能够自动地组合起来,构成三维图像。这一新的改进使三维超声显像技术更为方便快捷。但三维超声显像的图像质量受到的影响因素比二维超声显像要多,三维超声显像因需要进行扇形或旋转扫查,骨骼、肺及其他含气脏器会对三维超声显像构成干扰。三维超声显像的操作比较复杂、耗时多,且价格昂贵,因此目前尚不能作为常规检查技术来应用。

四、组织多普勒成像

(一)定义

组织多普勒成像(TDI)是以多普勒原理为基础,通过特殊方法直接提取心肌运动产生的多普勒频移信号进行分析、处理和成像,对心肌运动进行定性和定量分析的一项超声显像新技术。

(二)基本原理

根据多普勒效应原理,组织运动也会产生多普勒频移。来自活体心脏的多普勒信息除了心腔内血液流动产生的高频(高速,10~100 cm/s)、低振幅信号外,还包括心肌组织运动产生的低频(低速)、高振幅信号。传统彩色多普勒血流成像技术(CDFI)通过设置高通滤波器,将反映心肌运动的低频信号滤除,从而只显示血流信息。TDI则是通过增益控制器和低通滤波器,将血流的高频信号滤除,然后采用自相关信号处理等技术,对代表心肌运动的多普勒信号进行分析、处理和彩色编码,再以不同的显示方式加以成像。

(三)临床应用

1.TDI评价心脏收缩功能

在常规超声心动图中,左心室射血分数(LVEF)作为评价左心室收缩功能的客观指标,但它受左心室腔几何形状的估计、内膜线的清晰程度、操作者的经验等因素影响。而TDI受胸壁和肺组织衰减的影响较小,在常规超声心动图显示不佳时,TDI可较好地测量心肌运动速度,客观评价心脏收缩功能。

2.TDI评价心脏舒张功能

研究表明,TDI可敏感地反映左心室局部和整体的舒张功能。它是通过PW-TDI测量左室后壁或二尖瓣环的舒张早期峰值速度(Em)、舒张晚期峰值速度(Am)及Em/Am实现的。在常规超声心动图检查中,通过测量二尖瓣口血流舒张早期与心房收缩期峰值速度比(E/A)可反映心脏整体舒张功能,但它受前负荷、心率、心房颤动等因素影响。与之比较,Sohn等证实Em相对不依赖前负荷。研究表明,不管心房颤动存在与否,Em都可准确反映左心室舒张功能。

3.TDI评价室壁运动

TDI通过多普勒原理来反映室壁运动速度和方向,因而会受到室壁运动方向和声束夹角的影响。其次不能排除呼吸和心脏转位的影响。TDI可直接从心肌组织中提取频移信号,定量测量室壁运动速度,因而可以更精确、更直观地分析室壁运动。

4.TDI评价心肌血流灌注

利用TDI可评估心肌血流灌注,研究显示,因缺血而运动减弱或消失的心肌组织在TDI图像上表现为色彩黯淡或紫黑色区域,与正常心肌组织的金黄色分界明显,TDI和超声造影心肌灌注显像(MCE)显示的平均左心室肌缺血区面积无显著差异,虽都大于病理梗死心肌内膜面积,但均高度相关。三种方法显示的内膜总面积无显著差异,表明TDI可作为定量心肌缺血范围的可靠方法。

将TDI技术与MCE技术相结合,由于TDI不受心肌运动速度高低和角度的影响,静脉注射造影剂后,根据心肌组织能量信号的强弱可了解造影剂在心肌组织内的分布,从而评价心肌组织的血流灌注情况。

5.TDI在评价肥厚性心肌病(HCM)中的应用

HCM早期舒张功能可用左心室局部松弛异常和非同步运动的增强来评价。研究显示,心肌运动速度阶差是一个研究局部心肌功能的新指标,由TDI测量心内膜和心外膜的速度获得。这个指标可用来区分是生理性还是病理性左心室肥厚,也是评价代偿性左心室肥厚向心力衰竭早期转变的一个指标。同时,TDI评价压力负荷增大左心室肥厚的左心室收缩舒张功能障碍比其他超声检查更敏感,并可以预示压力情况正常化后心肌功能的早期恢复情况。

6.TDI对心脏电生理研究

心脏活动的电-机械耦联特性是TDI评价心脏电活动的生理基础。兴奋沿心室肌的传导顺序可根据室壁心肌收缩运动的先后顺序推知,基于高帧频TDI的曲线解剖M型技术可作为检测、证实局域室壁异常运动的有效方法,从而可用于检测心脏激动传导通路及异位起搏点的位置。

五、超声弹性成像

生物组织的弹性或硬度的变化与异常的病理状态相关,不同的组织以及同一组织的不同病理状态之间的弹性或硬度存在差异。传统的触诊是判断组织硬度直接简易的方法,其原理就是对目标施加压力,用手指感受来自组织的响应,以此主观粗略地判断组织的弹性。

1991年,Ophir提出利用超声方法检测物体弹性,通过施加外部压力来获取组织对压力的响应数据,用于形成基于静态压力的软组织应变剖面图。经过多年的研究,超声弹性成像已经发展到临床实用阶段,并成为近年来医学超声成像的热点研究领域之一。目前,在乳腺、甲状腺、前列腺、肝脏、血管、心脏等疾病的应用上取得了一定进展。

(一)超声弹性成像的基本原理及技术

弹性成像技术是探测组织内部弹性模量等力学属性的重要方法,超声弹性成像的基本原理是对组织施加一个外部的或内部(包括自身生理活动)的动态或静态激励,使组织产生位移(应变)或速度方面的响应。弹性模量大,即硬度大的组织响应幅度小,反之亦然。通过超声成像方法,捕获组织响应的信息进行计算机处理,并以数字图像对这种响应信息进行直观显示和量化表达,从而直接或间接地估计不同组织的弹性模量及其分布差异。

根据组织激励方式和提取信号的不同,超声弹性成像大致可分为基于组织应变的静态(或准静态)弹性成像和基于声辐射剪切波传导速度的剪切波弹性成像两大类。

1.静态弹性成像

弹性成像一词最初出自采用静态压缩的超声弹性成像,是应用压力使组织产生应变来计算其硬度。因此,也有称其为压迫弹性成像、应变图像或弹性图像。不同厂家采用的方法不尽相同,可采用轻度加压或不加压。前者需要操作者通过探头反复手动压迫和释放或通过加压装置连续施压;后者借助生理活动(呼吸、心脏的收缩或血管搏动)对组织的推压。分别采集组织压缩后和压缩前沿着探头纵向的组织边界位移信号和超声散射信号(射频信号),通过多普勒速度检测或复合互相关分析等方法估计出组织内部不同位置的应变,然后经过数值微分计算出组织内部的应变分布情况,并以灰度图或者伪彩图的形式显示,弹性系数小的组织受激励后位移变化幅度大,显示为红色;弹性系数大的组织受激励后位移变化幅度小,显示为蓝色;弹性系数中等的组织显示为绿色,以色彩对不同组织的弹性编码,借其间接显示组织内部的弹性模量分布,反映病变与周围组织相比较的硬度相对值。

心肌弹性成像的原理与采用静态压缩的弹性成像类似,但利用的是心脏自身的收缩和舒张时心肌沿探头径向的位移信息,从而得到心肌的应变、应变率和速度等参数的空间分布及其随时间的变化。研究证实,心肌弹性成像能够较准确客观地对局部心肌功能进行定量评价,可应用于心肌梗死和心肌缺血的定位。

尽管不同厂家采用的激励技术不尽相同,对于信号的处理方法和图像的彩色编码表示方法也有差别。但是采用静态超声弹性成像是最基本的方法,很多其他方式的超声弹性成像也是用同样或类似的方法进行位移估计或者应变估计。

静态超声弹性成像需要在同一位置获得稳定的多帧图像供应变信息的捕获和相关比对分析。因此,对操作者的技术要求很高,施压力度的大小、方向、频率、稳定性,甚至与患者自身呼吸运动的非同步性等都会对图像产生不同程度的影响,以致严重影响结果的重复性。为了克服这一缺陷,最近的仪器在屏幕上有操作者施压强度是否适当的标记,用于指导操作,但是,严格的操作训练仍然非常必要。

2.剪切波弹性成像

对组织压迫或施加低频振动时,组织内部剪切波将发生衍射现象,从而影响了成像效果。为了避免衍射的影响,Catheline 和 Sandrin 等提出采用声脉冲激励,利用脉冲("推力波-pushpulse")声能加压,使组织内产生瞬时剪切波,使用超高频(10 000 帧/秒)的超快速超声成像系统采集射频数据,采用互相关方法来估计组织位移,从而得到剪切波在组织内的传播速度,其速度与组织的弹性模量直接联系。该方法也称瞬时弹性成像或者脉冲弹性成像。

多家机构对声脉冲激励技术的应用进行了相关研究。Nightingale等2001年报道了声脉冲辐射力技术(ARFI)。其原理是利用短周期脉冲声压(<1毫秒)在组织内部产生局部位移,这种位移可通过基于超声相关性的方法进行追踪。在ARFI为基础的成像技术中,探头既发射射频压力同时又接收射频回波帧数据,实现了利用压力产生组织位移,证明利用局部组织自然属性进行成像是可行的,并很快应用于临床。该技术可在获得感兴趣区肝组织弹性模量的同时,实时直观地显示弹性模量的二维分布,因此可以在选择探测区时尽可能地避开血管和胆囊等可能影响弹性结果的区域。研究表明,射频超声容积捕获技术可以获得高质量的三维弹性图。

剪切波弹性成像可计算组织硬度的绝对值,达到定量分析的目的。

因为剪切波弹性成像无须压迫,对操作者依赖性小,所以操作相对容易。

(二)弹性成像的临床应用及局限性

1.临床应用

目前,弹性成像主要应用于乳腺、前列腺、甲状腺等表浅小器官,尤其在乳腺肿瘤方面研究较多,技术相对成熟。此外,组织弹性成像还可应用于肝纤维化的诊断、局部心肌功能评价以及肿瘤消融的检测与评估。但是,已有的研究多数证明这一技术还只能是常规超声检查的部分补充,成为独立的诊断工具尚存在诸多问题,需要改进和完善。

(1)乳腺:弹性成像主要用于乳腺肿瘤良恶性的鉴别。目前常用的方法是将可疑肿瘤的弹性图进行硬度评分。若仪器编码红色为软,蓝色为硬(目前不统一),标准为:红色为1分,肿瘤整体发生较大的变形;红和蓝镶嵌的"马赛克"状为2分,表示肿瘤大部分发生变形,但仍有小部分未变形;中心蓝色,周边红色为3分,表示肿瘤边界发生变形,中心部分未变形;仅肿瘤整体蓝色为4分,肿瘤整体无变形;肿瘤和周边组织均为蓝色为5分,表示肿瘤整体及周边组织均无变形。弹性评分1~5分代表组织的弹性从小到大,即其硬度由软到硬。良性病变的组织弹性评分通常以1~3分多见,而恶性病变以4~5分多见。有研究对弹性成像和传统超声检查进行非劣性或等效性试验后发现,两者准确性相近,前者的特异度并不低于传统超声检查。这表明弹性成像分级在鉴别诊断良、恶性乳腺病变方面有一定价值。

(2)甲状腺:参照乳腺的弹性评分方法对甲状腺单发结节患者行超声弹性成像评估,并与外科手术切除或针吸细胞学检查对照,结果显示甲状腺囊性病灶具有特征性的表现"RGB"征象,即"红-绿-蓝"分层征;腺瘤或增生结节的弹性分级多为1~2级,而甲状腺癌的分级多为3~4级。但良性肿块发生纤维化、钙化等或者恶性肿瘤病灶很小及发生液化坏死,也会导致误诊及漏诊,尚需积累更多经验。

(3)前列腺:前列腺的癌组织较正常组织硬,实时弹性成像可有效地显示硬度较大的前列腺癌,用弹性成像引导前列腺穿刺活检,可降低前列腺组织活检的假阴性,不仅明显提高了活检的敏感性,而且可以减少活检穿刺次数。

(4)肝:弹性成像在肝的应用主要是评估肝纤维化的程度。大多数临床资料均认为超声弹性成像是超声无创评价肝纤维化的有效手段,但仍需进一步验证其应用价值。

（5）心脏：通过分析心肌组织在收缩和舒张期沿探头径向的应变、应变率等信息的空间分布以及随时间的变化，能够准确客观地对局部心肌功能进行定量评价，对心肌梗死和心肌缺血的定位有较大价值。

（6）血管：利用血压变化或者外部挤压得到血管的应变分布，对血管壁和动脉硬化斑局部力学特性进行弹性成像表征，用于估计粥样斑块的组成成分、评价粥样斑块的易损性、估计血栓的硬度，具有潜在的临床价值。

2.局限性

超声弹性成像是一种全新的成像技术，它提供了生物力学信息，成为二维灰阶超声和超声对比造影之外的另一个独立诊断参数，在临床实践中逐步体现出独特的应用价值。但是，目前弹性成像的局限性也非常明显。

（1）深度影响：无论是静态应变弹性成像还是剪切波弹性成像，施加的压力分布都会随着传播距离的增加而扩散，当达到一定深度时，组织内部的应力显著减小，应变也会变得非常微弱，使获取的信号信噪比很小，特别是边界位移信号小而模糊，以致图像杂乱、重复性极差，无法判定组织的弹性分布差异。因此，目前弹性成像仅在表浅组织的应用中效果较好，对深部组织的检查效果差。

（2）信号提取的困难：由于超声在组织中传播的复杂性，超声成像本身固有的来自多方面的噪声影响，使原本微弱的组织内部位移信号的识别和提取相当困难。特别是位置较深时，更为不易。

（3）生理活动影响（呼吸、心跳、动脉搏动）：被检查者本身无法避免的生理活动对组织产生的推移、振动在组织中的传导，可能会与外部施加压力的效应互相干扰。

（4）患者条件：肥胖、过度消瘦的患者都会影响弹性成像的效果。

（5）操作者的技术因素：如前所述，使用静态弹性成像时对操作者的技术要求很高，施压力度的大小、方向、频率、稳定性都会对反应应变的回声信号造成影响和干扰。

（6）重复性差：上述影响因素的综合影响，致使弹性成像的重复性至今难如人意，也直接影响了对其临床应用价值的客观评价和相关研究的可比性，是目前超声弹性成像的最大障碍之一。

（三）小结

超声弹性成像是一种对组织生物力学特征评价的新技术。作为一种全新的成像技术，在理论上开拓了超声成像的新领域，扩展超声医学的范围，弥补了常规超声的某些不足，是继A型、B型、C型、D型、M型超声成像模式之后又一大进展，有学者称其为E型模式，尽管刚起步，但是在临床实践中逐渐显现出其独特的应用价值和潜在的发展前景。随着弹性成像设备的不断完善，信号处理技术的不断进步及临床应用经验的不断积累，超声弹性成像必将像CDFI和超声造影一样，成为超声诊断重要的组成部分和辅助手段。

六、其他新技术

（一）解剖 M 型成像法

M 型是由英文 Motion Mode 的首写字符而得名，故 M 模式能够看到运动状态的反射源随时间的变化。

解剖 M 型不是在单一的声束线上获得的,而是利用数字扫描转换器(DSC)中的计算机技术,在帧频存储器中每一帧都取一个地址的信号,形成一条特定形状的取样线,最终读取显示出来,地址是扫查深度,信号是灰度信号,形成纵轴;每一帧都有一个时间差,形成横轴。这样我们就能获得任意形状的 M 型图像。但是如果超声设备档次较低,帧存储器所存帧数密度不够的话,就会在临床上得不到连续的 M 型图像。

(二)超声组织定征成像法

超声组织定征是探讨组织声学特性与超声表现之间相互关系的基础与临床研究方法,是近年发展起来的一种无创性超声检测新技术,可对超声图像进行量化检测,以期达到区别不同组织、正常及异常情况以及辨别病变性质、程度的目的,具有较高的临床应用价值。但由于超声通过组织的传输和反射特性的复杂性,超声和组织相互作用的机制尚未十分明了,只能从声速、声衰减、散射、组织硬度、回声强度、声学参数测量与组织成分的对照、超声显微镜等不同方面对超声组织定征进行探讨。其中,在国内研究较多且较有发展前途和实用价值的方法是射频法的超声背向散射积分和视频法的回声强度。背向散射参数测定技术是超声组织定征研究中相对较为成熟的方法,对诊断心脏疾病、肝病变等多种疾病,有良好的应用前景。但是,目前由于所使用的仪器及相关分析软件仍不完善,探头频率、增益、扫描深度及个体差异等因素的影响,使在不同研究对象间、不同的研究中甚至同一研究对象在不同时间的研究不具有可比性,难以标准化,以及目前所用分析软件的误差较大,组织的声学特性的角度依赖性等问题亟待解决,从而使研究结果的客观性、准确性等都存在问题,使其难以在临床上广泛应用。

成像原理:常规二维超声成像是对超声探头发出的超声波经人体内组织各不同界面反射回来的信号进行处理,以回波幅度量化为显示灰阶(如 256),在显示器上获得解剖结构的显示。但这个回波幅度是原始射频信号的外包络,即处理的是经原始射频信号检波得到的信号。其实原始射频中包含了许多组织特性的信息,若对同一方向回来的信号连续接收分析,可知在不同深度经频谱分析后的信号完全不同,即蕴含了不同组织的特性。

超声信号在人体组织内传播,与组织发生了各种交互作用,但回波信号只有原始射频信号才保留了组织所有特性的信息。回波射频信号是组织对超声波各种交互作用的结果,其中包括了三种主要作用。

(1)线性作用:相长干涉和相消干涉,组织和(或)病理结构的衰减特征。

(2)非线性作用:在软组织或体液传播中波形畸变产生的谐波信息以及由超声造影剂气泡产生的谐波及次谐波等信息。

(3)组织在外力作用下产生特性变化致使局部传播速度变化等。

原始射频信号全波段内的信息包含了超声在人体组织内线性、非线性等作用,分析频谱分量和频率成分可以获得组织信息及用于区分各组织的特性。

(三)心肌应变和应变率成像

心肌应变及应变率的概念是由 Mirsky 和 ParmLey 于 1973 年系统阐述的。人体非侵入性测量应变的技术首先应用于 MRI。MRI 测量心肌应变和应变率的优点在于在可取的空间分辨率的情况下,提供三维的速度信息,但其帧频低于 30 帧/秒,不能提供足够的随时间变化信息。而 TDI 能够在高帧频的情况下提供实时的局部速度信息,同时在二维模式下具有高的轴向和足够的侧向分辨率,可以实时测量心肌各点的运动速度,根据两点间的运动速度变化和距离变化得到心肌的应变率,但目前此种方法还仅限于显示纵行心肌的运动。众所周知,心肌的机械运动是一种螺旋扭转运动,这与心肌纤维独特的螺旋状排列结构有关,而这种心肌纤维结构在心室扭转运动中起到关键作用,它使心脏在心动周期中发生纵向、环向和径向三个方向的运动,每种运动对心脏功能都有很大的影响。因此,测定心肌环向和径向的运动对观测心脏运动和功能具有重要意义。

因此,测得了心肌即时的组织速度,就可以求得心肌应变率,以二维动态图像为基础(而不是使用 TDI 的方法),利用专利的室壁追踪技术来测定组织运动速度,从而建立了心肌矢量应变和应变率成像方法。

(张小丽)

第二章 心脏疾病的超声诊断

第一节 心脏解剖和超声检查技术

一、心脏解剖

(一)心脏的位置和外形

心脏位于中纵隔内,约 2/3 位于正中线的左侧。前方有胸骨体和第 2~第 6 肋软骨,后方平对第 5~第 8 胸椎,上方与大血管相连,下方坐落在横膈上,两侧与胸膜腔和肺相邻。

心脏是中空的器官,形状类似稍扁的倒置梨形,并由心包包裹,斜位于中纵隔内。

心脏可分为心尖、心底、前面、膈面、左缘、右缘和下缘,心脏表面由冠状沟、前室间沟、后室间沟和后房间沟作为 4 个心腔的表面分界。

(二)心腔

心脏被房间隔和室间隔分为 4 个腔室。

1.右心房

右心房位于心脏右前方,壁较薄,分为固有心房和腔静脉窦,两者之间以界沟分开。固有心房位于右心房的前部,内壁有梳状肌。腔静脉窦位于后部,内有上腔静脉口、下腔静脉口和冠状静脉窦口。房间隔右心房侧中下部有卵圆窝。

2.右心室

右心室位于心脏右前下方和中部,壁较薄,被室上嵴分为右室流入道和流出道(漏斗部)。三尖瓣为右室流入道的入口,分为前叶、后叶和隔侧叶。流入道室壁有许多肌性隆起,其中包括 3 组乳头肌,即前乳头肌、后乳头肌和隔侧乳头肌,分别连接于三尖瓣叶。前乳头肌根部有一条肌束连接于室间隔下部,称为节制索,是右心室的解剖标志。右心室流出道,也称漏斗部或动脉圆锥,上端为肺动脉口连接肺动脉。

3.左心房

左心房位于心脏左后方,分为左心耳和固有心房。左心耳狭长,内壁也有梳状肌。固有心房壁光滑,后壁有 4 条肺静脉开口。

4.左心室

左心室位于右心室的左后方,壁厚,厚度约是右室壁的 3 倍。分左心室流入道和流出道。流入道主要包括二尖瓣环、瓣叶、腱索和乳头肌。左心室乳头肌分两组,即前乳头肌和后乳头肌。左心室流出道位于室间隔上部和二尖瓣前叶之间,室壁光滑,上端为主动脉口连接主动脉。主动脉口的纤维环附有主动脉瓣,分为右冠状动脉瓣、左冠状动脉瓣和无冠状动脉瓣,在对应的右冠状动脉窦和左冠状动脉窦分别发出右冠状动脉和左冠状动脉。

(三)冠状动脉

1.左冠状动脉

主干较短,分为前室间支和旋支。前室间支也称前降支,主要分支包括左室前支、右室前支和室间隔前支,分布于左心室前壁、前乳头肌、心尖、右心室前壁小部分和室间隔的前2/3。旋支主要分支包括左缘支、左室后支、窦房结支、心房支和左房旋支,分布于左心房、左心室前壁小部分、左心室侧壁和左心室后壁一部分。

2.右冠状动脉

主要分支包括窦房结支、右缘支、后室间支、右旋支、右房支和房室结支,分布于右心房、右心室前壁大部分、右心室侧壁、右心室后壁、左心室后壁一部分和室间隔后1/3。

二、超声检查技术

(一)检查方法

1.患者准备

(1)经胸超声心动图受检者建议穿着可以充分暴露检查部位的上衣。

(2)经食管超声心动图检查者应该禁食和禁水8小时。

(3)不能配合检查的儿童需要镇静后接受检查。

2.体位

依据探头放置部位不同患者所取体位也不同。常用体位包括:①探头置于胸骨旁、心尖区检查时,受检者通常取左侧卧位或仰卧位。②探头置于胸骨上窝检查时,受检者需取肩部垫高的仰卧位。③探头置于剑突下检查时,受检者膝关节蜷曲、并拢,使腹部放松。

3.仪器

一般采用带有相控阵探头的彩色多普勒超声仪。根据受检者年龄和体型等情况选择探头频率。成年人一般采用频率为 2.0～5.0 MHz 的探头,儿童则用 5.0～7.0 MHz 的探头。检查前常规连接胸导联或肢体导联心电图并接入超声设备心电输入端口。

(二)二维超声心动图常用切面及正常值

1.常用标准切面及观测内容

(1)胸骨旁左心室长轴切面图:探头置于胸骨左缘第 3～第 4 肋间,探测平面与右胸锁关节至左乳头的连线基本平行。主要观测:①左心房、左心室及右心室大小以及心腔内有无异常回声。②右心室前壁、室间隔与左心室后壁厚度、运动方向和幅度。③主动脉根部(主动脉瓣环、主动脉瓣窦、升主动脉起始部)形态和内径。④主动脉瓣形态和启闭情况。⑤二尖瓣形态及其启闭情况。⑥心包有无积液或占位病变。⑦冠状静脉窦大小。

(2)胸骨旁大动脉短轴切面:探头置于胸骨左缘第 2～第 3 肋间,扫描平面与左心室长轴相垂直,平行于左肩和右肋弓的连线。主要观测:①主动脉瓣,包括瓣叶数目、活动度、瓣口面积、有无赘生物附着等。②主动脉根部和主动脉窦有无窦瘤、动脉瘤及其夹层等。③左、右心房大小以及其内有无肿瘤、血栓等。④房间隔连续性是否完整。⑤三尖瓣及右心室流出道有无狭窄等。⑥肺动脉瓣、肺动脉主干及其左、右分支情况。

（3）胸骨旁二尖瓣水平左心室短轴切面：探头置于胸骨左缘第3～第4肋间,自左心室长轴顺时针旋转90°,大约与左肩至右肋的连线平行。主要观测：①二尖瓣前后叶的形态与活动并测量二尖瓣口面积。②左心室基底部心肌室壁运动幅度和收缩期增厚率。③双侧心室的压力和容量负荷评估。

（4）心尖四腔切面图：探头置于心尖搏动处,指向右侧胸锁关节。主要观测：①各房室腔大小、形态。②室间隔、房间隔的连续性。③二尖瓣、三尖瓣的位置、形态、活动度。④肺静脉和左心房的连续关系。⑤心包、心腔内有无异常回声。⑥测量心功能。

（5）剑突下四腔切面图：探头放置剑突下,声束向上倾斜,取冠状面的扫描图像可获剑突下四腔切面。此切面所显示的房间隔与声束方向近于垂直,不易引起回声失落,是观察房间隔是否存在缺损的理想切面。

（6）主动脉弓长轴与短轴切面：探头置于胸骨上窝、指向心脏,探测平面通过主动脉弓长轴,可依次显示升主动脉远端、弓部、头臂支和降主动脉近端,弓部之下为右肺动脉短轴。如旋转探头90°,横切主动脉弓,此时除显示主动脉横断面外,尚能观察肺动脉干分支处及右肺动脉长轴。

2.二维图像测量及正常值

（1）二维超声心动图标准的测量方法：①测量厚度：从该结构一侧回声缘测量到另外一侧回声缘的垂直距离,如室间隔厚度指室间隔右心室心内膜面回声至左心室心内膜面回声缘之间的垂直距离。通常分别测量心室舒张末期和收缩末期厚度。②测量内径与厚度相似,如左心室腔短轴内径指从室间隔左心室心内膜面回声缘到对侧左心室心内膜面回声缘之间的直线距离。

（2）关于正常值：目前尚未见大样本中的国人心脏正常值范围的报道。

（三）M 型超声心动图常用波群及其意义

M 型超声心动图扫查时常在二维超声心动图的引导下进行,即先由二维图像对心脏整体形态和各个结构进行观察,而后根据需要,选定取样线的方位,显示取样线方向上所有结构层次的活动情况。目前常用的 M 型超声心动图波群主要有下列几种。

1.心底波群(4 区)

解剖结构自前至后依次为胸壁、右心室流出道、主动脉根部及左心房,可观察右心室流出道有无增宽或狭窄、主动脉宽度和主动脉瓣活动以及左心房大小。

（1）主动脉根部曲线：心底波群中有 2 条明亮且前后同步的活动曲线,上线代表右心室流出道后壁与主动脉前壁,下线代表主动脉后壁和左心房前壁。两线在收缩期向前,舒张期向后。曲线上各点分别称 U、V、W、V′,UV 段为上升支,代表心脏收缩时主动脉根部前移;UV（或 VU）段为下降支,代表心脏舒张时主动脉后移。

（2）主动脉瓣曲线：主动脉根部前、后壁 2 条强回声曲线之间可见六边形盒样结构的主动脉瓣活动曲线。收缩期两线分开,舒张期则迅速闭合成一条直线。上方曲线代表右冠状动脉瓣,下方曲线代表无冠状动动脉瓣。收缩期主动脉瓣开放,曲线分离处称 K 点,位于心电图 R 波及第一心音之后,相当于射血期开始。T 波之后,心脏舒张,主动脉瓣关闭,射血期结束,前后两条曲线闭合,此点称为 G 点,恰当第二心音处。

2.二尖瓣波群

在胸骨左缘第3～第4肋间探测可见一组较特异波群,其内有一活动迅速、幅度较大的曲线,为二尖瓣前叶。以此为标志,可向前或向后逐层识别其他解剖结构。由于二尖瓣在这些结构中特异性最强,故命名为二尖瓣波群。此波群包含以下主要曲线。

(1)二尖瓣前叶曲线(3区):正常人呈双峰,曲线上各段依次命名为 A、B、C、D、E、F、G 各点及峰。A 峰位于心电图 P 波之后,相当于心房收缩所致的心室主动充盈期;E 峰位于心电图 T 波之后,相当于心室舒张所致的心室快速充盈期;C 点相当于第一心音处、二尖瓣关闭;D 点在第二心音后等容舒张期末、二尖瓣开放。

(2)二尖瓣后叶曲线(2a区):收缩期二尖瓣前叶和后叶合拢,在曲线上形成共同的 CD 段。舒张期瓣口开放,后叶与前叶分开,形成与二尖瓣前叶活动方向相反,幅度较小,呈倒影样单独活动的后叶曲线。

3.心室波群(2b区)

解剖结构依次为胸壁、右心室前壁、室间隔、左心室腔(及其腱索)与左心室后壁。心腔大小与室壁厚度等均在此测量,故称为心室波群。

4.肺动脉瓣波群

通常为后瓣曲线,收缩期肺动脉瓣开放,曲线向后;舒张期瓣膜关闭,曲线向前。

5.M 型超声测量正常值

目前尚未见大样本的中国人心脏正常值范围的报道。

(四)多普勒超声心动图检查方法和正常值

1.多普勒超声心动图的种类

多普勒超声心动图包括彩色多普勒血流成像(CDFI)、组织多普勒成像(TDI)和频谱多普勒技术3种,后者又分为脉冲波多普勒(PW)和连续波多普勒(CW)2种。①CDFI:主要用于观察心脏和大血管内血流的起源、方向、路径、时相、流速、性质等信息。②TDI:主要用于观察和测量心肌运动速度,定量评价心肌的收缩和舒张功能。③PW:主要用于对心脏或血管局部血流进行定位测量。④CW:主要用于测量异常的高速血流。

2.多普勒超声心动图检查时注意事项

应根据观测的血流方向或室壁运动方向选择合适切面,使声束方向与血流方向或室壁运动方向间的夹角尽可能<20°,以保证血流显示及速度测定的准确性。一般而言,二尖瓣或三尖瓣血流的检测以心尖四腔观为首选,主动脉瓣或左心室流出道的检测以心尖五腔观为首选,肺动脉瓣血流的检测以大动脉短轴切面为首选。

3.各瓣口多普勒超声正常表现

(1)正常二尖瓣口血流(心尖四腔心切面)。

1)CDFI:舒张期红色为主血流由左房经二尖瓣口流入左心室。

2)PW:将 PW 取样容积置于二尖瓣口可探及舒张期正向、双峰、窄带频谱。第 1 峰为 E 峰,为舒张期左心室快速充盈所致;第 2 峰较低,为 A 峰,为舒张晚期左心房收缩所致。

(2)正常三尖瓣口血流(心尖四腔心切面)。

1)CDFI:舒张期红色为主血流由右心房经三尖瓣口流入右心室。

2)PW:将 PW 取样容积置于三尖瓣口可探及舒张期正向、双峰、窄带频谱。第 1 峰为 E 峰,为舒张期右心室快速充盈所致;第 2 峰较低,为 A 峰,为舒张晚期右心房收缩所致。

(3)正常主动脉瓣口血流(心尖五腔心切面)。

1)CDFI:收缩期蓝色为主血流由左心室经主动脉瓣口射入主动脉。

2)PW:将 PW 取样容积置于主动脉瓣口可探及收缩期负向、单峰、窄带频谱,上升支速率略大于下降支速率。

(4)正常肺动脉瓣口血流(胸骨旁大动脉短轴或右心室流出道长轴切面)。

1)CDFI:收缩期蓝色为主血流由右心室经肺动脉瓣口射入肺动脉。

2)PW:将 PW 取样容积置于肺动脉瓣口可探及收缩期负向、单峰、窄带频谱。

(5)正常肺静脉血流(心尖四腔心切面)。

1)CDFI:红色为主血流由右肺静脉进入左心房。

2)PW:将 PW 取样容积置于肺静脉瓣口可探及三相波频谱。第 1 峰为收缩期 S 波,第 2 峰为舒张期 D 波,正常时 $S>D$,S 波、D 波均为正向波;第 3 波在心电图 P 波后出现,呈一负向低振幅 a 波。

4.各瓣口血流速度正常值范围

目前尚未见大样本的中国人心脏正常值范围的报道。

附:中国人超声心动图正常值参考

1.M 型超声心动图

(1)左心室(左心室长轴前后径)。

舒张末期 49.1 mm±9.8 mm(男)　42.3 mm±4.2 mm(女)

收缩末期 28.6 mm±5.2 mm(男)　28.8 mm±5.4 mm(女)

(2)右心室(左心室长轴前后径)。

<20 mm

(3)左心房(左心室长轴前后径)。

收缩末期 26.0 mm±2.62 mm(男)　26.7 mm±4.2 mm(女)

(4)右心房(剑突下四腔内径)。

15.3 mm±7.5 mm

(5)主动脉根部。

舒张末期 27.14 mm±2.62 mm(男)　26.19 mm±1.92 mm(女)

(6)肺动脉主干(心底波群)。

22.7 mm±3.8 mm

(7)下腔静脉前后径(剑突下下腔静脉长轴)。

11.34 mm±3.94 mm(吸气)　18.75 mm±3.92 mm(呼气)

2.二维超声心动图

(1)左心室。

左心长轴前后径

舒张期 56.98 mm±3.88 mm

收缩期 34.31 mm±3.48 mm

二尖瓣水平短轴前后径

舒张期 52.1 mm±2.0 mm（男）　49.6 mm±1.6 mm（女）

收缩期 34.7 mm±3.9 mm（男）　32.7 mm±4.1 mm（女）

心尖四腔横径

舒张期 47.0 mm±3.6 mm（男）　41.0 mm±6.3 mm（女）

收缩期 36.5 mm±3.7 mm（男）　32.4 mm±4.1 mm（女）

心尖二腔长径

舒张期 81.27 mm±7.48 mm

收缩期 56.21 mm±9.28 mm

(2)右心室。

左心长轴前后径

舒张期 21.2 mm±3.8 mm（男）　18.8 mm±2.2 mm（女）

收缩期 21.0 mm±3.9 mm（男）　19.1 mm±4.0 mm（女）

心尖四腔横径

舒张期 27.9 mm±5.4 mm（男）　21.6 mm±6.1 mm（女）

收缩期 22.0 mm±5.6 mm（男）　16.9 mm±5.1 mm（女）

心尖四腔长经

舒张期 66.2 mm±10.4 mm（男）　62.9 mm±8.3 mm（女）

收缩期 50.2 mm±9.1 mm（男）　46.1 mm±7.5 mm（女）

(3)左心房。

左心室长轴前后径

收缩期 28.9 mm±4.3 mm（男）　28.1 mm±3.9 mm（女）

心尖四腔横径

舒张期 25.8 mm±6.4 mm（男）　23.1 mm±5.0 mm（女）

收缩期 31.7 mm±3.6 mm（男）　30.5 mm±5.1 mm（女）

心尖四腔长径

舒张期 33.4 mm±8.8 mm（男）　32.6 mm±8.6 mm（女）

收缩期 44.0 mm±9.1 mm（男）　43.0 mm±6.3 mm（女）

(4)右心房。

心尖四腔横径

舒张期 33.9 mm±5.8 mm（男）　29.9 mm±4.6 mm（女）

收缩期 35.8 mm±5.7 mm（男）　31.9 mm±6.9 mm（女）

心尖四腔长径

舒张期 34.7 mm±5.9 mm（男）　30.6 mm±4.4 mm（女）

收缩期 46.4 mm±4.9 mm（男）　43.5 mm±4.7 mm（女）

（5）主动脉根部。

前后径 24.00 mm±2.45 mm

横径 24.00 mm±2.58 mm

（6）肺动脉（横径）。

瓣环水平 20.2 mm±2.9 mm

最宽处 22.5 mm±2.5 mm

3.多普勒超声心动图

（1）二尖瓣口。

最大流速 0.90 m/s（范围 0.30～0.70 m/s,成年人）

1.00 m/s（范围 0.50～0.80 m/s,儿童）

（2）三尖瓣口。

最大流速 0.50 m/s（范围 0.70～1.10 m/s,成年人）

0.60 m/s（范围 0.80～1.30 m/s,儿童）

（3）主动脉瓣口。

左心室流出道

最大流速 0.90 m/s（范围 0.70～1.10 m/s,成年人）

1.00 m/s（范围 0.70～1.20 m/s,儿童）。

升主动脉

最大流速 1.35 m/s（范围 1.00～1.70 m/s,成年人）

1.50 m/s（范围 1.20～1.80 m/s,儿童）

（4）肺动脉瓣口。

最大流速 0.75 m/s（范围 0.60～0.90 m/s,成年人）

（张小丽）

第二节　心脏功能测定

一、左心室功能测定

左心室收缩功能测定包括左心室整体收缩功能和左心室壁节段局部收缩功能评价两部分。评价左心室收缩功能常用的参数包括容积参数、左心室等容舒张期压力最大上升速率、主动脉血流动力学指标、左心室肌应变和扭转参数和左心室收缩同步性评价等。

（一）左心室收缩功能测定

1.左心室容积参数和射血分数

作为泵血器官,左心室射血分数（LVEF）是临床最常用和最重要的左心室收缩功能指标,一般通过测量左心室收缩末和舒张末容积,并应用下述公式计算求得:LVEF(%)=左心室每搏输出量/左心室舒张末容积×100%=(左心室舒张末容积-左心室收缩末容积)/左心室舒张末容积×100%。超声测量左心室容积的方法包括 M 型超声、二维超声、多普勒超声和左心室容积三维测量技术。采用 M 型和二维超声测量左心室容积时,通常将左心室假设为一定的几何体模型,如长椭圆体和各种圆柱体、圆锥体组合等,测量相关径线再依据假定的几何模型用不同公式计算出左心室收缩末和舒张末容积,从而求出各种容积参数,如每搏输出量、LVEF、心搏指数、心排血量等。

(1)常用方法。

1)M 型超声:在胸骨旁左心室长轴切面上将 M 型取样线放置在二尖瓣腱索水平以获取 M 型心室波群曲线(即 2b 区),测量左心室收缩末内径、舒张末期内径,根据公式容积$(V)=D^3$ 或 Teicholz 公式 $V=\left[\dfrac{7.0}{2.4+D}\right]D^3$ 计算左心室舒张末期容积和收缩末期容积。由于计算依据的内径仅为一个切面的内径,同时在计算容积时对心脏的形态又进行了椭圆体假设,所以 M 型超声所测左心室容积参数只适合心脏形态结构没有改变、同时不伴节段性室壁运动异常的患者。

2)二维超声:同样是基于假设心脏形态为椭圆体或圆锥体的基础上,在心尖切面测量心室的长径和横径并计算收缩末期和舒张末期容量等容积参数。

面积长度法:是心血管造影术测定左心室容积的经典方法。在超声上常用而且简便可靠的方法是单平面测定法,即在心尖四腔心、心尖两腔心或心尖左心室长轴切面上测量左心室面积(A)和左心室长轴(L),按下列公式求出左心室容积:$V=8A_2/3\pi L$。

椭圆公式法:同样取心尖四腔切面测出左心室长径(L)和左心室短轴径(D),按椭圆体体积公式 $V=\pi/6LD^2$ 计算左心室容积。

Simpson 法则(又称圆盘相加法):按 Simpson 法则,将左心室按长轴方向分为一系列等距离的小圆柱体,这些圆柱体的体积之和即左心室容积:$V=\pi/4H\sum D_1 D_2$,式中 H 为圆柱体高度,D_1 和 D_2 为圆柱体横截面上两条正交的直径。由此可见,圆柱体的数目越多,计算获得的左心室容积就越接近实际。但由于二维超声获取左心室短轴切面的数目受到声窗的限制,常采用下列方法对 Simpson 法进行修正。①单平面 Simpson 法:在心尖四腔或两腔切面上描绘心内膜轮廓,测量左心室长径,计算机软件可沿左心室长轴将左心室自动等分为数十个圆盘,依据公式 $V=\pi/4H\sum D^2$ 计算左心室容积,式中 D 是与左心室长径垂直的左心室短径。研究表明,在形态正常的左心室,单平面 Simpson 法具有较高的准确性,但在左心室严重变形的患者其准确性降低。②双平面 Simpson 法:在心尖四腔切面基础上增加一个与之正交的心尖二腔切面,采用 Simpson 法则计算左心室容积。这种方法是目前所有二维超声计算左心室容积公式中最准确和实用的方法。③改良 Simpson 法:将左心室视为一个圆柱体(从心底到二尖瓣水平)和一个截头圆锥体(从二尖瓣水平到乳突肌水平)以及一个圆锥体(心尖到乳突肌水平)的体积之和,设它们的长度相等,代入以下公式可求出左心室容量(V):$V=Am\times L/3+(Am+Ap)/2\times L/3+Ap/3\times L/3$。式中 Am 为二尖瓣水平短轴左心室面积;Ap 为乳突肌水平短轴左心室面积;L 为左心室长径。

3)实时三维容积成像:使用三维容积探头技术采集容积图像,并应用左心室三维容积计算机分析软件自动处理可获得左心室容积和其他参数。本方法不需要对左心室进行任何几何图像假设的近似计算,因此对于任何形态的左心室均能够准确地评价左心室容积的变化。研究表明,三维超声测量左心室容积的准确性高于二维超声技术。

4)多普勒测定法:多普勒测定左心室每搏输出量和心排血量的原理是以刚性管道横截面积以及腔内流体的流动速度为基础测算获得。目前临床最常用的方法是主动脉瓣环血流测定法:①在胸骨旁左心室长轴切面测量收缩期主动脉瓣环内径并计算出瓣环面积(AAO)。②在心尖五腔心切面将 PW 取样容积置于瓣环水平获取收缩期血流频谱,包络频谱可获得收缩期流速积分(SVI)。③心搏量$=AAO\times SVI$。

(2)常用参数及其正常值范围。

1)左心室舒张末容积指数$=$左心室舒张末容积/体表面积,正常范围$(70\pm20)mL/m^2$。

2)左心室收缩末容积指数$=$左心室收缩末容积/体表面积,正常范围$(24\pm10)mL/m^2$。

3)左心室每搏输出量,正常范围 $60\sim120$ mL。

4)心搏指数$=$每搏输出量/体表面积,正常范围$(40\pm7)mL/m^2$。

5)心排血量$=$每搏输出量$\times$心率,正常范围 $3.5\sim8$ L/min。

6)心脏指数$=$心排血量/体表面积,正常范围 $2.7\sim4.2$ L/m^2。

7)LVEF 的正常值为 67%$\pm$8%。在静息状态下 LVEF$<$50%是诊断左心室收缩功能下降的标准。

2.其他左心室收缩功能测定方法

虽然左心室容积参数和 LVEF 是目前临床最常用的指标,但容易受左心室前、后负荷以及心率等因素的影响;且二维超声测量时患者图像质量严重影响测定结果的准确性。因此,随着超声新技术的临床应用,一些新的评价方法正逐步应用于临床。

(1)二尖瓣环位移测定法:左心室肌的运动包括长轴和短轴方向的运动以及旋转运动,其与心肌纤维的复杂走行有关。研究表明,在心室收缩过程中房室环的移动在整个心室射血中发挥着主要作用。房室环位移的测定简便易行、不受患者图像质量影响,因此,通过测量房室环位移评价心室整体功能的研究一直备受关注。目前常用测量方法包括 M 型超声测定二尖瓣环位移、组织多普勒测定二尖瓣环收缩期运动速度和超声斑点跟踪成像测量二尖瓣环位移等。研究表明,二尖瓣环位移测定不仅可作为评价左心室整体收缩功能的评价指标,而且还可作为患者预后评估的方法,尤其在图像质量欠佳的患者更具有实用价值。

(2)左心室压力最大上升速率:在心室等容收缩期,左心室腔内只有压力变化而没有容积变化。单位时间内左心室内压力上升速度越快,反映左心室肌收缩力越强,此速率用 dp/dt_{max} 表示。临床上可以应用有创心导管技术直接测定,也可通过二尖瓣口收缩期反流的连续多普勒频谱计算获得。dp/dt_{max} 的正常值为$(1650\pm300)mmHg/s[(219\pm40)kPa/s]$。

(3)左心室应变、应变率和扭转:应用超声二维斑点跟踪成像技术不仅可以获取心肌在轴向、径向和圆周方向的应变和应变率参数,同时还能获取心室扭转参数,为全面评价心室收缩功能提供了崭新的手段。

（4）左心室收缩同步性评价：左心室作为一个整体，各室壁节段收缩的同步性对于左心室整体收缩功能至关重要。因此，左心室收缩同步性评价和 LVEF 一样，是衡量左心室收缩功能是否正常的重要指标之一，尤其是对慢性心力衰竭拟行再同步化治疗的患者。目前临床评价左心室收缩同步性多采用组织多普勒成像技术，主要指标有：①各节段达到收缩峰值速度的时间标准差（$Ts\text{-}SD$），其正常值＜33 ms。②达峰速度最大差值，其正常值＜100 ms。

（二）左心室舒张功能测定

在心动周期中，心室舒张期的时间划分是指从心肌不产生力量和收缩到恢复至收缩前初始长度的过程，包括心室主动舒缓抽吸的心室松弛期以及被动充盈的心室顺应期。心室松弛期包括缓慢射血期、等容舒张期以及快速充盈期，顺应期包括缓慢充盈期和心房收缩期。相对于松弛期和顺应期的舒张功能也分别称为心室的松弛性和顺应性。松弛期是主动耗能过程，任何影响心肌能量代谢的病理过程均可影响心室的松弛功能。顺应期是心室在血流惯性和心房收缩压力作用下的被动充盈过程，心室发生肥厚或纤维化等导致心肌僵硬度增加，必然影响心肌的顺应性。

临床上舒张功能评价的金标准是有创性心导管检查，常用参数包括：①表示心肌松弛性的心室内压力下降速率（$-dp/dt$）和心室等容松弛时间常数（Tau）。②代表心室顺应性的容积/压力曲线（AV/AP）。虽然目前超声心动图尚不能直接测定上述参数，但大量研究表明，合理应用超声心动图检测方法仍然能够为临床心室舒张功能评价提供有效参考。

1.检测方法和参数

（1）二尖瓣口血流频谱：二尖瓣口脉冲多普勒血流频谱是最简单、最常用和经验积累最多的左心室舒张功能评价方法。方法：将 PW 取样容积置于二尖瓣口，取样线与心房到心室的充盈血流方向保持平行，即可获得。二尖瓣口多普勒血流频谱通常由舒张早期快速充盈的血流 E 峰和舒张晚期左房收缩的充盈 A 峰组成。二尖瓣血流频谱反映了心室舒张期左心室和左心房之间的压力变化，因此，借助于二尖瓣血流模式的变化，可以间接判断左心室舒张功能。具体检测参数很多，但目前得到公认的主要有舒张早期和晚期充盈速度的比值，即 E/A 比值和舒张早期 E 峰的减速时间（DT）。当舒张期左心室和左心房压力均在正常范围时，左心室舒张充盈量的 60%～70% 在舒张早期完成，$E/A＞1$，DT＝150～250 ms。当舒张早期松弛性受损，左心室压力下降缓慢且充盈量减少，舒张晚期充盈量相对增加，导致 $E/A＜1$ 和 DT 延长。

值得注意的是，二尖瓣口血流频谱反映了左心室的充盈模式，其影响因素众多，只有了解这些因素才能正确理解左心室充盈与左心室舒张功能的关系。影响左心室充盈的因素包括：①年龄、呼吸、心率、PR 间期等生理性因素，尤其是年龄和心率因素在诊断中必须考虑。②除了左心室弛缓性外，左心室顺应性、左心房压、左心室收缩功能和左心室收缩末容积、左心房顺应性和收缩力等均有影响。尤其是舒张功能进一步受损、左心室顺应性下降和左心室舒张末压增高，会导致左心房压相应增高，此时由于舒张早期左心室压变化不大，导致左心房室之间的压差相对加大，上述压力关系恰恰和舒张早期单纯松弛性受损情况相反，导致 E/A 比值和 DT 由异常状态又恢复到"正常"状态。由于这种类似正常的频谱出现在舒张功能异常的基础上，因此称为"伪性正常"。综合临床和其他超声指标有助于鉴别这种"伪性正常"。当舒张功能进一步显著受损时,舒张晚期左心室顺应性严重下降、左心室舒张末压和左心房压显著增高时,二尖瓣口血流频谱表现为 E 峰高尖、A 峰低矮甚至消失,$E/A>2$ 和 DT<120 ms,称为限制性充盈,往往是舒张功能严重受损的表现,并提示患者预后不良。

(2)肺静脉血流频谱:通常将 PW 取样容积放置于心尖四腔心切面右肺静脉入口处 $1\sim2$ mm,超声束与肺静脉血流方向一致,记录肺静脉血流频谱。肺静脉血流频谱包括收缩期波(S)、舒张期波(D)和舒张晚期心房血流逆向波(PVa),收缩期偶可见双峰($S1$、$S2$)。测定的参数包括 S、D、PVa 和 PVa 持续时间。S/D、PVa 和 PVa 持续时间可反映左心室顺应性和左心室充盈压。

(3)等容舒张时间(IVRT):指主动脉瓣关闭至二尖瓣开放的时间,正常为 $70\sim110$ ms。获取心尖五腔心切面,将 PW 取样容积置于左心室流入道与流出道之间可同时获得左心室流入道与流出道频谱。测量主动脉频谱终点和二尖瓣频谱 E 峰起始点之间的时间即可。该指标受心肌松弛性和左心室舒张末压和左心房压的影响,心室松弛性下降,IVRT 延长;各种原因导致左心室舒张末压和左心房压显著升高时 IVRT 缩短。另外,IVRT 还受到心率和主动脉压的影响。当主动脉舒张压升高时,IVRT 延长;反之亦然。

(4)二尖瓣血流传播速度(FVP):①原理。在舒张早期,二尖瓣开放后,由于左心室继续松弛产生抽吸动力,驱动血流进入心室并向心尖流动。心室内压下降得越快,血流由瓣口播散到心尖的速度越快。但舒张功能下降时,左心室舒张末压升高,左心室腔内压力梯度减小,血流由瓣口播散到心尖的速度减慢。与二尖瓣血流频谱主要反映左心房、室间的压差不同,FVP主要反映左心室内压力梯度,后者主要与左心室松弛性有关。②检测方法。FVP 采用彩色 M 型多普勒超声检测。在左心室心尖长轴切面用 CDFI 显示二尖瓣的左心室舒张期血流,调整 M 型取样线使之与舒张早期充盈血流平行,并通过血流束中心,然后启动 M 型即可。目前临床多采用舒张早期血流线性节段的斜率测定 FVP,正常人平均值一般>45 cm/s。FVP 也受年龄和心率的影响,在结果判读时应该予以注意。

(5)二尖瓣环舒张期运动速度:应用组织多普勒成像技术可以测量二尖瓣环的运动速度,对于左心室整体舒张功能评价提供有价值的诊断信息,而且不受心房颤动和快速心率的影响。与二尖瓣口血流频谱相似,二尖瓣环舒张期频谱呈双波,Ea 和 Aa。正常情况下,$Ea>Aa$,$Ea/Aa>1$。当舒张功能下降时,Ea 降低,$Ea/Aa<1$。不同于二尖瓣口频谱的是,Ea 不受心室前负荷的影响,在"伪性正常"和限制性充盈时依然是降低的,是反映左心室松弛性的敏感而特异的指标。研究表明,二尖瓣口 E 波速度和二尖瓣环舒张早期速度 Ea 比值与心导管所测的肺毛细血管楔压呈线性相关,比较二尖瓣口 E/A 和二尖瓣环 Ea/Aa 可对左心室舒张功能的诊断和严重程度评估提供有价值的信息。

(6)左心室压力最大下降速率($-dp/dt_{max}$):以往对 $-dp/dt_{max}$ 和 Tau 的测定仅限于心导管方法。应用多普勒超声测定 $-dp/dt_{max}$ 的前提是必须存在二尖瓣反流并认为左心房压恒定。测定时应用连续波多普勒记录二尖瓣反流最大速度,在其减速支中计算机分析每点速度并据简化 Benoulli 方程转换为反流压差,这样可得出瞬时 dp/dt 的曲线。研究表明,超声测定的 $-dp/dt_{max}$ 与心导管同步测量的相关系数高达 0.94。$-dp/dt_{max}$ 的正常值$>$

1500 mmHg/s。除了左心室松弛性异常导致 $-dp/dt_{max}$ 降低外，还受负荷状态及主动脉压的影响。

2.左心室舒张功能的评价

根据多普勒超声心动图可将左心室充盈频谱分为：正常、弛缓异常、伪正常和限制型 4 种类型。

(1)正常舒张充盈类型：正常年轻人中，心肌弛缓和左心室弹性回缩快速有力，左心室充盈大部分在舒张早期完成。随着年龄增大，心肌弛缓速率有缓慢下降的趋势，导致舒张早期左心室充盈减少而舒张晚期的左心房收缩代偿增加。因此，随着年龄增大，有 E 峰下降及 DT 延长趋势，A 峰逐渐升高。60 岁左右 E 峰和 A 峰相近，而 60 岁以上通常 $E/A<1$。在评价左心室二尖瓣血流频谱时，必须充分考虑年龄因素的影响。正常舒张充盈类型表现为：$1<E/A<2$，DT 为 160～240 ms，IVRT 为 70～90 ms，A 波持续时间 ≥PVa 波持续时间。超声检查心脏往往无显著形态和功能异常。

(2)弛缓异常类型：几乎所有的心脏病最初的左心室充盈异常表现为左心室弛缓延迟或受损，典型的心脏病变有左心室肥厚、肥厚型心肌病和心肌缺血等。弛缓异常左心室充盈表现为：E 峰下降，A 峰升高，$E/A<1$，DT 延长（>240 ms）；肺静脉 D 峰与 E 峰相似、也下降，而 S 峰代偿增加，$S/D>1$，PVa 大小和持续时间通常正常。

(3)伪正常充盈类型：随着疾病进展舒张功能进一步损害，左心室顺应性减退，继而导致左心房压增高，以致 E 峰增高。由于舒张早期左心室压快速上升以至更快接近左心房压，E 峰的 DT 缩短；从而逆转和掩盖弛缓延迟频谱而出现类似正常充盈类型，即 $E/A>1$ 和 DT 为 160～240 ms。伪正常充盈类型代表左心室中度舒张功能异常，患者往往有器质性心脏病变的证据（如 LVEF 下降、左心房内径增大和左心室肥厚等）。伪正常和正常充盈类型可通过以下方法加以鉴别。①肺静脉频谱：伪正常者 PVa 波持续时间大于二尖瓣 A 波持续时间或肺静脉 $S<D$。②减少前负荷（如 Valsalva 动作）可使 E/A 比<1。③彩色 M 型二尖瓣血流传播速度减小。④组织多普勒测定二尖瓣环 $Ea/Aa<1$。

(4)限制型充盈类型：随着疾病进展舒张功能显著损害，显著增高的左心房压导致二尖瓣提早开放（IRT 缩短），舒张早期跨二尖瓣压增大以至 E 峰增高；僵硬的左心室（顺应性明显下降）少量血液充盈即可导致左心室舒张压的迅速上升，左心室和左心房压的快速平衡而出现 DT 缩短；舒张晚期时左心房收缩虽可增加左心房压，但同期左心室压的更快上升导致 A 峰速度和持续时间均减少。限制型舒张充盈的特征为：E 峰明显升高，A 峰减小，$E/A>2$，IVRT <70 ms，DT<160 ms，二尖瓣 A 波持续时间<PVa 的持续时间，肺静脉 $S<D$，PVa 通常增加。必须强调的是，限制型充盈左心室弛缓受损依然存在，只是左心室顺应性显著减退和左心房压显著升高掩盖了左心室弛缓受损的存在。限制型充盈患者超声心动图往往存在器质性心脏病证据，以及患者有心功能不全的临床表现。

二、右心室功能测定

(一)右心室收缩功能测定

右心室收缩期为自三尖瓣关闭至肺动脉瓣开放后关闭的时段，包括等容收缩期和心室射血期,但因左心室形态、结构不规则,测定右心收缩功能比较困难。

1.射血前期(PEP)

(1)心电图的 Q 波至 M 型超声心动图肺动脉瓣开放时间。

(2)心电图的 Q 波至肺动脉瓣口的彩色多普勒超声心动图血流频谱起点时间。正常值为 $(90.29+11.2)\mathrm{ms}$(范围 77~115 ms)。

(3)等容收缩时间(ICT):心电图的 R 波至肺动脉瓣口多普勒血流频谱起点的时间减去心电图的 R 波至三尖瓣口多普勒血流频谱止点的时间正常值。

2.射血时间(ET)

(1)M 型超声心动图肺动脉瓣活动曲线开放至关闭的时间。

(2)脉冲彩色多普勒超声心动图肺动脉瓣口血流频谱起始点至终止点的时间。

3.右室射血前期/右室射血时间

比单纯指标敏感,其平均正常值为 0.24。

4.右心室容量测定

(1)Simpson 法:一般均采用此法,取心尖四腔切面及右心室两腔切面计算容量。通过计算测得每搏输出量(SV)、心排血量(CO)、右心室每搏容量指数(RVSI)、右心室 EF。

(2)右心室每搏输出量:$SV=A\times VTI$。若无右心室及肺动脉瓣口狭窄,肺动脉血流量即为右心室搏出量。A 为肺动脉瓣环处横截面积。

5.右心室有关测定

(1)右心室前壁厚度测定:正常为 3~5 mm,大于 5 mm 为肥厚,收缩期右心室壁增厚率大于 30%。

(2)右心室前壁运动幅度:大于室间隔,与左心室后壁相近似。

(3)室间隔运动:受两个心室压力容积心迹的影响,是一个反映左、右心室相互作用的重要征象。M 型超声心动图是观察室间隔运动简单、有效的方法。多普勒组织成像技术是研究室间隔运动的良好手段,右心室容量负荷过重时,室间隔运动呈与左心室后壁同向运动的较特异表现。

(4)dp/dt:有三尖瓣反流时,彩色多普勒超声心动图反流频谱可与二尖瓣反流一样计算 dp/dt。计算方法如前,但 V_1 一般取 0.5 m/s,V_2 取 1.5 m/s。

6.右心室压力测定

若存在与右心室有关的分流和反流,可对右心室压力进行测定。

(1)三尖瓣反流:利用三尖瓣反流测量右心室收缩压是简单而可靠的方法。

$$PRV-RA=\Delta V^2(TR)$$

$$PRV=\Delta PRV-RA+PRA$$

PRV-RA 为三尖瓣反流时彩色多普勒超声心动图血流频谱的峰值压差,后者通过反流速度峰值计算得到,右心房压力(PRA)可以通过数种方法估计,如右心房大小、颈静脉怒张程度及下腔静脉测量等。PRV 为肺动脉瓣反流速度。

(2)存在左、右心室水平分流,如室间隔缺损、主动脉窦瘤破裂及动脉导管关闭时,可通过计算左、右心室间分流压差而得到右心室压力计算值。

（3）右心室舒张压可用右心房压力代替。

（4）正常右心室收缩压小于 30 mmHg，右心房压力为 0～5 mmHg。注意：深呼吸时右心房压力可下降到－6 mmHg，吸气时又可超过 5 mmHg，一般认为右心房压＞10 mmHg 为异常。

7.肺动脉压力测定

在有三尖瓣反流、肺动脉瓣反流时，彩色多普勒超声心动图可通过反流频谱用简化 Bernoulli 方程式，计算出肺动脉收缩压及舒张压，但也可用 M 型超声心动图肺动脉瓣活动曲线估测。

（1）肺动脉收缩压：在无流出道梗阻及瓣膜狭窄情况下，右心室收缩压，即为肺动脉收缩压。①三尖瓣反流：可以计算右心室收缩压。②有动脉导管未闭或室间隔缺损时可以计算肺动脉压和右心室收缩压。动脉导管分流的血流速度可算出主动脉与肺动脉之间的压差。主动脉收缩压减去收缩期压差即为肺动脉收缩压。③若无三尖瓣反流或上述分流时，则可用流速比值法计算肺动脉收缩压。一般认为射血前期（PEP）与动脉压呈正相关，射血间期（ET）与动脉压呈负相关，平均加速度时间（ACCM）与肺血管硬度量呈正相关。因此用三者关系的公式，P 值（左、心室流出道）之比既反映上述关系，又考虑左、右心室之间相互作用，故通过多普勒频谱可较准确地测定肺动脉收缩压或平均压。公式：$P = PEP \times ACCM / ET$。④肺动脉血流频谱加速时间（AT）：肺动脉血流频谱的加速时间与肺动脉压力呈负相关，肺动脉高压时加速时间缩短。AT 正常值为（110±30）毫秒，若＜80 毫秒，则为肺动脉压增高的表现。$AT/ET<0.36$ 时也为肺动脉压升高。肺动脉血流频谱量双峰也为肺动脉压增高的表现。⑤M 型超声心动图超声心动图肺动脉瓣活动曲线："a"流消失及收缩中期关闭现象是为肺动脉压增高的可靠征象。

（2）肺动脉舒张压：①通过肺动脉瓣反流频谱可以计算出舒张压及平均压。一般认为反流频谱峰值血流速度（PFV）与平均压相关，反流末期最大速度与舒张压相关。公式：$PADP = \Delta P - RVDP(RAP)$，$\Delta P = 4V^2$，V 为反流频谱末期峰值速度。②有动脉导管未闭时，测算肺动脉舒张压。$PADP = APDP - \Delta P = BADP - \Delta P$，$\Delta P$ 为舒张末期导管两侧压差（峰主动脉与肺动脉之间的压差）。

（3）肺动脉压力：①正常值：肺动脉收缩压为 15～25 mmHg。②肺动脉舒张压为 7～14 mmHg。③肺动脉平均压为 10～20 mmHg；

（4）肺动脉高压程度的判断：①收缩压：轻度 30～50 mmHg；中度 50～80 mmHg；重度＞80 mmHg。②平均压：轻度 20～30 mmHg；中度 31～50 mmHg；重度＞50 mmHg。

（二）右心室舒张功能测定

（1）三尖瓣口舒张期血流频谱：右心室充盈及左心室相近似。应用三尖瓣口舒张期血流频谱可以评估右心室舒张功能，但三尖瓣口充盈速度低于二尖瓣口，充盈时间稍长，常用的参数与二尖瓣口血流频谱相似。

E 波参数：E 峰峰值血流速度（EPFV）、E 峰加速度（EACV）、E 峰减速度（EDCV）、E 峰加速时间（AT）、E 峰减速时间（DT）、E 峰血流速度积分。

A 波参数：A 峰峰值血流速度，A 峰血流积分。

E（峰）$/A$（峰）比值。

正常值：E 峰 $50\sim70$ cm/s，A 峰 $30\sim45$ cm/s，$E/A>1$。

（2）右心室舒张功能的影响因素与左心室舒张功能相似。

（李普楠）

第三节　慢性风湿性心脏瓣膜病

一、二尖瓣狭窄

（一）病理与临床

二尖瓣狭窄主要因为风湿性损害所致的二尖瓣瓣膜病变。正常二尖瓣开口面积为 $4\sim$ 6 cm^2，由于反复的风湿性瓣膜炎症改变，瓣叶交界处粘连、融合，瓣叶增厚、畸形，瓣膜开放面积缩小而形成狭窄，其病变也可累及腱索及乳头肌。因二尖瓣狭窄，舒张期左心房血液排出受阻，左心房压力增高，左心房扩大，肺静脉回流障碍而致肺淤血，可发展成肺动脉高压、右心衰竭。左心房血流淤滞，易导致左心房血栓形成。本病好发于女性，狭窄面积超过正常 1/2 时，通常无明显临床症状，狭窄程度加重时（瓣口面积<1.5 cm^2）可出现明显症状，表现为劳力性或夜间阵发性呼吸困难，端坐呼吸。常出现咳嗽，肺淤血时可咯血。左心房血栓脱落时，可出现相应血栓栓塞症状。患者双颊暗红，即二尖瓣面容。心尖区可闻及舒张中晚期杂音，若闻及开瓣音，则提示以单纯的狭窄为主，也可有心房颤动表现。

二尖瓣退行性病变主要表现为瓣环钙化，常见于患有高血压、动脉粥样硬化的老年患者，通常不影响血流动力学或引起瓣膜关闭不全，仅少数情况下瓣叶增厚、钙化时引起瓣叶狭窄，瓣叶增厚或钙化以瓣叶根部明显，这与风湿性病变主要累及瓣尖不同。

（二）超声表现

1.M 型及二维超声心动图

（1）二尖瓣狭窄时，M 型超声心动图上主要表现为前后叶开放幅度降低，后叶与前叶同向运动及 EF 斜率减慢，前叶 EA 两峰间的 F 点凹陷消失，呈平台状曲线，即城墙样改变。

（2）左心长轴切面观二尖瓣瓣叶增厚，回声增强，瓣口狭窄而致开放受限，在瓣体增厚或瘢痕化、钙化不严重，瓣体尚柔软时，前叶可出现舒张期气球样变，短轴观二尖瓣舒张期瓣口面积缩小，呈鱼口样改变。病变严重常致瓣下结构的腱索及乳头肌明显增厚、钙化，此时瓣叶活动僵硬。

（3）心脏形态结构的改变，表现为左心房扩大，单纯二尖瓣狭窄左心室大小可在正常范围内或因充盈不足而偏小。病变发展至晚期时，因肺淤血、肺循环阻力增高，可出现不同程度的肺静脉扩张及右心室扩大。心房颤动时表现为双心房增大，此时也易形成血栓，常附着于左心耳或左心房后侧壁，少数附着于房间隔上，表现为附着在上述部位的形态多样的稍强或低回声团。

2.彩色及频谱多普勒超声

彩色多普勒显示舒张期二尖瓣口左心室侧窄带涡流血流信号。如合并二尖瓣关闭不全,收缩期左房侧可出现异常反流血流束。频谱多普勒有典型的全舒张期和位于基线以上、方向朝上的、双峰实填的宽带频谱,峰值流速测值较正常增快。多普勒定量评估有二尖瓣口面积减小、二尖瓣口跨瓣压差明显增大的表现。二尖瓣狭窄左心房压增高,导致肺静脉高压继而出现肺动脉高压,多普勒超声经三尖瓣反流频谱可测定肺动脉压。

3.二尖瓣狭窄程度定量

(1)二尖瓣跨瓣压差:依据改良 Bernoulli 方程 $\Delta P = 4V^2$ 可测得二尖瓣口跨瓣压差,常用峰值、舒张末期及平均跨瓣压差表示(平均跨瓣压差的测量是指瞬时跨瓣压差时间积分后的平均值,而不是用平均速度来计算跨瓣压差)。跨瓣压差受跨瓣血流量、心率、心排血量及瓣口反流等多因素的影响。

(2)瓣口面积:有以下几种测量方法。

1)二维超声直接测量瓣口面积:无论经食管超声还是经胸壁超声,在二尖瓣水平心室短轴切面直接勾画测得的瓣口面积代表瓣口解剖面积。测量时注意选择精确的、真正横切二尖瓣口的切面;增益条件宜小不宜大、时相应严格控制在舒张早期二尖瓣最大限度开放时;勿将大的回声失落也勾画在瓣口轮廓内。

2)压差减半时间法:利用经验公式 $MVA = 220/PHT$ 可以测量自然瓣二尖瓣狭窄瓣口的面积,不能用于计算人工瓣的瓣口面积。应用连续多普勒获取二尖瓣血流频谱,PHT 为峰值压差降至其 1/2 压差时所需的时间,沿频谱下降斜坡描绘后,超声仪可自动计算出 PHT 和 MVA。除瓣膜狭窄程度外,某些因素也可影响 PHT,如主动脉瓣反流、左心房顺应性、左心室舒张功能等,PHT 法多用于单纯二尖瓣狭窄。

3)连续方程法:一般连续方程法测量的均为有效面积而非解剖面积,故测量值比心导管所测值低,但相关性良好。对二尖瓣狭窄,此法可以估计其面积:$MVA = AOA \times TVI_{AO}/TVI_{MV}$。

式中 MVA 为二尖瓣口面积(cm^2);AOA 为主动脉瓣口面积(cm^2);TVI_{AO} 为主动脉瓣口血流时间速度积分(cm);TVI_{MV} 为二尖瓣口血流时间速度积分(cm)。但此法不适于合并有二尖瓣反流或主动脉瓣反流的患者。

4)彩色多普勒近端血流汇聚(PISA)法:应用血流汇聚法评价二尖瓣狭窄严重程度,不受二维超声直接瓣口面积测量法和多普勒压力减半时间法许多影响因素的限制(如瓣口形状、增厚度、钙化度、合并反流、操作手法、仪器条件等),经胸超声检查时可在心尖左心长轴切面、两腔切面或四腔切面上进行,经食管超声心动图检查时,由于左心房内血流汇聚区显示范围大而清晰,尤其适宜应用该法进行定量研究。计算方法为:$MVA = Q/V$。$Q = 2 \times \pi \times R^2 \times AV \times \alpha/180$。

式中 MVA 为二尖瓣口面积(cm^2),Q 为经过二尖瓣口的最大瞬时流量(mL/s);V 为经过二尖瓣口的最大流速(cm/s);R 为心动周期中最大血流汇聚区红蓝交错界面至二尖瓣口(两瓣尖连线)的距离;AV 为 Nyquist 速度(cm/s),α 为二尖瓣前后叶瓣尖的夹角。

此法可用于存在明显二尖瓣反流时。但其技术要求较高且测量较烦琐,如汇聚界面和瓣叶夹角测量不准将影响其准确性。

一般根据二尖瓣开口面积进行狭窄程度评估,上述方法中首选直接测量法和压差减半时间法,至于二尖瓣跨瓣压差可作为评估参考,其半定量评估,见表2-1。

表 2-1 二尖瓣狭窄程度分级

狭窄程度	ΔP(mmHg)	MVA(cm^2)
轻度狭窄	<5	>1.5
中度狭窄	5~10	1.0~1.5
重度狭窄	>10	<1.0

4.三维超声心动图

三维超声心动图实时显像可实时、动态、方便地观察到二尖瓣的立体形态结构,全容积显像可自由切割、旋转,从左心房侧或左心室侧观察二尖瓣的短轴立体剖面图。二尖瓣狭窄时瓣膜增厚、钙化,前后叶联合部粘连,开放受限,瓣口面积变小,瓣口的几何形状不规则。对二尖瓣狭窄的跨瓣血流也可进行三维重建,可客观地揭示该异常血流的立体轮廓、截面、分布与动态改变。

5.经食管超声心动图

二尖瓣的位置在四个心脏瓣膜中最靠后,经食管超声检查时因探头位于食管内,紧邻心脏深层结构,所以在显示左心房、左心室、房间隔和整个二尖瓣装置(包括瓣环、瓣叶、腱索和乳头肌)时比经胸壁超声心动图更为优越。经食管超声能很好地评价二尖瓣瓣叶的活动情况、增厚程度、瓣体或结合部的钙化范围以及瓣下结构的累及情况。此外,与经胸壁超声相比,经食管超声心动图是检出左心房云雾影、左心房尤其左心耳血栓的可靠、必要的检查手段。

(三)鉴别诊断

对于左心室容量负荷增大的疾病,由于流经二尖瓣口的血流量增多,多普勒超声显像表现为色彩明亮、流速加快的血流束,但血流束较二尖瓣狭窄者明显增宽,且为层流。在扩张型心肌病及冠心病等患者中,左心室功能减退,因而二尖瓣开口幅度减小,但血流速度明显减慢,离散度小,仍具层流的特点。配合二维图像的观察均可进行鉴别。

(四)临床意义

超声心动图对二尖瓣狭窄的诊断有很高的特异性。可用于:①明确二尖瓣狭窄的诊断。②二尖瓣狭窄程度定量评估。③确定心脏结构功能的改变及有无并发症。④瓣膜形态学评估。⑤术中监测,术后疗效评价及随访。

二、二尖瓣关闭不全

(一)病理与临床

二尖瓣关闭不全为各种原因所致二尖瓣装置解剖结构或功能的异常,造成收缩期血流迅速或缓慢地反流入左心房。二尖瓣关闭不全的病理生理学和临床表现取决于反流量、左心室功能状态和左心房顺应性。多数慢性轻中度二尖瓣关闭不全患者可保持长期无症状。由于左心房容量增加,压力升高,久之导致左心室容量负荷过重,左心室失代偿,功能减退,心排血量降低等症状,最终引起左心衰竭。导致二尖瓣关闭不全的病因繁多,其中风湿性瓣膜病变最常见,其他常见病因有二尖瓣脱垂、腱索断裂、乳头肌功能不全或断裂、二尖瓣赘生物或穿孔、二尖瓣退行性病变。

(二)超声表现

1.二维及多普勒超声

(1)二维图像特征取决于病因的不同,表现为相应的二尖瓣、腱索或乳头肌的器质性病变或二尖瓣环扩大引起的收缩期瓣叶对合不良,有的存在明显缝隙。风湿性病变者见瓣膜增厚,回声增强。腱索断裂瓣叶可出现连枷样运动,可导致重度关闭不全,出现大量反流。二尖瓣脱垂者两叶不能闭合,收缩期瓣叶脱向左房侧,出现不同程度的反流。感染性心内膜炎者可检出附着在瓣膜上的赘生物。

(2)彩色多普勒显示收缩期二尖瓣口左心房侧出现蓝色为主的五彩镶嵌血流束。反流束是二尖瓣关闭不全的特征性表现,是诊断二尖瓣反流最直接的根据。二尖瓣前叶病变为主者,反流束为朝向左心房后壁的偏心血流;两叶对合不良者,反流束朝向左心房中央;而后叶病变为主者,反流束偏向左心房前侧。

(3)频谱多普勒见收缩期二尖瓣口左心房侧出现高速度、宽频带湍流。

(4)左心房大,左心室大;晚期患者右心房右心室也可扩大,在乳头肌功能不全等缺血性心肌病中,可见相关室壁的局部运动异常。

(5)晚期患者左心功能有不同程度的下降。

2.二尖瓣关闭不全的定量评估

(1)根据彩色反流束半定量估计反流程度:临床常用反流束长度分级法,即反流束局限在二尖瓣环附近为轻度,达左心房中部为中度,达左心房顶部为重度。依据彩色多普勒血流成像勾画的最大反流束面积进行分级,标准为:反流束面积小于 4 cm² 为轻度,4~10 cm² 为中度,大于 10 cm² 为重度。或根据反流束面积与左心房面积的比值进行分级,比值小于 20% 为轻度,20%~40% 为中度,大于 40% 为重度。尽管根据反流束大小半定量估计反流程度尚存在很多局限性,但因其简单、直观、重复性好、测量误差小,仍得到临床广泛应用,尤其适用于同一患者的对照。

(2)反流分数的测定:根据连续方程的原理,在无二尖瓣反流的患者中,主动脉瓣口血流量应等于二尖瓣血流量,而在单纯二尖瓣反流的患者中,主动脉瓣口血流量加上二尖瓣反流量才是全部左心室心搏量,即收缩期二尖瓣反流量应为舒张期二尖瓣前向血流量(代表总的每搏输出量)与收缩期主动脉瓣前向射血量(代表有效的每搏输出量)的差值,各瓣口血流量计算为多普勒速度时间积分乘以该瓣口的面积。反流分数用公式表示为:$RF=(MVF-AVF)/MVF=1-AVF/MVF$。

式中 RF 为反流分数;MVF 为二尖瓣口舒张期血流量;AVF 为主动脉瓣口收缩期血流量。这一评估反流程度的方法已得到临床与实验室的验证,有较高的准确性。轻度反流者 $RF<30\%$,中度反流者 RF 为 $30\%~49\%$,重度反流者 $RF\geqslant50\%$。

(3)PISA 法测定反流量:二尖瓣关闭不全时,大量左心室血通过狭小的反流口反流入左心房中,在反流口的左心室侧形成血流汇聚区,根据此血流汇聚区的大小可定量计算二尖瓣反流量,其计算公式为:$Q = 2 \times \pi \times R^2 \times AV \times VTI/V$。

式中 Q 为反流量(mL);R 为血流汇聚区半径(cm);AV 为 Nyquist 速度(cm/s);VTI 为二尖瓣反流频谱的速度时间积分(cm);V 为二尖瓣反流峰值流速(cm/s)。

(4)关于生理性反流:一般认为反流信号微弱,范围局限,反流束长度<1.5 cm,反流面积<1.5 cm²,反流速度<1.5 m/s,所占面积与左心房面积之比<3.5%,占时短暂≤0.1 秒,起始于收缩早期,一般不超过收缩中期或占时不超过收缩期的 60%,同时无瓣膜形态活动异常或心腔大小改变者为生理性反流。有学者提出全定量评估时以每搏反流量≤5 mL 属生理性反流。

二尖瓣反流程度的评估应采用多个参数综合判断,而不是依赖于单一指征,二尖瓣反流严重程度各参数的半定量评估总结,见表 2-2。如重度二尖瓣反流的评估指征包括:伴随重度二尖瓣形态学破坏,如腱索或乳头肌断裂;瓣膜对合时出现明显缝隙;反流束进入左心房上部,甚至折返回其起始处附近;肺静脉血流频谱出现收缩期负向倒流波;二尖瓣反流束起点处宽度≥0.7 cm,反流束面积/左心房面积>40%(中心性反流),反流量≥60 mL,反流分数≥50%。

表 2-2 二尖瓣反流程度评估

参数	轻度反流	中度反流	重度反流
左心大小	正常	正常或增大	增大
二尖瓣形态	正常或异常	正常或异常	异常/连枷瓣/乳头肌断裂
反流束长度	局限在二尖瓣环附近	达左心房中部	达左心房顶部
反流束起点处宽度(cm)	<0.3	0.3～0.69	≥0.7
反流束面积	小,中心性(通常<4 cm² 或左心房面积的 20%)	不定(4～10 cm² 或左心房面积的 20%～40%)	大的中心性反流(通常>10 cm² 或左心房面积的 40%)或左心房内偏心性贴壁涡流
肺静脉血流	收缩期为主	收缩期回流减少	收缩期逆流
反流束容积(mL)	<30	30～59	≥60
反流分数(%)	<30	30～49	≥50

3.三维超声心动图

三维超声心动图使二尖瓣病变的形态更为直观,病变的定位及范围判定更为准确,可以从心房向心室角度或从心室向心房的角度直观地显示整个二尖瓣口及瓣叶的形态、大小、整个对合缘的对合和开放状态,而这些是二维超声无法显示的。

4.经食管超声心动图

经食管超声心动图检查为经胸壁检查方法的重要补充。因探头距二尖瓣口距离缩短,探头频率较高,分辨力良好,有利于识别引起反流的各种解剖结构异常,对病变的形态与性质诊断准确率更高。由于经食管探查不妨碍手术视野,故在二尖瓣关闭不全的外科治疗中可实时监测术中变化。

(三)鉴别诊断

二尖瓣反流的定性诊断并不困难。极少数情况下,需要与位于二尖瓣口附近的主动脉窦瘤破入左心房及冠状动脉左房瘘鉴别。这两种病变的特点是异常血流为双期或以舒张期为主,加之相应的主动脉窦和冠状动脉结构形态异常不难鉴别。

(四)临床意义

超声心动图是无创性明确诊断二尖瓣关闭不全的最佳手段和首选方法。可用于:①迅速、敏感地确定二尖瓣反流。②判断二尖瓣关闭不全的严重程度。③鉴别二尖瓣关闭不全的病因,这有助于临床判断是否采用整形术或换瓣术。④确定心脏结构功能的改变。⑤术中监测、术后疗效评价及随访。

三、主动脉瓣狭窄

主动脉瓣狭窄可分为先天性和后天性。先天性主动脉瓣狭窄占先天性心脏病的 3%～6%,可为主动脉瓣、瓣上及瓣下狭窄。主动脉瓣畸形可为单叶、二叶、三叶或四叶主动脉瓣畸形,以二叶主动脉瓣畸形多见。后天主动脉瓣狭窄常见,多为风湿性主动脉瓣病变和退行性主动脉瓣钙化。前者多合并二尖瓣狭窄,后者一般由老年退行性病变引起。

风湿性主动脉瓣狭窄由于瓣膜交界处粘连、增厚,瓣口变小,开放受限。老年性主动脉瓣狭窄常见于高脂血症、糖尿病及动脉粥样硬化患者。退行性病变及钙化常见于瓣膜根部,其后逐渐向瓣尖发展,并有二尖瓣环的退行性病变及钙化。先天性主动脉瓣狭窄常见于瓣膜发育畸形。由于功能异常的瓣膜长期受血流的冲击,而发生退行性病变。另外表面也可附着血栓、纤维化、钙化。增厚的瓣膜也可融合,使瓣口变小,形成狭窄。此种瓣膜易发生感染性心内膜炎。正常成年人主动脉瓣口面积为 $3.0~cm^2$。病变瓣口面积可 $\leqslant 1.0~cm^2$,左心室收缩压明显升高。当瓣口面积 $< 0.75~cm^2$ 时,则产生严重狭窄。由于主动脉瓣口狭窄,左心室排血受阻,左心室收缩力增强,以维持正常心排血量。主动脉瓣狭窄可逐渐发生左心室代偿性肥厚,导致左心室舒张期顺应性下降,左心室舒张末期压力增加。早期可因收缩代偿性增强,保证左心室舒张期充盈量,以维持正常心搏量。当出现严重主动脉瓣狭窄时,正常静息状态下,心脏不能排出足够血量,造成心脏缺氧,同时,由于心脏代偿性肥厚,心肌耗氧量增加,加重心肌缺血、缺氧。心排血量减少,脉压下降,脑组织出现缺氧症状。左心室排血量下降,左心室收缩末期容量增加,舒张期左心室充盈减少,继而可导致左心房压升高,左心房及肺静脉淤血时,则发生呼吸困难。

当主动脉瓣口面积缩小至正常的 1/4 以下时,可出现呼吸困难、晕厥、心绞痛。早期通常于活动后出现上述症状,轻者可只表现为黑矇。典型体征为在胸骨左缘听到粗糙而响亮、喷射性收缩期杂音,一般在Ⅲ级以上,可伴有收缩期震颤,杂音向左颈动脉及胸骨上切迹传导,杂音性质为递增-递减型(菱型)。脉搏细而弱,重度狭窄者脉压变小,晚期出现左心室增大。

(一)超声显像

二维心脏超声主要采用胸骨旁左侧长轴切面及心底短轴切面和心尖五腔切面。M型超声心动图可观察心底波群和左心室波群。多普勒超声主要探测左心室长轴切面和心脏五腔切面。另外,胸骨上凹、胸骨右缘第 2 肋间探测,可进一步观察主动脉瓣狭窄的彩色多普勒血流和连续多普勒及脉冲多普勒的血流频谱曲线。

1.M 型超声心动图

(1)主动脉瓣常失去正常六边形盒子样改变,幅度变小、瓣叶增厚、反射增强。

(2)主动脉根部活动曲线,因主动脉血流减少,主动脉壁增厚,故重搏波消失。

(3)左心室壁增厚,晚期左心室腔可扩大,室间隔增厚>13 mm,且活动幅度减小<3 mm。

2.心脏切面超声

(1)瓣膜病变形态:超声图像显示瓣叶增厚、回声增强、主动脉瓣形态发生改变,瓣叶活动度小,瓣口变小。左心室长轴切面可显示先天性主动脉瓣单瓣叶于收缩期呈帐篷样突向主动脉腔,舒张期突向左心室流出道。二叶主动脉瓣可为前后或左右排列,两瓣叶开放间距离变小,舒张期关闭线正常或偏离中心。心底短轴切面可见三个主动脉瓣叶有不同程度的增厚、纤维化或钙化、回声增强、瓣叶交界处粘连及瓣口开放受限。关闭线"Y"形结构消失,二叶主动脉瓣可显示增粗关闭线位于前后方向或水平方向。

(2)早期左心室室壁可见肥厚,晚期左心室腔可扩大。

(3)升主动脉可出现狭窄后扩张。

3.心脏多普勒超声

(1)彩色多普勒血流显像:收缩期可见起自主动脉瓣口的五彩射流束,射入主动脉内。胸骨上窝探测射流显示为红色,心尖五腔切面或剑突下探测时,射流显示为蓝色。由于射流速度超过彩色多普勒的显示范围而出现混叠效应,呈多彩镶嵌血流。彩色血流起始的直径大致与瓣口大小成正比。通常主动脉瓣狭窄的血流为中心性,在二叶主动脉瓣时,主动脉的射流为偏心性。左心室流出道排血受阻,故血流速度缓慢,左心室流出道血流色彩较暗。

(2)脉冲多普勒检查:在主动脉瓣狭窄时,左心室流出道血流在主动脉瓣口受阻,因此,狭窄口上游的流速减慢,将脉冲多普勒的取样容积置于左心室流出道内,可记录到最大流速降低、峰值后移的窄带频谱曲线。由于主动脉瓣口压差的增大,主动脉瓣口处最大射流速度通常超过脉冲波多普勒的测量范围,发生混叠效应。将取样容积置于主动脉瓣口时,可记录到双向充填的方块形血流频谱曲线,此时需要应用连续波多普勒测量主动脉瓣狭窄的最大速度。

(3)连续多普勒检查:主动脉瓣狭窄时,利用连续多普勒可记录到主动脉瓣口为单峰曲线高速血流,在胸骨上窝探测时频移为正向。在心尖区和剑突下探测时,频移为负向,最大流速高于正常。频谱曲线上升、速度缓慢、峰值后移、射血时间延长、窗口充填,这些改变与狭窄程度成正比。轻度主动脉瓣狭窄,曲线轮廓近似于非对称三角形。重度主动脉瓣狭窄时,曲线轮廓近似于对称的钝圆曲线。

根据连续多普勒频谱曲线,可准确测定主动脉瓣口的跨瓣压差,估测主动脉瓣狭窄的严重程度。轻度狭窄时,主动脉瓣口面积<1.5 cm^2,但≥1.0 cm^2,平均压差≤3.33 kPa(25 mmHg)。中度狭窄时,瓣口面积<1.0 cm^2,但>0.7 cm^2,平均压差>3.33 kPa(25 mmHg),但≤6.67 kPa(50 mmHg)。重度狭窄时,瓣口面积<0.70 cm^2,平均压差>9.35 kPa(70 mmHg)。

（二）诊断要点

1.M 型和心脏切面超声

显示主动脉增厚,瓣口开放幅度减小,左心室壁增厚。

2.心脏多普勒超声

（1）定性诊断:彩色多普勒显示主动脉瓣口出现收缩期多彩镶嵌的射流束,进入升主动脉后明显增宽。脉冲多普勒和连续多普勒显示主动脉瓣口的高速射流频谱曲线。

（2）定量诊断:主要包括主动脉瓣跨瓣压差和瓣口面积的估测。

（三）鉴别诊断

需要与主动脉瓣狭窄鉴别的有肥厚型梗阻性心肌病、膜性主动脉瓣下狭窄或瓣上狭窄、主动脉窦瘤破裂、主动脉导管未闭、二尖瓣反流和重度主动脉瓣反流等疾病。

四、主动脉瓣关闭不全

主动脉瓣关闭不全可因主动脉瓣和主动脉根部疾病或主动脉瓣环扩张所致。常见的有风湿性心脏病、先天畸形、感染性心内膜炎、马方综合征、严重高血压或升主动脉粥样硬化、主动脉夹层分离及梅毒性心脏病等。风湿性心脏病是引起主动脉瓣病变最常见的病因,在所有风湿性心脏病中,单纯性主动脉瓣关闭不全少见,关闭不全多同时伴有狭窄,且关闭不全的发生早于狭窄,男性多于女性(2∶1)。根据发病情况分为急性和慢性两种,临床以慢性主动脉瓣关闭不全多见。

风湿性心脏病可发生主动脉瓣叶的纤维化、增厚、缩短和变形。舒张期瓣叶不能充分闭合,升主动脉的血液反流入左心室,因此,舒张期左心室将同时接受左心房血液和主动脉瓣口的异常反流血液,使左心室前负荷增加,左心室舒张期容量逐渐增大、左心室扩张。如果左心室扩张与左心室扩大相适应,左心室舒张末压不增高。由于左心室代偿性收缩力,左心室搏出量增加,左心室发生离心性肥厚。左心室壁厚度与心腔半径的比例和正常一致,因此,室壁张力得以维持正常。长期的容量负荷过重,可导致左心室收缩功能降低,心排血量减少,收缩末期和舒张末期容量增加,左心室舒张末压升高,发生左心室衰竭。此外,严重主动脉瓣关闭不全时,主动脉舒张压下降,冠状动脉血流减少,引起心肌缺血,促进左心室功能恶化。正常情况下,舒张期二尖瓣口血流量、左心室心排血量和舒张期主动脉血流量三者是完全相等的。在主动脉瓣关闭不全时,前者代表有效心搏量,后二者代表全部心搏量。全部心搏量与有效心搏量之差为主动脉瓣反流量。

主动脉瓣关闭不全患者可多年无症状,早期症状多为心悸、心前区不适、头部强烈搏动感,严重者出现心绞痛、头晕、左心功能不全等症状。主动脉瓣关闭不全主要体征为主动脉瓣区舒张期高调哈气样递减型杂音。杂音可传导至心尖区,瓣膜活动差或反流严重者主动脉瓣第二心音减弱或消失。由于动脉收缩压升高,舒张压降低,脉压增大,常出现周围血管征,如水冲脉、枪击音、毛细血管搏动、股动脉双重杂音及随心脏搏动的点头征。

（一）超声显像

选用胸骨旁左心室长轴切面或心尖二腔切面、心底短轴切面和心尖五腔切面,可从不同角度观察主动脉瓣病变及反流。M 型超声心动图主要检查心底波群、二尖瓣波群和心室波群。彩色多普勒检查应注意左心室流出道有无舒张期主动脉瓣反流,并观察其方向和范围。连续波多普勒检查应选用心尖五腔切面,尽量减少取样线与反流束的夹角,以获取满意的血流频谱曲线。脉冲多普勒检查应将取样容积置于主动脉瓣下左心室流出道,探测反流信号并进行多点探测,以探测反流信号的范围。另外,严重主动脉瓣关闭不全时,也可选用剑下腹主动脉长轴切面,观察周期中主动脉内血流方向改变。

1.心脏切面超声

(1)风湿性主动脉瓣膜病变所致的主动脉瓣关闭不全,可见主动脉瓣增厚、回声增强、活动受限。舒张期主动脉瓣关闭时,瓣膜间可见到裂隙。心底短轴切面可清楚观察 3 个瓣叶的病变情况,关闭线变形,显示瓣膜关闭不全的部位,其间可看到有裂隙。单纯主动脉瓣关闭不全时,主动脉瓣开放幅度增大,主动脉搏动明显。主动脉瓣脱垂时,舒张期瓣膜超过主动脉瓣关闭点之连线,突向左心室流出道。

(2)左心室增大、心室壁活动增强,具有左心室容量负荷过度的表现。

(3)主动脉瓣关闭不全时,舒张期主动脉瓣反流血液可冲击二尖瓣前叶,导致二尖瓣前叶开放受限,开口呈半月形改变。

2.M 型超声心动图

(1)主动脉瓣开放速度增快、开放幅度增大,一般可达 20 mm 以上。

(2)主动脉瓣关闭时不能合拢,显示主动脉瓣关闭线裂隙>1 mm 时,可对主动脉关闭不全作出诊断。

(3)二尖瓣前叶可因受主动脉反流血液的冲击,造成二尖瓣前叶振动,振幅为 2~3 mm。起始于二尖瓣前叶最大开放时,心室收缩期消失。二尖瓣叶舒张期振动运动的诊断意义大于瓣叶不能合拢。急性主动脉瓣关闭不全时,左心室衰竭,可见二尖瓣提前关闭,此时,C 点在心室收缩前出现,A 峰消失。

(4)主动脉增宽、主波增高、重搏波低平或消失,主动脉壁下降速度明显增快或消失,左心室扩张,左心室收缩增强。

3.心脏多普勒超声

(1)彩色多普勒血流显像:显示舒张期起源于主动脉瓣环的红色反流束反流入左心室流出道。彩色多普勒可进一步确定关闭不全的程度。根据反流束在左心室流出道内的最大宽度和左心室流出道宽度的比值,可将关闭不全分为三度。轻度关闭不全者,两者间比值<25%,中度为 25%~65%,重度>65%。

(2)脉冲多普勒检查:将取样容积置于主动脉瓣环下,测及起源于主动脉瓣的高速反流,并向左心室流出道延伸,反流速度出现混叠效应。

(3)连续多普勒检查:在左心室流出道可记录到舒张期反流频谱,持续全舒张期,频谱曲线呈正向梯形状。最大反流速度一般>4 m/s。

(二)诊断要点

(1)主动脉瓣开放幅度增大,开放速度增快,关闭时可见双线。

(2)左心室增大,左心室流出道增宽,心室壁活动幅度增大。

（3）主动脉增宽，主波增高，重搏波降低或消失。

（4）二尖瓣舒张期开放时可呈半月形，M型超声心动图可见舒张期扑动。

（5）彩色多普勒超声检查在左心室流出道内测及起自主动脉瓣的舒张期反流束。脉冲或连续多普勒可见正向的反流频谱曲线。

（三）鉴别诊断

（1）主动脉瓣关闭不全常合并主动脉瓣狭窄或联合瓣膜病变。

（2）生理性主动脉瓣反流：心脏、瓣膜及大动脉形态正常，反流面积局限$<1.5\ cm^2$，最大反流速度$<1.5\ m/s$。

（3）二尖瓣狭窄：二尖瓣狭窄时，左心室内可测及舒张期射流，射流方向与主动脉瓣反流束方向相似。两者鉴别要点，见表2-3。

表2-3　二尖瓣狭窄与主动脉瓣反流的鉴别

鉴别点	二尖瓣	主动脉瓣
射流起源	二尖瓣口	主动脉瓣口
起始时间	E峰后（快速充盈期）	E峰前（等容舒张期）
血流速度	较慢，$<3\ m/s$	较快，$>4\ m/s$
音频信号	高	低

（4）主动脉瓣关闭不全时，反流束冲击二尖瓣前叶，二尖瓣出现扑动时，应与二尖瓣狭窄区别。在主动脉瓣关闭不全时，二尖瓣出现快速扑动，二尖瓣前叶舒张期下降速度在120 mm/s以上。二尖瓣关闭点C，常在心电图QRS波之前，二尖瓣无增厚现象。

五、三尖瓣狭窄

（一）病理

三尖瓣狭窄较少见，多为器质性病变，常与二尖瓣、主动脉瓣病变同时存在。如风湿性心肌炎遗留下瓣膜病变，瓣膜变粗增厚，交界处粘连融合，瓣口狭窄，舒张期右心房至右心室血流在三尖瓣口受阻，致使右心房压力负荷过重而增大，右心排血量降低，右心房及腔静脉、门脉等因淤积而扩大及压力升高。

（二）超声心动图表现

三尖瓣口在正常时难以显示，只有右心室扩大时才有可能显示由3个瓣膜构成的近似圆形的瓣口。正常瓣口直径大于4 cm，瓣口面积可达$5\ cm^2$。由于瓣口显示困难，瓣口狭窄时超声诊断主要依据彩色多普勒及频谱多普勒检测及高速的狭窄性射流，二维超声显示三尖瓣的结构改变也有重要诊断意义。三尖瓣与二尖瓣同为房室瓣，三尖瓣狭窄的超声所见与二尖瓣狭窄十分类似，超声用于诊断二尖瓣狭窄的各种依据也适用于三尖瓣狭窄的诊断。

超声心动图显示三尖瓣膜及其支持结构的病变与二尖瓣狭窄相似，但程度轻于二尖瓣狭窄，可见三尖瓣回声增粗、增强，活动受限，开放面积变小。

右心房明显增大，房间隔向左心房偏移，下腔静脉、门静脉、肝静脉增宽。

M型超声心动图显示三尖瓣前叶活动曲线呈平顶状改变，前后叶呈同向运动。

彩色多普勒显示三尖瓣舒张期右心房至右心室变窄,呈现以红色为主的五彩镶嵌的血流束。脉冲多普勒出现湍流频谱,与二尖瓣狭窄的频谱形态相似,但血流速度如 E 峰、A 峰速度比二尖瓣狭窄的血流速度低。

三尖瓣跨瓣压差增大,正常时右心房与右心室间压差≤0.133 kPa(1 mmHg),三尖瓣狭窄时压差＞0.27 kPa(2 mmHg),重症时＞1.60 kPa(12 mmHg)。也可用压力降半时间计算三尖瓣瓣口面积。

(三)鉴别诊断

三尖瓣狭窄与三尖瓣下移畸形的鉴别:①瓣膜发育畸形出现功能性狭窄和关闭不全,但瓣膜增粗增厚改变较轻。②三尖瓣隔瓣位置下移与二尖瓣前叶附着点间距超过 1 cm,即距心尖较近。③出现房化右心室与右心房合并,形成明显增大的右心房腔。④功能性右心室变小。⑤常合并房间隔缺损等先天性心脏病。

六、三尖瓣关闭不全

(一)病理

三尖瓣关闭不全发病率低,功能性多见,常继发于风湿性心脏病、先天性心脏病、肺动脉高压等右心室容量负荷过重等疾病。三尖瓣相对性关闭不会致使右心室、右心房明显增大,继而下腔静脉、肝静脉增宽。三尖瓣发育畸形、右心房黏液瘤、感染性心内膜炎等病变也会引起三尖瓣不能完全关闭。严重二尖瓣狭窄并发肺动脉高压可致三尖瓣关闭不全。

(二)超声心动图表现

以彩色多普勒血显像和频谱多普勒作为确定诊断的方法,二维超声及 M 型超声心动图超声只能用于辅助诊断。

三尖瓣相对性关闭不全瓣膜一般无增粗、增厚等改变,若合并狭窄,则可见瓣膜增粗、增厚、粘连,开放面积缩小。如因其他病因致瓣膜发育不良,则瓣膜缩短;感染性心内膜炎可见赘生物回声光团等改变或呈连枷样运动。

右心室、右心房明显增大,右心室收缩末压增高,右心容量负荷过重,二尖瓣环扩大。

室间隔与左心室后壁呈同向运动。

下腔静脉、肝静脉明显增宽。

M 型超声心动图可见三尖瓣前叶曲线幅度大,呈高流量型,伴狭窄时 EF 斜率先快后慢。

声学造影可见造影剂在三尖瓣口随心脏收缩、舒张呈穿梭状运动。

彩色多普勒显示三尖瓣口右心房侧可见以蓝色为主五彩镶嵌的反流束和湍流频谱,反流方向可垂直也可斜向房间隔,反流血流信号是确定诊断的依据。频谱多普勒检测到收缩期负向高速反流信号,峰值速度可大于 2 cm/s,呈单峰型,与二尖瓣反流血流的频谱相似。三尖瓣口舒张期血流速度也增快,受右心房反流血流的影响,下腔静脉甚至肝静脉的血流速度也增快。反流量大时,也能用彩色多普勒血流显像显示肝静脉、下腔静脉内从右心房反流而来的血流信号,反流束达右心房中部为轻度反流,反流束至右心房顶部充满右心房为中度反流,反流束达到下腔静脉、肝静脉为重度反流。

（三）鉴别诊断

1.鉴别三尖瓣狭窄的病因

观察瓣膜本身有无异常,如三尖瓣狭窄合并三尖瓣关闭不全;右心房黏液瘤时则见三尖瓣口有肿瘤存在,见肿瘤在瓣口上下运动等;感染性心内膜炎有赘生物形成,可见异常团块附着;尚可见瓣膜受损而呈连枷样运动;三尖瓣下移畸形,可观察三尖瓣隔叶位置较低;若功能性如先天性心脏病房间隔缺损和其他肺动脉高压所致的相对性关闭不全,则有其他疾病自身特点可加以鉴别。

2.生理性反流

反流速小于 1.5 m/s,时间短暂,房室大小正常等。

七、肺动脉瓣关闭不全

（一）病理

肺动脉瓣关闭不全多为功能性,常继发于某些心脏疾病,如风湿性心脏病、先天性心脏病等导致肺动脉高压、肺动脉瓣环扩张等,形成肺动脉瓣相对性关闭不全;也可因肺动脉瓣本身器质性病变,如感染性心内膜炎的赘生物形成导致肺动脉瓣关闭不良,继而引起右心室扩张,下腔静脉、肝静内径增宽等改变。

（二）超声心动图表现

彩色多普勒血流显像对检出肺动脉反流的敏感性很高,但大多是非病理性反流(非肺动脉瓣病变性反流),极少数病理性反流必须有肺动脉瓣病变存在才能确定诊断,同时必须紧密结合临床进行分析。

肺动脉瓣相对性关闭不全可见瓣膜在心室舒张时不能完全合拢,若瓣膜本身有病变,则可见瓣膜回声异常;感染性内膜炎可见赘生物回声光团,甚至出现因瓣膜破裂而形成的连枷运动。

肺动脉扩张,右心室、右心房扩大,甚至下腔静脉、肝静脉扩张。

肺动脉高压引起肺动脉瓣后叶活动曲线 a 波凹消失,可见收缩中期关闭呈 W 和 V 字型,射血前期延长,射血期缩短,两者之比大于 0.24。

彩色多普勒血流显像在肺动脉瓣下、右心室流出道内可见以红色为主的舒张期反流束,可确定为肺动脉瓣反流。由于肺动脉瓣反流血流速度偏低,彩色的血流信号呈红色火焰状,少数呈五彩镶嵌。舒张期时肺动脉及右心室流出道均无血流,所以肺动脉瓣反流易辨认。频谱多普勒取样容积置于瓣下或瓣膜水平处易于检测肺动脉瓣反流血流频谱,频谱呈单峰型,形态与主动脉瓣反流频谱类似,少数可呈双峰型,第一峰较低。双峰的成因是由于肺动脉压无明显升高时,右心房在舒张末期的收缩使右心室压升高,压差减少,反流速度突然降低;右心房收缩后,右心室舒张又再下降,反流速度再上升,因此形成双峰。反流血流速度一般大于 1.5 m/s,如有临床症状,肺动脉高压时的反流速度也可达 4 m/s 以上。

肺动脉舒张压升高,可用肺动脉反流时最大速度换算的肺动脉压($4V^2$)表示。

（三）鉴别诊断

1.生理性反流

比较常见,但血流呈红色,湍流少见,速度低。

2.鉴别病因

肺动脉瓣关闭不全是肺动脉瓣本身器质性病变所致,还是功能性、相对性关闭不全引起。

八、联合瓣膜病

二尖瓣狭窄合并主动脉瓣关闭不全是最常见的联合瓣膜病。二尖瓣狭窄合并关闭不全,主动脉瓣狭窄合并关闭不全,主动脉瓣狭窄合并二尖瓣狭窄,二尖瓣、主动脉瓣、三尖瓣病变同时并存等均是较多见的联合瓣膜病。

联合瓣膜病的超声诊断,主要是把多种病变的超声所见综合分析判断,其中彩色多普勒血流显像对显示各不同瓣膜的狭窄性或反流性射流具有更大的优越性。二维超声所显示的瓣膜结构及房室、大血管的扩大等变化,对确定联合瓣膜病也有重要意义。需引起注意的是,当一种或两种病变较明显,而第二或第三种病变较轻时,如不进行全面检查,有时会被遗漏。因此,检查风湿性心脏瓣膜病变时,对四个瓣膜及有关的房、室及大血管均应全面检查,单纯一个瓣膜一种病变的风湿性心瓣膜病少见,而联合瓣膜病较为多见。

（张小丽）

第四节　非风湿性瓣膜病

一、二尖瓣腱索断裂

（一）病理

二尖瓣腱索断裂是引起严重急性二尖瓣关闭不全的最常见原因,其病因有创伤性、自发性、风湿性瓣膜病,感染性心内膜炎、心肌梗死和肥厚性梗阻型心肌病等。因腱索断裂引起瓣膜在心脏收缩时脱向左心房而不能对合,左心室的血液反流至左心房,致使左心房容量负荷过重而增大。自发性断裂多见于后瓣,其他病因的腱索断裂可发生在前瓣和后瓣。临床表现及超声所见取决于瓣膜失去支持结构引起的瓣膜功能变化情况。在解剖上约有120根腱索附着在二尖瓣上,有24根腱索附着到乳头肌上。腱索与乳头肌相连的为一级腱索,一级腱索再分成2根为二级腱索,再分为2～3根成为三级腱索。

（二）超声心动图表现

彩色多普勒血流显像及频谱多普勒可确定二尖瓣反流;二维超声检查二尖瓣腱索断裂的解剖学所见及二尖瓣活动异常,加上彩色多普勒显示的反流,可确定腱索断裂的诊断。M型超声心动图观察二尖瓣与腱索图像也有重要的辅助诊断意义。

二尖瓣前叶或后叶因腱索断裂,致使瓣膜部分或全部活动失控,出现收缩期折到左心房,关闭时不能合拢,前、后瓣瓣膜游离缘的位置相互错开。心脏舒张时瓣膜随血流返回左心室呈典型连枷样活动,即瓣膜向室间隔方向运动,瓣体凹向左心室。收缩期瓣尖运动朝向左心房后壁,瓣体凹向左心房,若合并感染性心内膜炎可见异常光团回声。腱索断裂的二维超声图像特征为瓣膜的瓣尖(游离缘)与断裂腱索的近端相连,腱索呈纤细线状,有时为断续的点线状回声。断裂腱索的活动度大,活动不规律,能显示二尖瓣的断面图,都可以用于检查腱索的断裂,这是诊断腱索断裂的直接征象。

左心房、左心室增大,室壁活动幅度较大,呈明显的左心容量负荷过重。

二尖瓣前叶活动曲线舒张期出现粗大的不规则运动、活动幅度大,是由于二尖瓣支持结构松弛,在收缩期运动过大时向左心房脱垂,脱垂是腱索断裂轻症的表现。

M 型超声心动图显示瓣膜有舒张期振动运动,前瓣腱索断裂,有时也包括后瓣,在舒张期呈现幅度高、频率低的不规则振动运动,因此呈锯齿状,有时可持续到收缩期。后瓣腱索断裂时,后瓣也呈舒张期高幅、低频的不规则振动运动。房间隔因受收缩期反流的冲击,也产生收缩期振动运动。

瓣膜及腱索的振动运动是由于左心室受到舒张期充盈血流的冲击形成,具有重要的诊断意义。

彩色多普勒血流显像及频谱多普勒可检出左心房有反流血流。三级腱索断裂,即只有1～2根腱索受累,不一定产生反流,M 型超声心动图不能检出瓣膜及腱索的舒张期振动运动。二维超声观察不到瓣膜及腱索的特征性图像,但可显示正常活动的瓣膜与断裂腱索的近端相连,此时不能提示腱索断裂的诊断。

二、二尖瓣脱垂

(一)病理与临床

二尖瓣脱垂是各种原因引起的二尖瓣某一个或两个瓣叶在收缩中、晚期或全收缩期部分或全部脱向左心房,超过二尖瓣瓣环水平。多数伴有二尖瓣关闭不全,少数没有明显反流。各种病因使二尖瓣瓣叶、瓣环、腱索及乳头肌异常导致的脱垂占 60%,如风湿病变、感染性心内膜炎、心肌梗死等,无明显病因者占 30%。原发性二尖瓣脱垂主要是二尖瓣叶、腱索或瓣环等发生黏液样变性,导致瓣叶增厚或冗长、腱索过长或断裂、瓣环扩张等引起的脱垂。继发性脱垂常为瓣环与室壁之间大小比例失调、二尖瓣环扩张或发生继发损害、腱索断裂或乳头肌功能失调等所致。二尖瓣脱垂多单独发生,但也可同时累及其他瓣膜,形成多个瓣膜脱垂。并发三尖瓣脱垂的患者约 40%,并发主动脉瓣脱垂的患者约 10%,并发肺动脉瓣脱垂的患者约有2%。二尖瓣脱垂患者较易合并继发性房间隔缺损、房室通道缺损及心律失常等其他心血管方面的异常。二尖瓣脱垂的血流动力学改变类同于二尖瓣关闭不全。患者可长期无症状,最常见的症状为心悸、胸痛、气急。心前区听诊闻及收缩中晚期喀喇音是其特点。

(二)超声表现

1.M 型及二维超声心动图

(1)二尖瓣 M 型曲线显示收缩中、晚期或全收缩期 CD 段呈吊床样改变,与 CD 二点间的连线距离>2 mm。由腱索断裂引起的二尖瓣脱垂,瓣叶活动度增加,瓣叶曲线明显向下运动,伴有明显的瓣叶、腱索的扑动。二尖瓣脱垂 M 型超声心动图表现与探头的方向有很大关系,如操作方法不当很容易出现假阳性或假阴性。通常应结合二维和多普勒超声确定是否有脱垂,不宜单纯根据 M 型超声表现诊断二尖瓣脱垂。

(2)诊断二尖瓣脱垂的基本标准是收缩期二尖瓣叶超过瓣环连线水平,位于左心房侧。其超声诊断标准被定义为收缩期二尖瓣一个和(或)二个瓣叶脱向左心房侧,超过瓣环连线水平2 mm以上,伴或不伴有瓣叶增厚。其中,瓣叶厚度≥5 mm者称为典型二尖瓣脱垂;瓣叶厚度<5 mm者称为非典型二尖瓣脱垂。

(3)左心长轴切面(瓣环高点平面)为诊断二尖瓣脱垂的标准切面。大多数情况下,特别是前叶脱垂,该切面表示脱垂时瓣膜移位的最大程度超过马鞍形二尖瓣环的高点。但单纯后叶脱垂仅累及瓣叶内侧部分或外侧扇贝形部分时,则仅在心尖二腔或心尖四腔图上可见,在胸骨旁左心长轴观上不能探及,这种局限性后叶脱垂很少见,一般不发生功能异常,但当合并二尖瓣反流时,多可在胸骨旁长轴观上观察到,表明受累范围很大。从短轴切面观,正常二尖瓣口收缩期闭合成线,舒张期开放呈圆形或椭圆形,而脱垂的瓣叶表现为在收缩期局部呈圆隆的钢盔样,为多余的瓣叶褶皱所致。

(4)心脏腔室大小的改变与二尖瓣关闭不全相同,当心脏收缩时,血流自左心室反流至左心房,左心房增大,左心室也因容量负荷过重而加大。在继发于心脏的其他病变时,二维超声心动图可见相应的超声表现,如由腱索断裂引起的二尖瓣脱垂,可导致连枷样二尖瓣,瓣叶活动度明显增加。

2.彩色多普勒及频谱多普勒超声

二尖瓣脱垂伴二尖瓣反流的患者,彩色多普勒超声显示收缩期二尖瓣口左心房侧出现蓝色为主的反流束;彩色反流束的形态与走向有助于判别脱垂的部位。前叶脱垂或以前叶为主的双瓣叶脱垂,反流束起自瓣口,沿后叶瓣体及左心房后壁行走,反流程度重时,可见反流束沿左心房顶部折返行走;后叶脱垂或以后叶为主的双瓣叶脱垂,反流则沿前叶瓣体及左心房顶部行走,反流程度重时也可折返。以上两种反流均为偏心性反流,需注意依据切面上显示的彩色血流束范围来评估其反流程度,往往会被低估。双叶对称性脱垂时,反流束的方向为中心性。

多普勒频谱显示二尖瓣反流为收缩中、晚期或全收缩期宽频带、高速湍流。

3.三维超声心动图

三维超声心动图能显示出二尖瓣叶与二尖瓣瓣环本身固有的立体解剖位置关系。二尖瓣脱垂患者,在左心室侧显示时,收缩期可见脱垂的瓣叶向左心房侧凹陷;在左心房侧显示时,则见脱垂部分向左心房膨出。在长轴方位或四腔心方位显示时,脱垂瓣叶呈"瓢匙"样脱向左心房。在三维图像上,瓣叶脱垂的部位、范围、程度及动态变化显示清楚,图像形态逼真,立体感强。三维超声心动图在很大程度上克服了二维超声评价二尖瓣脱垂的局限性,特别是对判断瓣叶与瓣环的位置关系有较大价值。

4.经食管超声心动图

由于二尖瓣环的非平面特性,多平面经食管超声心动图扫查时,方位、角度及深度的多变性使所得切面更加复杂,不易判断二尖瓣叶活动范围是否真正超过总体的二尖瓣环。然而,不受声窗限制的食管探头能近距离对二尖瓣环及瓣叶进行真正意义上的多平面、全方位扫查。此外,术中经食管超声心动图能即时评价二尖瓣整形术或换瓣术的手术效果。

5.二尖瓣脱垂的定位

二尖瓣叶命名法在超声对二尖瓣脱垂的具体定位诊断中有着重要意义。Carpenter依据相应的解剖切迹将后瓣的三个扇叶分别命名为:P1、P2、P3。P1是指邻近前外侧联合的扇叶,接近左心耳部;P2是指位于中央部的中间扇叶;P3是指邻近后内侧联合的扇叶。前瓣也相应分为A1、A2、A3三部分。由于后叶存在解剖切迹,后叶脱垂的发生率较高,约占67%,且以P2脱垂为主,而前后叶脱垂与单独前叶脱垂只分别占23%和10%。运用经胸超声二尖瓣短轴切面及其非标准切面可以观察二尖瓣前后瓣的相应结构,由于超声技术的不断发展,除了能获得更加清晰的二维图像外,三维超声还能清楚显示瓣叶脱垂的具体部位与范围,经食管超声序列切面的深入研究,使对二尖瓣病变具体部位做出精确定位成为可能。

(三)鉴别诊断

1.假性二尖瓣脱垂

部分正常人在左心长轴观,特别是在心尖四腔观,表现为收缩期瓣叶位置超过二尖瓣瓣环连线,位于左心房侧,易误判断为二尖瓣脱垂。对心尖四腔观上瓣叶与瓣环之间的最大垂直距离<5 mm者,长轴观上<2 mm者,如其他各项检查无异常发现,说明被检查者无二尖瓣脱垂,应定期复查,观察瓣叶的位移程度有无加重。各种原因所致的大量心包积液、心脏压塞者,左心室腔受压,腱索相对过长可致二尖瓣叶脱垂。但此类患者在心包积液消除后,脱垂的瓣叶又可恢复至正常位置。

2.其他病因所致二尖瓣关闭不全

其他如风湿性心脏病、二尖瓣先天性发育不全导致的二尖瓣关闭不全,在超声心动图上有其特征性的改变,与原发性二尖瓣脱垂的鉴别并不困难。

(四)临床意义

超声心动图对诊断二尖瓣脱垂具有很高的敏感性和特异性。可用于:①明确二尖瓣脱垂的定性诊断。②二尖瓣脱垂的定位评价。③判断二尖瓣反流的严重程度。④鉴别二尖瓣脱垂的病因。⑤确定心脏结构功能的改变。⑥术中监测,术后疗效评价及随访。

(李普楠)

第五节　感染性心内膜炎

感染性心内膜炎是致病微生物造成的瓣膜和心血管内膜等结构的炎性病变,其特征性的损害是形成含有血小板、纤维蛋白、丰富的微生物和炎性细胞及大小不等形态不一的赘生物。根据发病情况、病程演变和严重程度,感染性心内膜炎分为急性、亚急性和慢性三类,临床大多数属于亚急性。急性感染性心内膜炎发病急,病程数天或数周,进展快,并发症出现早,多有全身受侵袭感染的表现。亚急性感染性心内膜炎病程拖延数周或数月,起病缓慢,中毒症状轻,感染很少转移至其他部位,由于以细菌感染多见,也称亚急性细菌性心内膜炎。超声心动图检查通过探测感染性心内膜炎的特征性病变——赘生物、瓣膜形态和功能改变,脓肿形成以及血流动力学改变,有助于感染性心内膜炎的早期诊断和治疗。

一、病理与临床

(一)心血管基础病变

感染性心内膜炎多发生于各种心血管病变的基础上。儿童患者主要的心脏基础病变是先天性心脏病,如室间隔缺损、动脉导管未闭、主动脉瓣先天性畸形等。在发展中国家,风湿性心脏病是感染性心内膜炎成年患者的主要易感因素。而在发达国家,风湿性心脏病比例逐渐下降,瓣膜退行性疾病、血管内装置以及人工瓣膜成为主要病因,静脉药物滥用者发生感染性心内膜炎的比例也逐渐升高。但也有部分患者发病时没有明显的心血管基础病变,尤其是急性患者。

(二)致病微生物

几乎所有种类的微生物均可致病,包括细菌、立克次体、衣原体、腺病毒、真菌等,但绝大多数感染却仅由少数几种引起。在自然瓣,链球菌和葡萄球菌即占感染性心内膜炎感染的80%以上。表皮葡萄球菌、肠球菌和真菌引起自然瓣感染者极为少见,但在静脉药物滥用者和人工瓣患者中,这些微生物所致的感染率却较高。

凝固酶阳性的金黄色葡萄球菌(金葡菌)是急性感染性心内膜炎的主要病原菌,也是静脉药物滥用者感染性心内膜炎的主要病原菌。由于它是一种侵袭性致病菌,常发展成播散性疾病,造成皮肤、骨、关节或脑等迁徙性感染。

(三)发病机制

1.内膜损伤

致病微生物通常需先进入血液造成菌血症或败血症,随后到达并附着于心血管内膜引起感染。单纯菌血症多不足以引起本病,心血管内膜完整者即使受到侵袭也很少发生心内膜感染,心血管内膜损伤可能是发生本病的重要基础。原器质性心脏病的反流或分流直接喷射对应的心壁、瓣周及其支持结构的内膜,从而造成瓣口附近的心内膜或喷口损伤,在此基础上,即使毒性不大的细菌也可引起感染性心内膜炎。在静脉药物滥用者,由于未溶解的微颗粒攻击正常的心内膜,特别是三尖瓣,也可引起心内膜损伤,为感染性心内膜炎的发生创造条件。如果细菌毒性大,如金葡菌,尽管不存在基础心脏病,也可侵犯心内膜而引起急性感染性心内膜炎。

2.赘生物形成

心内膜损伤后,其下的胶原暴露,使血小板及相继的纤维素沉积,形成无菌性血小板-纤维素微栓,如血液循环中细菌数量多,则细菌植于微栓上,从而发生感染性心内膜炎。亚急性者,循环中的抗体可团聚和捕获细菌,从而使大量细菌黏附于血小板-纤维素凝块上,这对赘生物的形成也起着一定的作用。新鲜的赘生物相当松脆,容易破裂脱落,逐渐纤维化、钙化,表面可由内皮组织覆盖。赘生物是各类感染性心内膜炎的特征性表现,多数出现于心脏瓣膜,少数见于心房和心室心内膜,极少数发生于大动脉内膜。赘生物总是发生在喷射的低压侧,如二尖瓣反流时二尖瓣的心房面或心房内膜,动脉瓣反流时主动脉瓣的心室面、室间隔或受到反流冲击的二尖瓣前叶,室间隔缺损时的右心室心内膜、室上嵴、三尖瓣隔叶,偶尔也发生在肺动脉瓣上。赘生物大小差别很大,通常与微生物种类、病变部位等有关,真菌或金葡菌感染者赘生物多较大。

(四)病理生理学表现

感染性心内膜炎的病理生理学表现取决于感染部位、性质、程度等,感染所造成的全身性反应一般与其他感染相似,心血管组织破坏和赘生物等可产生特殊的病理生理学改变。

1.栓塞

赘生物较大,有时可阻塞瓣口造成瓣口狭窄,赘生物脱落容易造成栓塞,在栓塞部位出现梗死性或化脓性病变,出现有关脏器的组织破坏和功能障碍,以脾、肾、冠状动脉和脑血管最常见。

2.瓣膜破坏

包括瓣膜变形、穿孔、瓣膜瘤、腱索乳头肌断裂等。瓣膜破裂程度不等,有的破口较小,严重者出现大面积的瓣叶穿孔,二尖瓣赘生物如延至乳头肌,可导致腱索和乳头肌断裂,造成血流动力学严重障碍。主动脉瓣反流冲击二尖瓣前叶,于该处产生一个继发感染灶,后者破坏二尖瓣的内皮及纤维体,局部瓣膜组织破坏、薄弱,呈瘤样膨出,形成二尖瓣瓣膜瘤。由于左心室压力较高,该瘤总是突向左心房,收缩期尤为显著。瘤体可完整,也可有不同程度的破裂。

3.脓肿形成

多数急性和部分亚急性感染性心内膜炎可形成主动脉和二尖瓣的瓣周脓肿,以主动脉根部脓肿最多见。少数患者瓣周感染扩散还可累及室间隔、心肌等。

4.其他

严重的主动脉瓣赘生物,尤其是发生于左、右冠瓣者,可阻塞或栓塞冠状动脉,造成心肌梗死。局部感染破坏动脉中层,可造成细菌性动脉瘤,破坏主动脉窦壁,形成 Valsalva 窦瘤。心血管脓肿或动脉瘤破入附近的心血管腔,可形成窦道或瘘管,多数从主动脉根部破入右心室或左右心房。此外,病变累及心包者可导致急性心包炎,累及传导系统者可引起传导系统功能障碍。

不同患者感染性心内膜炎引起的心脏结构改变程度轻重不一。感染性心内膜炎病变程度轻者只有赘生物形成,无心脏结构破坏。重者伴有心脏结构破坏,其病变常扩展到瓣膜以外组织,常是致命性的。主动脉瓣和人工瓣的感染性心内膜炎,其病变常扩展到瓣周组织引起脓肿、心传导组织的破坏、瘘道形成、人工瓣撕裂及瓣周反流、化脓性心包膜炎等。一般说来,累及主动脉瓣的感染性心内膜炎比二尖瓣的感染性心内膜炎更易发生并发症。右心系统三尖瓣和肺动脉瓣的感染性心内膜炎较左心系统少。右心系统感染性心内膜炎主要发生于新生儿或静脉药物滥用的成年人。

二、超声表现

(一)M 型超声心动图

瓣膜上的赘生物在 M 型超声心动图瓣膜曲线上表现为可见关闭线部位出现绒毛状赘生物附着,常伴有收缩期或舒张期的微小颤动,闭合线间存在缝隙,导致的瓣膜反流可引起相应腔室的增大。

(二)二维超声心动图

二维超声心动图可探及感染性心内膜炎特征性病变的赘生物以及各种并发症,如腱索断裂、瓣膜穿孔、瓣膜脓肿及瓣膜瘤等。

1.赘生物

赘生物的典型特征为黏附在瓣叶、腱索或房室心内膜表面的形态不规则的中等强度回声，大小不一，数目不等，形态变异较大，可呈绒毛状、蓬草样、带状或团块状等。附着于瓣叶上的赘生物可与瓣叶一同运动，通过短小的蒂与瓣叶相连者有较大的活动度。二尖瓣是感染性心内膜炎最常累及的瓣膜，赘生物可累及二尖瓣的前叶或后叶或两叶同时累及。赘生物多附着在二尖瓣的左心房面，较大或带蒂的赘生物可于收缩期进入左心房，舒张期摆入左心室。主动脉瓣赘生物常累及一个或相邻两个瓣膜，多附着在瓣叶的瓣体或瓣缘的心室面，偶尔可附着于左心室流出道内室间隔的基底部。较大或带蒂的赘生物可于舒张期进入左心室流出道，收缩期摆入主动脉。三尖瓣赘生物往往比左心系统的赘生物大，且向外生长，舒张期随三尖瓣进入右心室，收缩期返回右心房内。肺动脉瓣赘生物多附着于肺动脉瓣的右心室面，随瓣叶启闭而活动，常阻塞瓣口引起右心室进入肺动脉的血流受阻。人工瓣膜，尤其是金属瓣，由于其回声强，内部组织分辨率较低且后方伴有声影，经常掩盖了赘生物，因此人工瓣膜赘生物的诊断比自然瓣膜者更困难，经食管超声检查将有助于诊断。内膜面的赘生物一般附着在异常高速血流所冲击的心腔血管壁内膜上，如室间隔缺损的右心室面、动脉导管未闭的肺动脉外侧壁以及二尖瓣脱垂的左心房面等，赘生物可随血流冲击而摆动。

2.瓣膜继发性改变

感染性心内膜炎易引起瓣膜局部组织损害甚至穿孔，造成瓣膜反流，超声可显示瓣体的连续中断及瓣叶的闭合不良；炎症也可侵及房室瓣下的腱索和乳头肌使之断裂，引起瓣膜脱垂或连枷样运动；主动脉瓣赘生物也可导致主动脉瓣脱垂；人工瓣膜发生感染性心内膜炎时，可导致瓣周漏；二尖瓣少数较大的赘生物舒张期可堵塞瓣口导致瓣口狭窄。超声可显示相应的特征性变化。

3.严重的并发症

瓣周脓肿在二维超声心动图上表现为瓣环周围大小不等、形态各异的无回声区或回声异常的腔隙，其周围常可见瓣膜赘生物，形成窦道或瘘管时可见无回声区与相应的腔室相通。少数脓肿可位于瓣叶体部或心肌内。二尖瓣瘤表现为二尖瓣前叶瓣体，主要是受主动脉瓣反流血流冲击形成的薄弱瓣体向左心房侧突出形成瘤样结构，该结构收缩期和舒张期始终存在，以收缩期更明显，瘤体破裂时可见瘤体回声的连续中断。

（三）心脏多普勒超声

（1）主动脉-左心室反流：主动脉瓣受损所致的反流特点是彩色反流束基底宽、面积大、色彩紊乱，且流程短，多数仅到左心室中部。

频谱多普勒可在左心室流出道内探及舒张期湍流频谱。

（2）左心室-左心房反流：瓣口反流特点为频谱基底宽、流程短、色彩紊乱、多有偏心，说明瓣叶受损波及面广。

瓣叶穿孔时，反流束起源、形态、方向与瓣口反流不同。可清晰地显示瓣体回声缺失部位的穿瓣偏心反流血流信号。频谱多普勒可在低压腔侧探及收缩期湍流频谱。

（四）三维超声心动图

实时三维超声能准确地显示赘生物的大小、数目、附着部位、活动度以及它们与瓣膜的关系,为外科医师展现了一个类似于手术野的空间结构图,为手术方案的制订提供了重要的依据。实时三维超声心动图同时也能很好地发现可能发生的感染性心内膜炎并发症。

(五)经食管超声心动图

经食管超声心动图能更清晰地显示二尖瓣及主动脉瓣的结构,发现瓣膜的器质性改变、赘生物的形成以及各种并发症。对于人工瓣膜的感染性心内膜炎患者,经胸壁超声检查时,由于瓣叶回声强且后方有声影,很难显示其赘生物以及左心房侧的结构和血流情况,因此经胸壁超声对二尖瓣位人工瓣赘生物及瓣周漏的诊断有很大的局限性。而经食管超声声束方向与经胸壁超声正好相反且分辨率更高,能更清晰地显示左心房侧的血流及瓣膜结构,因此对人工瓣膜的感染性心内膜炎的诊断有独到的价值。

三、鉴别诊断

(一)赘生物与瓣膜钙化

瓣膜钙化多见于老年人或风湿性心脏病患者,通常为无活动的强回声斑,赘生物患者常有发热病史,赘生物随瓣叶启闭而活动,除后期钙化表现为强回声外,一般回声相对较弱。

(二)赘生物与原发瓣叶小肿瘤

较大的赘生物,尤其是三尖瓣的大赘生物,常有蒂,可随瓣膜在房室间做往返运动,易与原发瓣叶小肿瘤相混淆。附着在瓣叶上的小肿瘤可为黏液瘤、纤维弹性组织瘤等,通常为单发,形态较规则,常为圆形或类圆形,赘生物多为多发,且形态不规则。如单靠超声难以鉴别,则需结合临床症状、体征及密切观察病情演变加以鉴别,小肿瘤在短期内大小不会有明显变化,而赘生物在治疗过程中大小可有变化,必要时须依靠手术证实。

(三)二尖瓣瓣膜瘤与二尖瓣脱垂

两者在二维超声心动图上均表现为二尖瓣前叶呈瘤样突向左心房侧,但二尖瓣脱垂只在收缩期出现,而二尖瓣瓣膜瘤收缩期和舒张期始终存在,两者不难鉴别。

四、临床意义

(一)判断感染性心内膜炎易感的基础心脏病

感染性心内膜炎患者往往都有易感基础心脏病存在,如先天性心脏病、二尖瓣脱垂、风湿性心脏病等,超声心动图检查可以对这些基础心脏病进行明确诊断。

(二)诊断感染性心内膜炎

二维超声心动图能清晰地显示感染性心内膜炎赘生物的附着部位、大小、形态及其活动范围,被认为是发现赘生物最敏感的方法。

(三)诊断感染性心内膜炎的并发症

超声心动图能清楚显示各种并发症引起的心脏结构改变及心脏血流动力学变化,并可评估心脏功能。

(四)预后判断、风险预测和手术时机选择

大量研究表明,赘生物的位置、大小、活动度和治疗中的变化,以及是否出现并发症与感染

性心内膜炎的预后有关。超声不仅能直接观察到赘生物及感染性心内膜炎其他并发表现,而且还能评价它们施之于心室的血流动力学负荷,因此能用于评估预后及预测风险,有助于更恰当地确定手术时机。

(张小丽)

第六节　心脏人工瓣

一、病理与临床

心脏人工瓣的临床应用已有近50年的历史。目前使用的人工瓣主要有机械瓣和生物瓣两种。机械瓣主要有倾斜碟瓣(如 Medtronic Hall 瓣)、双叶碟瓣(如 St.Jude 瓣)等;生物瓣有同种异体瓣,以猪瓣、牛瓣或牛心包等组织作为生物材料的瓣等。机械瓣由金属结构组成,不存在瓣叶组织变性和钙化等,但需要长期抗凝血治疗防止血栓形成;生物瓣结构接近于自然瓣,血栓发生率低,但易出现瓣叶组织变性、钙化或撕裂等,通常寿命为10～15年。人工瓣包括两个基本的部分:①瓣环(瓣架),环的外周用于与生理位置的瓣环进行缝合固定,环内腔为血流的通道。②瓣叶,为生物组织或人造材料制成的活瓣,随心动周期开启和关闭。与自然瓣膜不同,除最初应用的球笼瓣外,所有机械瓣均存在一定程度的反流使瓣叶关闭,其瓣口面积小于正常的自然瓣膜。不同类型和大小的人工瓣有不同的血流动力学特征和启闭活动,如倾斜瓣(单叶)开放时有一大和一小两个开口,因此,与球笼瓣相比,对血流梗阻的程度明显要小,如果其开放角度<60°,就会产生较高的跨瓣压差,但开放角度过大,则反流量会增大。双叶瓣开放时有中央两枚瓣叶的夹缝口和两侧半月形大开口,双叶瓣中央部夹缝处流速比两侧开口部的高,St.Jude 瓣的梗阻最轻,跨瓣压差最小,但由于瓣叶的关闭不同步,其反流成分较大。生物瓣有一个中央性开口,瓣口血流特征与自然瓣相似,但较小型号的瓣膜跨瓣压可超过19～20 mmHg,存在明显梗阻现象。

二、超声表现

(一)功能正常的人工瓣膜超声心动图

二维超声可以显示人工瓣的结构,如瓣环(瓣支架)轮廓、大小、位置,但不能显示瓣支架的完整影像。对瓣叶的显示,由于受到金属瓣架、金属瓣叶(片)产生的反射影响的干扰,生物瓣及机械瓣的瓣叶都只能片断地成像。因此,二维超声更主要是用以检测心腔大小、室壁的厚径、大动脉的内径,以及评价心室泵血功能,如心室每搏输出量、心排血量、射血分数等。对异常的人工瓣,二维超声可检测血栓形成、心内膜炎的赘生物、生物瓣的钙化等;经食管超声心动图能较佳地显示生物瓣的撕裂。由于人工瓣的金属混响及声影,不管是经胸还是经食管超声检查,对机械瓣的瓣环开裂、瓣膜(碟片)的异常,用二维超声都难以清晰成像。

对人工瓣功能的评价主要依靠彩色多普勒超声技术,最佳方法是经食管超声。经食管检查主要应用心底部切面图,显示主动脉短轴图像、主动脉根部和左心室流出道长轴图像、二尖瓣口和左心室流出道长轴图像、左心长轴图像等。彩色多普勒超声技术可检测出瓣口血流速度、瓣口的反流血流,即瓣中央及瓣周(瓣旁)的反流。

各种类型的人工瓣膜在超声心动图及彩色多普勒检查时显示不同的特征。

1.球型瓣

为早期使用的人工瓣膜,现较少应用。由瓣环、笼架和硅胶球组成,硅胶球落入笼架时血流能够通过,硅胶球嵌入瓣环时血流不能通过。

(1)二尖瓣位人工瓣:瓣座位于左心房室环区,呈中等信号回声,瓣环呈2个对称点,两点间距离相当于瓣环内径。笼架呈2对强回声亮线。球体呈低回声,在瓣环与笼架顶端之间有规律地运动。舒张期球体朝笼架顶端运动,收缩期返回瓣环。彩色多普勒显示舒张期球瓣开放,可见两股血流从球体两侧由左心房进入左心室,以红色为主,常有黄绿色混叠现象,其远端通过笼架顶端汇合在一起。收缩期瓣口关闭,左心室无血液流入,左心房内也无蓝色血流。脉冲多普勒频谱呈正向湍流,E 峰呈三角形,最高速度达 $1\sim2$ m/s,A 峰较小或不明显。用彩色多普勒超声估测二尖瓣口面积主要用压力减半时间法,压力减半时间法测量值与瓣口面积测量值的相关系数可达 0.90。也可用连续方程法计算二尖瓣口面积,连续方程法不受心率、左心室舒张功能、左心室缩短分数、心房颤动等因素的影响,而压力减半时间法的准确性与上述因素有关,因此在心率、左心功能正常情况下,可用压力减半时间法估测二尖瓣口面积。

二尖瓣位人工瓣的功能性反流是评价人工瓣性能的重要参数。评价反流的性质主要根据反流射流的大小,如反流的彩色信号的长度、面积、反流血流彩色信号的数量(有几股反流传号)、反流血流起始部距人工瓣口的距离、反流血流束在心腔内的位置等。功能性反流的原因主要是:①瓣叶关闭时由于叶片闭合迅速,有少量血流漏出而形成功能性反流。②瓣叶(片)关闭后在收缩期仍持续存在的反流,也称为内在性反流或内在漏,是为防止瓣叶不可逆关闭的设计造成的。因此,基于机械瓣的构造原理,机械瓣出现功能性反流比生物瓣多,机械瓣的斜碟瓣、双叶瓣功能性反流发生率为 $30\%\sim80\%$,生物瓣的功能性反流发生率为 $10\%\sim20\%$。生物瓣的功能性反流发生在瓣口中央;机械双叶瓣在瓣口中央及瓣旁均可有反流束,斜碟瓣的功能性反流束一般可有数股,以中央孔为主,伴有轻微的瓣周围的反流。

人工瓣功能性反流与病理性反流的鉴别主要根据反流量的大小,用于自然瓣的病理性反流的判断标准同样适用于人工瓣。

(2)主动脉瓣位球瓣:收缩期球体向主动脉腔内移动,靠近笼架顶端,舒张期返回瓣环,活动幅度在 $7\sim10$ mm。彩色多普勒显示心尖五腔或左心室长轴切面上可见收缩期包绕球体的2条蓝色血流束射入主动脉腔内,舒张期瓣口关闭,无彩色血流显示,频谱为收缩负向湍流,速度为 $1\sim2$ m/s。

2.碟型瓣

有单叶瓣、双叶瓣两种,由瓣环、支架及碟片组成。

(1)二尖瓣位碟瓣:瓣环为2条强回声光带,分别附着于主动脉根部后壁及左心房室交界处,厚度为 $5\sim6$ mm,舒张期碟片开放。单叶瓣向一侧开放,双叶瓣于中央向两侧开放,收缩期关闭贴近瓣环。M型超声心动图呈"城墙样"曲线,开放幅度为 $1\sim2$ m/s,压力降半时间为 $60\sim100$ ms。收缩期瓣口关闭,无血流通过。

（2）主动脉瓣位碟瓣：于主动脉根部前壁及后壁之间可见瓣环强回声，收缩期叠片开放，呈两股蓝色血流通过。舒张期关闭，无血流显示。

3.生物瓣

常用猪主动脉瓣或牛心包瓣，由 3 个瓣叶组成。

（1）二尖瓣位生物瓣：在左心房室口显示 2 个弧形的强回声光带，为瓣环支架，固定于主动脉根部与左心房室交界处。瓣叶呈纤细的弱回声，舒张期开放靠近支架处，收缩期关闭呈一直线，开放幅度在 10～24 mm。彩色多普勒显示舒张期瓣叶开放，血流束从中间进入左心室，呈红色为主、中心混叠的血流束。脉冲多普勒呈舒张期层流，E、A 双峰与正常二尖瓣口相似，速度低于 1.5 mm/s，压力降半时间为 90～160 ms.

（2）主动脉瓣位生物瓣：与正常主动脉瓣活动相同，收缩期开放，可见蓝色血流入主动脉腔，舒张期关闭，无血流显示。频谱呈收缩期正向层流，同正常主动脉瓣口血流频谱。

（二）异常人工瓣的超声评价

1.人工瓣狭窄

（1）跨瓣压差的评价：应用连续多普勒计算人工瓣跨瓣压差的临床价值已得到肯定。大多数正常人工瓣常有一定程度的血流受阻造成瓣口流率增高及跨瓣压差增大，从而使人工瓣的跨瓣压差的分析较为复杂。例如，生物瓣的跨瓣压差主要取决于其型号的大小，较小型号的瓣膜，跨瓣压较高，存在明显梗阻现象。所以，在分析多普勒测量资料时必须考虑换瓣部位、瓣膜类型和型号大小的不同。单纯跨瓣压差不能确定狭窄程度，因为跨瓣压差不仅与瓣口面积有关，而且还与跨瓣的流率有关。高流率（贫血、发热、反流量增加等）时跨瓣压差可达到通常被认为是人工瓣狭窄的水平。所以采用多普勒血流速度评估人工瓣跨瓣压差时尚须测量其流率。对二尖瓣位人工瓣而言，PHT 有助于区别二尖瓣人工瓣跨瓣血流流速增加是由于跨瓣的流率增加还是由于瓣叶狭窄所致，跨瓣流率增加时 PHT 并不延长，而瓣叶狭窄时 PHT 延长。

（2）人工瓣有效瓣口面积：①可以根据多普勒连续方程计算二尖瓣口和主动脉瓣口面积。②可以直接用压力减半时间来评估人工二尖瓣口有效面积。

220/PHT 是根据自然二尖瓣测算所得出的公式，尚未被证实能可靠测定人工瓣有效瓣口面积，但是同一患者的随访检查还是有可比性的。当不存在显著二尖瓣或主动脉瓣反流时，连续方程测定主动脉瓣位或二尖瓣位机械瓣有效瓣口面积的公式为：$EOA_{MP} = (CSA \times TVI)_{LVOT} / TVI_{MP}$，$EOA_{AP} = (CSA \times TVI)_{LVOT} / TVI_{AP}$。

式中 EOA_{MP} 和 EOA_{AP} 分别为二尖瓣和主动脉瓣人工瓣有效面积；CSA 为 LVOT 的横截面积，在主动脉瓣瓣环外缘测量 LVOT 的直径计算出面积；TVI_{MP} 和 TVI_{AP} 分别为连续多普勒测定的二尖瓣和主动脉瓣人工瓣血流流速积分。

二尖瓣位人工瓣狭窄时瓣膜活动受限，舒张期前向血流峰速度增加，舒张期平均跨瓣压差增大，压力减半时间延长以及有效瓣口面积减小。二尖瓣位人工机械瓣的各参数正常值为舒张期瓣口峰速度≤2.5 m/s，平均跨瓣压差＜8.0 mmHg，有效瓣口面积≥1.8 cm²。二尖瓣位生物瓣平均舒张期跨瓣压差≥14 mmHg，有效瓣口面积≤1.1 cm²，则提示瓣口狭窄；主动脉瓣位生物瓣平均舒张期跨瓣压差≥30 mmHg，有效瓣口面积≤1.0 cm²，则提示瓣口狭窄。

（3）人工瓣狭窄的形态学改变：机械瓣狭窄通常由血栓或赘生物形成所致，经胸超声检出率较低,经食管检查优于经胸超声心动图,可以清晰观察人工瓣瓣叶活动和开放程度。二维超声检查时可发现光滑的瓣膜或瓣架上出现团块样回声附着。血栓性阻塞位置不同可以造成人工瓣的狭窄,主要表现也可为反流。生物瓣血栓形成少见。生物瓣狭窄时瓣膜增厚,瓣口开放幅度减小。文献报道,瓣膜厚度≥3 mm,瓣膜开口<7 mm,支持生物瓣狭窄的诊断。心脏腔室大小在原有基础疾病改变上出现相应变化。

2.人工瓣反流

(1)正常反流:正常机械瓣均有少量反流存在。经食管超声可发现接近100%机械瓣存在一定程度反流。人工瓣的正常反流的特点是反流持续时间短,彩色血流色彩单一、深暗,不易显示,通常易与异常反流相区别。有的人工瓣反流有其特征性,如St.Jude瓣,可同时显示3条反流束。最多可同时见到4条反流束。Medtronic-Hall瓣典型者显示一条中央性大的反流束起自于碟瓣中央孔,依据探头方向不同,有时不能看到反流束,有时可看到1~2条小的周边反流束。Bjork-Shiley瓣显示两条小反流束起自于碟瓣和瓣架间的小的缝隙。

(2)瓣周反流(瓣周漏):指存在于缝合环和周围瓣环组织之间的反流,大多由于瓣周组织剔除过多或瓣周组织薄弱或由于缝线原因等造成。彩色多普勒血流成像可以显示起源于瓣架之外的瓣周反流束。瓣周反流与跨瓣反流的鉴别往往较困难,但以下标准有助于诊断瓣周漏:①反流常起源于缝合环之外,而不是穿过瓣膜本身。②虽不能确定反流起源于缝合环之外,但明显不是通过前向血流所经过的途径。③反流束近端加速区位于人工瓣之外。通常 TEE 有助于确定显著人工瓣反流起源位置。

(3)跨瓣反流:病理性跨瓣反流常见于生物瓣置入和主动脉瓣自身移植,病变原因是瓣叶撕裂和连枷或是瓣叶增厚、皱缩,也可见于机械瓣运动失常。跨瓣性反流有时是中央性的,但多数为偏心性,并沿邻近左心房壁走行,因而空间分布常难以显示,其容量难以确定。超声心动图可以确定生物瓣撕裂或连枷瓣的存在,经食管超声检查可提高诊断的敏感性和准确性。

(4)反流的定量:超声心动图不仅可以定性分析人工瓣反流的存在,而且能半定量评估反流的严重程度,目前主要根据彩色多普勒血流显像中反流束的长度、宽度、面积等方面进行定量分析。有无远端血管血流反流(降主动脉内或肺静脉处逆流)可以判断反流程度,对于人工二尖瓣反流来说,可以结合反流束的形态和肺静脉血流形式来对二尖瓣位人工瓣反流的严重程度进行半定量分级。如果反流仅至左心房中部为轻度反流;如果超过左心房中部但未影响肺静脉血流为中度反流;如反流造成收缩期肺静脉内或左心耳内血流逆流即为重度反流。降主动脉内逆流则表明存在重度人工主动脉瓣反流。此外,应用血流汇聚法亦可评价人工瓣反流的严重程度。

(5)正常与病理性人工瓣反流的鉴别:①反流束形状:正常和病理性反流束常可根据反流形态来鉴别,机械瓣病理性反流最常见于瓣周漏,其反流束通常是偏心的。②反流束的速度分布:速度分布也是区分正常与病理性人工瓣反流的重要特征。典型 St.Jude瓣和 Bjork-Shiley瓣反流为低速血流,仅在近瓣处出现倒错。③反流束的位置:辨别反流束的起源,依据反流束所在位置有助于鉴别正常和病理性反流。如确认反流束起自瓣环之外时,则高度提示瓣周漏。④反流的严重程度:依据彩色多普勒血流图可以半定量地评估反流的程度,借以鉴别正常与异常反流。而且正常的反流束色彩单一,病理性反流为多彩的湍流信号。

3.人工瓣赘生物形成与瓣周脓肿

同自然瓣一样,人工瓣感染性心内膜炎的特征也为赘生物形成,可发生在早期即术后 3 个月,也可发生在晚期。人工瓣赘生物在超声心动图上表现为附着于瓣膜成分上的不规则回声团块。赘生物很小时,通常表现为不连续的、不规则的、固定的回声团块;赘生物增大时,有一定活动度。偶尔可见赘生物向周围扩展并累及邻近结构,向上可延伸至左心房或主动脉瓣位人工瓣的缝合环。人工瓣心内膜炎可能导致瓣周脓肿,表现为在缝线环附近或与其相邻的心肌内存在一不与心血管腔相通的低回声区或无回声区。这提示脓肿的间接征象是人工瓣摇荡、Valsalva 窦瘤形成、主动脉根部前壁增厚≥10 mm 或与间隔相邻的瓣周结构增厚≥14 mm 等。在人工瓣心内膜炎时,瓣环脓肿的形成常会造成人工瓣撕脱和瓣周漏。

经胸二维超声心动图对人工瓣上的赘生物探测的敏感性不高,经食管超声可以大大提高对赘生物的检出率,对小的赘生物尤为有价值。总之,由于人工瓣的特殊性,超声心动图在检测人工瓣心内膜炎方面有一定的局限性,即使超声心动图上未探测到赘生物,也不能排除感染性心内膜炎的可能。

三、临床意义

目前超声心动图是检测人工瓣的最有效手段。对瓣膜置换术后的基础超声心动图检查是很重要的,必须强调调术后患者 3 个月内检查建立基准多普勒参数作为以后随访的参考。其目的是:①评价人工瓣形态及功能。②评价人工瓣功能异常及其病因。③术后随访。

(李普楠)

第七节　冠状动脉疾病

一、冠状动脉解剖概要

冠状动脉是供应心肌的动脉血管。在正常情况下,冠状动脉有左、右两支,分别开口于升主动脉的左、右冠状动脉窦(图 2-1)。

(一)左冠状动脉

左冠状动脉主干内径为 4～5 mm,长为 5～20 mm,从升主动脉发出后,在肺动脉主干后方向左下方行走,在肺动脉主干和左心耳之间沿左侧房室沟向前下分为前降支和回旋支。

1.左前降支

为左冠状动脉主干的延续,沿前室间沟下行,再绕过心尖切迹到达心脏后壁,在后室间沟下 1/3 处与右冠状动脉的后降支相吻合。前降支发出左圆锥支、斜角支、左心室前支、右心室前支和室间隔前支等分支,供血区域有主动脉和肺动脉主干根部、部分左心房壁、左心室前壁、部分右心室前壁、大部分心室间隔(上部和前部)、心尖区和前乳头肌等。

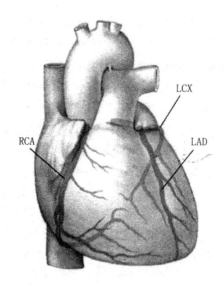

图 2-1　正常冠状动脉分布

通常左冠前降支(LAD)供应左心室前间隔、前壁;左冠回旋支(LCX)供应左心室侧壁和后壁;右冠状动脉(RCA)供应后室间隔和下壁;下壁心尖段由 LAD 和 RCA 双重供血,侧壁心尖段由 LAD 和 LCX 双重供血。

2.左回旋支

从左冠状动脉主干发出后,沿左房室沟前方紧贴左心耳底部向左向后行走,再经心脏左缘下行到达膈面。回旋支发出的分支变异较多,主要分支有数支左缘支、左心室后侧支和沿左房室沟的房室支。房室支有时(约占 10%)较长,并从其末端发出后降支和房室结动脉。约 30%的左回旋支尚发出窦房结动脉。回旋支的供血区域有左心室侧壁和后壁、左心房,有时还供血到心室膈面、前乳头肌、后乳头肌、部分心室间隔、房室结、房室束和窦房结。

(二)右冠状动脉

自右冠状动脉窦发出后贴近右心耳底部、沿右房室沟向外向下走行,到达房室沟的心室、心房及心房间隔与心室间隔后方交接处时分成两支。右后降支在后心室间沟走向心尖区,另一支较小的房室结动脉转向上方。右冠状动脉的主要分支有右圆锥支、右心房支、窦房结支、右心室前支、右心室后侧支、后心室间隔支、后降支和房室结动脉等。右冠状动脉供血区域包括右心房、窦房结、右心室流出道、肺动脉圆锥、右心室前壁、右心室后壁、心室间隔下 1/3 和房室结。右冠状动脉占优势者尚供血到部分左心室和心尖部。

二、室壁节段和冠状动脉血供关系

心室不同部位的心肌接受冠状动脉不同分支的血液供应。冠状动脉因粥样硬化性病变导致血管狭窄和(或)痉挛,可引起其供血区域的心肌缺血而导致局部心肌的运动异常。因此,超声心动图可以通过评价心室的室壁运动异常来间接评价心肌血供状态并推测冠状动脉病变部位。

左心室室壁节段的划分方法包括 20 节段法、16 节段法和 17 节段法等。

1.20 节段划分法

将胸骨旁左心室长轴切面分为 3 段,即基底段、中间段、心尖段。沿左心室短轴环,在基底段和中间段的室壁,再每隔 45°划分 1 段,各分为 8 个节段,在心尖水平分为 4 个节段,共计 20 段。这种方法可以构成一球面的左心室节段系统,这个系统像一个靶图,将异常节段标在靶图中,又称牛眼图,可以很容易显示异常节段室壁占整个室壁的比例,估测病变程度。

2.16 节段划分法

该法在长轴切面把左心室壁分为基部、中部、心尖部,在短轴切面把左心室壁分为前壁、下壁、后壁、侧壁,而心尖部短轴切面仅分为 4 段即前壁、后间隔、下壁、侧壁,共计 16 段。这种划分法与冠状动脉血供分布密切结合,又使各段容易在超声心动图 2 个以上的常规切面中显示出来。心尖侧壁和心尖下壁为冠状动脉供血重叠区,心尖侧壁可由左前降支和左回旋支供血,心尖下壁可由左前降支和右冠状动脉供血。在判断心尖侧壁的供血冠状动脉时,如果心尖侧壁室壁运动异常的同时伴有室间隔或左心室前壁的室壁运动异常,则心尖侧壁划为左前降支供血节段;如果伴有左心室后壁或后侧壁的室壁运动异常,则心尖侧壁划为左回旋支供血节段。同样,在分析判断心尖下壁的供血冠状动脉时,如果心尖下壁室壁运动异常的同时伴有下壁运动异常,则心尖下壁划为右冠状动脉供血节段;如果伴有室间隔或左心室前壁的室壁运动异常,则心尖下壁划为左前降支的供血节段。

3.17 节段划分法

20 节段和 16 节段划分法均不包括心尖顶部,即没有心腔的真正心肌心尖段。近年来超声方法评价心肌灌注的各项技术逐步应用,心尖顶部心肌段日益受到关注。因此,美国心脏病学会建议几种心脏影像学检查方法统一采用 17 段心肌分段方法,其命名及定位参考左心室长轴和短轴 360°圆周,以基底段、中部-心腔段及心尖段作为分段命名,沿左心室长轴从心尖到基底定位。17 节段划分法实际上是在 16 节段划分法的基础上把心尖单独作为一个节段。

三、冠状动脉的超声显像

(一)经胸超声检查

正常左冠状动脉起自主动脉根部短轴切面 3～4 点钟位置,内径为 3～6 mm,管壁厚为 1.4～2.0 mm,并可见主干分支为前降支和左旋支。将探查切面改变为左心室两腔切面并略作倾斜即可探及沿前室间沟下行的前降支中下段。

右冠状动脉开口在主动脉根部短轴切面 10～11 点位置,内径为 2～4 mm。将左心室两腔切面稍作旋转,即可显示左心室下壁与膈肌之间沿后室间沟下行的后降支中下段。

1.冠状动脉血流显像

冠状动脉走行多变,迂回曲折,真正成直线的节段很短,能与超声切面平行而被长距离探及者较少,因此,超声探查冠状动脉血流大多呈现或长或短的线段显示。在舒张期冠状动脉内血流显示最为清晰,频谱多普勒检测呈现双期灌注,以舒张期为主,也可见收缩期血流信号。若和收缩期冠状动脉内血流相比较,舒张期冠状动脉内血流持续时间长,峰值血流速度快,流速为 30～80 cm/s,收缩期血流速度为 12～20 m/s。收缩期冠状动脉内灌注的血流量约占心动周期搏出量的 1/3,舒张期占 2/3,血流方向由心底流向心尖。血管狭窄时彩色血流显示为偏心性不规则细流束,高速、明亮、彩色镶嵌,若动脉管腔完全闭塞,则彩色血流于阻塞部位及远端中断。当冠状动脉发生粥样硬化病变时,病变段血管内超声显示受累动脉管壁增厚,回声增强、毛糙、僵硬、内膜不光滑或连续性消失。管壁局部增厚大于2.0 mm时,应视为早期粥样斑块形成。

2.探查要点

(1)必须看到两条平行光带开口于主动脉左冠状窦。

(2)必须追踪此平行光带出现为左、右分支,呈横置"Y"字型。据此两点,确认为左冠状动脉才比较可靠,因其周围也常见多条与之平行的带状回声,容易混淆。成人左冠状动脉显示率为58%～99%,找到冠状动脉开口的成功率在成年人为90%～99%,小儿达100%。

3.左冠状动脉硬化的超声表现

(1)管状回声不规则,壁回声强而不均,若见钙化则更具诊断价值。

(2)管腔≤3 mm,管腔中断或无回声,间隙消失或走行扭曲变形。

4.左冠状动脉分支

一般只能显示左前降支和左回旋支近端,而且显示成功率远低于主干,技术难度也较大,除小儿川崎病外,诊断价值也随之降低。

5.右冠状动脉

显示的切面与左主干相似,显示成功率高。一般在10～11点位置可找到右冠状动脉,开口于右冠状窦,长度可达3～4 cm,左冠状动脉主干内径为4～5 mm。

(二)经食管超声检查

经食管超声检查不受肺气体影响,所用探头的频率较高,一般为5 MHz,图像质量比经胸探查好,对冠状动脉的显示比彩色多普勒超声血流显示有明显的优点。

(三)血管内超声探查

血管内超声探查不但可观察管腔内的变化,而且可对管壁结构显示良好(此为X线血管造影所不能),并可通过多普勒对血流状况进行检测。但设备昂贵,检查费用也高,属有创性检查,也不能像血管造影那样使血管呈连续状态,处于探索阶段。

四、冠状动脉粥样硬化性心脏病

冠状动脉粥样硬化性心脏病简称冠心病,是由于冠状动脉内膜粥样硬化病变,使管腔狭窄、闭塞,使该动脉供应的室壁出现运动减弱、消失,甚至矛盾运动。超声心动图对判断心肌缺血及心肌梗死部位和显示心肌梗死后的并发症,有一定的价值。

(一)临床表现

临床分为隐匿型、心绞痛型、心肌梗死型、心力衰竭型(缺血性心肌病)、猝死型五个类型。其中最常见的是心绞痛型,最严重的是心肌梗死和猝死两种类型。

心绞痛是一组由于急性暂时性心肌缺血、缺氧引起的症候群:胸部压迫窒息感、闷胀感、剧烈的烧灼样疼痛,一般疼痛持续1～5分钟,偶有长达15分钟,可自行缓解;疼痛常放射至左肩、左臂前内侧直至小指与无名指;疼痛在心脏负担加重(如体力活动增加、过度的精神刺激和受寒)时出现,在休息或舌下含服硝酸甘油数分钟后即可消失;疼痛发作时,可伴有(也可不伴有)虚脱、出汗、呼吸短促、忧虑、心悸、恶心或头晕症状。

心肌梗死是冠心病的危急症候,通常多有心绞痛发作频繁和加重作为基础,也有无心绞痛史而突发心肌梗死的病例。心肌梗死的表现为:突发时胸骨后或心前区剧痛,向左肩、左臂或他处放射,且疼痛持续半小时以上,经休息和含服硝酸甘油不能缓解;呼吸短促、头晕、恶心、多汗、脉搏细微;皮肤湿冷、灰白、重病病容;约10%的患者唯一表现是晕厥或休克。

(二)超声表现

1.二维超声心动图

节段性室壁运动异常是冠心病在超声心动图的主要表现。一般采用美国超声心动图学会推荐的20段划分法将室壁分为基底段、中间段、心尖段。心肌梗死时显示相应室壁节段性运动消失或明显减弱,室壁收缩期增厚率消失,心腔扩大,心室壁膨隆,心肌厚度变薄。正常心肌部分表现代偿性运动增强,收缩增厚,幅度增加。

2.M型超声心动图

局部室壁运动明显减弱、消失或出现矛盾运动,室壁变薄,收缩期无增厚或变薄。后下壁心肌梗死可表现为搏幅及增厚率。

3.多普勒超声心动图

(1)乳头肌功能不全时,可检出二尖瓣反流。

(2)右室心肌梗死常出现三尖瓣反流。

4.心肌梗死的并发症

(1)室壁瘤:由于梗死区心肌变薄,心室内压力使其逐渐向外膨出所致。表现为局部膨出处变薄,回声增强,收缩功能消失,室壁瘤与心室壁有连续性。

(2)假性室壁瘤:急性心肌梗死心肌坏死穿孔后,局部心包和血栓等物质包裹血液形成一个与左心室相通的囊腔。假性室壁瘤的壁与心室壁无延续性,分界清楚。

(3)室间隔穿孔:可见室间隔肌部回声连续中断。

(4)乳头肌断裂:表现为二尖瓣瓣尖部可进入左心房,二尖瓣叶呈连枷样运动,前后叶不能对合。

(5)心室内血栓形成:血栓以心尖部最常见,可见左心室腔内出现反射光团,有明显的血栓边缘,血栓附着处的室壁常有矛盾运动。

(三)鉴别诊断

冠心病引起的缺血性心肌病与扩张型心肌病超声心动图表现相似,同样具有左房左室扩大,左室壁和室间隔运动幅度减小,二尖瓣开口小等改变,但缺血性心肌病有心肌梗死病史,声像图上多伴有升主动脉扩张,主动脉瓣钙化及关闭不全,左室壁运动异常呈节段性,而扩张型心肌病无主动脉的改变且室壁运动呈弥散性减弱。

五、川崎病

川崎病是1967年日本川崎富作医师报道,并以他的名字命名的疾病,又称皮肤黏膜淋巴结综合征,是以全身性血管炎为主要病变的小儿急性发热性疾病,发病可能与多种病毒、细菌、立克次体、支原体等感染所致免疫异常有关。

（一）临床表现

临床常以高热（39℃以上）为最初表现，热程在5天以上。发热数日后掌跖面红肿且痛，躯干部出现大小不一的斑丘疹。发热数日两侧眼结膜充血，球结膜尤重。唇面红肿、干燥和皲裂，甚至有出血；杨梅舌，口腔黏膜充血。有50%～70%的川崎病患者早期有淋巴结肿大，见于一侧或双侧，非化脓性，数日后消退，有时肿胀可波及颌下，病程第二周约80%的患者出现手、足部脱皮。部分婴幼儿可先表现为肛周脱屑。

（二）超声表现

1.冠状动脉异常

（1）5岁以下幼儿冠状动脉主干及其分支内径扩大（≥3 mm）。

（2）冠状动脉内径/主动脉根部内径＞0.16（正常＜0.16，比值＞0.20为扩张，＞0.30为动脉瘤）。

（3）冠状动脉瘤及巨大瘤形成，冠状动脉内径≥6 mm呈纺锤状或球形；比值≥0.6或冠脉内径≥8 mm者称为巨大冠状动脉瘤。

（4）冠状动脉走行迂曲呈串珠状，内膜面不光滑，管壁回声增厚、不均匀。

（5）冠状动脉腔内于扩张管腔口可见局限性低回声。

（6）恢复期冠状动脉局限性狭窄伴回声增高。

2.心包积液

少量至中等量积液出现于发病4～7天。

3.房室腔扩大

房室腔扩大或心脏普遍扩大呈球形。

4.室壁节段性运动异常

左室后壁运动幅度明显减小。

（三）鉴别诊断

1.冠状动脉起源异常

与川崎病相同点为同样有冠状动脉扩张和冠状动脉瘤形成，不同点为冠状动脉起源异常，走行平直，冠状动脉壁回声光滑、清晰，腔内回声清晰，心腔内有异常瘘口或异常血流信号，常出现在肺动脉。

2.冠状动脉瘘

鉴别点为冠状动脉走行平直，管壁回声光滑、清晰，腔内回声清晰，心腔内有异常瘘口和异常血流信号，常出现在瘘入的心腔或肺动脉。

（李普楠）

第八节　心肌病

1980 年,世界卫生组织和国际心脏病协会(WHO/ISFC)将心肌病定义为原因不明的心肌疾病,而将病因明确或与其他全身疾病相关的心肌疾病称为特异性心肌病。1995 年,WHO/ISFC 更新了心肌病的定义和分类,分为扩张型心肌病、肥厚型心肌病、限制型心肌病、致心律失常型右心室肌病及未定型心肌病 5 种类型。快速心律失常导致的心动过速性心肌病尚未包括在内。随着心脏分子遗传学的迅速发展,以及对心肌疾病发病机制认识的不断深入,2006 年美国心脏病学会提出新的心肌病定义和分类方法,提出"心肌病为一组临床表现多种多样的心肌疾病,具有结构异常和(或)电异常,由各种原因通常是遗传原因造成,常表现为心室异常肥厚或扩张,但也可以正常"。2007 年 1 月,《中华心血管病杂志》发表"心肌病诊断与治疗建议",建议我国临床医师仍采用 1995 年 WHO/ISFC 心肌病分类标准。

一、扩张型心肌病

扩张型心肌病为原发性心肌病的常见类型之一。心房、心室均扩大,常以左心室扩大为主,房室环也因此增大,继而导致房室瓣关闭不全。室壁不增厚或代偿性轻度增厚、心室重量增加。

由于心肌变性、坏死,致心肌收缩力减弱,心室射血分数和心搏量下降,心室收缩和舒张末期容量增多,心脏逐渐增大。又因房室环扩张,可造成二尖瓣或三尖瓣关闭不全,左心室舒张末压升高,最终发展为充血性心力衰竭。少数病例病变主要累及右心室。

本病一般起病缓慢,少数突然发病,出现气急,甚至端坐呼吸、水肿和肝大等充血性心力衰竭表现。部分病例可发生栓塞或猝死。主要体征为心脏扩大,约 2/3 病例可闻及第三心音或第四心音奔马律,心尖区或三尖瓣区可闻及Ⅱ～Ⅲ级杂音(相对房室瓣关闭不全),常可出现各种类型的心律失常。

心电图主要显示为心房纤颤、传导阻滞和各种心律失常。其他可见 ST-T 异常和病理性 Q 波。

X 线检查心脏阴影明显扩大,也可有左心房、右心室扩大。心胸比率多为 60％以上。肺部常有淤血。

(一)超声显像

多采用左心室长轴切面、四腔切面、五腔切面观察房室大小、瓣膜开放与关闭功能及室壁活动幅度。利用多普勒超声测定瓣口血流速度及有无反流。

1.心脏切面超声

(1)各房室腔径增大。以左心室、左心房为主,左心室明显增大,形似球样。室间隔因左心室扩大而向右心室膨出。乳头肌向上向后移位,二尖瓣前后叶被牵拉向后贴近左心室后壁,远离室间隔,因此左心室及左心室流出道扩大。

(2)四个瓣膜开放幅度均减小,开放时间缩短,以二尖瓣明显。二尖瓣口短轴切面显示二尖瓣开口变小,与扩大的左心室相对应,形成大心腔小瓣口的特征性改变。

（3）室间隔与左心室后壁厚度正常,晚期可稍增厚,但与明显扩大的左心室相比显示为薄。室壁运动幅度减小。

2.M型超声心动图

（1）心室内径扩大。

（2）主动脉主波幅度减小,瓣口开放幅度变小;二尖瓣口开放幅度变小;E峰距室间隔的距离明显增大,>15 mm。

（3）室间隔及室壁活动幅度减小,但未见局部室壁活动异常(RWMA),室壁收缩期增厚率<30%。

3.多普勒超声

彩色多普勒血流显像显示各瓣口流速减慢,心腔内血流黯淡。左、右心房内可出现多色斑点的二尖瓣和三尖瓣反流束。左右显示流出道内也可见主动脉瓣或肺动脉瓣反流束。脉冲多普勒检查显示主动脉血流频谱曲线加速支上升加快,近乎三角形。另外,也可记录到二尖瓣及三尖瓣收缩期反流信号。连续多普勒可记录到二尖瓣及三尖瓣反流的高速血流频谱曲线。

（二）诊断要点

（1）全心扩大,左心室为主,呈球样改变。

（2）各瓣口开放幅度变小,二尖瓣与左心室形成"大心腔小瓣口"的特征。M型超声心动图显示为二尖瓣低矮菱形曲线,E峰与室间隔距离增大。

（3）室间隔与室壁活动幅度减小。

（4）频谱多普勒检查各瓣口血流速度减慢,二尖瓣和主动脉瓣常可记录到反流信号。

（三）鉴别诊断

扩张型心肌病常需和冠心病合并心力衰竭相鉴别。冠心病时,左心室也可增大,但一般不呈球形改变,可见节段性运动异常,二尖瓣后移不明显。

二、肥厚型心肌病

肥厚型心肌病是以心室肌明显非对称肥厚,心室腔变小为特征,同时伴有左心室高动力性收缩和左心室血液充盈受阻,舒张期顺应性下降,病因不明。其主要病变为心肌,表现为室间隔非对称性肥厚,常发生于室间隔上中部,也可累及左心室前壁、下壁和心尖部。少数患者出现右心室流出道的心肌肥厚。显示腔也缩小,心房扩大,二尖瓣前叶可有增厚。

临床一般将肥厚型心肌病分为梗阻型和非梗阻型。出现左心室流出道内压差者为肥厚型梗阻性心肌病,不发生左心室流出道内压差者为肥厚型非梗阻性心肌病。后者对血流影响不大。

梗阻发生在左心室收缩期。当心室收缩时,肥厚的心室间隔突入左心室腔,同时,二尖瓣前叶异常向前移位,导致左心室流出道狭窄伴二尖瓣关闭不全,左心室流出道血流速度增快。主动脉瓣因高速血流冲击可出现扑动或收缩中期半关闭。左心室出现高动力性收缩,左心室射血分数高于正常。由于心肌肥厚和心室腔缩小,舒张期左心室充盈阻力增大,左心室舒张速度减慢,舒张期容积减小,心脏射血功能逐渐减弱,可发生左心功能不全。

本病一般可出现心悸、胸痛、气急、胸闷。梗阻型可发生头晕或晕厥。查体示心脏轻度扩大。流出道梗阻的患者可在血管左缘第 3、第 4 肋间听到非特异性较粗糙的喷射性收缩期杂音。

心电图示左心室肥大,非特异性 ST-T 改变、病理性 Q 波在Ⅱ、Ⅲ、aVF 或 V_4、V_5 上出现。

心血管造影可出现左心室腔与流出道间有压差＞2.66 kPa。心室造影显示左心室腔变形。

(一)超声显像

1.心脏超声检查

(1)非对称心肌肥厚是肥厚型心肌病的主要体征:正常时,室间隔和左心室后壁厚度基本一致,一般＜12 mm。两者厚度之比平均为 1.03±0.06。而肥厚型心肌病,其比值＞1.3。室间隔厚度多＞15 mm。

Maron 等把二尖瓣水平和乳头肌水平做横断面,分成 5 个部分。室间隔分为前部室间隔和后部室间隔两部分。左心室壁分为前壁、侧壁和后壁三部分,并根据肥厚型心肌病心肌肥厚的部位不同分为 4 型。

1)Ⅰ型:前部室间隔明显增厚,二尖瓣水平前部室间隔增厚更为多见,但也累及乳头肌水平以下的前部室间隔,而后部室间隔多数在正常范围。此型约占肥厚型心肌病的 14%。

2)Ⅱ型:前部室间隔和后部室间隔均增厚,左心室游离壁一般不增厚,此型约占肥厚型心肌病的 18%。

3)Ⅲ型:全部心室壁均增厚,但室间隔和左心室后壁更明显,此型约占肥厚型心肌病的 48%。

4)Ⅳ型:主要在乳头肌以下室间隔和左心室前、侧壁增厚,约占肥厚型心肌病的 20%。

心尖肥厚型:主要于心室壁下 1/3 明显肥厚,流出道无阻塞,心尖部心腔狭小,严重者心尖部心腔闭塞。

(2)左心室流出道狭窄:正常人左心室流出道的宽度为 20～35 mm,肥厚型梗阻性心肌病多发生左心室流出道狭窄,一般＜20 mm。有报告称正常人左心室流出道出口平均为20 mm,心肌病平均为 17.5 mm,左心室流入道入口平均为 24 mm,心肌病平均为 15 mm。

(3)二尖瓣前叶收缩期前向运动与室间隔完全接触者为完全梗阻,不完全接触者为不完全梗阻。收缩期二尖瓣前叶前移,可发生二尖瓣关闭不全。

2.M 型超声心动图

(1)收缩期二尖瓣前叶 CD 段可以看到向前运动,与室间隔相贴近。完全型梗阻性心肌病难以测出左心室流出道宽度。

(2)因室间隔增厚,左心室流出道变窄,常使 E 峰与室间隔相撞。由于左心室顺应性降低,左心室充盈受限,EF 下降速度明显减慢。

(3)主动脉瓣运动异常:肥厚型梗阻性心肌病收缩中期瓣膜提前半关闭,收缩晚期再开放,收缩末期再关闭。另外,收缩期左心室流出道血流速度很快,常冲击主动脉瓣,引起主动脉瓣的扑动。

(4)室间隔收缩速度及幅度明显降低。

3.多普勒超声

(1)彩色多普勒血流显像:可显示左心室流出道的收缩期射流束,根据肥厚部位不同,可起自不同水平;射流束向主动脉瓣口伸延;因收缩早期左心室流出道血流速度较高,射流束一般为红色;在收缩中期,由于二尖瓣前叶前向运动,左心室流出道变窄,流速显著增高;在左心室流出道显著之上和主动脉瓣之下,可以见到红蓝镶嵌的涡流区;左心房内也可见起自二尖瓣口的收缩期反流束。

(2)脉冲多普勒:左心室流出道内出现收缩期流速较高的射流,为双向充填的血流频谱曲线;主动脉血流频谱曲线成"尖峰圆顶状"的双峰状,第二峰明显小于第一峰;由于左心室舒张速度减慢,下降速度减慢,压差半降时间轻度延长。

(3)连续多普勒:左心室流出道显著时,特征性的改变为收缩期射流频谱曲线呈单峰匕首状;流速在收缩早期迅速上升后突然减慢,然后迅速上升,收缩晚期达峰值,其后迅速下降;窗口明显充填;在心尖部探测,射流频谱曲线呈负向。

(二)诊断要点

(1)室间隔增厚,心室壁也可增厚,厚度≥15 mm,多数呈非对称性局部下降增厚。梗阻性心肌病左心室流出道变窄,二尖瓣前叶有向前运动。

(2)主动脉瓣可见收缩期扑动和收缩中期半关闭现象。

(3)多普勒超声检查左心室流出道可见射流,在向前运动近主动脉瓣侧有湍流。

(4)无其他导致左心室壁肥厚的心脏疾病存在。

(三)鉴别诊断

主要和高血压、主动脉瓣狭窄引起的心室壁增厚相鉴别。肥厚型心肌病多为室间隔增厚为主的非对称性增厚,室间隔厚度多＞15 mm。而高血压和主动脉瓣口狭窄,室间隔多＜15 mm,左心室后壁也增厚。

三、限制型心肌病

限制型心肌病是一种特殊类型的心肌病,比较少见。

(一)病理与临床

1.病理

心室内膜和内膜下纤维组织增生,心内膜明显增厚,心室壁硬化,心室腔缩小或闭塞。

2.临床表现

临床上以发热、全身倦怠为初始症状,逐渐出现心悸、呼吸困难、水肿、颈静脉怒张等心力衰竭症状。

(二)超声心动图表现

1.二维超声心动图

(1)心内膜增厚,最厚可达数毫米,回声增强,致左心室腔收缩期及舒张期变化不明显。

（2）双心房明显增大，可有附壁血栓。

（3）心室通常减小，心室腔变形，长径缩短。

（4）室壁可有一定增厚，心肌可呈浓密的点状回声。

（5）二尖瓣及三尖瓣可增厚、变形，固定于开放位置，失去关闭功能。

2.M型超声心动图

M型超声心室波群可显示心内膜增厚，心肌增厚，室壁运动幅度减小，心室腔变小。

3.彩色多普勒血流成像

（1）二尖瓣与三尖瓣轻至中度反流。

（2）二尖瓣与三尖瓣血流充盈时间较短，持续时间短。

4.频谱多普勒超声心动图

（1）二尖瓣、三尖瓣血流频谱改变：E 峰高尖，A 峰明显降低，$E/A>2.0$。二尖瓣、三尖瓣血流频谱不随呼吸变化或变化不明显。

（2）肺静脉血流频谱改变：早期肺静脉舒张波（D）和收缩波（S）峰值速度增高，晚期 S 波降低甚至缺如，逆流波（AR）增高（>35 cm/s），时限延长，连续出现于整个心房收缩期。

5.组织多普勒

限制型心肌病各时相心肌运动速度降低，尤以舒张早期运动速度降低显著，舒张早期峰速度与收缩期峰速度比值 $V_E/V_S<1.3$（正常 V_E/V_S 为 $1.5\sim2.0$）。

（三）鉴别诊断

临床上主要须与缩窄性心包炎鉴别。两者鉴别要点是：限制型心肌病主要表现为心内膜增厚；而缩窄性心包炎心包增厚、钙化，心包积液明显多于限制型心肌病。

（四）临床意义

超声心动图检查可观察限制型心肌病的心内膜情况及心腔变化，测量二尖瓣及三尖瓣口血流频谱，对诊断本病有重要的临床价值。同时观察心包情况及血流频谱的变化特征，与缩窄性心包炎相鉴别，为临床治疗提供依据。但目前，超声心动图检查仍缺乏明确诊断限制型心肌病的特征性改变，所以要确诊该病还需心导管检查、CT、MRI甚至心内膜心肌活检等其他检查方法。

四、致心律失常型右心室肌病

致心律失常型右心室肌病（ARVC）旧称为致心律失常型右心室发育不良，又称"羊皮纸心"，是一种原因不明的心肌疾病，病变主要累及右心室，是一种常染色体显性遗传的家族性疾病。

（一）病理与临床

1.病理

右心室肌被脂肪或纤维组织代替，早期呈典型的区域性，逐渐可累及整个右心室，甚至部分左心室，室壁变薄，室间隔很少受累。

2.临床表现

本病的症状有心悸及晕厥，并有猝死的危险。患者多因室性期前收缩、室性心动过速就诊,病变发生于右心室游离壁,所以室性期前收缩常伴右束支传导阻滞。听诊大多数患者无明显异常发现,少数可出现 S3 或 S4,也可闻及 S2 心音宽分裂。

(二)超声心动图表现

1.二维及 M 型超声心动图

(1)右心室弥散性或局限性增大,严重者局部瘤样膨出,右心室流出道增宽,心尖部增宽,右心室舒张末径/左心室舒张末径>0.5。

(2)受累右心室壁明显变薄(1~2 mm),运动明显减弱,肌小梁排列紊乱或消失,右心室节制束异常,构成"发育不良三角区",未受累心肌厚度正常。

(3)右心室收缩功能下降,以射血分数降低为著,左心功能可正常。

(4)部分病例右心室心尖可见附壁血栓形成。

(5)右心房常明显扩大。

2.彩色多普勒血流成像与频谱多普勒

(1)多数患者会出现三尖瓣不同程度反流,一般为轻至中度。

(2)部分患者三尖瓣频谱 A 峰>E 峰。

3.组织多普勒

ARVC 患者瓣环水平组织多普勒 Em 峰<Am 峰。定量组织多普勒技术(QTVI)显示 ARVC 患者右心室壁各节段 V_s、V_E、D_s 明显降低,且峰值时间后移,$V_E/V_A<1$。

(三)鉴别诊断

ARVC 须与右心室肌梗死相鉴别,后者有明确的胸痛病史,右心室梗死区变薄,非梗死区厚度正常;梗死区运动明显减弱或消失,冠状动脉造影显示相应冠状动脉狭窄或闭塞。

(四)临床意义

ARVC 是一种有家族遗传倾向的心肌病,通常表现为室性心律失常,并常有猝死的危险,因此早期诊断、对亲属进行体检非常重要。目前对右心室的评价仍很困难,需要联合使用不同的超声心动图技术。

五、心肌致密化不全

心肌致密化不全(NVM)是先天性心肌发育不良的罕见类型,是由于正常心内膜在胚胎时期发育停止,正在发育过程中的心肌小梁压缩不全,心肌呈海绵状。本病有家族倾向,临床表现无特异性,冠状动脉造影显示正常,X 线和心电图检查很难将其与扩张型心肌病鉴别。

(一)病理与临床

1.病理

NVM 属心室发育不良的特殊类型,主要累及左心室,也可累及右心室,不合并心内其他畸形。病理特征是心室肌小梁突出以及肌小梁之间呈现较深的隐窝状,后者与左心室腔相交通。

2.临床表现

NVM 常以渐进性左心功能减退、室性心律失常和心内膜血栓形成、体循环栓塞等为特征,临床症状和体征酷似扩张型心肌病。

(二)超声心动图表现

1.二维超声心动图

(1)左心室腔内见多发突入腔内的肌小梁和肌小梁间深陷的隐窝,呈网络样交织。病变多累及左心室中下段,以心尖部、侧壁为主,室间隔基底段基本正常。

(2)病变处心内膜呈节段性缺失。病变区域外层的致密心肌变薄,运动幅度减小。致密化不全心肌与正常心肌厚度比值＜1/2。

(3)受累室壁运动弥散性减小。

(4)左心房、左心室扩大。

(5)左心室收缩和舒张功能下降。

2.彩色多普勒血流成像及频谱多普勒

(1)肌小梁隐窝内可见黯淡的血流信号,并与心腔内血流相通,但不与冠状动脉循环交通。

(2)常伴二尖瓣、三尖瓣反流。

(3)二尖瓣血流频谱 A 峰＞E 峰。

(三)鉴别诊断

1.扩张型心肌病

扩张型心肌病左心室内膜光滑,缺乏深陷的隐窝,有时扩张型心肌病者在心尖部也有轻度增粗的肌小梁。但心肌致密化不全见多发突入腔内的较粗大肌小梁及隐窝,呈网络样交织。

2.肥厚性心肌病

肥厚性心肌病室壁局部明显肥厚,内见粗大的肌小梁,但肌小梁间无深陷的隐窝,室壁厚度是两者的重要鉴别点。

3.心内膜弹力纤维增生症

该病心内膜增厚、光滑连续,且该病多见于婴幼儿,而心肌致密化不全患者的病变处心内膜呈节段性缺失,伴明显隐窝。

(四)临床意义

心肌致密化不全如早期诊断,积极采取内科治疗措施和对症治疗,对改善患者的预后具有重要的意义。出现症状后再检查治疗则预后较差,而超声心动图是诊断无症状性孤立性心肌致密化不全的准确而可靠的方法。

(张小丽)

第九节　心包疾病

一、概述

正常心包为一层较薄的膜样结构,心脏超声检查时表现为心脏周围高回声轮廓。心包由外侧的纤维膜层和内侧的浆膜层构成,生理情况下二者之间可有 $10\sim50$ mL 液体。这些液体通常仅在心脏收缩期被探查到,表现为心脏周围的无回声暗区。

经胸超声心动图对于诊断常见的心包疾病,如心包积液、心脏压塞、缩窄性心包炎、心包囊肿和肿瘤,以及心包部分或完全缺如等,具有重要意义,是诊断此类疾病的首选检查方法。经胸超声心动图的局限性较少,主要包括成像声窗质量差和无法精确定位心包解剖结构,此时尚需进一步行 CT 或 MRI 检查。尽管经胸超声心动图是诊断心包疾病较理想的技术,但某些情况下,如心脏术后等一些因素的影响,仍然需要行经食管超声心动图协助诊断。

二、心包积液

心包积液为任何原因引起的心包腔内液体量的增多。心包积液往往是心包炎的最主要表现之一,但心包炎并非必然有心包积液。根据病程心包积液可分为急性(<6 周)、亚急性(6 周至 6 个月)与慢性(大于半年)3 种类型。

(一)病理与临床

1.病理

心包积液可分为漏出性、渗出性、脓性、血性、乳糜性、胆固醇性等种类。各种病因引起的心包炎都可产生血性渗出液,但以结核病及肿瘤最多见。充血性心力衰竭和肝硬化时心包积液为漏出液。

2.临床表现

心包积液的临床表现与病因、积液性质、积液量以及积液产生的速度等因素有关。急性心包炎患者可见发热、气急、周身不适、乏力、心前区疼痛、咳嗽,深呼吸及平卧位时咳嗽加剧。心包摩擦音是纤维蛋白性心包炎重要的特异性体征,而且随着心包积液量的增加而减轻或消失。急性大量积液者心尖搏动减弱或消失、心率快、心音弱而遥远。亚急性或慢性心包炎可出现颈静脉怒张、肝颈回流征阳性、肝大、水肿和腹水等。如果积液急剧增加或大量积液引起急性心脏压塞时,可引起明显的血流动力学异常和急性循环衰竭的临床表现,进而导致心脏停搏,是心脏创伤的急速致死原因。

(二)超声心动图表现

1.二维超声心动图

(1)直接征象:心包积液的直接超声征象是心包腔内出现无回声区。

1)少量心包积液(<100 mL),无回声区一般仅局限于左心房室沟和左心室后壁的后方,宽度在 0.5~0.8 cm,心脏的前方、侧方以及心尖部通常不出现无回声区。

2)中等量心包积液(100~500 mL),左心室后壁的后方出现较宽的无回声区,同时在心脏的前方、侧方、右心室前壁前以及心尖部的心包腔,出现无回声区,宽度在 1.0 cm 左右,右心室前壁搏动增强。

3)大量心包积液(>500 mL),心脏四周均可见较宽的无回声区,宽度>2.0 cm,心尖部见较多无回声区。整个心脏在心包腔内明显摆动,犹如"蛙泳状",室壁搏动受限。

4)大量心包积液或积液急速增加,左心室后壁后方出现的无回声区宽度达到 3.0 cm 以上者可出现心脏压塞的征象,表现为右心室前壁舒张期塌陷征,也可右心房侧壁收缩期塌陷,但心脏压塞并非均与心包积液量有关,部分心脏压塞是心包内积液量短期内明显增加所致,其心包积液总量并不很多。

(2)间接征象:具体如下。

1)漏出液或浆液性渗出性心包积液的无回声区多均匀一致。

2)纤维素性或化脓性积液多在无回声区内出现绒毛状、絮状回声,甚至多发分隔,尤其结核性者,可见脏层心包附有飘摆的多条"水草样"纤维素。

3)血性心包积液的无回声区透声不良,可出现密集细小的点状回声,甚至不规则团块状回声。

2.M 型超声心动图

(1)少量心包积液时,左心室后壁后可出现三角状无回声区。

(2)中等量心包积液时,左心室后壁后及右心室前壁前均见较宽的无回声区。

(3)大量心包积液时,上述部位无回声区在 2.0 cm 左右,M 型超声心动图可出现"荡击波"征。

3.彩色多普勒血流成像

心包积液时,一般不引起明显血流动力学异常。

(三)鉴别诊断

1.心包脂肪垫

心包脂肪垫多位于右心室前壁前的心包膜内外,厚度多<8 mm。回声一般较低,动态观察时其厚度变化不大。

2.胸腔积液

胸腔积液较多时,也可在心脏的后侧方出现无回声区,但在壁层心包膜之外,将探头沿液性暗区走行至左腋中线时,可显示其与胸腔液体相连续,同时其他心脏部位未见无回声区。

(四)临床意义

二维超声是诊断心包积液的最佳方法,敏感性强,不仅能够及时提供定性诊断,而且能够对积液量、积液部位和性质进行评估,还能够准确定位穿刺点或进行超声引导下穿刺治疗。

三、心脏压塞

心包内液体大量聚集,导致心包内压力升高超过心脏内压力,这一正性跨壁压力梯度在心脏周期中不同程度地压迫心腔,从而影响心脏充盈。根据心脏压塞的类型和严重程度不同,可出现各种临床表现:放射至颈部和下颌的胸痛、端坐呼吸、咳嗽和吞咽困难。颈静脉压力升高,患者吸气相可出现收缩压下降 10 mmHg 以上(奇脉)或消失,同时伴有吸气相颈静脉压力升高(Kussmaul 征)。胸片上可见边缘锐利、球形增大的心脏(烧瓶样心)。患者心电图可表现为 QRS 波和 T 波低电压,PR 段压低,ST-T 改变,束支传导阻滞和电交替。心脏术后患者的心包积液可较局限,同时因存在原发的心脏疾病以及应用正压通气等,所有这些因素均可能影响患者的临床表现,从而使诊断更加困难。

心脏超声是一个强大的工具,能够快速识别心包积液和心脏压塞的血流动力学特征。具体要点如下。

(1)右心腔的低压力使得它们对于跨壁压的增加更加敏感。心室收缩期右心房矛盾运动为心脏压塞的首要征象,随后出现右室流出道的舒张期受压(M型超声和二维超声)(图2-2)。心脏周期中右心房的矛盾运动时间越长,血流动力学改变的可能性越大;如果右心房塌陷时间超过1/3心脏周期,诊断心脏压塞的特异性增加而敏感性不变。右心腔塌陷可能由于肺动脉高压而延迟,这类患者左心房塌陷可能发生在右心房塌陷之前。

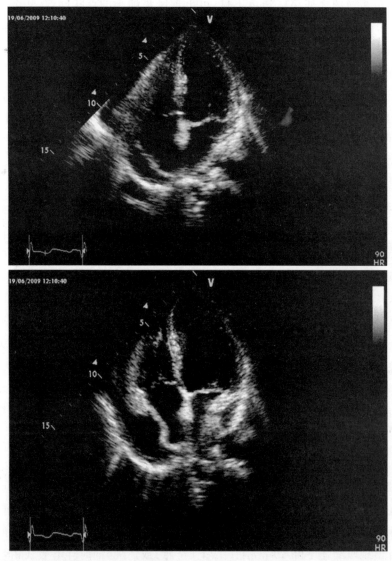

图2-2 经胸超声心动图,心尖四腔心切面,显示心室收缩期右心房壁塌陷(底部)

(2)"心脏摆动":当大量心包积液集聚时,心脏在心包腔内随着心脏搏动而摆动。

(3)心室互相影响:吸气时由于体循环静脉血回流入右心室血量增多,室间隔向左心室内膨出,同时右心室游离壁扩张受限。

(4)多普勒超声检测三尖瓣和肺动脉血流的呼吸变异度。吸气时患者可出现三尖瓣血流速增加,二尖瓣血流速减少;如二尖瓣血流速呼吸变异度超过 35%,三尖瓣血流速呼吸变异度超过 40%,则提示心脏压塞。有创机械通气患者无法获得这些呼吸变异度。

(5)下腔静脉扩张:吸气时下腔静脉内径无变化(内径减少低于 50%)。

(6)脉冲多普勒超声提示舒张期肝静脉塌陷:呼气期,体循环静脉回流减少,肝静脉舒张期血流减少。

四、缩窄性心包炎

心包的慢性炎症将导致心包纤维性增厚及两层心包的融合。缩窄性心包炎是慢性炎症进展的终末期,会导致心脏舒张期充盈受限及舒张功能障碍,而全心的收缩功能相对保留。患者最常见的症状包括液体过负荷(外周水肿,中心静脉压升高,肝大,胸腔积液,腹水,全身水肿)或心排血量减少(呼吸困难、乏力、心悸、虚弱和运动耐力下降)。早期应用心脏超声可协助诊断,并排除引起右心衰竭的常见原因,如左室或右室收缩功能障碍,重度肺动脉高压或未发现的左室瓣膜病。经胸心脏超声可用来检测心包的厚度,但更精确的测量需通过经食管超声心动图,心包厚度明显增加的截点为 3 mm(图 2-3)。

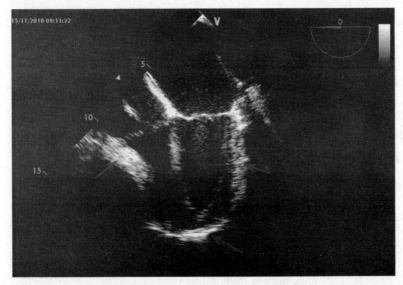

图 2-3　经食管超声心动图,经食管中段水平四腔心切面,显示缩窄性心包炎出现心包增厚和钙化

缩窄性心包炎的超声检查特点与心脏舒张期充盈受限和心室充盈压升高相关。

(1)多普勒超声检查发现,心室舒张压迅速升高,形成如平方根符号的波形,伴早期舒张充盈速度加快(E 波形)和减速时间加快,而 A 波明显减小或缺乏。

(2)多普勒超声显示,左、右心室流入道血流速度的呼吸变异度明显。呼气相二尖瓣血流速度在舒张早期增加 25% 以上。而完全切除心包后可恢复正常,几乎无呼吸变异度。

(3)二尖瓣瓣环组织多普勒成像可见舒张早期运动速度明显加快(Ea)。组织多普勒成像显示舒张早期二尖瓣瓣环侧壁部和间隔部的运动速度大于 8 cm/s 是诊断限制性心包炎的截点值。对于无明显二尖瓣血流速呼吸变异度,二尖瓣环运动速度的诊断价值更高。

(4)随着呼吸周期的变化,心室间相互依赖的作用增强,如吸气相室间隔向左室内偏移

（"室间隔弹跳"）。

（5）M型彩色多普勒超声显示血流向左心室的传导速度大于 45 cm/s。

（6）呼气相肝静脉舒张期血流回流明显增加。

（7）舒张早期左心室后壁快速变平，同时伴左心室呈线型。

以上标准不只用于诊断缩窄性心包炎，同时可与限制型心肌病相鉴别。多普勒超声技术能够有效地鉴别这两种疾病：缩窄性心包炎可见二尖瓣血流和肺静脉血流有明显的呼吸变异度，而限制型心肌病无呼吸变异度。作为多普勒超声的补充，新的心脏超声技术，如组织多普勒成像和彩色M型多普勒超声检测血流传导速度，也可用于鉴别这些疾病。这些新技术还能够协助诊断那些不存在呼吸变异度或呼吸变异度较小的缩窄性心包炎。这两项新技术中，二尖瓣环组织多普勒成像较彩色M型血流传导速度检测特异性和敏感性更高，且更方便应用。心室流入道血流传导速度和二尖瓣环运动速度是心肌松弛功能的标记，因此单纯的缩窄性心包炎时这些值可以正常或升高，提示心肌松弛功能正常或增强。相反，限制型心肌病时心肌松弛功能受损，这些值将会减小。

慢性阻塞性肺疾病或重度右心功能障碍的患者，由于胸内压随呼吸有较大的变化，在吸气相也可见到舒张早期二尖瓣血流速度减慢，类似缩窄性心包炎。与缩窄性心包炎不同的是，慢性阻塞性肺疾病患者吸气相胸内压下降更明显，胸腔内产生更大的负压，导致上腔静脉回流至右心房的血流量更多。

五、渗出性-缩窄性心包炎

心脏压塞和缩窄性心包炎同时出现，即引起渗出性-缩窄性心包炎。发病率较低，不能单纯依靠心脏超声来评估，需同时考虑到去除心包内过多液体前后血流动力学的改变。临床诊断依据包括：有心包积液和心脏压塞的临床表现和血流动力学特点，同时存在心包缩窄，去除过多的心包内液体后心包内压降至正常水平。

六、心包肿瘤

原发心包肿瘤极少见，而继发性肿瘤更常见。心包肿瘤多在常规心脏超声检查时偶然发现。尽管心脏超声对于识别这些肿瘤很重要，但仍应行 CT 或心脏 MRI 检查进一步评估肿瘤。

七、心包囊肿

心包囊肿极少见，通常为良性先天性囊肿或炎症反应形成，心胸手术后也可产生。通常是在进行常规 X 线或心脏超声检查时发现，表现为无回声充满液体的局限性肿块，大多位于右侧肋膈角，极少情况下位于左侧肋膈角或前上纵隔。彩色血流和脉冲多普勒在低速条件下发现包块内无血流信号，可用于与冠状动脉瘤、左室室壁瘤、左心耳、主动脉瘤或实体肿瘤相鉴别。经胸超声无法明确诊断时可行经食管超声，有助于识别心尖部的心包囊肿，并与其他后壁局限性病变鉴别。

八、先天性心包缺如

先天性心包缺如是一种少见的解剖异常,据报道发病率仅为 0.002%～0.004%。心包缺如可以是部分性或完全性的,大多数位于心脏左侧,多不对称,并且偶然发现。心包部分缺如的孔型缺如是最危险的亚型,当部分心脏嵌顿形成疝时通常是致命的。心包缺如导致心脏运动增强,尤其左室前壁。心脏超声可见右侧心腔突出,室间隔运动异常。如果右心室移向左心室,右室腔会假性扩大。最终,典型的心尖成像窗取代轴向窗,可见心房压缩。心脏超声还可识别相关心脏缺损,如房间隔缺损和二叶式主动脉瓣等。

（李普楠）

第十节　非发绀型先天性心脏病

一、动脉导管未闭

（一）病因与病理

动脉导管未闭是临床上最常见的先天性心脏病之一。动脉导管通常位于主动脉弓降部,左锁骨下动脉起始处以外 0.5～1.0 cm 与左右肺动脉分叉之间。动脉导管是胎儿生存的重要生理性血流通道,出生后自行关闭,最后退化为一纤维性韧带。导管关闭的机制存在先天性缺陷,致使婴儿期动脉导管不能关闭,即为动脉导管未闭。

（二）临床表现

在临床上患者以女性多见,多数无任何临床症状。未闭导管的内径较粗、分流量较大者,可出现发育迟缓、乏力、心悸、胸闷、气喘、咳嗽或咯血,易患呼吸道感染。肺动脉压显著增高、产生大动脉水平的右向左分流时,表现为发绀。典型的杂音是胸骨左缘第 2 肋间或左锁骨下贯穿于收缩和舒张期的连续性杂音,宛如机器的轰鸣声,伴有震颤。杂音的特点是自第一心音起逐渐增强,至收缩末最响,掩盖第二心音,舒张期开始后逐渐减轻。杂音可向左上胸和背部传导。下列 3 种情况,上述杂音可变得不典型或仅闻及收缩期杂音:①婴儿期。②心力衰竭。③肺动脉高压。

（三）二维声像图

1.当左心增大时

肺动脉水平左向右分流使肺循环血流量增加,右心的回心血量也增多,左心容量负荷增重,左心房和左心室增大,显示的主要切面为左心室长轴、左心室短轴、四腔心和五腔心等。左心室壁运动幅度增强,二尖瓣开闭的幅度可增大。上述表现还可显示于 M 型超声心动图,用于测量房室内径和运动幅度。

2.当主动脉和肺动脉内径增宽时

主要的切面可用心底短轴、左心室长轴及胸骨上窝动脉弓长轴等。显示主动脉和肺动脉内径增宽,搏动幅度增强。

3.异常通道的显示

在降主动脉和肺动脉分叉处,可显示其间的无回声异常通道,即为未闭的动脉导管。经胸探测时,主要应用心底短轴和胸骨上窝主动脉长轴切面。经食管探测时,可在食管上段左旋探头,显示降主动脉和肺动脉切面,搜寻其间的无回声通道。

(四)彩色多普勒超声表现

1.当出现异常的分流血流束时

在显示异常无回声通道的二维超声图像中,应用彩色多普勒超声血流显像,显示从降主动脉穿过此通道射向主、肺动脉的左向右分流束。心底短轴切面显示五彩分血流束以红色为主,常沿肺动脉左外侧壁向前,直冲向肺动脉瓣。经胸骨上窝探测时,此分流束形成于主动脉弓降部,呈五彩状射向肺动脉。如经食管超声探测,五彩分流束背离探头自降主动脉经无回声通道射向肺动脉,色彩以蓝色为主。

2.当旋流出现时

在心底短轴切面时,显示肺动脉内左外侧一红色为主五彩分流束的同时,内侧可见一方向相反的蓝色血流带射向肺动脉分支。此蓝色血流可持续整个心动周期,其中于收缩期从右心室通过肺动脉瓣口射向肺动脉的应为正常血流。然而舒张期仍有出现,显然与分流束射至肺动脉瓣口再折返形成旋流有关。

3.在血流汇聚时

在未闭动脉导管的主动脉端,向肺动脉的分流血流可在此形成一彩色血流汇聚区。

(五)频谱多普勒超声表现

应用脉冲和连续波多普勒超声时,可记录动脉导管未闭的分流血流频谱。如对分流血流作定量诊断,需应用连续波多普勒超声显像。

在二维彩色多普勒超声显示的基础上,把多普勒取样容积置于未闭导管的肺动脉端五彩分流显示最佳处,方可记录到持续于全心动周期的连续性分流频谱。此分流频谱始于收缩早期,收缩晚期流速达最高峰,舒张期流速渐减,直至舒张末期,周而复始。经胸探测时分流频谱为正向,如经食管超声探测则为负向。分流峰值速度通常为 $3\sim5$ m/s。当肺动脉压增高、出现双向分流时,收缩期肺动脉压高于主动脉压,显示右向左分流的负向频谱,舒张期肺动脉压低于主动脉压,显示左向右分流的正向频谱。双向分流通常呈层流状态,其流速较低。

(六)临床意义

由于超声心动图的临床应用,尤其是彩色多普勒超声血流显像技术,结合频谱多普勒超声,对动脉导管未闭的诊断有了很高的临床价值。在作出定性诊断的基础上,直接依据二维超声图和彩色分流束的宽度测量未闭导管的内径或根据血流频谱估算分流量大小和估测未闭导管的内径,可提供多种血流动力学的参数,获得定量诊断的重要信息。在经胸探测显示欠佳的成人患者,可应用经食管超声心动图,常达到理想的效果。超声技术应用的又一新领域,是监测经导管的动脉导管未闭堵塞术,对细小残余分流的显示有独到之处。

二、心内膜垫缺损

心内膜垫缺损又称房室管畸形或房室共同通道,占先天性心脏病的 $2\%\sim5\%$。

（一）病理与临床

病理解剖一般分3型：①部分型心内膜垫缺损。为单纯原发孔型房间隔缺损或原发孔房间隔缺损合并房室瓣裂。②完全型心内膜垫缺损。原发孔型房间隔缺损及室间隔缺损同时存在，融合成为一大缺损。依据共同瓣的形态及腱索附着位置分为：A型，约占75%，共同瓣可分为二尖瓣与三尖瓣，各自有腱索附着在室间隔缺损的顶端或两侧；B型，少见，共同瓣可分为二尖瓣与三尖瓣，腱索不附着在室间隔上，而附着在室间隔右室侧；C型，共同房室瓣无二尖瓣、三尖瓣之分，腱索呈漂浮状，约占25%。③过渡型心内膜垫缺损。即存在原发孔房间隔缺损和较小的室间隔流入道部缺损，与完全型心内膜垫缺损不同的是未形成共同房室瓣，二尖瓣、三尖瓣独立存在，可以合并瓣裂。

部分型心内膜垫缺损血流动力学变化主要为心房平面左向右分流，以右心容量负荷增加为主，有房室瓣裂时则合并房室瓣反流。完全型心内膜垫缺损四个心腔血流相通，导致左、右心容量负荷均增加。

体格检查可见心脏扩大，闻及心尖部二尖瓣关闭不全的收缩期杂音，肺动脉高压明显者则出现肺动脉第二心音亢进或分裂。

（二）超声表现

1.部分型心内膜垫缺损

（1）二维超声：①房间隔下部回声中断。这是二维超声诊断部分型心内膜垫缺损的直接征象，在所有四腔心切面上，均可显示缺损的部位在房间隔下端近十字交叉处，其下界达房室瓣上缘。②二尖瓣前叶裂。二尖瓣水平短轴切面示舒张期二尖瓣前叶连续中断。③右心房、右心室增大，右心室流出道增宽。

（2）多普勒超声：CDFI显示低位心房水平左向右分流，频谱多普勒记录到双期连续性分流。有不同程度二尖瓣反流，与房室瓣裂的程度有关。

2.完全型心内膜垫缺损

（1）二维超声：①四腔心切面房室连接处十字交叉结构消失，这是原发孔房间隔缺损与流入道室间隔缺损共存时出现的超声表现。回声中断范围一般较大，常在15 mm以上。②二尖瓣与三尖瓣为共同房室瓣，分为"前共同瓣"和"后共同瓣"。在四腔心切面通过调整声束，前共同房室瓣可呈"一"字形，共同房室瓣开放时，可见四个房室腔相通，四个心腔均扩大。以右心房、右心室增大为主。③分型诊断：若共同房室瓣可以区分为二尖瓣与三尖瓣的成分，则为A型或B型，若房室瓣腱索分别附着在流入道室间隔缺损的顶端，则为A型；若共同房室瓣腱索经室间隔缺损伸入对侧右心室内（称为骑跨），则为B型；若共同房室瓣无二尖瓣和三尖瓣之分，无腱索与室间隔相连，腱索呈漂浮状，则为C型。

（2）多普勒超声：CDFI表现不仅有心房水平及心室水平的左向右分流，还有房室之间的分流，加之二尖瓣、三尖瓣收缩期反流，因此，造成该处彩色血流信号明显紊乱。

（3）完全型心内膜垫缺损常合并肺动脉瓣狭窄、继发孔房间隔缺损、单心房及大动脉转位等，二维及多普勒超声有相应表现。

3.过渡型心内膜垫缺损

兼有完全型、部分型心内膜垫缺损特征，与完全型心内膜垫缺损不同的是未形成共同房室瓣,二尖瓣、三尖瓣独立存在。

瓣下仅有很小的室间隔缺损。

4.左心室-右心房通道

是指膜部室间隔的心房部有缺损而产生左心室和右心房间的交通。归类尚不统一,有学者将之归入部分房室管畸形。

超声心动图诊断要点:在心尖四腔心切面,三尖瓣隔叶上方与二尖瓣前叶下方十字交叉处局部回声中断。彩色多普勒血流成像可见左心室至右心房的以蓝色为主的五彩穿隔血流信号,直达右心房。

(三)鉴别诊断

当某些先天性心脏病造成冠状静脉窦明显扩张时,在四腔心切面上可出现类似房间隔下部回声缺失的表现,鉴别要点是在其他任意一个切面均可观察到房间隔下部存在。部分型心内膜垫缺损存在二尖瓣裂,反流通过原发孔房间隔缺损流入右心房时,需注意与左心室-右心房通道鉴别。

完全型心内膜垫缺损常合并肺动脉瓣口狭窄、大动脉转位、心室左袢、肺动脉闭锁、右心室双出口、动脉导管未闭等,在诊断时需注意鉴别。

(四)临床意义

超声可以作出部分型心内膜垫缺损(原发孔房间隔缺损)和完全型心内膜垫缺损的诊断,结合频谱和彩色多普勒超声观察房室水平的分流情况和瓣膜的反流特征,即可判断所属类型及有无瓣裂。

三、主动脉窦瘤破裂

主动脉窦瘤破裂又称乏氏窦瘤破裂,占先天性心脏病的 1.6%～3.6%,男性多于女性。少数后天性主动脉窦瘤可由动脉硬化、感染性心内膜炎、主动脉夹层及创伤等原因破坏主动脉窦壁组织引起。

(一)病理与临床

一般认为主动脉窦瘤是主动脉基底部中层弹力纤维先天缺陷引起该处结构较薄弱,出生后由于主动脉窦受到主动脉内高压血流冲击,窦壁逐渐变薄呈瘤样扩张。窦瘤好发于右冠状动脉窦,占 69%～90%;其次为无冠状动脉窦,占 15%～26%;左冠状动脉窦极为少见,占 1%～5%。主动脉窦瘤的破口一般为一个,少数患者可有多个破口。窦瘤破裂最常见于右冠状动脉窦瘤破入右心室和右心室流出道,其次是无冠状动脉窦瘤破入右心房。偶见主动脉窦瘤破入室间隔、左心或破入心包腔。

先天性主动脉窦瘤 30%～60%合并室间隔缺损,10%患者伴有主动脉瓣发育异常,如主动脉瓣二叶瓣畸形、主动脉瓣脱垂等。

主动脉窦瘤未破裂时不引起血流动力学改变。若主动脉窦瘤破入右心房和右心室,由于主动脉收缩压和舒张压均高于右心压,右心房、右心室为双期连续性分流。听诊在胸骨左缘第3肋间有响亮、粗糙的连续性杂音。破入心包,可立即造成心脏压塞,导致猝死。解剖结构上的缺陷和室间隔缺损分流的虹吸作用,易造成主动脉右冠状动脉窦(瓣)脱垂和关闭不全。

临床易与动脉导管未闭等其他先天性心脏病混淆。

(二)超声表现

1.右冠状动脉窦瘤破裂

左心室长轴切面和右心室流出道切面显示右冠状动脉窦呈袋状扩大,扩大的右冠状动脉窦连续中断;窦瘤多破入右心室流出道,向右心室流出道膨出;常合并有室间隔缺损,膨凸的右冠状动脉窦可能全部或部分遮盖室间隔缺损区,以至漏诊室间隔缺损或低估室间隔缺损大小;主动脉窦部增宽;左心房、左心室增大。多普勒超声显示,主动脉右冠状动脉窦血流呈五彩镶嵌状通过窦瘤向右心室分流,频谱多普勒呈连续性湍流。右冠状动脉窦瘤破入右心房时优选切面是大动脉短轴,该切面有助于区分是右冠状动脉窦瘤还是无冠状动脉窦瘤。

2.无冠状动脉窦瘤破裂

无冠状动脉窦扩大,多破入右心房,呈乳头状或窦道状破入右心房下部、三尖瓣隔瓣根部,左、右心室扩大。

3.左冠状动脉窦瘤破裂

左冠状动脉窦扩大,一般破入左心房或左心室流出道。主动脉根部切面可显示窦瘤大小及破口部位。左心房、左心室扩大。

(三)鉴别诊断

1.右冠状动脉瘘

鉴别要点:①右冠状动脉瘘,冠状动脉呈管状或腊肠样扩张,管壁增厚如同主动脉壁;而右冠窦瘤呈袋状或不规则扩张,壁薄。②右冠状动脉瘘在其异常扩张的结构近端无湍流;而右冠状动脉窦瘤破裂在窦瘤破口处,可记录到连续性湍流。

2.室间隔膨出瘤并室间隔缺损

鉴别要点:左心室长轴切面室间隔膨出瘤位于主动脉根部下方,而右冠状动脉窦瘤在任何切面均位于主动脉根部;右冠状动脉窦瘤破裂入右心室时呈连续性湍流,而室间隔膨出瘤并室间隔缺损的湍流仅发生在收缩期。

(四)临床意义

超声对右冠状动脉窦瘤破裂诊断符合率较高,对合并存在的室间隔缺损,由于窦瘤遮挡较易出现漏诊。无冠窦瘤破裂和左冠状动脉窦瘤破裂发生率较低,超声表现不如右冠状动脉窦瘤破裂典型,需要注意鉴别诊断。主动脉窦瘤破裂病情进展迅速,临床症状明显,一旦明确诊断应尽快手术治疗。

四、肺动脉狭窄

肺动脉狭窄又称肺动脉口狭窄。在先天性心脏病中,肺动脉狭窄包括肺动脉瓣狭窄、肺动脉主干及其分支狭窄、右心室流出道(即漏斗部)狭窄3个类型。狭窄可以是单一部分狭窄,也可以是多个部分同时存在。

(一)肺动脉瓣膜狭窄

瓣叶发育障碍,三瓣叶交界处部分或全部融合成隔膜状或圆顶状。瓣孔可在中央或偏于一侧,孔直径大小不一;瓣膜可增厚,也可不厚,瓣可呈单叶、双叶或三叶;单纯瓣口狭窄时肺动脉主干常呈狭窄后扩张,扩张也可累及分支。右心室肥大,肺动脉主干扩张呈梭形,常累及左肺动脉,右心室充盈受阻,静脉血回右心房缓滞,产生周围性发绀。右心排血受阻,右心室压力升高,长期压力负荷增加使右心室壁肥厚,肺动脉压力下降。如伴有房间隔缺损或卵圆孔未闭,可发生房水平右向左分流,产生中心性发绀。

1.检查方法

心底短轴切面显示肺动脉主干长轴及左右肺动脉近端,剑突下短轴也可显示肺动脉长轴及肺动脉瓣。

2.超声心动图表现

肺动脉瓣回声常增强,收缩期开放受限,呈圆顶状朝向肺动脉内膨向,瓣尖不能贴近肺动脉壁而悬于腔中。部分病例瓣膜可显示增厚。

右心室壁有不同程度增厚。中度狭窄时常使右心室腔变小。

彩色多普勒可见血流束经瓣口时变窄,过瓣后出现加速现象,呈狭窄射流束,在主干内呈五彩镶嵌色,频谱呈收缩期高速湍流频谱。血流速度常可达3~5 m/s。

3.合并畸形

常合并房间隔缺损、室间隔缺损畸形。

4.临床意义

超声心动图对肺动脉瓣狭窄诊断比较灵敏。瓣膜改变、右心室肥厚和过瓣口血流迅速增高三者俱全即可确诊。

(二)右心室流出道狭窄

即右心室漏斗部狭窄,可以是纤维性(隔膜型)、肌性或肌纤维性(肌肥厚型),肥厚肌可呈管状或仅在漏斗部,肺动脉主干无狭窄后扩张。

1.检查方法

心底短轴切面显示最清楚,可显示右心室流出道及其隔束、壁束、室上嵴厚度及右心室壁肌肥厚。

2.超声心动图表现

右心室流出道变窄,可见肥厚肌束向流出道内突出,使流出道变窄。隔膜型仅见一细光带,位于室上嵴部,也可位于右心室流出道中,中央部有连续性中断。壁束及隔束均明显肥厚。右心室流出道明显狭窄,仅为3~5 mm,可分别测收缩末期及舒张末期右心室内径、前壁及室上嵴厚度。

右心室壁及室间隔明显肥厚,右心室腔径小。

彩色多普勒可见血流束进入流出道时变窄,明显的加速现象使血流呈五彩镶嵌色。频谱呈高速度的湍流频谱,测量最大血流速度,并可计算狭窄两侧的压差。

心脏声学造影可见造影剂通过狭窄部位,并在其远侧呈湍流现象。

3.合并畸形

单纯右心室流出道狭窄少见,多在复杂畸形中存在,如法洛四联症。

4.临床意义

二维超声心动图可以确定诊断并测量右心室流出道狭窄程度。彩色多普勒可以直观地显示经右心室流出道狭窄处彩色血流束细窄并呈五彩湍流。血流的起始宽度与右心室流出道密切相关。

(三)肺动脉狭窄

肺动脉狭窄是指肺动脉主干,肺动脉左、右分支及其分叉处及远侧分支狭窄,可并发于法洛四联症、动脉导管未闭、室间隔缺损、主动脉狭窄等疾病。单发的或轻度狭窄一般无明显血流动力学改变,重度主干型或左右肺动脉分支的多发性狭窄,肺循环阻力增大,导致近侧肺动脉高压、右心室肥厚。

1.检查方法

于心底部主动脉根部短轴切面图充分显示肺动脉主干及左、右肺动脉分叉处及其近侧段。于胸骨上主动脉弓短轴切面显示右肺动脉长轴图,分别测量肺动脉主干及左、右肺动脉径。必要时,以脉冲多普勒显示频谱或彩色血流测量血流速度及观察血流性质。

2.超声心动图表现

肺动脉主干狭窄时其内径变窄,容易检出,左、右分支狭窄也可测出,再远侧超声则无法检查。

右心室常有肥厚。

若主干较长而狭窄,彩色多普勒显示血流束可变窄,但加速现象不明显,若局部段狭窄,血流束通过狭窄段后有加速现象,呈五彩镶嵌色,频谱可呈湍流谱。

3.临床意义

对肺主动脉干及左、右分支近端狭窄,超声心动图能作出正确诊断,而肺动脉左、右分支远侧及下级分支则无法显示。

五、肺动脉瓣关闭不全

肺动脉瓣关闭不全是一种少见的先天性心血管畸形,多数是由于先天性肺动脉瓣发育缺陷呈部分或全部缺如,瓣可呈二叶或四叶式;肺动脉扩张,如原发性肺动脉扩张、肺动脉高压时肺动脉继发性扩张,可致肺动脉瓣关闭不全,以及马方综合征中合并肺动脉瓣关闭不全(结缔组织病所致)均属本病症范围。

(一)超声心动图表现

肺动脉长轴切面可见肺动脉明显扩张,其内径常明显超过主动脉横径。动脉瓣发育不良者可见肺动脉瓣很小,甚至不易显示。原发性肺动脉扩张其内径与主动脉内径≥1.5∶1。肺动脉高压者可见瓣口回声正常,肺动脉增宽,频谱有改变。

右心室明显扩大,右心室容量负荷过重。

彩色多普勒可见肺动脉瓣明显反流信号进入右心室流出道,反流束可长达 2 cm 以上。频谱显示整个舒张期反流,速度较快。肺动脉高压时,肺动脉血流谱加速时间缩短,常在 9.0 m/s 以下,而且射血前期与加速时间比值也发生改变等。三尖瓣口常可见反流信号及湍流谱。

（二）合并畸形

肺动脉关闭不全常合并室间隔缺损、肺动脉瓣狭窄、室间隔缺损加三尖瓣闭锁、右心室双出口、大动脉转位等畸形。

（三）临床意义

超声心动图对本病有诊断意义，并可对关闭不全原因作出初步诊断。

六、主动脉瓣狭窄

主动脉瓣狭窄包括主动脉瓣狭窄及瓣上、瓣下狭窄，也可称为左心室流出道狭窄。

（一）先天性主动脉瓣膜狭窄

由瓣膜分化异常所致。瓣可呈单瓣、二瓣、三瓣，甚至四瓣畸形。瓣粘连、增厚，出生后逐渐钙化，以二瓣畸形多见，多为左冠瓣交界整合，瓣环小，伴关闭不全。

主动脉瓣狭窄，使左心室流出道梗阻，致左心室肌向心性肥厚，右心室舒张末期压力升高，升主动脉形成狭窄后扩张。

1.超声心动图表现

左心室长轴切面显示瓣膜回声常增强，不均匀；二瓣叶式开放时二瓣叶之间距离小，短轴切面开放时呈"鱼口状"，关闭时呈"一"字形，形同二尖瓣；前后方向或水平方向长轴切面上可见开放受限，瓣呈圆顶状突向升主动脉腔，但不能贴近升主动脉壁。

升主动脉可有扩大（狭窄后扩张），左心室多有肥厚；伴有主动脉瓣关闭不全时常伴有左心室腔扩大。

彩色多普勒可见通过瓣口时血流束变窄，过瓣口后有明显加速现象，在升动脉内呈五彩镶嵌色；频谱呈收缩期高速湍流谱，并可计算跨瓣压差及估计狭窄程度。

2.合并畸形

常合并主动脉缩窄、动脉导管未闭、肺动脉狭窄、二尖瓣发育异常等畸形。

3.临床意义

超声心动图可以确定诊断，血流跨瓣压力阶差对评估狭窄程度及预后有较高价值。

（二）主动脉瓣下狭窄

主动脉瓣下狭窄可分为隔膜型（纤维组织薄膜）狭窄和纤维肌型（纤维肌性组织）狭窄。

隔膜型狭窄为主动脉瓣下1 cm处有一纤维隔膜，纤维组织紧贴于主动脉瓣下方。膜中央有小孔，膜下的左心室肌肥厚均匀一致，常伴发室间隔缺损及左心室流出道梗阻。

纤维肌型狭窄位于主动脉瓣下的有较局限性环形肌肥厚，常距主动脉瓣1～3 cm，收缩期使流出道呈隧道状狭窄，左心室肌肥厚较隔膜型狭窄明显。

1.超声心动图表现

隔膜型狭窄在长轴切面上主动脉瓣下约1 cm的地方可见一细光带连接左心室流出道的前后壁上，中央有连续性中断现象；收缩期薄膜呈圆顶状突向主动脉瓣，舒张期退回左心室流出道。纤维肌型狭窄则可见流出道前后缘有肥厚肌束向流出道凸出，收缩期使流出道更加狭窄，同时累及室间隔上部、二尖瓣前叶根部，使主动脉瓣下纤维增长，肌环延伸可长可短，收缩期流出道狭窄更加严重。左心室流出道直径与主动脉根部直径比值小于0.8（正常为0.8～1.5）。

狭窄部位以下的左心室呈对称性肥厚，乳头肌也显著肥厚致心腔狭小，二尖瓣环的前部靠近室间隔；主动脉瓣增厚，收缩中期瓣叶呈半关闭状态。

彩色多普勒显示，血流束进入狭窄区或出口时变窄，出现加速现象使血流束呈五彩镶嵌色。频谱显示收缩期射流现象，进入升主动脉后血流速度减慢为其特征。通过调整血流可以测算出跨狭窄压差而评估狭窄程度。

2.合并畸形

常合并主动脉瓣关闭不全、室间隔缺损、动脉导管未闭、主动脉缩窄等畸形。

3.临床意义

超声心动图可确定左心室流出道梗阻性质及狭窄的程度，而且准确性高。

（三）主动脉瓣上狭窄

主动脉瓣上狭窄与主动脉囊的发育不全有关，比较少见，可分为隔膜型、壶腹状主动脉瓣上狭窄，升主动脉发育不良。隔膜型和升主动脉发育不良狭窄位于冠状动脉开口之上（即主动脉窦的上缘），壶腹状主动脉瓣上狭窄又称沙漏样狭窄，此处因动脉中层及内膜增厚形成纤维嵴，构成环形狭窄。

1.超声心动图表现

在显示主动脉长轴的切面上可见主动脉窦上缘的主动脉内有异常隔膜样的嵴状突起，造成狭窄。隔膜型可见狭窄后扩张，壶腹状主动脉瓣上狭窄可显示局限性主动脉狭窄。升主动脉发育不良者多为升主动脉明显变细，可累及主动脉弓。

左心室肥厚，主动脉窦扩张，冠状动脉也可扩张。

彩色多普勒可显示狭窄区血流变窄并有加速现象，远侧呈五彩镶嵌色，频谱可显示高速湍流。

2.临床意义

超声心动图可以对狭窄性质作出诊断，并评估狭窄程度。

七、双腔右心室

双腔右心室又称右心室双腔心，即右心室被异常肌束分为两个心腔，两腔的压力多有差异，近三尖瓣的心腔压力高，近肺动脉瓣侧的压力低。异常肌束在流入道之间形成肌性间隔，中央有孔或肌束交错在流入道与流出道之间，使血流运行受阻，通过狭窄口造成两腔之间压差。双腔右心室与右心室流出道狭窄极其相似，若肥厚肌束紧靠室上嵴，则容易混淆。心内血流受阻严重而无室间隔缺损则外周静脉回心血流受阻，严重者可有周围性发绀；若血流受阻严重伴室间隔缺损，产生室水平右向左分流，同时伴中心性发绀；梗阻不严重伴大型室间隔缺损，可有室水平左向右分流。

（一）超声心动图表现

右心室腔内在流入道与流出道之间可见肥厚肌束回声，起自室间隔，止于流入道的右心室壁,有时可见肌束中部回声中断。

肌束近侧右心室肥大,肌束远侧心室壁及漏斗部无异常。

常伴室间隔缺损,部位多位于高压腔内。

彩色多普勒在右心室内血流自流入道通过狭窄口时血流加速,至低压腔呈五彩镶嵌色,频谱可显示收缩期高速湍流频谱。合并室间隔缺损时左向右分流也在收缩期,两者易混淆。

(二)合并畸形

双腔右心室常合并室间隔缺损、肺动脉狭窄等畸形。

(三)鉴别诊断

与法洛四联症鉴别。当心内梗阻严重或伴有肺动脉瓣狭窄时,双腔右心室近侧心腔扩大,室间隔后移,酷似主动脉骑跨在室间隔上。近侧心腔压力很高时,收缩期右心室血流可直接射入主动脉,与法洛四联症不易区分,但本病肌束位置较低,位于流出道的起始部位及流入道的远端或右心室窦部。法洛四联症为漏斗间隔发育不全,漏斗部广泛狭窄,但其肌束不横跨心腔。

(四)临床意义

超声心动图对双腔右心室有诊断价值,检出特征性的横跨右心腔的肥厚肌束即可确诊。

(李普楠)

第十一节 发绀型先天性心脏病

一、右心室双出口

(一)病因与病理

在临床上右心室双出口为一少见的先天性发绀型心血管畸形,属于不完全型大动脉转位的一种类型,是由于胚胎期两大动脉与左右心室对接时发生偏离所致(图 2-4)。典型的病理改变是主动脉和肺动脉皆起源于右心室的圆锥部。两组半月瓣和房室瓣之间均无纤维连接。两组半月瓣的相互关系可有 4 种形式:①与正常相似,肺动脉瓣在主动脉瓣左前方。②两大动脉并列,主动脉瓣在肺动脉瓣右侧。③两大动脉并列,主动脉瓣在肺动脉前方或右前方。④主动脉瓣在肺动脉瓣左前方。室间隔缺损是左心室排血的唯一出口。

1.在右心室双出口不伴肺动脉狭窄时

室间隔缺损在室上嵴下,与主动脉对口;室间隔缺损在室上嵴下,离两组半月瓣较远,与两大动脉均不对口;室间隔缺损在室上嵴上,与肺动脉对口,肺动脉形成骑跨;室间隔缺损在室上嵴上,与两大动脉均对口。

2.在右心室双出口伴肺动脉狭窄时

主动脉骑跨率>75%的重症法洛四联症,鉴别要点为主动脉瓣下有无圆锥组织,与二尖瓣有无纤维连接。

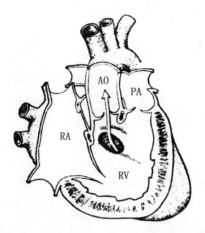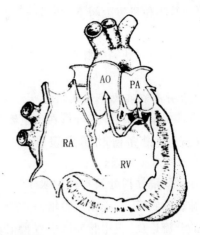

图 2-4　右心室双出口解剖示意图

（二）临床表现

在临床上乏力和呼吸困难为本病各种类型所共有。如室间隔缺损与主动脉对口，主动脉血流主要来自左心室，临床表现近似一般大型室间隔缺损，无明显发绀。如室间隔缺损与肺动脉对口，肺循环含氧量增高，体循环含氧量下降，则有发绀及杵状指（趾）。伴有肺动脉高压或肺动脉狭窄者，均出现发绀及杵状指（趾）。左心室的唯一出口是室间隔缺损，故左向右分流始终存在，胸骨左缘可闻及全收缩期杂音，伴有震颤。心前区有抬举性搏动。

（三）二维声像图

1.在两大动脉起源异常时

在左心室长轴和心底短轴等切面上，不能显示正常的主动脉、肺动脉及其周围的结构均起自或大部分起自右心室。主动脉根部位置变高，与肺动脉在同一水平平行发出，下方有圆锥组织。主动脉和肺动脉的区别：在检查中移动探头，多方位探测，并结合胸骨上窝主动脉弓切面观察。主动脉可向上延续为主动脉弓，肺动脉则可分为左右两支。

2.在室间隔回声中断时

正常左心室长轴切面中显示室间隔与主动脉前壁相连续，本病室间隔未与大动脉相连而回声中断，靠近中断处上方的大血管，可能是主动脉抑或肺动脉。左心室流出道为一盲端，不以大血管为出口。

3.在后连续异常时

在左心室长轴切面，正常声像图中主动脉根部后壁与二尖瓣前叶相连续。本病大动脉起始处有圆锥组织，二尖瓣前叶与相近的大动脉壁之间有不规则的高回声区，为阻隔其间的肌性圆锥组织。

（四）彩色多普勒超声表现

1.在心室水平的左向右分流时

室间隔缺损是左心室唯一的出路，因而可显示为收缩期从左心室经缺损口向右心室的彩色分流束，常呈红色。舒张期则可能有蓝色血流束从右心室通过缺损口回至左心室。左向右分流的红色血流束穿隔后如直接注入主动脉，且不伴严重肺动脉狭窄，临床上发绀可能较轻。如直接注入肺动脉，发绀可能较重。左向右分流的红色血流束如先注入右心室，再射入大动脉,可能缺损位于室上嵴下,并远离两大动脉。

2.在肺动脉狭窄时

血流在经过狭窄的肺动脉口之前显色较黯淡,流经狭窄口及其下游,色泽变为鲜亮,呈五彩状。

3.合并存在其他异常血流时

合并房室瓣关闭不全时,在房室瓣的心房侧呈现蓝色为主的收缩期五彩反流束。

(五)频谱多普勒超声表现

1.左向右分流频谱

在室间隔缺损处及右心侧取样时,可记录到收缩期的分流频谱。由于患者多伴肺动脉高压或肺动脉狭窄,右心室压力增高,左右心室间压差较小,左向右的分流速度低于单纯室间隔缺损的分流速度,应用脉冲波多普勒记录时,一般无混叠现象。

2.肺动脉高压血流频谱

将脉冲波多普勒取样容积置于主肺动脉内,记录肺动脉血流频谱,显示射血前期(PEP)延长,射血加速时间(AT)缩短。通过射血前期和加速时间的比值(PEP/AT),可估测肺动脉压力。

3.肺动脉狭窄血流频谱

如果合并肺动脉狭窄,应用连续波多普勒超声在狭窄处及其下游取样,可记录到收缩期的湍流频谱,并计算狭窄处两端的压力阶差以估计狭窄程度。

(六)临床意义

超声心动图是右心室双出口的主要无创性诊断方法。二维超声图像可首先发现两大动脉起自右心室,位于同一水平,主动脉瓣下有圆锥组织,主动脉根部与二尖瓣前叶无纤维连接,左心室流出道为盲端。彩色多普勒和频谱多普勒超声可进一步发现心室水平的左向右分流,为鉴别于法洛四联症的重要依据,可据此分流束的流向,分析两大动脉和室间隔缺损的位置。因胸廓和肺气肿等因素致使常规超声图像显示欠佳时,可应用经食管超声心动图进行补充诊断。必要时行 X 线的心血管造影。

二、完全性大动脉转位

(一)病因与病理

临床上完全性大动脉转位是较为常见的先天性发绀型心血管畸形,发病率占先天性心脏病的 8%～10%。患儿多早年夭折,较少活至成年期,成年人患病率较低。其病因为胚胎期圆锥动脉干发育异常。主动脉和肺动脉位置互换,常为主动脉瓣在肺动脉瓣的右前方,瓣下有圆锥部,接于右心室。肺动脉瓣在主动脉瓣的左后方,圆锥部被消融,接于左心室。左右房室的位置和房室间的关系均不变。体循环静脉血回流至右心后,经主动脉出口又至体循环,而肺循环氧合血自肺静脉回至左心后经肺动脉出口又入肺循环。体循环和肺循环各行其道,如无左右心之间的交通存在,患者将无法生存。存活期较长者,必然有房间隔缺损、室间隔缺损或动脉导管未闭等心内交通进行血液交换。

主动脉瓣在肺动脉瓣的左前方,同时伴有心室和房室瓣的反位,称为纠正型大动脉转位

（图 2-5）。左心室与右心房相连，位于右侧。右心室与左心房相连，位于左侧。主动脉虽起自右心室及肺动脉虽起自左心室，但生理上仍行使静脉血送入肺循环，氧合血送入体循环的功能，血流途径得以先天纠正。

（二）临床表现

出生后即出现发绀，进食困难，发育迟缓，常在 3～4 个月内出现心力衰竭。症状的轻重与左右心间交通的大小有关。肺动脉狭窄的存在反而可推迟症状的出现。未闭动脉导管可使肺动脉内的氧合血向主动脉分流，下半身发绀可轻于上半身。伴有室间隔缺损者，胸骨左缘第 3 肋间闻及全收缩期反流性吹风样杂音。

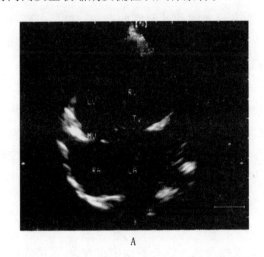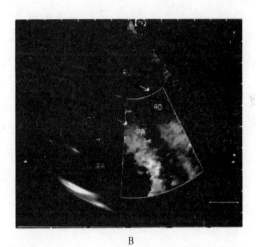

A B

图 2-5 纠正型大动脉转位

A.心尖四腔心显示心室和房室瓣的反位。B.主动脉位于肺动脉左前方，起自右心室，肺动脉自左心室发出，两大动脉平行，可见两束平行的蓝色血流束。

（三）二维声像图

1.大动脉的位置

左心室长轴切面显示两条平行的大血管。前方起自右心室的为主动脉，一般较宽大。后方起自左心室的为肺动脉，伴有狭窄。心底短轴切面，正常时主动脉环形结构居中，右心室流出道和肺动脉包绕其前的显像消失。主动脉和肺动脉均呈环形结构，互为右前左后排列或前后排列。主动脉和肺动脉的进一步辨认，可于胸骨旁、胸骨上窝和剑突下等部位多切面探测，肺动脉可见左右分叉，主动脉则与主动脉弓相连续。

2.心内交通的显示

应用左心室长轴、四腔心、五腔心和心底短轴切面，探测房间隔或室间隔有无回声中断，两大动脉间有无异常通道。如有心内交通存在，则出现相应的二维超声图像表现。

3.房室连接的状况

心房、房室瓣和心室连接一致（纠正型大动脉转位除外）。主动脉瓣下有肌性圆锥组织，后壁与二尖瓣前叶不连续。肺动脉后壁与二尖瓣前叶有纤维连接。

（四）彩色多普勒超声表现

应用彩色多普勒超声图像，进一步显示心内的异常血流。如存在房间隔或室间隔缺损，在房间隔或室间隔的回声缺失处,显现红蓝交替出现的双向分流束。如存在未闭的动脉导管,可显示从主动脉向肺动脉的杂色分流束,持续整个心动周期。伴有肺动脉狭窄时,在狭窄处及其下游显示收缩期五彩血流。伴有房室瓣反流时,瓣膜的心房侧显示收缩期五彩反流束。当半月瓣反流时,瓣膜的心室侧显示舒张期的五彩反流束。

(五)频谱多普勒超声表现

应用频谱多普勒超声的图像,分别记录两大动脉的血流频谱图。在伴有半月瓣反流的病例中,估算跨瓣压差,测定动脉压,并以此区分主动脉和肺动脉。如测得与肱动脉相近的跨瓣压差,其半月瓣为主动脉瓣。

在肺动脉内如记录到连续性的湍流频谱,可能表示未闭动脉导管的存在。如记录到收缩期湍流频谱,可能存在肺动脉瓣的狭窄。此外,合并房室瓣或半月瓣的关闭不全,可能在相应部位测得相应时相的反流频谱。

(六)临床意义

在临床应用超声心动图对完全性大动脉转位的诊断有重要的意义。应用二维超声图像可了解两大动脉的位置和走行,心房和心室的连接伴发的畸形等,并与其他发绀型先天性心脏病相鉴别。彩色多普勒超声和频谱多普勒超声可作为二维超声图像的补充,进一步明确病变细节。部分病例在治疗前可免于 X 线心血管造影。

三、法洛四联症

法洛四联症是一组复合先天性心血管畸形,在发绀型先天性心脏病中占首位,法洛四联症占先天性心脏病的 10%～14%。

(一)病理与临床

病理解剖特征:①肺动脉口狭窄,包括漏斗部狭窄、肺动脉瓣环狭窄、瓣膜狭窄,肺动脉干及其分支狭窄。②室间隔缺损,以嵴下型最常见,缺口通常＞10 mm。③主动脉前移骑跨于室间隔之上。④右心室肥厚。法洛四联症若合并存在卵圆孔未闭或房间隔缺损称为法洛五联症。法洛四联症也可合并存在动脉导管未闭、右位主动脉弓、永存左上腔静脉、冠状动脉起源异常等畸形。

由于室间隔缺损和主动脉骑跨,右心室静脉血通过室间隔缺损处进入左心室及主动脉,发绀为主要临床表现,约 75% 的病例在出生后 3 个月内出现发绀。患儿喜蹲踞,肺动脉严重狭窄患儿生长和发育迟缓。轻型法洛四联症患者至成人也可无明显发绀。查体在胸骨左缘第 2～第 3 肋间闻及收缩期喷射性杂音,肺动脉第二心音减弱或消失,有杵状指(趾)。本病经手术治疗,预后多良好。

(二)超声表现

1.二维超声

(1)主动脉增宽、骑跨,在左心室长轴切面和心尖五腔心切面显示较清晰,主动脉前壁与室间隔连续中断,断端室间隔位于主动脉前后壁之间,形成独有的骑跨征象,骑跨率约为 50%。骑跨率=(主动脉前壁内侧面至室间隔左心室面的距离/主动脉内径)×100%,在超声检查时也可采用目测初步估测骑跨率。

（2）多个切面显示室间隔连续中断，室间隔缺损较大。

（3）肺动脉狭窄征象：在法洛四联症患者中几乎都有漏斗部即右心室流出道狭窄。右心室流出道切面，可显示漏斗部异常增厚的肌束或隔膜，室壁肥厚，二维超声可以评估右心室流出道的狭窄程度及狭窄类型。右心室流出道局部明显变窄者，在狭窄远端与肺动脉瓣之间可见到相对较宽的第三心室，弥散性狭窄者无第三心室。在二维声像图上通过测量肺动脉瓣环、肺动脉主干以判断狭窄程度。由于肺动脉瓣和肺动脉分支并非每一例患者都能清晰显示，评价该部位的狭窄程度可能较为困难。可联合采用胸骨上窝主动脉弓长轴切面和彩色多普勒血流成像提高肺动脉及其分支的显示率。

（4）右心房、右心室增大，右心室前壁与室间隔增厚。

2.多普勒超声

左心室长轴切面室间隔缺损处 CDFI 显示心室水平呈红蓝双向过隔分流信号；右心室流出道和肺动脉内 CDFI 呈五彩镶嵌湍流信号，并记录到收缩期湍流频谱。需要注意的是，右心室流出道狭窄的连续波多普勒频谱与肺动脉瓣狭窄的连续波多普勒频谱图形不同。右心室流出道狭窄的频谱图呈"倒匕首"形，而肺动脉瓣狭窄的频谱图为对称的抛物线形。CDFI 在心尖五腔心切面见左右心室血流分别进入主动脉。

3.实时三维超声

实时三维超声可动态立体地显示法洛四联症的病理解剖形态，为研究法洛四联症患者的病理解剖学特点提供了一种新方法。实时三维超声测得的法洛四联症患者的左、右心室容量及收缩功能 EF 值与 MRI 高度相关。

4.右心声学造影

右心室显影后，大量的造影剂进入左心室和主动脉。

（三）鉴别诊断

1.永存动脉干

重型法洛四联症由于右心室流出道和肺动脉严重狭窄，声窗不满意时右心室流出道和肺动脉显示不清，需要与永存动脉干鉴别，检查时可以通过改变探查部位，如高位胸骨旁切面或胸骨上窝切面，了解是否存在右心室流出道和肺动脉，有助于鉴别。

2.右心室双出口

右心室双出口患者主动脉骑跨率≥75％。此外通过彩色多普勒超声检查有助于与右心室双出口鉴别，心尖五腔心切面法洛四联症显示左、右心室血流分别进入主动脉，而右心室双出口显示左心室血流进入右心室后再进入主动脉，即主动脉只接受右心室血流。

3.法洛五联症

临床表现和血流动力学与法洛四联症类似，鉴别要点主要是明确在法洛四联症的基础上是否存在卵圆孔未闭或继发孔型房间隔缺损。

（四）临床意义

超声心动图对法洛四联症的诊断符合率很高，但由于声窗原因，部分患者的右心室流出道、肺动脉的图像显示不够清晰，胸骨上窝检查有助于观察肺动脉及其分支的发育情况。

四、法洛三联症

法洛三联症是指较严重的肺动脉口狭窄伴有卵圆孔未闭或继发孔型房间隔缺损和右心室肥厚的综合征。法洛三联症占先天性心脏病的 4％～6％。

(一)病理与临床

肺动脉口狭窄：多数患者表现为单纯肺动脉瓣狭窄，以三叶肺动脉瓣狭窄较常见，主要表现为三个瓣叶交界处相互融合成穹窿状增厚，可伴有肺动脉瓣短小，狭窄多为中至重度；少数为瓣膜狭窄合并漏斗部狭窄，使右心室流出道呈局限性狭窄或管状狭窄；肺动脉主干可有不同程度的狭窄后扩张。

左、右心房的交通绝大多数为卵圆孔未闭，约 25％为继发孔型房间隔缺损；右心室肥厚是继发性改变，表现为右心室游离壁、隔束和壁束肥厚增粗。

轻度肺动脉瓣狭窄时，肺动脉收缩期跨瓣压差小，右心房压力正常或升高不明显，心房水平出现左向右分流或无明确分流。肺动脉瓣狭窄较重时，引起右心室排血受阻，导致右心室压力升高，迫使卵圆孔开放或房间隔缺损产生右向左分流，患者出现发绀。

患者一般在儿童或成年期才出现发绀。约 1/3 患者无发绀或剧烈运动后才出现发绀。查体在胸骨左缘第 2 肋间可闻及 3 级以上粗糙的收缩期杂音，肺动脉瓣区第二心音减弱。

(二)超声表现

1.二维及 M 型超声

(1)左心室长轴切面、右心室流出道切面及心尖四腔心切面显示右心房、右心室增大，右心室流出道增宽，右心室游离壁增厚，可伴有室间隔增厚。

(2)房间隔回声连续中断，表现为继发孔型房间隔缺损，在二维超声四腔心和剑突下双心房切面较容易显示房间隔中部的回声中断。若为卵圆孔未闭，由于缺口小，房间隔中断的直接征象难以明确，可出现假阳性或假阴性，需借助彩色多普勒超声鉴别或采用经食管超声心动图检查以明确诊断。

(3)肺动脉狭窄，主要表现为肺动脉瓣增厚，回声增强，瓣叶开放受限。M 型超声心动图肺动脉瓣曲线"a"波加深，＞5 mm。若合并右心室流出道狭窄、肺动脉主干狭窄则有相应的超声改变。

2.多普勒超声

由于肺动脉狭窄程度不同，CDFI 在房间隔中断处可观察到以下分流改变：①左向右分流，呈红色信号。②未发现分流。③间歇性左向右(红色)或右向左(蓝色)分流。④右向左分流，呈蓝色信号。

CDFI 肺动脉内均呈五彩镶嵌湍流表现，连续波多普勒超声在肺动脉内可探及全收缩期负向射流，流速一般高达 2.5 m/s 以上。由于右心房、右心室增大，三尖瓣环扩大，三尖瓣上可检测到收缩期蓝色反流束。

(三)鉴别诊断

1.单纯肺动脉瓣狭窄

当法洛三联症房间隔缺损较小或 CDFI 在房间隔缺损处未检出分流或分流不明确时，易误诊为单纯肺动脉瓣狭窄。

右心声学造影有助于鉴别。单纯肺动脉瓣狭窄左心房内无造影剂回声出现,法洛三联症左心房内则有数量不等的造影剂回声出现。

2.单纯房间隔缺损

当法洛三联症肺动脉瓣狭窄较轻,无明显右心室肥厚,房间隔中断处为左向右分流时,易误诊为单纯房间隔缺损。鉴别要点:单纯房间隔缺损,由于右心容量增加,肺血量增多,肺动脉内血流速度增快,但一般低于 2.5 m/s。

(四)临床价值

二维超声和多普勒超声对大多数法洛三联症能够作出明确的诊断,少数病例可误诊为单纯肺动脉狭窄或单纯房间隔缺损,右心声学造影可对本病明确诊断。

五、永存动脉干

永存动脉干是一种少见的预后极差的先天性畸形,占先天性心脏病的 1%～2%。永存动脉干的基本病变是一个高位室间隔缺损和一个起自两心室底部的、只有一组半月瓣的动脉干且肺动脉开口于此动脉干。本病主要见于婴幼儿,自然病程很短,1 岁内死亡率可达 70%～85%,少有存活到成年者。本病均伴有不可逆的肺动脉高压,超声心动图与声学造影能无创地早期诊断该病,对临床治疗有重要的意义。

在胚胎发育早期,原始心室的出口经心球与动脉干而连接全身,其后心球退化,动脉干内的主动脉、肺动脉隔将主干分为主动脉与肺动脉。如果动脉干内没有分隔,直接骑跨在室间隔上,接受来自两侧心室的血液,而后输出至冠状循环、肺循环和体循环,这种畸形称为永存动脉干。由于动脉骑跨于室间隔上,接受来自两侧心室的混合动静脉血,血氧饱和度降低,故出现发绀现象,其严重程度与畸形的种类及肺血管有无梗阻有关。

永存动脉干根据肺动脉起始的不同分为以下 4 型。

Ⅰ型:肺动脉起自动脉干的左后侧壁,有一短小的肺动脉干,由此再分为左、右肺动脉。

Ⅱ型:左、右肺动脉分别起自动脉干的后壁,互相分离但相距不远。

Ⅲ型:左、右肺动脉分别起自动脉干的两侧壁。

Ⅳ型:肺动脉及动脉导管缺如,肺部血供来自增粗的支气管动脉。

目前一些学者从胚胎学角度考虑,综合肺动脉起源与主动脉发育情况,提出一种新的分型方法。

第 1 型:短小的肺动脉干起自动脉干的后侧壁,由此再分为左、右肺动脉(原Ⅰ型),约占 50%。

第 2 型:左、右肺动脉分别起自动脉干的后壁或两侧壁,两开口相距或近或远(原Ⅱ型或Ⅲ型),占 25%～30%。

第 3 型:一侧肺动脉起自动脉干,另一侧肺动脉缺如(多为左肺动脉),受累侧肺由侧支血管或动脉导管供血,约占 8%。

第 4 型:动脉干的主动脉成分发育不良,有主动脉缩窄或主动脉弓离断,一旦肺动脉从动脉干分支离开,降主动脉将由一大的动脉导管持续供血,约占12%。

原分类中Ⅳ型目前认为不属于永存动脉干范畴,应归属于肺动脉闭锁或缺如合并室间隔缺损。

由于动脉干骑跨于室间隔上接受来自两侧心室的混合的动脉血和静脉血,血氧饱和度降低,故出现发绀,其严重程度与畸形的种类及肺血管有无梗阻有关。另外,婴儿期因肺血过多,伴或不伴有动脉干瓣膜的反流,因而常继发充血性心力衰竭。血液流入低阻力的肺动脉系统,舒张压降低,导致冠状动脉灌注减少和心室功能降低。动脉干的瓣膜关闭不全进一步增加了心室的血流动力学负荷,存活期较长的患儿可能发生进行性的肺动脉阻塞性病变,因此,永存动脉干患儿应尽早手术治疗,目前认为在出生后1~3个月内进行为宜。

(一)超声心动图表现

本症的超声检查应强调经胸骨上窝声窗探查的重要性。由于动脉干的病变位置较高,常规胸骨旁、心尖或剑突下切面可能观察不到或未予注意,尤其胸前切面找不到右心室流出道或肺动脉者,应高度警惕本病。

1.动脉干

中大的单支动脉骑跨于流出道型室间隔缺损之上,为本病最具特征性的病变。超声探查心底部仅见一支大动脉,其前后径明显增宽,前壁紧贴胸壁,其间无肌肉增厚的右心室流出道,大动脉根部仅见一组半月瓣,活动幅度较大,较易探及。此单支大动脉骑跨于室间隔上,室间隔与动脉干前壁出现连续性中断,中断位置恰在动脉干前后壁的中央处,与半月瓣的关闭线在同一水平。

2.动脉干瓣

动脉总干的半月瓣多有异常。瓣叶常增厚,边缘呈结节状或冗长,活动度较大,瓣叶数目可呈二瓣(约8%)、三瓣(约61%)、四瓣(约31%)或更多的瓣(0~2%)。瓣膜多有对合不良、脱垂,约1/3患者出现瓣膜绝对或相对性狭窄,此时瓣膜开放受限,收缩期呈穹窿样改变。动脉干瓣的数目、形态、狭窄或反流的信息有助于临床手术方案的选择。

3.室间隔缺损

室间隔缺损是锥体、漏斗部缺如或发育不良的结果。缺损类型通常为干下型。超声可见动脉干瓣膜与二尖瓣相连,室间隔缺损无论长轴还是短轴均恰好位于动脉干瓣下。动脉干根部骑跨于室间隔上成为双心室起源,但也有40%动脉干主要起源于左心室,15%~20%起源于右心室。此外,室间隔缺损面积通常较大,左、右心室血液混合,交融非常容易。

4.右心室流出道及肺动脉

右心室流出道缺如,肺动脉未从心底部发出。发育良好的肺动脉一般起自动脉总干的近半月瓣处或以短小的主肺动脉干形式从后壁起源或以独立的左、右肺动脉从两侧壁起源。当主肺动脉干非常短时,两者可能不易区分。大多数肺动脉段血流不受梗阻,可见长而大的动脉干瓣叶附着于肺动脉起源处,收缩期堵塞肺动脉开口。第2型中单侧肺动脉完全缺如的现象非常少见。缺如的肺动脉通常与主动脉弓走向同侧,即左位主动脉弓常缺失左肺动脉,右位主动脉弓常缺失右肺动脉。

5.冠状动脉

约 1/3 患者有冠状动脉起源异常,如左、右冠状动脉均起源于无冠窦或冠状动脉呈单支发源。冠状动脉的开口恰好位于动脉干瓣膜联合之上者,常呈狭缝样,引起冠状动脉开口狭窄,加重肺动脉分流、氧饱和度降低、动脉干瓣反流等,从而造成冠状动脉供血不足。

6.主动脉弓

右位主动脉弓在永存动脉干型先天性心脏病中较其他心脏畸形更为常见,主动脉弓发育不良、离断、缩窄等在第 4 型的患者中可见。由于升主动脉及主动脉弓(胚胎第 4 对动脉弓)发育和导管动脉(胚胎第 6 对动脉弓)发育之间存在相反的关系,即升主动脉及主动脉发育良好,则无永久性动脉导管;而升主动脉严重缩窄或离断,则导管动脉宽大,与降主动脉近端相连。超声检查时,如果发育不良的升主动脉段位于声窗之外,而头臂动脉又未仔细探查时,容易将大的未闭动脉导管误认为连续的主动脉弓。

7.其他腔室改变

右心室扩大,右心室壁明显增厚,左心室不大或稍大,房间隔多数较完整。

8.彩色多普勒超声

(1)动脉干处血流的彩色多普勒超声表现与法洛四联症颇为相似,收缩期左、右心室血流经室间隔骑跨处进入总动脉干内,彩色多普勒心尖四腔图上显示为两股蓝色血流汇合后,通过动脉干瓣进入动脉干。

(2)彩色多普勒超声和脉冲多普勒超声可观察心室水平跨隔的双向分流,由于左、右心室两侧压力差不甚大,湍流程度通常不强。

(3)动脉干瓣的狭窄或关闭不全是重要的术前观察指标。应用彩色多普勒超声结合频谱多普勒超声可详尽了解动脉干瓣的功能状态,测定狭窄或反流的程度。

(4)多普勒超声还有助于判定是否存在肺动脉或冠状动脉狭窄、动脉导管未闭、主动脉弓缩窄或离断等。

(5)当永存动脉干合并房间隔缺损、二尖瓣病变时,彩色多普勒超声或频谱多普勒超声可有相应表现。

(二)合并畸形

较多见的合并畸形有继发孔型房间隔缺损(约 10%)和各种二尖瓣畸形,包括二尖瓣狭窄、闭锁、双孔二尖瓣等(约 10%)。另一种常见畸形为 DiGeorge 综合征,其主要特点为胸腺和甲状旁腺缺如或发育不完全,从而导致第 3、第 4 咽凹陷畸形,T 细胞免疫缺陷,低钙血症及易感染。

(三)诊断与鉴别诊断

1.诊断要点

(1)心底部只发现单支大动脉和一组半月瓣。

(2)单一大动脉骑跨在室间隔上,骑跨度较大。

(3)无右心室流出道和肺动脉与心脏相连,肺动脉起自动脉干。

(4)半月瓣数目常为 2~4 叶,伴增厚或黏液样变。

(5)干下型室间隔缺损,且缺损较大。

（6）主动脉弓常呈右位。

（7）冠状动脉可见起源或数目异常。

（8）左、右心室均可增大，以右心室扩大为主，伴有室壁增厚。

（9）彩色多普勒见收缩期左、右心室血流均进入单支大动脉。

2.鉴别诊断

永存动脉干无论是临床、解剖或超声与法洛四联症都极易混淆。确定前者有无右心室流出道及肺动脉与心底相连非常重要。此外，肺动脉起源于总动脉干、大而异常的动脉干瓣也有助于诊断。

（四）临床意义

永存动脉干的婴幼儿病死率高，超声心动图对部分病例可诊断，但多数病例确诊仍依赖 X 线心血管造影。

六、单心室

单心室是一种较严重的发绀型先天性心脏病，在所有先天性心脏病中占 1％～1.5％，在新生儿先天性心脏病中约占 4％。

单心室或称共同心室，是右心室或左心室窦部缺如或（和）两者均缺如或室间隔完全缺如而形成单一心室，两组房室瓣或共同房室瓣开向一个共同心室，两侧心房开口于一个心室。这仅仅是简单地表达了功能上单一心室的意义，事实上，大多数单心室都有另一发育不良的附属心室。此类疾病的基本病变是两侧心房或一共同心房与一主要心室相连，发育不良的附属心室小，且不接受房室瓣的血流。根据心室发育情况可分为以下几型。

A 型：单心室由左心室构成（即右心室窦缺如），附属心室位于前方时，多为残留的右心室漏斗部，因可发出一个或多个大血管而称为"流出腔"。此时主要心室表现为左心室的特性，与流出腔之间通过心室球孔相通，这种类型占 65％～78％。

B 型：单心室由右心室构成（左心室窦缺如），当附属心室位于后方时，称为"盲端小梁腔"，代表残存的左心室，此时主要心室表现为右心室的特性，这种类型占 10％～15％。

C 型：室间隔缺如（由左、右心室构成），10％～20％缺乏明确的附属心室。

D 型：左、右心室窦均未发育，由原始心球壁构成单心室（左、右心室窦均缺），两条大血管可为正位、转位或反位。

单心室可合并多种心脏畸形，如大动脉转位、肺动脉狭窄、主动脉狭窄或缩窄、房间隔缺损、单心房、永存动脉干等。

在血流动力学方面，左、右心房血液随心脏舒张进入共同心室，动脉血与静脉血互相混合，进入主动脉的血液含氧量明显下降，患者出现发绀。

（一）超声心动图表现

超声心动图能无创地观察心脏腔室、瓣膜、大血管及其相互间连接关系，是认识单心室畸形的首选检查手段。检查时应注意观察是否存在附属心室位置、房室瓣的数目与功能状况，观察大血管的数目、方位及其与主要心室、附属心室的连接关系，观察流出道特别是肺动脉血流有无梗阻及其严重程度。

1.单心室(主要心室)

心尖或剑突下、胸骨旁四腔切面只显示单一心腔。单心室承担着体循环与肺循环的排血工作,负荷较重,故内腔明显变大,相当于正常人左、右两心室内径之和。通过附属心室的辨认可区别主要心室为左心室或右心室。此外,通过观察心室的肌小梁、调节束、乳头肌数目等形态学特征也有助于鉴别,以确定单心室为形态左心室抑或形态右心室。若心室壁光滑,肌小梁细小,右后侧又可见一小的漏斗腔,则为 A 型;若心室内粗糙,小梁也粗,则多为 B 型;若一侧为右心室结构,另一侧为左心室结构则为室间隔缺,多属 C 型。

2.附属心室

流出腔可发出一个或多个大血管,大血管在主要心室前方,两者之间有一小的肌嵴,经过心室球孔可以交通。肌嵴与室间隔不同,它位于两组房室瓣之前,而不在两者之间,流出腔内无瓣膜活动,借此可以鉴别。小梁腔在主要心室后方,无大血管发出。部分患者找不到附属心室。

3.房室瓣

房室瓣可为两组瓣、共同房室瓣或单组房室瓣伴另一组房室瓣闭锁,其中最多见为"双入口",占 55%~70%。有时两组房室瓣为二尖瓣还是三尖瓣不易区分。此时两组瓣的瓣叶及乳头肌数目多变,通常在"右侧"房室瓣较"左侧"房室瓣位置稍前一点的切面上,两者瓣叶大小相同,舒张期每组瓣的靠中间的瓣叶并列活动。如两组瓣在大小、前后或上下方位上有所不同,二尖瓣与三尖瓣分别于心室腔前后,两者之间无室间隔分隔,故在舒张期二尖瓣后叶与三尖瓣前叶非常接近,几乎相撞。此外,应仔细辨认是否有房室瓣跨立现象,即腱索结构附着于小的流出腔而对侧乳头肌腱索位于主要心室,这一现象可能会影响心室的手术操作。"单入口"型单心室通常有一组正常房室瓣而另一组房室瓣闭锁,因此,左心房或右心房可能表现为纤维性盲端或膜性盲端,两侧心房需借房间隔缺损交通静脉回血。"共同房室瓣"最少见,通常由一片大的中心瓣叶和两侧较小的侧瓣组成,该瓣在心室腔的后方,舒张期向前做大幅度的活动。此类患者常无流出腔。

4.大动脉转位

大血管的方位与关系是单心室畸形的重要改变之一。若有大血管转位,则可见主动脉前移至肺动脉前方,肺动脉位于主动脉的左后方或右后方,并常有肺动脉狭窄。大致可分为 4 类:①正常心室与大动脉连接,即肺动脉起自较小的流出腔,主动脉起自大的主要心室。②大动脉转位,即主动脉起自小的流出腔,肺动脉起自主要心室,此时流出腔可转向右侧(右袢)或左侧(左袢)。③双出口,即两支大动脉均起源于主要心室或流出腔。④单出口,即一支大血管起源于主要心室或流出腔,另一支血管闭锁。

大血管的辨认需按"三节段分析法"进行观察,肺动脉行程较短即向左右分为两支,主动脉向上形成主动脉弓并向头颅部分支。单心室畸形的大动脉多呈各种转位改变,仅少数患者大动脉关系正常。

5.流出道梗阻

单心室畸形的临床表现及预后与肺动脉血液流出梗阻有关。超声心动图有助于确定梗阻的类型(狭窄或闭锁)及其部位(瓣上或瓣下)。流出道梗阻中较特殊的是心球孔的梗阻。单心室的主动脉与流出腔相连,体循环血供依赖于流出腔与主要心室之间的心球孔的通畅,因心球孔的发育或继发于主要心室,肺动脉狭窄反应性增厚而变窄,体循环血供将明显受限。超声检查一般以心球孔大于主动脉根部1/2以上、多普勒取样在心球孔两侧无明显压差为心球孔通畅的标准。

6.其他

单心室畸形还可能合并右心房反位或体、肺静脉畸形引流,尤其在 A 型以外的类型附有一组房室瓣时较多见。此外,一组房室瓣缺如或闭锁时应注意两侧心房间是否有足够的交通口。

7.彩色多普勒超声心动图

彩色多普勒在四腔切面上可见舒张期二尖瓣与三尖瓣(或共同房室瓣)开放后,红色血流信号通过瓣口进入共同心腔,混合后于收缩期进入主动脉和肺动脉。当有附属流出腔存在时,则可见主要心室与流出腔之间通过心球孔有血流交通,合并房室瓣关闭不全时在心房内可发现收缩期反流信号;合并房间隔水平或大动脉水平的分流时,进行多普勒检查易于发现;合并流出道狭窄时,在不同水平的狭窄处可探及收缩期湍流。当既有瓣上狭窄又有瓣下狭窄时,湍流混淆在一起,精确评价每一部位的狭窄程度虽有困难,但使用连续多普勒可判断整体流出道的梗阻程度及总压力差。

(二)合并畸形

单心室常合并房间隔缺损、肺动脉狭窄、永存动脉干、单心房等畸形。

(三)临床意义

超声心动图可以确诊单心室,并对大血管关系及肺动脉有无狭窄作出评估。

七、左心发育不良综合征

左心发育不良综合征是指一系列伴随左心流入与流出部分发育不良的先天性心脏畸形,表现为不同程度的发育低下。该症的发生被认为可能与胎儿时期卵圆孔过早关闭有关。发病率占先天性心脏病的 1.4%～3.8%,是单心室类畸形中最常见的疾病。

典型的左心发育不良综合征包括主动脉瓣闭锁、二尖瓣闭锁或发育不良、左心室极度缩小或缺失、升主动脉严重发育低下。本症是一种少见而预后不良的先天性心脏病,畸形严重者为死产。患儿通常在出生 24～36 小时内即出现呼吸窘迫、心动过速、进展性心力衰竭。患儿全部循环由右心室承担,通过未闭动脉导管逆行至升主动脉的血流灌注头部血管与冠状动脉,并通过未闭动脉导管前行至降主动脉的血流灌注下部躯体。动脉导管的生理性闭合将导致病情的迅速恶化,其进展无疑是致命的,约 80% 的患儿于出生后 3 个月内死亡。存活期较长者多为发育程度稍好或动脉导管持续未闭者。对此类患者的治疗原则为新生儿做姑息性手术,约 6 个月时做部分性 Fontan 手术,约 12 个月时进行完全性 Fontan 手术。

左心室通常极度狭小,呈狭缝样外观,以至于标准左心长轴上仅见扩张的右心室而难以观察到左心室。观察过程中勿将肥大右心室的肌束误认为是室间隔。心室短轴较容易观察到后壁的左心室附着在显著增大的右心室后侧方,左心室前后径一般小于 9 mm,其面积一般小于 1.6 cm²。此外,左心室内膜常因纤维化而明显增厚,反射增强,左心室壁增厚但收缩功能低下。

大多数主动脉瓣闭锁,极小的主动脉瓣环上被膜样物或非常细小的融合的主动脉瓣覆盖,瓣膜也可能随心脏排血活动呈未闭状态。彩色多普勒或脉冲多普勒有助于了解升主动脉内血流存在与否以及其方向。严重发育不良者主动脉根部取样可能十分困难,勿将扩大的肺动脉或上腔静脉误认作主动脉。当主动脉瓣没有闭锁时可能呈二瓣化、三瓣化或单瓣,均伴不同程度的狭窄。对此类患者进行周围静脉声学造影检查时常能清晰显示分流的水平及方向,在主动脉瓣闭锁者可见造影剂反射经动脉导管进入降主动脉。

约 40% 的二尖瓣呈闭锁状态,存在狭窄或发育不良。超声心动图可详细了解瓣膜的形态、活动、腱索与乳头肌构造等。二尖瓣闭锁伴室间隔损时,见二尖瓣区无瓣膜活动,代之以一粗厚的光带,心长轴上见蓝色血流信号自右心室穿过室间隔缺损处由右心室进入发育很差的左心室,收缩期红色血流信号再进入主动脉。如无室间隔缺损则与主动脉闭锁相似,右心血流经未闭的动脉导管分流入主动脉,左心房血流经房间隔缺损分流入右心房。二尖瓣发育不良时瓣叶增厚,腱索缩短,瓣叶与乳头肌结合点靠近;瓣膜开放活动受限,关闭错位。

升主动脉呈管状狭窄,管径小于 6 mm,通常仅 2～3 mm,外观呈细线状,但降主动脉常突然增宽。彩色多普勒见肺动脉血流经未闭动脉导管进入降主动脉后,一部分向升主动脉逆流,一部分向降主动脉远端下行,升主动脉内因血液流速较慢也可无明显彩色信号显示。

八、肺动脉闭锁

肺动脉闭锁指右心室与肺动脉之间没有直接连通的先天性畸形,占先心病的 0.2%～2.0%。

(一)病理与临床

病理上先天性肺动脉闭锁又分为室间隔缺损、室间隔完整两种类型。肺动脉闭锁大多为肺动脉瓣及其近段主干闭锁,形成一个纤维化的条索或隔膜。室间隔完整型,房间隔交通为右心的唯一出口,肺血的主要来源是未闭的动脉导管或侧支循环。室间隔缺损型,肺部循环多数来自升主动脉、主动脉弓、降主动脉和未闭动脉导管。主动脉增宽且骑跨,可合并存在房间隔缺损或大动脉转位。

由于肺动脉闭锁,血液不能从肺动脉排出,须通过房间交通或室间交通将体静脉回流的血液自右心系统引流到左心系统,以维持体循环,右向左分流将导致机体缺氧和发绀。患者出生后即出现进行性缺氧和发绀,大多数患儿在出生后 6 个月内死亡,存活到 1 岁以上多数合并有巨大房间隔缺损和粗大的动脉导管。

(二)超声表现

1.二维超声

(1)多个切面不能探及活动的肺动脉瓣,主肺动脉近心端呈条索状或团块状回声,远心端可显示肺动脉管腔。

（2）可有房间隔连续中断或室间隔中断。

（3）右心房皆有扩大，多数右心室发育不良，呈壁厚腔小改变。

（4）因存在心房水平右向左和大动脉水平左向右分流，左心容量负荷过重，表现有左心房、左心室增大。存活患儿在肺动脉远端均显示有未闭动脉导管或侧支血管。

（5）主、肺动脉排列关系正常或异常。

2.多普勒超声

室间隔缺损型 CDFI 显示心室水平右向左分流，室间隔完整型显示心房水平右向左分流；主肺动脉远段可探及源于未闭动脉导管的花色血流束，可见分流进入肺动脉后直达肺动脉闭锁处折返（背离探头-蓝色）或于主动脉弓与肺动脉分支周围见源于侧支血管的迂曲走行的细小连续性分流信号。部分病例在肺动脉近心端无血流信号显示。

（三）鉴别诊断

1.法洛四联症

两者表现相似，但本病肺动脉近心端呈条索状，不能探及跨肺动脉瓣的前向血流，仅有未闭动脉导管的连续性分流。

2.永存动脉干

左右心室与一条大动脉干相连接，动脉干骑跨于室间隔之上，右心室流出道缺如，从大动脉干发出主肺动脉或左、右肺动脉。

（四）临床意义

二维超声能明确显示肺动脉近心段的闭锁、室间隔缺损及增宽骑跨的主动脉，结合多普勒超声显示肺动脉近段无血流，远段来自导管的分流可以明确诊断该畸形。

九、三房心

三房心是指左心房或右心房内存在一纤维肌性隔膜结构，将心房分为两个房腔，可分为左侧三房心和右侧三房心，通常为左侧三房心，右侧三房心约占三房心患者总数的 8%，下面主要讨论左侧三房心。三房心是一种少见的先天性心脏病，仅占先心病的 0.1%～0.4%。

（一）病理与临床

胚胎发育时期，肺总静脉的吸收障碍或原始左心房发育不良，未能使肺静脉融合并入左心房壁，而演化为一纤维隔膜，将左心房一分为二，分成固有左心房及副房腔。

固有左心房（真房腔）：位于隔膜下部的左心房部分，接受来自副房或心房水平分流的血液，固有左心房的压力一般不高，也称低压腔。副房腔：指位于隔膜上部的左心房腔，接受部分或全部肺静脉回流的血液，副房腔常因血流排出受阻，出现类似二尖瓣狭窄的血流动力学变化，腔内压力升高，也称高压腔。

临床上依据有无分流与分流方向分为以下 3 型：①无分流型。房间隔完整，左心房内的隔膜有交通口，若孔口狭小，可产生类似二尖瓣狭窄的血流动力学改变。②左向右分流型。在副房侧有房间隔缺损，隔膜上有孔，但孔径较小，由于副房为相对高压腔，故来自肺静脉的血流由副房分流到右心房，即房间隔缺损处左向右分流。③发绀型。相对少见，与前两型不同之处是隔膜完全封闭且存在两个房间隔缺损。副房腔血流的出口是经副房侧房间隔缺损进入右心房,与来自体静脉的血流混合后再经固有左心房侧房间隔缺损进入低压腔的固有左心房。血流动力学类似完全型心内型肺静脉异位引流,患者有明显发绀。

(二)超声表现

1.二维超声

(1)左心房内隔膜回声,左心室长轴切面自主动脉后壁处向下延伸至左心房后壁中上部。四腔心切面,左心房隔膜横跨左心房腔将左心房分为两个腔,与肺静脉入口相连的为副房腔,与二尖瓣和左心室相连的为真房腔。

(2)隔膜回声可以是连续完整的,也可以有一个孔口或两个孔口呈不连续回声(隔膜孔口),隔膜回声距二尖瓣环较远。

(3)多合并有房间隔缺损,房间隔回声中断。

(4)左心房、右心室增大。

2.多普勒超声

纤维隔膜上有交通口者,CDFI在固有房和副房交通口可以检测到血流信号,在心尖四腔心切面显示隔膜孔口处和真房侧出现五彩镶嵌射流束。交通口可以在隔膜中央,也可以在边缘部。存在房间隔缺损时,心房水平可以检测到分流信号。副房房间隔缺损处通常为左向右分流束,固有房房间隔缺损处通常为右向左分流束。频谱多普勒在隔膜孔口处可探及舒张期血流频谱,流速一般≥1.4 m/s。其峰值速度估测的跨瓣压差可以推测隔膜的阻隔程度和固有左心房与副房间的压力阶差。

3.右心声学造影

左心房三房心的副房通常无造影剂显影,当存在副房侧房间隔缺损时,右心房可出现负性显影(副房血流经房间隔缺损分流入右心房)。当存在固有房侧房间隔缺损时,固有房可见造影剂回声(右心房血流经房间隔缺损进入固有房腔)。

4.经食管超声

经食管超声诊断三房心的优势在于探头紧邻心房,对心房异常隔膜及其毗邻关系的显示明显优于经胸超声检查,有助于确定隔膜孔口大小、鉴别诊断其他畸形造成的左心房隔膜回声。

(三)鉴别诊断

1.房间隔缺损合并肺静脉异位引流

房间隔缺损合并肺静脉异位引流时,在左心房可出现肺静脉所致的膜样回声,但经多切面观察,此膜样回声与肺静脉相连,有助于鉴别。

2.二尖瓣瓣上隔膜

是指在二尖瓣上的左心房部分出现环状隔膜样结构,附着于二尖瓣瓣环水平或稍上方,中部存在大小不等的交通口,造成类似于二尖瓣狭窄的血流动力学改变。二尖瓣瓣上隔膜在左心房内亦可出现隔膜样高回声,但三房心隔膜位于卵圆窝和左心耳之上,二尖瓣瓣上隔膜位于两者之下,其超声特点为:三房心的左心房内隔膜回声距二尖瓣较远,二尖瓣形态多正常;二尖瓣瓣上隔膜几乎附着在二尖瓣根部(环部),多伴有二尖瓣发育异常。

（四）临床意义

完全型三房心,超声心动图检查一般较容易诊断。对部分型三房心的详细解剖结构的判断有时存在一定的困难。

十、肺静脉异位引流

肺静脉异位引流又称肺静脉异位连接,是指肺静脉一支或多支乃至全部肺静脉未与左心房相通而与右心房或体静脉连接,其中完全型肺静脉异位引流占新生儿发绀型先天性心脏病的 1.5%～3%,部分型肺静脉异位引流较完全型肺静脉异位引流多见。

（一）病理与临床

正常肺静脉分为左上肺静脉、左下肺静脉及右上肺静脉、右下肺静脉,可分别连接左心房或汇合后再与左心房连接,当肺静脉不与左心房连接,而是经体静脉回流入右心房或直接回流入右心房称肺静脉异位引流。完全型肺静脉异位引流根据其引流途径分为 4 种类型:①心上型(Ⅰ型)。较常见,最常见的连接方式是共同肺静脉干与左位垂直静脉连接后上行入左无名静脉,然后经右上腔静脉入右心房或共同肺静脉干与近心段上腔静脉直接连接。②心内型(Ⅱ型)。常见,引流途径有:共同肺静脉干经冠状静脉窦入右心房;共同肺静脉干直接开口于右心房或左、右肺静脉分别开口于右心房。③心下型(Ⅲ型)。少见,又称为膈下型,共同肺静脉干经降垂直静脉下行并穿过膈肌食管裂孔进入腹腔,经腹主动脉和下腔静脉前方汇入门静脉或下腔静脉,最后回流到右心房。④混合型(Ⅳ型)。少见,指同时存在上述两种类型以上的肺静脉异位连接方式。

部分型肺静脉异位引流常见连接方式为:右肺静脉连接到右心房,右肺静脉连接到上腔静脉,左肺静脉通过垂直静脉连接到左无名静脉,左肺静脉与冠状静脉窦连接。

肺静脉异位引流患者多合并有房间隔缺损或卵圆孔未闭,在完全型肺静脉异位引流中房间隔交通是维持患者生存所必需,该畸形也可与其他复杂心血管畸形合并存在。

（二）超声表现

1.二维超声

(1)完全型肺静脉异位引流共同征象:多切面观察左心房壁回声完整,在左心室长轴和四腔心的左心房后上方可见增粗的共同肺静脉干。患者几乎均伴有房间隔缺损超声征象。右心房、右心室扩大。

(2)完全型肺静脉异位引流分型:①心上型。胸骨上窝部位容易检查到增粗的上腔静脉和无名静脉,同时可以发现位于左侧的垂直静脉与无名静脉连接,形成一特征性"静脉弓"。②心内型。左心室长轴切面可见冠状静脉窦扩大,左心房后上方的共同肺静脉干开口于此或右心室流入道切面共同肺静脉干直接引流入右心房内。③心下型。两侧肺静脉汇合为一下行静脉,经膈肌食管裂孔下行。剑突下横切面可见腹主动脉与下腔静脉中间有一圆形异常血管(即下行垂直静脉)。

(3)部分型肺静脉异位引流:正常情况下右心房仅有上腔静脉、下腔静脉和冠状静脉窦的开口,而且位置较固定,如果发现其他血管在右心房的开口要考虑肺静脉异位引流入右心房。

左肺静脉引流到左无名静脉者,显示上腔静脉内径增宽,引流至下腔静脉则显示下腔静脉增宽。左肺静脉引流至冠状静脉窦时,左心室长轴切面在左心房室沟处显示冠状静脉窦扩张。肺静脉异位引流常合并房间隔缺损。

2.多普勒超声

心尖四腔心切面 CDFI 追踪观察,左心房后外侧的共同肺静脉干与右心房直接交通或与扩张的冠状静脉窦相通。心上型肺静脉异位引流,CDFI 显示垂直静脉为迎向探头方向的红色血流信号,频谱多普勒在垂直静脉内检测到位于基线上方的静脉频谱。

3.右心声学造影

经左上肢静脉注入造影剂后,在右心房、右心室显影的同时,造影剂在心房平面进入左心系统显影,表明为心房平面存在右向左分流,右心声学造影在评价完全型肺静脉异位引流并房间隔缺损患者心房平面右向左分流时较 CDFI 更为敏感。

4.经食管超声

肺静脉位于心脏的后方,距食管较近,经食管超声心动图有利于肺静脉开口的显示,可以作为经胸超声显示不满意者的补充检查。

(三)鉴别诊断

部分型肺静脉异位引流和部分型三房心的鉴别诊断有一定难度,特别是在合并其他复杂畸形时。当存在冠状静脉窦增宽时需要与永存左上腔静脉鉴别。永存左上腔静脉在胸骨上窝切面可以显示位于降主动脉左侧的左上腔静脉。患者无明显发绀时需要注意与单纯房间隔缺损鉴别。

(四)临床意义

多数情况下超声心动图对完全型肺静脉异位引流能够作出准确的诊断和分型,若合并多种复杂畸形可能会漏诊或误诊,部分型肺静脉异位引流若检查不全面可漏诊;超声可以明确有无肺静脉引流梗阻和肺动脉高压程度;手术后可以准确评价肺静脉在左心房的吻合口处有无狭窄。

(张小丽)

第十二节　心脏肿瘤

心脏肿瘤包括原发性肿瘤和继发性肿瘤,是指发生在心腔、心肌、心内膜、瓣膜或心包内的良性或恶性肿瘤。

心脏原发性肿瘤罕见,尸检显示其发生率仅为 0.05%,而继发性转移瘤的发生率则可高达 1%。原发性心脏肿瘤中约有 75% 为良性肿瘤,恶性肿瘤占 25%,几乎所有脏器和组织的各种类型的恶性肿瘤均可转移至心脏和心包,心包的转移性肿瘤较心肌者更为常见,而心肌的转移性肿瘤以壁内者更为多见。

一、心脏原发性良性肿瘤

心脏原发性肿瘤大多为良性,最常见的是黏液瘤,其次是横纹肌瘤、纤维瘤、脂肪瘤、畸胎瘤和淋巴管囊肿等。

（一）心脏黏液瘤

心脏黏液瘤可发生在各房室,以左心房最为多见,常带蒂附着于房间隔卵圆窝附近或房室环,其次发生在右心房,少数发生在左心室、右心室。黏液瘤多为单发,也可多发。瘤体为半透明胶冻状,呈分叶状或梨形,表面有大小不等的结节,易脱落致血管内栓塞。肿瘤内部可有散在出血、纤维素变性或钙化。

1.超声心动图

（1）直接征象。

1）二维超声心动图各切面可显示心房或心室内的云团状肿块回声,内部强弱不均。

2）肿瘤形态各异,可呈圆形、椭圆形或不规则形,有包膜者轮廓清晰,边缘规整;无包膜者常呈分叶状或乳头状。

3）肿瘤常带蒂,其长短、粗细不等,多附着于心脏间隔部位,瘤体有一定的活动度,在心腔内可随血流冲击呈现有规律的往返运动。

（2）各心腔黏液瘤特点。

1）左心房黏液瘤:左心室长轴切面可显示左心房内肿块呈强回声光团,其蒂常附着于房间隔卵圆窝附近。瘤体活动度较大,舒张期随血流进入左心室或部分嵌顿于二尖瓣口,瘤体形态可伸展变长;收缩期回到左心房,瘤体恢复原态。左心房内径增大,二尖瓣瓣膜形态正常。

M型超声心动图表现为二尖瓣活动曲线舒张期前后叶之间可见充填的实质性光点回声,收缩期消失;同时EF斜率下降缓慢,但前后叶仍呈镜像运动。

彩色多普勒见舒张期随瘤体脱入二尖瓣口,血流束从红色宽带血流信号变为较窄的射流束,位于瘤体与二尖瓣环之间,脉冲多普勒检测可显示舒张期血流速度加快。收缩期左心房内可见沿瘤体与左心房壁间的蓝色反流信号及湍流频谱。

2）右心房黏液瘤:右心房内径增大,其内可见肿块呈光团回声,其蒂附着于房间隔右心房面,舒张期瘤体可进入三尖瓣口或右心室内,收缩期回到右心房。彩色多普勒显示舒张期三尖瓣口较窄的血流束及收缩期右心房内的蓝色反流信号及湍流频谱。

3）心室黏液瘤:较少见,发生于左心室者其蒂多附着于室间隔左心室面,也可附着于心尖部或侧壁,瘤体突向左心室腔内。右心室黏液瘤的蒂多附着于室间隔右心室侧,也可附着于右心室外侧壁,瘤体突向右心室腔。心室内黏液瘤活动度较心房黏液瘤小,收缩期朝向左心室或右心室流出道方向运动,舒张期回到心室。

2.鉴别诊断

（1）心内血栓:心腔内血栓多附着于左心耳、左心房后壁、左心室心尖部或室壁瘤内,基底宽,附着面广,活动性小,形态固定。黏液瘤多有蒂,活动性大,形态可随血流冲击而改变。

（2）心壁或瓣叶上非肿瘤性赘生物:瓣叶上赘生物通常可随瓣膜活动,慢性炎症病变呈强回声光团,后方可伴有声影。

（二）心脏横纹肌瘤

心脏横纹肌瘤在婴儿和儿童中最常见,90%为多发性,约75%的患者发生在1岁以内。

产前诊断的心脏肿瘤约 60% 为横纹肌瘤。多生长于心室壁和室间隔。横纹肌瘤还可同时与先天性心脏病,如房间隔缺损、法洛四联症、左心发育不良综合征等并存。

肿瘤多位于心室肌内,瘤体呈黄灰色,直径数毫米至数厘米。临床上,肿瘤大者可向心腔突起,引起阻塞症状。

超声心动图表现:①于左心室和右心室肌内或室间隔内出现单个、多个略强回声或等回声团块,呈圆球状或椭圆状。②肿瘤内部回声均匀,边界清晰,与正常心肌有界限,边缘规整,随心脏的舒缩运动,有一定的活动幅度。③肿瘤大小不等,大的可侵占心腔空间,甚至占据整个心腔,使心腔容量减少,位于房室瓣环处者可以部分阻塞二尖瓣口或三尖瓣口。

(三)心脏纤维瘤

心脏纤维瘤属于良性的结缔组织瘤,多见于婴儿和儿童。常位于左心室或室间隔内。多为单发,大小不一,通常<1.0 cm,大者直径有时可达 10.0 cm。临床上,主要影响心脏收缩功能和心腔内血流,可引起左心室、右心室流出道阻塞症状及充血性心力衰竭。

超声心动图表现:①肿瘤多附着在瓣膜的支持结构上。带有小蒂的"海葵"征是其典型表现。②肿瘤多呈圆形、椭圆形或边界不规则,可以是单发或多发,易被误认为瓣膜赘生物。

二、心脏原发性恶性肿瘤

心脏原发性肿瘤中恶性肿瘤甚少见,占 25%,主要为心脏横纹肌肉瘤、纤维肉瘤、恶性血管内皮瘤、恶性间皮瘤、黏液肉瘤及淋巴肉瘤等。好发年龄为 30~50 岁,儿童少见。肿瘤可侵犯心肌、心内膜和心包,绝大多数发生在右心房。

心腔内肿瘤可引起心脏腔室的梗阻并产生相应的症状和体征。心脏肌肉广泛地被肿瘤组织替代,可导致心肌收缩无力,从而产生心力衰竭。肿瘤细胞浸润至心脏传导系统,可引起心律失常,房室束或其束支传导阻滞,可导致患者猝死。肿瘤累及心外膜或心包可产生血心包和心脏压塞征。

患者可出现胸痛、昏厥、发热、恶液质、全身不适,充血性左心衰竭和(或)右心衰竭等症状,瘤栓脱落可产生体循环动脉栓塞、肺栓塞,可致肺动脉高压。

(一)心脏横纹肌肉瘤

在心脏原发性恶性肿瘤中,肉瘤约占 95%,其中以横纹肌肉瘤为多见。病情进展迅速,表现多样,可在心脏任何部位发病,可因局部浸润、心腔阻塞、远处转移(最常见为肺部转移)而致患者死亡。

超声心动图表现:①无特异性,可显示心腔增大或者正常。②心腔内出现实质性低回声团块,边界欠清晰,多数无蒂,活动度小。③向周围浸润性生长,基底宽,肿瘤附着处基本固定不动。可伴心包积液。④CDFI 显示团块内部较丰富的血流信号。

(二)纤维肉瘤

纤维肉瘤可位于任何心腔,但多起源于右心系统,发生于右心房者占半数以上。可起源于心脏各层,但起源心内膜或心包膜者,远较心肌多,但均很快浸润心脏全层。

超声心动图表现:①右心房增大,可见低或略强回声团块,周边不光整,与右心房壁关系密切,无明显蒂及包膜。②向心脏内生长者,多数基底较宽,少数有蒂,可阻塞三尖瓣口造成血流梗阻征象或阻塞上腔或下腔静脉入口。③向心腔外生长者,侵犯心外膜,可引起血性心包积液。起源于心肌的肿瘤可同时向心腔内外生长,易引起心律失常。

(三)恶性血管内皮瘤

恶性血管内皮瘤实属罕见,恶性血管内皮瘤是一种组成细胞呈内皮细胞分化的恶性肿瘤,最常发生于右心系统。

超声心动图表现:①多在右心房近房室沟处出现结节状或分叶状低回声或略强回声团块。②心包腔内多见无回声暗区(积液)。③右心室巨大肿块累及肺动脉主干、胸壁,甚至包绕右冠状动脉。④右心房、右心室增大。

(四)恶性间皮瘤

恶性间皮瘤起源于心内淋巴内胚层和中胚层间皮细胞,大多数表现为弥散性生长。临床上多发生于胸膜,可累及心包和纵隔,原发的心包间皮瘤尤为罕见。多侵及壁层和脏层心包,使心包广泛增厚并常蔓延至包括浅层心肌在内的邻近组织,部分可转移至局部淋巴结。心包间皮瘤的发生与石棉、玻璃纤维等暴露有关。

超声心动图表现:①心包膜壁层和脏层广泛增厚。②可见团块状回声,压迫邻近组织,团块回声不均匀,边界欠清晰。③心包腔内可见液性暗区,透声差。

三、转移性心脏肿瘤

其他部位恶性肿瘤转移至心脏者少见,可从邻近器官的恶性肿瘤直接浸润而来,如支气管癌、胃癌、食管癌和纵隔肿瘤等,但大多数经血行转移而来。

(一)病理与临床

继发性心脏肿瘤发病率是原发性心脏肿瘤的 20 多倍,转移性肿瘤最常累及心包,其次为心肌,再次为心内膜。恶性肿瘤患者出现进行性加重的心律失常、心脏增大、心力衰竭时应怀疑本病。然而 90% 以上患者没有心脏方面的表现。肺、气管、纵隔和乳腺等胸部恶性肿瘤可以局部浸润心包引起心包积液;肺癌还可侵犯肺静脉、左心房造成二尖瓣口阻塞样临床表现;白血病、淋巴瘤和多发性骨髓瘤等常累及心肌;肝癌或其他肝转移肿瘤主要累及下腔静脉和右心房。

(二)超声心动图表现

(1)心腔内,尤其是右心房内出现较高或低回声团块,形态不规则,大者可阻塞三尖瓣口。

(2)可见肿瘤组织依血流方向自上、下腔静脉侵入右心房、右心室。

(3)肿瘤与该处血管及心壁组织边界清楚,无紧密粘连,瘤体无包膜。

(4)剑下四腔心切面可确定转移瘤的原始起点和播散途径,并同黏液瘤进行鉴别。

(三)鉴别诊断

(1)心腔内血栓:血栓多发生于其他心血管病的基础上,通常有不同的病史和临床表现,超声显示血栓回声常为多层线状,基底宽,随房室壁运动而运动,振幅小。

(2)赘生物:赘生物通常出现于瓣膜或心内膜上,活动度大,多随瓣膜活动,回声不均匀,较大的赘生物难以与心脏肿瘤相鉴别,需要结合临床表现和其他辅助检查。

(3)心血管腔内其他团块:异物、房间隔瘤、瓣膜钙化以及异常增大的下腔静脉瓣、异常肌束、假腱索等先天性畸形或变异,有时也需要鉴别,但超声方面常有比较特殊的表现。

(四)临床意义

通过超声检查,结合临床表现等,可对心脏肿瘤的性质进行提示性诊断。良性肿瘤的形态多数较规则,内部回声均匀,多有蒂,活动度往往较大,一般不伴有心包积液;恶性肿瘤的形态多不规则,内部回声减弱、不均匀,多数无蒂,活动度极小,常伴有心包积液。

虽然超声心动图容易发现心脏肿瘤,但除黏液瘤之外,对其他心脏肿瘤较难在术前作出准确的病理诊断,一般常在术后肿瘤标本或尸检解剖中得到正确的病理诊断。

四、心腔内血栓

心腔内血栓并不是一个独立的疾病,常作为心脏疾病的并发症而存在,主要的危害是可导致体循环或肺循环栓塞,严重者可危及患者生命。

(一)超声心动图表现

(1)心腔内可见异常团块状回声附着,左心房血栓多附着于左心房侧后壁及左心耳内,心室血栓多附着于心尖部。

(2)血栓多为边界清晰的圆形、椭圆形或不规则形,一般基底部宽,无蒂,随房壁或室壁而动。

(3)血栓回声受形成时间长短影响,早期血栓呈低回声,机化血栓呈高回声,机化不全血栓呈不均匀回声。

(4)经食管超声心动图(TEE)对左心耳或左心房内血栓显示的敏感性高于经胸超声心动图。

(二)临床意义

超声心动图是诊断心腔内血栓的首选方法,尤其是 TEE 对临床治疗具有很重要的指导意义,如心房颤动电复律或射频消融术前、二尖瓣球囊扩张术前,都须常规行 TEE 检查,以防止心腔内血栓的脱落造成栓塞。

(李普楠)

第十三节　其他心脏疾病

一、心内膜弹力纤维增生症

(一)病理与临床

心内膜弹力纤维增生症(endocardial fibroelastosis,EFE)又称心内膜纤维弹性组织增生症,1740 年由 Lancusi 报道,1943 年 Weinberg 和 Himelfarb 将其命名为心内膜弹力纤维增生症。EFE 是一种罕见的病因未明的心脏疾病,以心内膜胶原纤维和弹力纤维增生为主,以心内膜增厚、心腔扩大、心肌收缩和舒张功能受累为特征,临床表现为明显的心力衰竭症状,70%~80%发生在1岁以内,为婴儿期常见心力衰竭原因之一,青春期和成年人罕见,预后较差,病死率高。

EFE的确切病因不明,可能与下列因素有关:①感染,主要是病毒感染,尤其是腮腺炎病毒、柯萨奇病毒和埃可病毒。②先天发育畸形,主要伴随左心系统发育不良的病变。③胶原纤维或结缔组织发育障碍。④自身免疫性疾病。⑤染色体异常及基因突变。⑥心肌缺血、低氧。⑦机械或血流动力学的改变,可引起心室壁压力增加,使心腔内膜承受压力增加,刺激心内膜增厚。

EFE虽然不是一种独立的疾病,但一般归属于心肌病范畴,可分为原发性和继发性。原发性不伴有其他先天性心脏畸形,约占55%;继发性者占45%,常伴有某些先天性心脏畸形,如室间隔缺损、主动脉瓣闭锁和(或)二尖瓣闭锁等。

EFE的主要临床表现有气短、呼吸困难、咳嗽等心力衰竭症状,常伴有喂养困难、多汗。心动过速、心音减弱较常见,可闻及第三心音或奔马律,如伴有明显的二尖瓣反流可闻及收缩期杂音。部分患儿可出现各种心律失常,其中心室颤动是患儿猝死的重要原因之一。扩大的心腔内易生成附壁血栓,如血栓脱落可引起体循环栓塞性病变。

(二)超声表现

1.二维超声

主要应用切面有胸骨旁左心室长轴、短轴切面,包括瓣口水平、乳头肌水平和心尖水平,心尖四腔、三腔和两腔切面等。主要超声表现有:①心内膜明显增厚,回声增强,是EFE的特征性改变,厚度多>2 mm,与心肌界限明显,多位于左心室的下壁、后壁和后室间隔部位,范围一般较广,从心底到心尖部,短轴显示>1/3圆周径。②左心扩大,左心室一般呈球形扩大,室间隔明显呈弧形膨向右室侧,可伴有不同程度的左心室壁向心运动减弱和(或)心肌运动不协调。少数病例可出现左心室腔内附壁血栓,多位于心尖部,大小不等,形状不规则,可伴有活动度,可单发,也可多发。左心房也可增大,一般不如左心室明显。③二尖瓣改变,二尖瓣前后叶可轻度增厚,回声增强,前叶活动幅度明显减小,由于左心房左心室扩大,二尖瓣前后叶对合不良,可导致二尖瓣反流。④左心室收缩和舒张功能下降,收缩功能常明显下降,EF值多在45%以下,下降的程度与病变的程度密切相关。心脏的舒张功能也同时受累,表现为不同程度的下降,严重者可表现为限制型,二尖瓣口血流频谱形态高尖,E峰减速时间缩短<130 ms,充盈时间也明显缩短。

2.多普勒超声

二尖瓣口血流频谱可表现为左心室限制型充盈形态,主动脉瓣口血流速度降低,常伴随明显的左心室收缩功能下降,如有三尖瓣反流或肺动脉瓣反流,可间接估测肺动脉压力。彩色多普勒血流显像可显示轻至中度的二尖瓣反流,左心室腔内血流缓慢,尤其是心尖部。组织多普勒可评价左心室局部心肌的功能和运动协调性。

(三)鉴别诊断

EFE的鉴别诊断包括:①病毒性心肌炎,急性期或未治愈的心肌炎患者可表现为左心室扩大,室壁运动减弱,与EFE有相似的超声心动图改变,主要鉴别点在于前者无明显心内膜增厚和回声增强。同时心肌炎患者各年龄组均有发病,而 EFE 多见于 1 岁以内的小儿。②扩张型心肌病,也表现为左心室扩大,室壁运动减弱,与 EFE 有相似表现,但无心内膜异常改变,继发者可有明确的病因。③心内膜心肌纤维化症,病理特征为心内膜和心肌弥漫样纤维化改变,超声心动图表现为心内膜和心肌回声增强,两者无明显的界限。通常以右心室受累为主,也可为双心室型。

(四)临床意义

超声心动图检查是临床早期明确诊断和进行鉴别诊断的首选方法,同时可以评价 EFE 的治疗效果和预测其转归。

二、高血压性心脏病

(一)病理与临床

高血压性心脏病是由于长期高血压使左心室负荷逐渐加重,左心室逐渐肥厚和扩张而形成的器质性心脏病。高血压是指多次测量动脉收缩压和(或)舒张压≥18.7/12 kPa(140/90 mmHg),常伴有心、脑、肾及视网膜等器官功能性或器质性改变的全身性疾病。高血压的心脏改变主要是左心室肥厚和冠状动脉粥样硬化。

在疾病早期,左心室后负荷增加,收缩期室壁应力增加,常出现左心室舒张功能受损,而收缩功能多为代偿性增强或正常。随着病程延长或病情加重,心肌细胞体积增大和间质增生、纤维化,室壁逐渐增厚,应力和顺应性下降。此时虽然心肌纤维明显肥大,但肌纤维间的毛细血管数量没有相应增加,使心肌处于一种相对缺血状态,同时常合并冠状动脉粥样硬化,也会产生心肌缺血,出现左心室收缩功能受损。随着病情进一步发展,左心室长期负荷过重,心肌收缩力失去了代偿能力,左心室呈离心性肥厚,心室腔扩大,最终可发生心力衰竭。所以临床上左心室收缩功能常经历代偿期、维持正常范围和失代偿三个阶段。

高血压患者血压长期持续性增高可导致左心室重构,而左心室重构不仅是心血管病发病率和死亡率的预测指标,也是发生心血管事件的独立危险因素。Gauna 将高血压性心脏病的心脏形态类型分为 4 种:①正常构型,左心室壁相对厚度及左心室质量指数均正常。②向心性重构,左心室壁相对厚度增加而左心室质量指数正常。③向心性肥厚,左心室壁厚度及左心室质量指数均增加。④左心室壁相对厚度正常而左心室质量指数增加(图 2-6)。

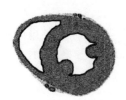 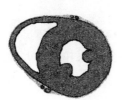 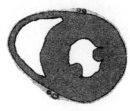 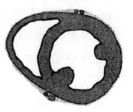

左心室正常构型　　　　向心性重构　　　　　向心性肥厚　　　　　离心性肥厚

图 2-6　高血压性心脏病心脏形态分型

大多数患者起病隐匿,早期可无明显自觉症状或仅有轻度不适。随病程进展,左心室功能逐渐减退,患者可出现心悸、气短等症状,劳累后加重,合并冠心病则出现心绞痛症状,如进入心力衰竭阶段,则出现乏力、咳嗽、咳痰、呼吸困难,甚至端坐呼吸。体格检查早期可有心尖搏动增强或呈抬举样,心尖搏动位置向左下扩大,有时主动脉瓣第二心音增强,并可闻及舒张期杂音。出现各种心律失常,如心房纤颤、期前收缩等。在心力衰竭阶段,肺部可闻及湿啰音和哮鸣音,并可出现下肢水肿。

(二)超声表现

1.二维超声心动图

高血压初期,为克服增加的后负荷,左心室收缩增强,此时一般无明显的左心室肥厚。随着病程的延长,左心室肌肥厚。根据左心室肌肥厚的类型,可出现以下改变。

向心性肥厚:左心室壁多呈向心性均匀性增厚,心肌回声均匀,可略增强,向心性运动增强或正常。少数也可出现轻度非对称性肥厚,以室间隔增厚明显,但室间隔与左心室后壁厚度之比<1.3。左心房常增大,而左心室腔正常或相对变小。右心系统多无明显改变。

离心性左心室肥大:当心肌收缩功能失代偿时左心室腔扩大,引起离心性扩张型肥厚,最终发展为左心室心力衰竭。此时二维超声表现为左心腔扩大,左心室肌肥厚,室壁运动可正常或普遍减弱。全心受累时,右心腔也扩大。

合并症:高血压性心脏病易合并二尖瓣脱垂,多累及后叶,部分患者出现二尖瓣部分腱索断裂。

2.多普勒超声

高血压性心脏病多伴有二尖瓣反流,程度多为轻度,如合并二尖瓣脱垂,则反流程度根据脱垂程度而不同。在心力衰竭阶段,常出现三尖瓣反流和肺动脉高压。

左心室舒张功能测定:高血压早期即出现左心室舒张功能下降,临床常通过检测二尖瓣口血流频谱来评估左心室舒张功能。轻度舒张功能下降时,左心室舒张压升高,二尖瓣口舒张早期 E 峰血流速度降低,舒张晚期 A 峰升高,$E/A<1.0$;随着舒张功能进一步下降,左心房及左心室充盈压升高,使二尖瓣口 E 峰升高,A 峰降低,出现假性正常化,$E/A>1.0$;舒张功能再进一步恶化时,左心房及左心室充盈压进一步升高,E 峰高尖,减速时间缩短,A 峰明显降低,$E/A>2.0$,出现左心室限制型充盈障碍表现。

对于二尖瓣口频谱假性正常化的患者,可应用组织多普勒成像(TDI)鉴别。采用 TDI 测量二尖瓣环舒张期速度,如二尖瓣环舒张早期峰值速度 E' 与舒张晚期峰值速度 A' 之比 $E'/A'<1.0$,则考虑为假性正常化(图 2-7)。

研究显示,舒张早期二尖瓣口血流速度与 TDI 检测二尖瓣环运动速度之比 E/E' 可准确评估左心室舒张功能,该指标与心导管测量左心室舒张末压高度相关。$E/E'<8$,提示左心室舒张末压正常;$8 \leqslant E/E' \leqslant 15$,需结合其他舒张功能指标;$E/E'>15$,提示左心室舒张末压明显增高,肺毛细血管楔压>20 mmHg。

3.左心室局部心肌收缩功能测定

二维斑点追踪技术(STE)是近年来发展起来的一项超声新技术,它是在二维图像的基础上,根据斑点追踪的原理,可全面地评价局部心肌收缩和舒张功能,部分高血压患者尽管左心室射血分数正常,但心肌功能已经受损,STE 可早期评价高血压患者心肌收缩功能的下降。

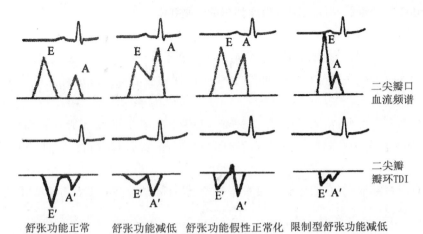

图 2-7 应用二尖瓣口频谱及瓣环 TDI 判定左心室舒张功能下降类型

（三）鉴别诊断

1.肥厚型心肌病

高血压性心脏病左心室心肌肥厚表现为左心室心肌相对均匀性增厚，而肥厚型心肌病绝大多数表现为非对称性增厚，心肌回声紊乱、增强，呈颗粒样。少数肥厚型心肌病也表现为左心室肌均匀性增厚，可结合有无高血压病史进行鉴别。

2.主动脉瓣口狭窄

主动脉瓣口狭窄也出现左心室心肌均匀性肥厚，因而检查时应特别注意观察主动脉瓣有无狭窄性病变，主动脉瓣上、瓣下有无隔膜或异常肌束，降主动脉有无缩窄等。

（四）临床意义

研究表明，左心室心肌肥厚是高血压患者心血管病事件中重要的独立危险因素，超声心动图是首选的检查方法，能够明确左心室肥厚的类型、程度和左心室功能情况，并检测其合并症，尤其是二尖瓣部分腱索断裂，具有重要的临床意义。

三、肺心病和肺动脉高压

（一）病理与临床

肺心病是指由肺部疾病引起肺动脉高压，继而右心室增大的疾病，最终导致右心室衰竭。肺心病可分为急性和慢性。

肺部疾病引起肺动脉高压的机制包括：①毛细血管床的减少。②血管收缩（缺氧、高碳酸血症）。③肺血管树小动脉的肥厚。

超声心动图是评价肺心病患者右心室功能和肺动脉高压的有效方法。

病变初期表现为肺动脉高压，但随着疾病的进展，则发生右心衰竭，PO_2 进一步降低、PCO_2 进一步升高和全身水肿。然而，已证实在疾病的亚临床阶段，慢性阻塞性肺疾病（COPD）患者可在出现肺动脉高压之前就表现出右心室衰竭的早期症状。

慢性呼吸道疾病，尤其是 COPD 患者的平均肺动脉压（PAP）大于 20 mmHg 即可定义为肺动脉高压，与特发性肺动脉高压的定义略有不同（平均 PAP＞25 mmHg）。

超声心动图是肺动脉高压诊断和程度评价的重要工具。

(二)常见的右心室测量

右心室形态不规则,正面观呈三角形,横断面呈新月形环绕着左心室,室间隔在正常情况下无论收缩期还是舒张期均呈弓形突向右心室,所以评估右心室功能没有像评估左室那样有很好的规范。

右心室分为三个部分:流入道(始于三尖瓣)、心尖部和漏斗部(终于肺动脉瓣)。首先测量右室内径,在四腔图舒张期测量右室中段游离壁与室间隔之间的距离,正常直径范围为 2.7～3.3 cm。

COPD 患者右室增大,在四腔图测量右室横径,仅有肺动脉高压患者右室横径进一步增大提示右心功能衰竭(图 2-8)。

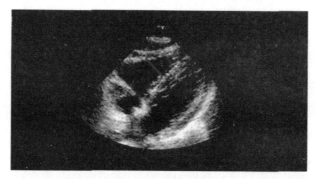

图 2-8 右室内径

正常舒张期右室壁厚小于 5 mm,右室肥大右室壁增厚提示压力负荷增加。

指南建议在剑突下四腔图测量右室壁厚度,不包含心外膜脂肪层(图 2-9)。

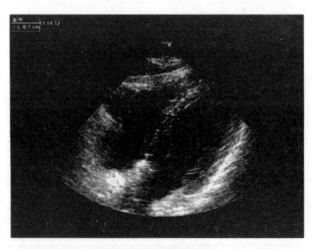

图 2-9 右室壁厚度

右心室面积变化分数是指右心室舒张末期面积与收缩末期面积的变化率,右心室面积变化分数与采用 MRI 计算右室射血分数存在良好的相关性。右心室面积变化分数小于 35% 提示右室心肌功能不全。该方法的局限性是界定心内膜的边界比较困难。

三尖瓣环收缩期位移(TAPSE)是右心室长轴功能的指标,是指收缩期三尖瓣环位移的距离。应用 M 型心动图在心尖四腔图的三尖瓣环右室侧测量 TAPSE,TAPSE 大于 15 mm 说明收缩功能正常,小于 8 mm 提示明显的右心室功能不全;TAPSE 与右心室射血分数之间相关性较好(表 2-4)。

表 2-4　三尖瓣环收缩期位移(TAPSE)和右心室射血分数(EF)的关系

TAPSE(mm)	EF(%)
5	20
10	30
15	40
20	50

在 COPD 患者中,TAPSE 是一个死亡率相关的独立危险因素,其截点为 14 mm,TAPSE 值加倍表明死亡率降低 26%(图 2-10)。

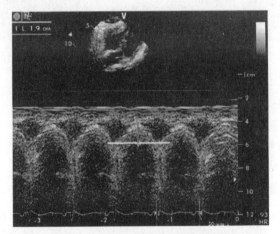

图 2-10　三尖瓣环收缩期位移的计算

诊断肺动脉高压的重点是应用简化伯努利方程:$PAP=4V_2+$右房压力,通过三尖瓣反流评估肺动脉收缩压,V(m/s)为三尖瓣反流的峰值流速(图 2-11)。三尖瓣反流的连续多普勒流速曲线在心尖四腔图上获得。

欧洲关于肺动脉高压诊断和治疗的指南建议:三尖瓣反流速度大于 3.4 m/s(或收缩期 PAP 大于 50 mmHg),提示"很可能"为肺动脉高压;三尖瓣反流速度在 2.9~3.4 m/s(或收缩期 PAP 在 37~50 mmHg)伴或不伴有肺动脉高压的其他超声心动图表现,或三尖瓣反流速度小于 2.8 m/s(或收缩期 PAP 小于 36 mmHg)伴有肺动脉高血压的其他超声心动图表现,如右心室肥大或扩张,提示"可能"为肺动脉高压。

由于压力的评估具有角度依赖性,为了降低测量误差,必须通过多个视图获得反流速度的最大测值。

舒张期肺动脉压力可以通过舒张末期肺动脉瓣反流速度应用伯努利方程进行评估:肺动脉舒张压=4×(舒张末期肺动脉瓣反流速度)²+右房压力。

通过肺动脉瓣反流或经验性公式评估平均 PAP 有多种方法。最近报道一种与导管测量值相关性较好的简单方法:通过描记三尖瓣反流的速度时间积分,计算右房与右室间平均收缩压差,平均 PAP＝右房压力＋平均收缩压差。

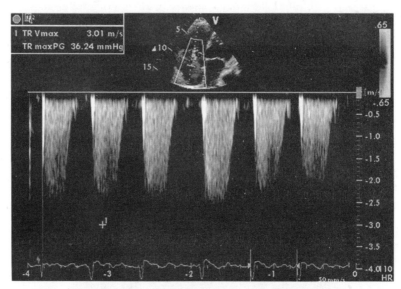

图 2-11　应用三尖瓣口压力梯度和心房压力计算肺动脉压力的图像

(三)右心室测量进展

应用新技术如 TDI、应变和应变率来重点评估右室的心肌功能。

1.组织多普勒成像

TDI 反映的是感兴趣区的心肌速度,在本章中为右心室。与传统方法相比,TDI 是一种前负荷依赖性小的研究右心室的方法。

常规的方法是四腔图。

有两种类型的 TDI:脉冲 TDI 和彩色 TDI。

脉冲 TDI 操作简单,但由于心脏运动,空间分辨率差,但可以记录最大瞬时速度。

彩色 TDI 有更好的空间分辨率,能够离线分析波形,同时获取测值。

彩色 TDI 时间分辨率劣于脉冲 TDI,但通过增加帧频率(大于 120～150 帧/秒),则可以接受。其他局限性包括受超声波入射角度和心肌横向运动的影响。

本书采样的彩色 TDI 数值是平均值,且比脉冲 TDI 数值平均低 25%。

TDI 有 5 个波。①等容收缩期速度:收缩早期;高于或低于基线。②收缩期峰值速度(S'):右心室机械收缩期,肺动脉瓣开放;总是在基线上方。③等容舒张期速度:舒张早期(T波终点);在基线上方或以下。④舒张早期速度(E'):右心室舒张期;通常在基线以下。⑤舒张晚期速度(A'):代表心房收缩(对应心电图的 P 波后);总位于基线以下(图 2-12)。

因为右室游离壁信号的高变异性,所以临床上在三尖瓣环上测量。

因为室间隔不仅与右心室功能相关,所以不能单独用于评估右心室。

收缩期峰值是简单的可重复的指标,临界值为 10 cm/s,低于该临界值提示右心室衰竭。

通常在三尖瓣环右室游离壁侧经脉冲多普勒 TDI 测量收缩期峰值,右室中段和心尖段速度较低,并且随着年龄的增长速度也逐渐减低。

彩色 TDI 测得的速度较低,但需要更多的研究后才能将其列入指南。

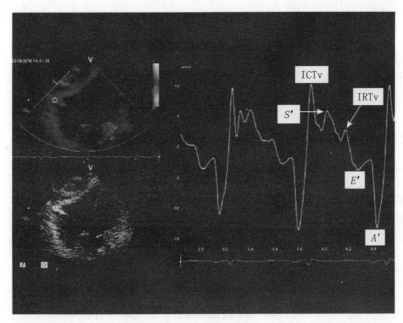

图 2-12 TDI 波形

A',舒张晚期波;*E'*,舒张早期波;ICTv,等容收缩期速度;IRTv,等容舒张期速度;*S'*,收缩期峰值。

一项关于 COPD 患者的研究中显示,右心室衰竭时,收缩峰值速度的临界值为 9.2 cm/s,敏感性为 80%,特异性为 62%。与右心室内径和收缩期 PAP 等常规参数也有良好的相关性。其缺点是具有负荷依赖性。

另一个参数是等容加速度(IVA),为等容期速度或等容收缩期速度除以加速时间(从基线到等容期峰值速度)。

IVA 必须在三尖瓣环处测量。IVA 在 COPD 患者中是异常的,与第 1 秒用力呼气量和疾病的严重程度具有良好相关性。

文献报道的 IVA 临界值是多样的,取决于对照组人群、伴有心衰竭的 COPD 患者和不伴右心衰竭的 COPD 患者。

应用脉冲多普勒 TDI,IVA 小于 1.9 m/s² 预示 COPD 患者存在右心衰的敏感性为 82%、特异性为 77%;研究表明,此参数随着年龄变化,故没有统一的下限范围,只能作为同质人群的参考值。

彩色 TDI 的 IVA 参考值比脉冲多普勒 TDI 参考值约低 20%。

IVA 反映了右心室收缩性,不受负荷影响,但依赖于年龄和心率的变化(图 2-13)。

2.应变和应变率

应变的定义是心肌长度的变化值除以心肌初始长度的百分数:$(L-L_0)/L_0$。心肌缩短或变薄为负值,心肌延长或增厚为正值。

应变率是应变的一阶导数,为两点之间速度的变化值除以两点之间的距离,单位是秒。这些参数在 TDI 高帧率(超过 150 帧/秒)模式下经心尖四腔图获得。应变受肺动脉高压影响,收缩期应变与每搏输出量和收缩力密切相关。

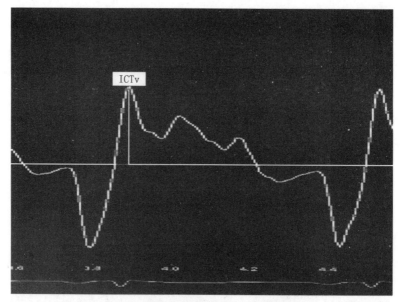

图 2-13 计算等容收缩期加速度（通过彩色 TDI）

曲线为加速时间,直线为基线

应变数值可在三尖瓣环处、游离壁或心尖等节段间区测量,心尖段的应变和应变率的数值最小,基底段的应变和应变率数值最大。

组织多普勒应变和应变率的检测受角度依赖,与声束夹角应控制在30°以内。为了减小这种偏差,一种新技术——二维斑点追踪,是相对角度非依赖的,受帧频率和图像质量的影响较小。

在正常对照者中收缩期峰值应变(心电图中 T 波结束)最大,在肺动脉高压患者会减小,右心室失代偿时则进一步减小。收缩峰值与节段射血分数相关性较好。

COPD 患者较早出现心功能不全,应变和应变率可以反映右心功能不全。

右心室基底段的正常应变值约为-27%,游离壁的应变值约为-29%($\pm9.9\%$)。

COPD 和肺动脉高压患者收缩期室壁应变峰值,尤其是游离壁收缩应变峰值将降低(正值增大)(图 2-14)。

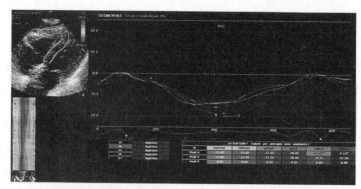

图 2-14 收缩期应变峰值(通过分析二维应变获得)

应变率也与右心室的收缩性具有较好的相关性,优点和应变一样具有非负荷依赖性。

收缩期室壁的应变率[参考值为$(-1.5\pm0.41)\sim(-2.23\pm0.91)$]，在COPD患者中降低，在肺心病患者中则更低(图2-15)。

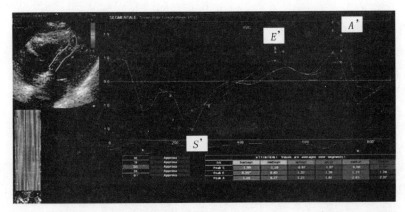

图2-15　通过分析二维应变获得应变率图像E'、A'和S'(收缩期应变率峰值)

3.心肌做功指数或Tei指数

心肌做功指数(MPI)是一种评估右心室收缩和舒张功能的指标。可应用脉冲多普勒血流图或TDI获取时间参数计算MPI：$MPI=$(等容舒张时间+等容收缩时间)/射血时间。

应用脉冲多普勒超声心动图，射血时间是在右室流出道测得，从流速曲线开始到结束的时间。等容舒张时间与等容收缩时间之和，为三尖瓣流速曲线的E波开始与上一个心动周期A波结束之间的时间间期，减去射血时间。推荐采用胸骨旁短轴图显示三尖瓣和肺动脉瓣。

通过TDI计算MPI的操作更为方便，因为不需要获得三尖瓣和肺动脉瓣的图像。

采用脉冲波多普勒血流图计算的MPI参考值上限为0.40，TDI为0.55。肺动脉高压和右心失代偿者该值高于上限。

这种方法的缺点是存在负荷依赖性，并不适于心律失常如心房颤动和右心房压力过高的患者。建议将该方法作为评估右心室功能的补充方法。

四、肺动脉栓塞

(一)病理与临床

肺动脉栓塞是外源性或内源性栓子堵塞肺动脉或其分支引起的肺循环和呼吸功能障碍的临床和病理生理综合征，简称肺栓塞。栓塞后发生肺组织坏死时称为肺梗死。肺栓塞是许多疾病的一种严重并发症，也有部分为原发性，起源于肺动脉，又称肺动脉血栓形成。

易患因素包括：深部静脉血栓史、心脏病，约40%肺栓塞患者合并有各种心脏病、卧床史、肥胖、妊娠、手术及血液高凝状态等。约90%的栓子为血栓，最常见为下肢深静脉及盆腔静脉血栓，其余为体循环静脉或右侧心腔的癌栓、赘生物、脂肪栓、羊水栓、空气栓等。

肺栓塞多发生在双侧，也可发生于单侧，其中右侧多于左侧。肺动脉可扩张，其内见大小不等的栓子，如为血栓，可出现机化和吸收，血栓部分再通，如持续栓塞，可能导致肺动脉高压，继而出现右心室肥厚和右心衰竭。

根据肺动脉栓塞的发病时间和阻塞程度分为4型。

1.急性大面积栓塞

急性发生,栓塞阻塞肺动脉的面积>50％。

2.急性小面积栓塞

急性发生,栓塞阻塞肺动脉的面积<50％。

3.亚急性大面积栓塞

时间超过数周,栓塞阻塞肺动脉的总面积超过50％。

4.慢性栓塞

病史长达数月以上,病情逐渐加重,出现慢性肺动脉高压,或大面积肺栓塞患者存活而仍遗留中等以上肺动脉部分栓塞者,一般总的栓塞面积>50％。

栓子堵塞肺血管后,受机械、反射或体液因素的影响,肺循环阻力增加、肺动脉压升高,进而出现右心功能不全,右心房压增高,体静脉回流障碍。右心排血量下降,继发引起左心排血量减少,血压下降。

肺栓塞临床表现特异性较低,病情轻重差异很大,轻者累及2~3个肺段,可无任何症状,重者可发生休克或猝死。相对典型的症状为呼吸困难、胸痛、晕厥、烦躁和咳嗽,体格检查可发现呼吸急促、发绀,心脏系统的体征主要为肺动脉高压和右心衰竭,常见窦性心动过速、心律失常、肺动脉瓣区第二心音亢进、颈静脉充盈等。1979年Sharma和Sasahara将肺栓塞症状和体征分为如下三种:①肺梗死,表现为急性胸膜性胸痛、呼吸困难、咯血和胸膜摩擦音。②急性肺源性心脏病,表现为突然进展的呼吸困难、发绀、右心功能不全、低血压和休克。③不能解释的呼吸困难。

(二)超声表现

1.二维超声

(1)直接征象:栓子位于肺动脉主干或左、右肺动脉近心端者,大动脉短轴切面显示主肺动脉及左、右肺动脉内径增宽,肺动脉内可探及附加回声。超声对于位于左、右肺动脉远端栓子的检出具有一定的局限性,对可疑肺栓塞的患者应通过多切面仔细观察肺动脉内回声情况。

(2)间接征象:主要表现为肺动脉增宽、右心腔扩大、右室壁增厚、下腔静脉扩张瘀血等右心压力负荷增大和肺动脉高压等改变。超声心动图虽然不能根据间接征象明确诊断肺栓塞,但能为其诊断提供有利的证据,并具有重要的鉴别作用。

2.多普勒超声

栓子如位于肺动脉近心端部位,二维超声能够直接显示局部血流变细或消失,可伴有局部血流速度加快。栓子如位于左右肺动脉远端,多普勒超声可通过显示血流充盈缺损情况及时发现栓子。

另有部分患者超声心动图表现无明显异常,可能与起病时间较短,栓塞累及面积较小有关。因此超声心动图表现正常的患者并不能排除肺动脉栓塞的诊断。

3.下肢深静脉血管超声检查

绝大多数栓子来源于下肢深静脉血栓,因此对可疑患者进行下肢深静脉超声检查具有重要的意义。

（三）鉴别诊断

肺栓塞的临床表现不同，需要鉴别诊断的疾病也不同。以肺部表现为主须与其他肺部疾病鉴别，以肺动脉高压表现为主须与其他心脏疾病鉴别。临床较难鉴别的疾病主要包括急性心肌梗死、夹层动脉瘤和原发性肺动脉高压。鉴别时需仔细询问病史，并结合血浆 D-二聚体、心电图、下肢深静脉超声、肺增强 CT 和肺动脉造影等检查。

（四）临床意义

肺动脉造影是诊断肺栓塞的"金标准"，但其为有创性检查，可发生致命性或严重并发症，因此临床应用受限。超声心动图可直接检测到发生在肺动脉主干的栓子，而对于多数患者，则主要通过检测间接征象来辅助诊断，同时对于鉴别诊断、评估右心血流动力学改变和评价疗效均具有重要的作用。

五、心脏位置异常

先天性心脏位置异常分为胸外心脏位置异常和胸内心脏位置异常两大类，下面介绍胸内心脏位置异常。

（一）病理与临床

正常情况下心脏大部分位于左侧胸腔，心尖指向左侧，房室连接一致（左位心）。胸内心脏位置异常系胚胎早期原始心管发育障碍和旋转异常所致，按其在胸腔的部位以及心尖的指向和内部结构的位置异常可分为：①右位心，指心脏大部分位于右侧胸腔，心尖指向右。右位心又可进一步分为镜像右位心和右旋心。镜像右位心的左房-主动脉弓-降主动脉-胃-脾位于右侧，右心房-下腔静脉-肝脏位于左侧，即心房反位，心室左祥，但心脏和大血管的连接关系正常。右旋心的心脏轴线指向右，内脏位置正常，心房、心室和大动脉的位置、关系正常，即心房正位，心室右祥。右旋心合并心内畸形的发生率是 80%～90%。②左旋心，其特点为心脏左位而合并完全或不完全的内脏转位，心脏大部分仍位于左胸腔内，心脏轴线向左，心尖向左下，但心房反位，心室左祥。左旋心多合并复杂的心血管畸形。③中位心，心脏位于胸腔正中，心脏轴线居胸腔中间，心尖指向前下方，室间隔几乎呈前后位，左右心室并列，心房和心室的位置可正常或反位，内脏可以是正位、反位或不定位。

（二）超声表现

1.镜像右位心

主要超声特征是探头于胸骨左缘探查不能获得相应的标准心脏声像图，置于胸骨右缘对应位置则可获得相应的左心室长轴及心尖四腔心图像。右侧胸骨旁、心尖及剑突下探查显示，心脏在胸腔右侧并伴有内脏反位，左右心房位置和心室位置与正常相反，即左心房、左心室位于右心房、右心室的右侧，但心房与心室连接关系正常，心尖向右。上腹部超声检查下腔静脉位于脊柱左侧，降主动脉位于脊柱右侧，肝脏位于左上腹。

2.右旋心

主要超声特征是心脏在胸腔右侧但无内脏反位，心房与心室连接关系正常。剑突下四腔心切面显示心尖向右；探头置于胸骨右缘及右侧心尖区显示，左心房、左心室在左侧，右心房、右心室在右侧；上腹部超声检查降主动脉位于脊柱左侧，下腔静脉位于脊柱右侧，肝、脾位置正常。

3.左旋心

主要超声特征是心脏位于左侧胸腔，合并完全或不完全的内脏转位。剑突下四腔心切面显示心尖指向左侧；胸骨左缘心尖四腔心切面，左心房、左心室在右侧，右心房、右心室在左侧；上腹部超声检查，下腔静脉位于脊柱左侧，而降主动脉位于脊柱右侧。左旋心多伴有严重的心血管畸形。

4.中位心

探头置于胸骨下缘正中位可获得清晰的四腔心图像，四腔心切面显示心尖指向正中，上腹部超声检查下腔静脉、腹主动脉与脊柱的关系可正常。

（三）临床意义

超声心动图能准确诊断右位心及左旋心，对合并的心内畸形多数能作出准确诊断。由于心脏位置异常，获得的标准心脏切面有限，对合并的复杂畸形可能会影响其正确诊断率。

（李普楠）

第三章　血管疾病的超声诊断

第一节　颅脑血管疾病

一、检查目的

1982 年挪威学者 Aaslid 等将经颅超声多普勒检查法对脑血流测定的技术应用于临床。该检查方法可以在患者床旁进行颅内血管的无创性检查，对血管痉挛、狭窄性病变、血管反应性等作出评价，还可用于微小栓子的检出等。

经颅超声多普勒检查以往受到坚硬颅骨的影响，超声检查非常困难。但是由于检查仪器的研发、进步才使观察颅内血流得以实现。

经颅超声多普勒检查，可分为经颅多普勒（TCD）法与经颅彩色血流显像（TC-CFI）法两类。前者对微小栓子的检出有价值，动态观察有优越性，但是对血管的定位不太准确。后者可以确定病变血管，显示颅内的血流图像，但对微小栓子无法准确识别。

二、解剖概要

（一）脑动脉

脑由 1 对颈内动脉和 1 对椎动脉形成的颈内动脉系统和椎基底动脉系统供血。颈内动脉发自颈总动脉，椎动脉发自锁骨下动脉（图 3-1），两侧颈内动脉管径没有明显差异，而左、右侧椎动脉经常存在明显的个体差异。脑供血动脉在颅内经过 Willis 动脉环相互交通，为颅外组织供血的颈外动脉的小分支也可与颈内动脉系统的小分支交通吻合，这在血管病变时具有重要意义。颅中窝（所谓的颈动脉供血区或前供血区）主要由颈内动脉供血，后颅及大脑后部（椎基底动脉供血区或后供血区）主要由椎动脉供血。

以顶枕裂为界，大脑半球的前 2/3 和部分间脑的血液由颈内动脉分支供应，大脑半球后 1/3 及部分间脑、脑干和小脑的血液由椎动脉供应。因此，将脑的动脉归纳为颈内动脉系和椎基底动脉系。此两动脉系在大脑可分为皮质支和中央支，前者营养大脑皮质及其深面的白质，后者供应间脑、基底节及内囊等。

1.颈内动脉

起自颈总动脉，颈总动脉在甲状软骨上缘分成颈内动脉和颈外动脉，颈内动脉垂直上升至颅底，由颞骨岩部的颈动脉管外口进入，沿颈动脉管向前侧、内侧行进，由破裂孔入颅腔，紧贴海绵窦的内侧壁向前上方,到前床突的内侧并向上弯转,重新出海绵窦,穿通硬脑膜进入蛛网膜下腔,并在此处转折向上,在穿出海绵窦处发出眼动脉。因此,按颈内动脉走行可将其分为颈部、岩部、海绵窦部和前床突上部4段。海绵窦部和前床突上部合称虹吸部,呈"U"形或"V"形弯曲,是动脉硬化的好发部位。颈内动脉供应脑部的主要分支如下。

(1)眼动脉:颈内动脉自海绵窦处发出后与视神经伴行进入眼眶,其供血范围包括颅前窝硬脑膜、眼眶、蝶窦、筛窦、鼻黏膜等。眼动脉终末分支供应额部、鼻根部和眼睑的皮肤,并与颈外动脉分支的面动脉和颌内动脉吻合,构成颈内动脉狭窄或闭塞时的侧支循环(眼动脉侧支)。眼动脉起始部远端的颈内动脉的动脉瘤可导致蛛网膜下腔出血。

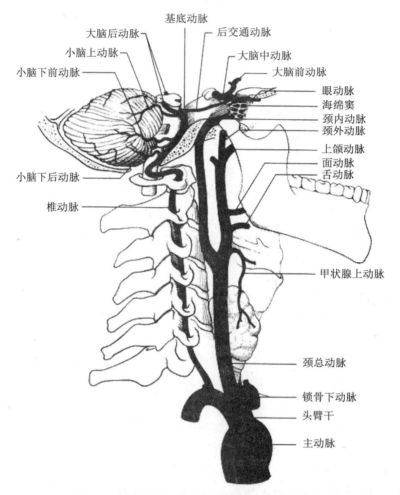

图 3-1 脑供血动脉(颈总动脉、椎动脉)的颅外走行

(2)大脑前动脉:自颈内动脉发出后又发出一些小分支进入前穿支,在视神经上方向前内行,进入大脑纵裂,两侧的大脑前动脉借前交通动脉相连,然后沿胼胝体沟向后行。皮质支又称浅支,分布于顶枕沟以前的半球内侧面,额叶底面的一部分和额、顶两叶上外侧,供应额极、额叶内侧、额中回、旁中央小叶、胼胝体和透明隔;中央支又称深支或前深穿动脉,分内侧前深穿动脉和外侧前深穿动脉,自大脑前动脉的近侧段发出,经前穿质入脑实质,供应尾状核前部、豆状核前部、苍白球外侧核和内囊前肢。

（3）大脑中动脉：分布于大脑半球的背外侧面，为供应大脑半球血液最多的动脉，是所有大脑动脉中最粗大的，供应整个脑血液量的80%，也是最易发生循环障碍的血管，可认为是颈内动脉的直接延续。大脑中动脉自颈内动脉发出后进入大脑外侧裂内，分为数个皮质支，营养大脑半球上外侧面的大部和岛叶，其中包括躯体运动中枢、躯体感觉中枢和语言中枢。若该动脉发生阻塞，将出现严重的功能障碍。大脑中动脉经前穿支时，发出一些细小的中央支，又称豆纹动脉，垂直向上进入脑实质，营养尾状核、豆状核、内囊膝和后肢的前部。豆纹动脉（又名出血动脉）走行呈"S"形弯曲，根据血流动力学原理，容易破裂出血，出现严重的功能障碍。

大脑中动脉皮质支供应大脑外侧面各区域的血液，其主要分支有眶额动脉（Ⅰ），中央前回动脉（Ⅱ），中央回动脉（Ⅲ），顶前动脉（Ⅳ），顶后动脉（Ⅴ），角回动脉（Ⅵ），颞枕、颞后动脉（Ⅶ）及颞前动脉（Ⅷ）（图3-2）。此外，大脑中动脉供应的皮质区还包括除大脑纵裂缘以外的感觉运动区、重要语言皮质区、听觉皮质区和味觉皮质区。

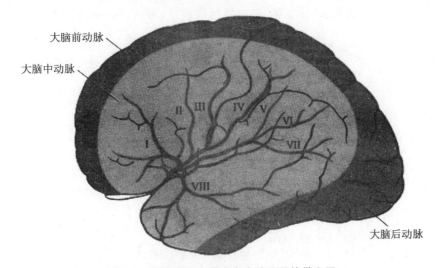

图3-2　大脑动脉皮质支在大脑凸面的供血区

大脑中动脉起始段即为大脑中动脉的中央动脉，分为前外侧中央动脉、前外侧丘纹动脉、内侧穿动脉、外侧穿动脉、豆纹动脉等多个分支，主要供应基底节和内囊，容易破裂出血。实际上它的许多分支都经豆状核穿过内囊到达尾状核，其中任何一支出血，都会导致对侧偏瘫。损害范围可确定出血的部位，但某部位的出血只限于某支脑动脉出血的说法欠妥。前外侧中央动脉分为内支、外支。外侧支在起点1cm以外发出3～5个分支，规律整齐地沿着前内侧嗅裂外侧分布，最外侧一支在前后内侧嗅裂拐角处穿入，各中央动脉穿入后成扇状排列，经壳核表面或浅层弧形上行，穿过内囊达尾状核中，各支血管排列的顺序恒定，一般由外向内、外侧位的两支斜向后行，且多以第2支排列到最后，最外侧的一支位置稍前，因此外侧两支呈交叉状态。第3支经壳核中部浅层走行，第4支经壳核前部浅层上行。第4支多分为深、浅两支，深支经壳核与苍白球之间上行。如果有第5支，第3、第4支多为深浅关系。第5支经壳核前部上走行。内侧支从起始部1cm以内发出，在前内侧嗅裂内侧，返动脉穿入部位的稍后方穿入。一支经壳核前部浅层走行，并分支至深层；另一支经壳核中部深层上走行。各支血管均穿过内囊至尾状核。其他一些小分支直至壳核腹侧部。在返动脉发育较差的情况下，内侧支有分支分布至壳核前端。

(4)脉络膜前动脉:脉络膜前动脉沿视束下向后外走行,向后越过视束前部,至大脑脚前缘又斜向后外,再越过视束,在海马回钩附近,经脉络膜裂入侧脑室下角,终止于脉络丛,与脉络膜后外动脉吻合,向后上绕经三角区,在室间孔与三脑室脉络丛相接(图3-3)。进入下角前,发出1~3个皮质动脉和2~3支中央动脉。皮质动脉分布于海马回钩,在视束外侧分支入外侧膝状体、大脑脚、乳头体、灰结节、尾状核、杏仁核和海马等处。纹状体内囊动脉供应纹状体和内囊的中央动脉,从脉络膜前动脉发出,少数直接从颈内动脉发出。一支穿视束斜向后外达苍白球;另一支在视束外侧向后行于视束外侧的一个狭隙内,再向后外,经内囊后支及豆状核下缘沿视辐射朝向后行,发1~2支至苍白球。此动脉管径细小且走行又长,易被血栓阻塞,所以临床上苍白球和海马发病较多。脉络膜前动脉和纹状体内囊动脉分布的范围为内囊后肢的后2/3、内囊膝、尾状核、苍白球、杏仁核、丘脑、丘脑下部、乳头体、灰结节、外侧膝状体的外侧、视束、红核、黑质、听辐射、大脑脚、豆状核、侧脑室脉络膜丛、海马、海马回及钩回。

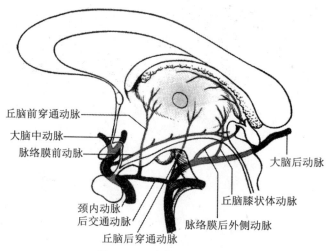

图 3-3　丘脑供血动脉示意

(5)后交通动脉:后交通动脉是颈内动脉系与椎基底动脉系的吻合支。在蝶鞍和动眼神经的上方,水平向后稍向内行,与大脑后动脉吻合。因此,发生后交通动脉瘤,会压迫动眼神经,出现动眼神经麻痹症状,引起眼球运动障碍和瞳孔散大。中央支前群供应下丘脑、丘脑腹侧、视束前部和内囊后肢;中央支后群供应丘脑底核。这些中央动脉之间没有吻合,其中任何一支阻塞,接受该支供应的区域将发生梗死。结节丘脑动脉是中央动脉中最大的分支,大多是从后交通动脉中段发出,在下腔内向上外行走,在灰结节、视束和大脑脚之间的三角形区域内进入脑实质,弯向内行进,经乳头体核前缘至丘脑内侧部,再经乳头丘脑束前面膝状弯曲折向外上方行,到达内囊。

2.椎动脉

起自锁骨下动脉第1段,穿第6至第1颈椎横突孔构成的骨管隧道内,达寰椎横突孔上弯向后内,绕过寰椎后弓,穿寰枕筋膜及硬膜经枕骨大孔入颅腔,入颅后,左、右椎动脉逐渐靠拢,沿延髓侧面斜向内上,在脑桥与延髓交界处合为基底动脉,基底动脉沿脑桥腹侧的基底沟上行,至脑桥上缘分为左、右大脑后动脉两大终支。椎动脉起始部位是脑血管病的好发部位。椎动脉细而长,走行迂曲,在椎骨间的关系改变时,如头过度后仰或回旋,均可影响到椎动脉供血,导致脑干缺血。

(1)椎动脉:主要分支如下。

1)脊髓前动脉:一般在椎动脉合并成基底动脉前附近的内侧面发出,斜向前内,平橄榄体下与对侧的合成单干,沿前正中裂下降,接受各节段的脊髓支。发出延髓动脉,经前正中裂突入,分布至9~11脑神经根。

2)脊髓后动脉:多从小脑下后动脉发出,也可在延髓侧面从椎动脉发出。发出后先绕过延髓向后,再沿脊髓后面下降。

3)小脑下后动脉(图3-4):是椎动脉最大的分支,平橄榄体下端附近发出,经9~11脑神经根之前,向后上方走行。其近侧部有恒定的大祥曲,凸向外。向后外行经延髓与小脑扁桃体之间,走行弯曲,供应小脑下面后部和延髓后外侧部。该动脉走行弯曲,易发生栓塞而出现同侧面部浅感觉障碍、对侧躯体浅感觉障碍(交叉性麻痹)和小脑性共济失调等。该动脉还发出脉络膜支组成第四脑室脉络丛。发出脉络膜支后,再弯向后下达扁桃体内侧面中部分为内外支。内侧支即下蚓动脉,在中线分为前、后两支,前支细小,后支粗大。沿蚓垂、蚓锥的侧面向后达蚓叶、蚓结节。有时达山坡下缘与上蚓动脉形成明显粗大的动脉吻合。

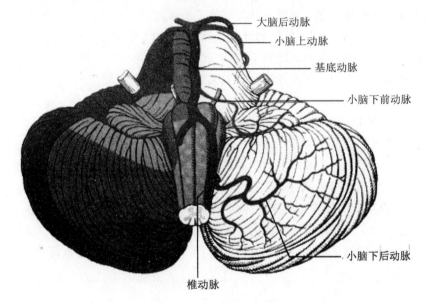

图3-4 小脑下前动脉和小脑下后动脉的供血区

(2)基底动脉:主要分支如下。

1)小脑下前动脉(图3-4):自基底动脉起始段发出,从基底动脉下1/3段发出的最多。向后外斜行,在面听神经的前面、后面或中间,达绒球外上方弯向下内,分内侧支和外侧支,分布于小脑下面的前外侧部。内侧支行向内,至小脑下面的前外侧部。外侧支细小,沿脑桥臂向外行,经小脑边缘达水平裂。其起始段还发出一些小支至脑桥、延髓、展神经、面神经、前庭蜗神经的神经根。在小脑前外侧缘还发出小支绕过脑桥臂至齿状核。经腹侧达小脑下面,供应小脑下面的前部。

2）迷路动脉：又称内听动脉，细长，80％以上的迷路动脉发自小脑下前动脉。与面神经和前庭蜗神经伴行，入内听道，分为蜗支与前庭支入内耳，供应内耳迷路。动脉血液减少时，可以引起恶心、呕吐及眩晕等平衡障碍，如同时失听，提示为椎基底动脉系统的疾病。

自基底动脉两侧及后面发出的动脉，左、右侧各有 4～5 支，沿脑桥前外侧入脑桥。从基底动脉后壁近脑面发出许多细小的小动脉，从基底动脉沟缘穿入脑实质内，供应脑桥基底部。上端及下端还有一些细分支，分别入脚间窝、盲孔和延髓脑桥沟内，分别命名为脑桥前内侧动脉、脑桥前外侧动脉、脑桥外侧动脉、脑桥后动脉、前内侧动脉和前外侧动脉。

3）小脑上动脉：在近基底动脉的末端发出，绕大脑脚向后，供应小脑上部。其中内侧支较大，行向后内，在小脑上缘内侧部与上丘侧面之间分为 2～3 支，最内侧的一支叫上蚓动脉，在山顶前缘分为前、后两支。前支向前至小脑舌及中央叶，后支向后，一般再分为两小支，一小支至中线的一侧沿山顶、山坡、蚓叶，与下蚓动脉之支形成明显的吻合；另一小支沿上蚓与半球之间向后行。内侧支的其他分支，分布于中央叶、前后方叶及上半月叶的内侧部。外侧支较小，行于三叉神经根的后外侧，经小脑前上缘外侧至小脑下面的下半月叶、二腹叶的外侧。

4）大脑后动脉：是基底动脉的终末分支，在脑桥上缘由基底动脉发出后伴动眼神经和小脑上动脉的上方，绕大脑脚向后，沿海马回钩转至颞叶和枕叶内侧面。皮质支分布于颞叶的内侧面和底面及枕叶，中央支由起始部发出，经脚间窝入脑实质，供应背侧丘脑，内、外侧膝状体，下丘脑和底丘脑等。动眼神经在大脑后动脉与小脑上动脉之间，当颅内高压导致海马疝时，海马旁回钩移至小脑幕切迹下方，使大脑后动脉向下移位，压迫并牵拉动眼神经，可导致动眼神经麻痹。大脑后动脉可因小脑幕游离缘的压迫，引起枕叶的梗死。若两侧枕叶梗死，将出现皮质盲。若丘脑膝状体动脉阻塞，会出现丘脑综合征，表现为痛觉、温觉消失，且有特殊的不愉快感。

3.大脑动脉环（Willis 环）（图 3-5、图 3-6）

颈内动脉与椎基底动脉入颅后，由两侧大脑前动脉起始段，颈内动脉，大脑后动脉及前、后交通动脉连通而共同组成一个多角形的动脉环。位于脑底下方，蝶鞍上方，环绕视交叉、灰结节及乳头体周围。此环使两侧颈内动脉系与椎基底动脉系相交通。在正常情况下，两侧的血液是不会混流的，一般各动脉连接成完整环状，作为一种代偿的潜在装置，分为前、后两部。前部由两侧大脑前动脉交通前段和前交通动脉组成，后部由双侧后交通动脉和大脑后动脉交通前段组成。大脑动脉环的某处发育不良或被阻断，可在一定程度上通过该环使血液重新分配和代偿，以维持脑的血液供应。

4.脑动脉的吻合和侧副循环

（1）脑底部的动脉吻合：Willis 环是脑底最大，也是最重要的动脉吻合，对脑血液功能的调节起重要作用，它保证了三对大脑动脉左右侧基本平衡的血液供应，大脑动脉环的组成见图 3-6。

（2）脑周围的动脉吻合：各大动脉的皮质支的末梢在软脑膜内形成弥漫的软脑膜血管网，彼此互相沟通，在脑沟深部可发现软脑膜动脉间的吻合，有端端吻合和枝形吻合的形式，一般多见于 3 条大脑动脉供血区的交错区。

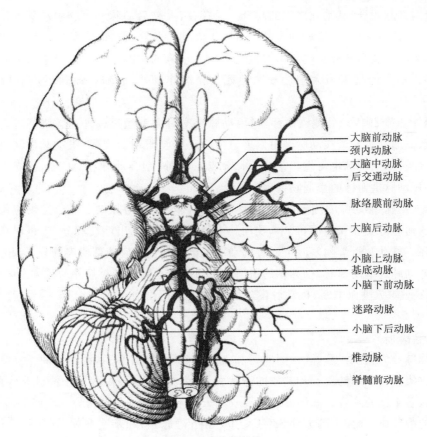

图 3-5 脑底部动脉

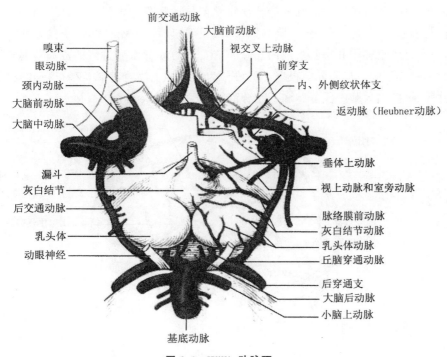

图 3-6 Willis 动脉环

（3）脑内动脉吻合：脑动脉之间的吻合广泛存在，大脑后动脉和大脑中动脉的供血范围有很大变异。一般情况下，大脑后动脉的供血区扩大到外侧裂，此外，大脑中动脉也供应枕叶凸面和枕极，但距状裂旁的视觉皮质恒定接受大脑后动脉的供血。视放射经常由大脑中动脉供血，所以偏盲不一定是因为大脑后动脉梗死。除枕叶以外，大脑后动脉还供应颞叶内侧面（颞支）。

（4）颈外动脉-颈内动脉侧支循环：颈内动脉狭窄时血液经过颈外动脉绕行进入颈内动脉及其供血区。面动脉和颞浅动脉则可以通过内眦动脉与眼动脉交通，眼动脉血液再逆行进入颈内动脉虹吸段，颊动脉也可发出侧支至眼动脉。另外，咽升动脉和 ACI 脑膜支之间也可出现颅内、外颈动脉供血区的交通吻合。

（5）颈外动脉-椎动脉的侧支循环：椎动脉供血区与颈外动脉供血区通过供应颈部肌肉和项部肌肉的血管分支相互交通，其中，枕动脉为颈外动脉的输出性动脉分支，可以产生双向性的侧支循环。椎动脉近端闭塞时可通过枕动脉发出代偿性供应项部肌肉的分支，相反地，颈总动脉或颈外动脉近端闭塞时，椎动脉的肌肉分支通过枕动脉输送至颞外动脉供血区。例如，颈内动脉和颞外动脉供血中断，椎动脉发出的侧支可逆行供血至颈外动脉，然后正向输入颈内动脉。

（二）脑静脉

脑的静脉分为大脑浅静脉组（图 3-7）和大脑深静脉组（图 3-8），两组之间相互吻合。浅静脉组主要收集大脑半球的皮质和髓质的静脉血，分为大脑上静脉、大脑中静脉和大脑下静脉，它们之间有着丰富的吻合。深静脉组主要收集大脑半球髓质（包括内囊）、基底节、间脑及脑室脉络丛等的静脉血，分为大脑大静脉系（又称 Galen 静脉系）和基底静脉系（又称 Rosenthal 静脉）（图 3-9）。

脑静脉与体周围静脉不同，脑的静脉性硬膜窦与动脉分开走行，不与动脉伴行，因此动脉性供血区与静脉性引流区不一致。脑静脉壁薄、无瓣膜，可分为两类，一类是收集大脑血液的静脉，另一类是收集脑干和小脑血液的静脉。脑实质的静脉血通过短的皮质静脉被引流至蛛网膜下腔和硬膜下腔。皮质静脉根据部位可分为额叶的上吻合静脉（又称 Trollard 静脉）、大脑后上静脉、颞叶的大脑中浅静脉和下吻合静脉（又称 Labbé 静脉）。

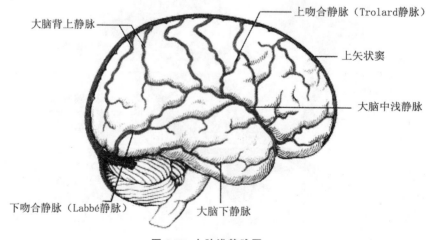

图 3-7　大脑浅静脉图

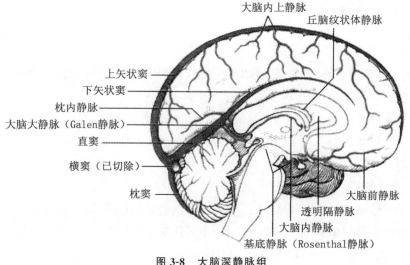

图 3-8 大脑深静脉组

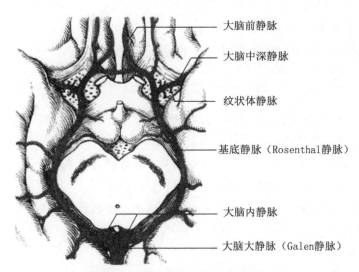

图 3-9 大脑大静脉系和基底静脉系

大脑外静脉是以大脑外沟为界的三组静脉,其中包括大脑上静脉(外侧沟以上)8~12 支,收集大脑半球外侧面和内侧面的血液,注入上矢状窦;大脑下静脉(外侧沟以下)主要注入横窦和海绵窦;中组又分为浅、深两组,大脑中浅静脉收集半球外侧面近外侧沟的静脉,本干沿外侧沟向前下,注入海绵窦,大脑中深静脉收集脑岛的血液,与大脑前静脉和纹状体静脉汇合成基底静脉。基底静脉注入大脑大静脉。

大脑内静脉是由脉络膜静脉和丘脑纹静脉在室间孔后上缘合成,向后至松果体后方,与对侧的大脑内静脉汇合成一条大脑大静脉。大脑大静脉收集半球深部的髓质、基底核、间脑和脉络丛等处的静脉血,在胼胝体压部的后下方向后注入直窦。

脑干的静脉回流通过细密的吻合支网,部分回流至横窦或岩上窦,部分通过基底静脉回流至大脑大静脉。

三、超声检查技术

（一）患者准备

检查前无须特殊准备，应进食及饮水，避免血液黏稠度对血流速度测值的影响。

（二）体位

(1)颈内动脉颅外段及双侧半球动脉的检查通常采用仰卧位。

(2)椎基底动脉系统检查采用侧卧位或坐位，嘱患者头稍低，颈部放松。

（三）仪器

1.经颅多普勒超声（TCD）

检查颅内动脉，频率 1.6～2.0 MHz。颅外段颈内动脉的检测，可以选择 2.0 MHz 脉冲波多普勒探头，降低发射功率强度(10%～20%功率)，从深度 10～15 mm 开始检测。常规 TCD 仪器还配备连续波多普勒探头，频率为 4.0 MHz 或 8.0 MHz，可用于颈总动脉、颈内动脉颅外段、锁骨下动脉等动脉的检测。

2.经颅彩色多普勒超声（TCCS）

采用 1～2.5 MHz 的相控阵探头，有利于声束穿透颅骨。

（四）检查方法

1.TCD 检查

(1)通过检查深度、血流信号的连续性、解剖位置评价颅底动脉功能状态。

(2)通过血流方向鉴别不同的动脉及侧支循环的建立。

(3)通过颈总动脉压迫试验对检查动脉及侧支循环途径进行鉴别。

(4)通过屏气或过度换气试验对脑血管舒缩功能进行评价。

(5)通过脉冲波多普勒频谱测定血流速度及血管搏动指数。频谱显示最清晰、血流速度最高时进行血流参数测量。

2.TCCS 检查

(1)采用二维超声显示双侧半球(额、顶、枕叶)脑实质基本结构。

(2)采用彩色多普勒成像观察颅内动脉的走向及血流充盈状态、血流方向及速度分布。

(3)采用脉冲波多普勒分支、分段检测血流频谱，测量血流速度等血流动力学参数。TCCS 检查时取样容积不宜过大，多普勒取样与血流束之间的夹角应<45°。

3.检测声窗

无论是 TCD 还是 TCCS 检查，均需通过特定的部位(易于声波穿透颅骨的位置)——声窗。常规检查声窗包括以下几种。

(1)颞窗(经颞骨鳞部):检查大脑中动脉、大脑前动脉、大脑后动脉、前交通动脉、后交通动脉。

(2)眼窗(经闭合的上眼睑):检查眼动脉及虹吸部各段。

(3)枕窗(经枕骨大孔):检查椎动脉、小脑后下动脉、基底动脉。

(4)颌下窗:检查颈内动脉颅外段。

4.多普勒频谱

正常脑动脉血流频谱类似直角三角形,周边为明亮色彩,中间接近基线水平色彩偏暗,形成频窗,收缩期快速升高的尖锐波峰(S_1峰)是收缩期最高峰值流速的测量点,随后的收缩晚期波峰即S_2(血液进入大动脉后出现的血管搏动波),心脏舒张早期形成一低谷波峰(D峰)。正常舒张末期流速测值是在D峰以后的最低值。正常脑动脉血流频谱波峰测值高低顺序是$S_1>S_2>D$峰(cm/s)。TCCS与TCD的检测方式及成像模式不同,是基于彩色血流成像,但获取的动脉血流频谱形态与TCD相同。

5.脑动脉血流动力学参数

常规TCD、TCCS的血流动力学参数测量包括收缩期峰值血流速度(SPV或V_s)、舒张期末流速(EDV或V_d)、平均血流速度(V_m)、血管搏动指数和血管阻力指数。正常脑动脉PI值为0.65~1.10。

6.血流方向的判断

不同的动脉解剖走行不同,相对于探头检测时的血流方向不同。朝向探头的血流为正向,频谱位于基线上方;背离探头的血流为负向,频谱位于基线下方。当多普勒取样容积位于血管的分支处或血管弯曲走向时,可以检测到双向血流频谱。

四、颅外段颈内动脉狭窄、闭塞

(一)病理与临床

颅外段颈内动脉是动脉粥样硬化性病变的好发部位。颈内动脉狭窄或闭塞是缺血性脑血管病的重要原因之一。病变可以是单侧,也可能双侧并发,表现为一侧狭窄、一侧闭塞或双侧狭窄、双侧闭塞。临床上,患者可以表现为短暂性脑缺血发作,严重者出现脑卒中。常见的症状与体征有患侧眼突发黑蒙、一侧肢体麻木或无力、肢体运动、言语障碍等。

(二)超声表现

1.血流速度异常

一侧或双侧颅外段颈内动脉狭窄(≥70%)时,患侧颅外段颈内动脉流速节段性升高(狭窄段流速升高,狭窄远段流速下降,狭窄段与远段流速比值>4:1)。当血管闭塞时,血流信号消失。患侧颈内动脉系远段虹吸部、大脑中动脉、大脑前动脉、颈内动脉末段血流速度较健侧明显降低。若存在双侧病变,血流速度明显低于椎动脉与基底动脉。

2.血流频谱与血管搏动指数异常

狭窄段可探及涡流或湍流频谱,狭窄远段及颅内动脉血管搏动指数下降,表现为低搏动性血流频谱。

3.典型侧支循环开放

(1)前交通动脉开放:血流通过健侧颈内动脉经开放的前交通动脉向患侧颈内动脉系统供血。患侧大脑前动脉血流方向逆转,与健侧不一致。

(2)后交通动脉开放:血流通过患侧的大脑后动脉经开放的后交通动脉向患侧颈内动脉、大脑中动脉供血。表现为患侧大脑后动脉流速明显高于健侧。

(3)颈内-外动脉侧支循环开放:血流通过患侧颈外动脉经眼动脉向患侧颈内动脉、大脑中动脉供血。双侧眼动脉血流速度、频谱形态、血流方向不一致,患侧眼动脉血流反向。

(三)临床意义

TCD对颈内动脉颅外段重度狭窄或闭塞性病变检测的临床价值在于能够准确评价颅内侧支循环的建立途径,为患者选择有效的治疗手段,提供重要的、客观的颅内动脉血流动力学变化信息,特别是对于接受外科治疗的患者,TCD是首选评估颅内动脉侧支循环是否建立的无创、客观的筛查方法。

五、颅内动脉狭窄和闭塞

(一)病理与临床

颅内动脉狭窄或闭塞性病变的常见病理基础是动脉粥样硬化,此外还有先天性颅底动脉环(Wiilis 环)发育不良性病变、脑动脉炎等。有8%～10%的缺血性脑血管病是动脉硬化性血管狭窄引起,其中大脑中动脉狭窄约占20%,椎动脉狭窄占后循环脑缺血患者的25%。基底动脉狭窄也是重要原因之一。临床上,由于病变部位和程度不同,发生的脑缺血表现也不同。大脑中动脉病变主要以偏身感觉、运动障碍、言语障碍等为特征。椎动脉、基底动脉病变主要表现为头晕、眩晕、共济失调等后循环缺血的特征。

(二)超声表现

1.大脑中动脉狭窄

(1)血流速度异常:①轻度狭窄,动脉血管内径减小50%以下。大脑中动脉狭窄段峰值流速为140～170 cm/s,平均流速为90～120 cm/s。②中度狭窄,动脉血管内径减小50%～69%。大脑中动脉狭窄段峰值流速为170～200 cm/s,平均流速为120～150 cm/s。狭窄近段流速正常,远端流速相对降低,PI值尚正常,血流频谱形态基本正常。③重度狭窄,动脉血管内径减小≥70%。狭窄段峰值流速>200 cm/s,平均流速>150 cm/s。狭窄近、远段流速均降低,特别是狭窄远端大脑中动脉 M_2 段明显下降,PI明显降低,血流频谱形态异常,峰钝。

(2)血流频谱和音频异常:轻度狭窄时血流频谱形态基本正常,中、重度狭窄时收缩期出现涡流或湍流频谱,闻及粗糙的血流音频或血管杂音,异常音频呈索条状高强频谱信号分布于基线上下。

(3)TCCS检测:CDFI显示大脑中动脉狭窄段血流充盈纤细,伴紊乱的五彩镶嵌样血流信号。狭窄远端管腔扩张,血流充盈带增宽,形成典型的"束腰征"。

2.大脑中动脉闭塞

(1)急性闭塞:TCD沿大脑中动脉主干检测深度40～65 mm范围内均未探测到血流信号或仅探及不连续的低速高阻力型或单峰型血流信号。通过对侧颞窗交叉探测(深度达90～100 mm)也未获得大脑中动脉主干血流信号。病变同侧大脑前动脉、大脑后动脉血流信号可探及,流速与健侧比较基本对称,无明显升高。TCCS影像显示大脑前动脉及大脑后动脉血流充盈良好,流速升高,而大脑中动脉主干血流信号中断或从起始段消失。

(2)慢性闭塞:沿大脑中动脉主干(深度40～65 mm)探及单向或双向低流速低阻力型(PI

值明显降低)不连续性血流信号。患侧大脑前动脉、大脑后动脉流速明显升高(高于健侧20%～30%),伴 PI 降低(软脑膜动脉代偿特征),血流频谱形态异常,峰钝。TCCS 显示患侧大脑前动脉及大脑后动脉血流充盈带增宽,流速升高,远端可探及皮质丰富的细小动脉血流信号,脑膜支侧支循环建立。

3.椎基底动脉狭窄、闭塞

(1)基底动脉狭窄:狭窄段流速明显升高。近心端双侧椎动脉流速相对降低,PI 相对升高。基底动脉狭窄段以远及双侧或单侧大脑后动脉(由基底动脉供血者)流速明显降低伴 PI下降,血流频谱形态改变。基底动脉轻、中度狭窄时仅为狭窄的流速升高,而远端流速降低不明显。

(2)基底动脉闭塞:①急性闭塞,双侧椎动脉流速明显降低伴高阻力型(PI 值升高)血流频谱改变。沿双侧椎动脉增加检测深度,到达基底动脉水平时,血流信号微弱或消失。双侧大脑后动脉血流方向或流速异常。②慢性闭塞,双侧或单侧大脑后动脉出现流速降低伴低搏动性血流频谱特征。若基底动脉为节段性闭塞,闭塞近、远端之间有良好的侧支循环通路,闭塞以远的基底动脉流速可能降低不明显,但具有典型低搏动性血流频谱特征改变。

(3)椎动脉狭窄、闭塞:一侧或双侧椎动脉狭窄者均具有节段性血流速度升高的特征。重度狭窄时(狭窄≥70%),单侧与双侧椎动脉狭窄远端的基底动脉、大脑后动脉流速及血流频谱将出现不同的血流动力学变化。

双侧椎动脉重度狭窄或一侧椎动脉闭塞合并另一侧重度狭窄时,病变远端的基底动脉、大脑后动脉血流速度、血管搏动指数明显降低,出现典型的低流速低搏动性血流频谱。

(三)鉴别诊断

1.与大脑中动脉狭窄鉴别的病变

(1)脑血管痉挛:此类病变特点是广泛性颅内动脉流速升高,流速的高低与病变进程、原发病变相关。常见于蛛网膜下腔出血性病变继发的血流动力学改变。

(2)脑动、静脉畸形:病变是由于脑组织形成局限性增生的血管团,动、静脉之间直接形成短路,供血动脉阻力明显降低,血流速度升高是全程性、收缩与舒张末期非对称升高,表现为高流速低搏动性血流频谱特征。

2.与椎基底动脉狭窄鉴别的病变

主要是颅外段颈内动脉狭窄或闭塞性病变,导致后交通动脉开放时产生的椎动脉、基底动脉流速升高。此类病变出现的椎动脉、基底动脉流速升高是全程代偿性血流动力学变化。

(四)临床意义

对于颅内动脉狭窄性或闭塞性病变的 TCD 检查,可以提供临床关注的动脉血流异常诊断,动态的血流动力学变化监测结果,脑膜支代偿的客观判断,药物或介入治疗的有效性评估。

六、蛛网膜下腔出血

(一)病理与临床

脑血管痉挛是蛛网膜下腔出血(SAH)后临床上常见的严重并发症之一。由脑动脉瘤破裂、脑血管畸形、动脉粥样硬化性血管破裂等原因引发的 SAH 是原发性 SAH;外伤后、脑肿瘤术中或术后、介入治疗术中等发生的 SAH 是继发性 SAH。无论何种原因的 SAH 均有可能引发脑血管痉挛(VSP)。严重的 VSP 可能造成严重的脑缺血并发症而危及患者的生命。

(二)超声表现

1.血流速度异常

SAH 后 4~8 天颅内动脉血流速度广泛升高,高峰持续时间 1~2 周,3~4 周脑动脉血流速度逐渐恢复正常。通常血流速度升高以大脑中动脉明显,但是前交通动脉动脉瘤破裂早期以大脑前动脉流速升高为著,而基底动脉瘤破裂以基底动脉流速升高明显,因此,SAH 后应尽早检测颅内动脉基础血流速度,动态观察血流速度变化。根据 V_s 及大脑中动脉与颅外段颈内动脉的比值,确定 VSP 及程度。正常大脑中动脉与颈内动脉颅外段流速比值为(1.2~2.5):1。当比值≥3 时即可考虑 VSP 的形成,当比值≥6 时为重度 VSP,介于二者之间为中度 VSP,比值越高,VSP 越严重。峰值流速为 120~140 cm/s 为轻度 VSP,峰值流速为 140~200 cm/s 为中度 VSP,峰值流速>200 cm/s 为重度 VSP。

2.血流频谱异常

多普勒血流频谱呈现收缩峰(S_1 峰)尖锐并融合(S_1 与 S_2),随 VSP 程度的减轻血流速度逐渐恢复,频谱形态逐渐恢复。

3.血管搏动指数

PI 值随 VSP 及继发脑缺血程度的变化出现升高、相对降低、恢复正常的动态改变。

(三)鉴别诊断

1.动脉硬化性血管狭窄

血流速度与狭窄性病变血管相关,其流速升高为节段性。

2.脑动静脉畸形

非对称性血流速度升高、血流频谱分布异常及 PI 降低等典型特征。但是,当畸形血管破裂引发 SAH 时,TCD 鉴别存在一定困难,要注意动态血流变化。

(四)临床意义

TCD 对于 SAH 后血流动力学的变化,是临床预防 VSP 发生、减少脑缺血并发症的重要检查和监测手段。随着 VSP 程度的变化,出现脑缺血、脑组织水肿导致颅内压升高的病理生理学改变,PI 的检测与动态观察可以说明颅内压的改变对防治 VSP 具有重要的临床意义。

七、脑动、静脉畸形

(一)病理与临床

人类脑血管畸形以脑动、静脉畸形(AVM)最常见,约占 80%,其他有毛细血管扩张,海绵状血管扩张,静脉血管畸形(脑静脉曲张、Sturge-Weber 综合征、大脑大静脉畸形)等。AVM 的病理基础为动-静脉血液的直接相通,动脉血管阻力的减低。AVM 的主要临床表现有以下几点。

1.头痛

约占 60%,具有突发性、剧烈性、周期性、进行性加重的特征。

2.脑出血

是 AVM 最严重的并发症,多见于青壮年患者。

3.癫痫发作

多发于 20~30 岁患者。癫痫发作以局限性小发作多见,也可为全身大发作。

4.进行性神经功能损害或智力减退

表现为进行性大脑半球功能障碍(轻偏瘫)、三叉神经痛、进行性双眼视力下降。约 50% 的患者有精神症状与痴呆。

5.其他

颅内压增高、听诊闻及血管杂音、一侧眼球突出等。

(二)超声表现

1.血流速度异常

AVM 供血动脉血流速度异常升高,通常高于正常的 2 倍以上。供血动脉收缩期与舒张期流速为非对称性升高,以舒张期血流速度增加为著,收缩与舒张期流速比值<2:1,正常为 (2.0~2.4):1。

2.血流频谱异常

AVM 供血动脉的血流频谱增宽(舒张期流速升高),舒张期无平滑线性下降特征,呈"毛刺样"改变,频窗消失,并可探测到涡流或湍流血流频谱,索条状"乐性"血管杂音信号,分布于基线上下方。

3.PI 异常

由于 AVM 供血动脉血流速度非对称性升高(舒张期高流速),PI 明显降低,通常<0.65。

4.血流音频异常

血流音频紊乱粗糙,伴随高调的混乱血管杂音,如同"机器房样"。

5.自动调节功能异常

AVM 病变局部血管扩张、血管壁变薄,失去正常的血管弹性。因此,供血动脉的血管自动调节功能减退或消失,血流速度随血压的升高而增加,随血压的降低而下降。

6.脑动脉舒缩功能异常

正常人血液中 CO_2 浓度在一定范围内升高,可使脑血管扩张,脑血流量增加,血流速度升高。AVM 血管团内由于动、静脉血液的混流,即使增加血液中 CO_2 浓度,供血动脉的血流速度也无明显改变,即脑血管舒缩功能异常。

7.TCCS 检测

二维超声检测病变处脑组织局限性回声不均或中-高回声。彩色血流成像显示病变区域呈五彩镶嵌样,多普勒检测血流速度明显升高,血流频谱与音频改变与 TCD 具有一致性。

(三)鉴别诊断

AVM 主要与动脉硬化性血管狭窄或 VSP 引起的动脉血流速度升高相鉴别。

(四)临床意义

TCD 对于 AVM 的检查意义在于客观评估供血动脉的血流动力学特征,动态随访 AVM 介入或手术治疗后供血动脉血流动力学变化。

八、颅内高压与脑死亡

(一)病理与临床

引起颅内压升高的常见原因有两种。

(1)颅腔内容积的增大,如各种外伤性或非外伤性病变导致脑组织缺血、缺氧、脑细胞水肿继发颅内压升高。

(2)狭颅症、颅骨纤维结构发育不良、颅底凹陷症、内生性颅骨骨瘤等病变使颅腔空间相对缩小,脑组织受压,颅内调节受限或不能调节引发颅内压升高。

无论何种病因导致严重的颅内压升高最终均会使脑循环停止、脑功能丧失不可逆转,但脑以外的生命体征,如心脏搏动、呼吸功能等用药物或人工机械可以维持一定时间,即脑死亡。

(二)超声表现

1.血流速度异常

在颅内压升高早期,以舒张期末流速下降为主,平均流速相对减低,随着颅内压的不断增加,收缩期流速逐渐下降。

2.血流频谱异常

血流频谱表现为收缩峰高尖,S_2峰消失,舒张期前切迹加深。

3.PI异常

随颅内压的升高,PI值进行性增加。

4.脑死亡血流变化

(1)收缩期峰值流速<50 cm/s。

(2)舒张期血流方向逆转,出现"振荡型"血流频谱。

(3)血流方向指数(DFI)<0.8,$DFI=(1-R)/F$(R 和 F 分别为反向与正向血流速度值)。

(4)舒张期流速为零,出现"钉子波"。

(5)无血流信号,脑血流循环完全停止。

(三)鉴别诊断

检查过程中应及时注意与血压相对降低引发脑灌注压下降出现的相对颅内压升高鉴别。另外,对于重症脑病患者的脑死亡判断,需要注意声窗是否穿透、是否存在骨窗开放等情况对血流评价的影响。

(四)临床意义

TCD对于颅内压升高的血流动力学变化的监测是临床无创评价的重要手段。20世纪90年代初,美国临床医学领域就已开展TCD对颅内高压、脑死亡的判断。通过TCD对脑动脉血流动力学变化的监测,指导临床及时纠正颅内高压,及时发现重症脑病患者脑死亡血流变化特征。

(张小丽)

第二节 颈部血管疾病

一、概述

颈部动脉发自主动脉弓。右颈总动脉及右锁骨下动脉通过无名动脉与主动脉弓相连接,左颈总动脉及左锁骨下动脉分别起源于主动脉弓。起源于主动脉弓的三支动脉开口位置从右到左依次为无名动脉、左颈总动脉、左锁骨下动脉。颈部动脉主要为颈总动脉、颈内动脉、颈外动脉及椎动脉。颈动脉属于脑部大动脉,管壁中有多层弹性膜和弹性纤维,管壁富有弹性故称弹性动脉。血管壁较厚,可分3层。①内膜:由内皮、内皮下层和内弹性膜组成,内皮下层中含胶原纤维、弹力纤维,之外为内弹性膜,内弹性膜与中膜的弹性膜相连,故内膜与中膜没有明显的界限。②中膜:主要由大量弹性膜和一些平滑肌组成。成人有40～70层弹性膜,各层弹性膜由弹性纤维相连,弹性膜之间有环行平滑肌及少许胶原纤维和弹性纤维。③外膜:很薄,主要由较致密的结缔组织组成,没有明显的外弹性膜,外膜逐渐过渡为较疏松的结缔组织。

(一)颈总动脉

左颈总动脉直接由主动脉弓发出,右颈总动脉由头臂动脉干发出。颈总动脉浅面有胸锁乳突肌覆盖,沿气管和食管的外侧上行,到平甲状软骨上缘处,分为颈内动脉和颈外动脉。颈总动脉分叉处为"膨大部位",在后面的动脉壁内有米粒大的增厚结构,称为颈动脉体(颈动脉球),是化学感受器,能感受血液内氧和二氧化碳分压及血液酸碱度等变化的刺激,可反射性调节呼吸和血压。颈总动脉体表投影下方为胸锁关节,上方为下颌角与乳突尖连线的中点,两者之间连线为颈总动脉和颈外动脉的投影。

(二)颈内动脉

颈内动脉在甲状软骨上缘平面起自颈总动脉,先位于颈外动脉的后外侧,后转向内侧,向上经颅底颈动脉管入颅腔。颈内动脉起始处稍膨大,称为颈动脉窦。颈动脉窦壁内有压力感受器,能感受血压的变化,对调节血压有重要的作用。颈内动脉在颈部无分支,进颅后才开始分支,分出眼动脉、后交通动脉、前脉络膜动脉、大脑前动脉及大脑中动脉,主要供应大脑半球前3/5部分的血液。

(三)颈外动脉

颈外动脉从颈总动脉分出后,先在颈内动脉的内侧,然后在颈内动脉前方绕至其外侧。在颈部有很多分支,主要分支有甲状腺上动脉、舌动脉、面动脉、枕动脉、颞浅动脉、上颌动脉,主要供应面部和头皮组织的血液。

(四)椎动脉

椎动脉为锁骨下动脉最大的分支,起自锁骨下动脉第一段,沿前斜角肌和颈长肌之间上行约4 cm。上段为椎动脉的第一段,后穿过第6～第1颈椎横突孔形成椎动脉的第二段,最后经枕骨大孔入颅腔。左、右椎动脉在脑桥下缘汇合成基底动脉,基底动脉是脑血液供应的重要来源之一,主要供应大脑后部、小脑和脑干的血液。

椎动脉起始处往往是脑血管疾患的好发部位。椎基底动脉和颈内动脉入颅后,在大脑底部借前后交通动脉连接,形成一个多角形的大脑动脉环,又叫 Willis 环。

二、设备与调节

(一)探头的选择

(1)从体表起至深度约 3 cm 的组织血管检查主要使用 7.5 MHz 以上的线阵探头。已开发出了 14 MHz 的高频探头,使图像的分辨率明显提高。

(2)若线阵探头检查颈总动脉及椎动脉的起始部困难,可使用 5 MHz 的扇形探头。

(二)增益、动态范围的调节

(1)增益是对图像上强度(辉度)的调节功能,是仪器面板上最常使用的按钮。

(2)动态范围是对必要的信号幅度的切断功能。动态范围大,显示器的辉度差变小,图像变得柔和;相反,动态范围小,图像变得较硬。

(3)要点及建议:①要调整仪器的增益及动态范围,显示器及图像打印的亮度和对比度的调节也是必要的。图像的明亮度靠调整增益及亮度来完成。动态范围及对比度是图像明暗差(高低)的调整。②检查室的照明应略暗。在比较亮的房间内显示器应调亮,在比较暗的房间内显示器调暗较合适。

(三)灵敏度时间控制的调节

(1)灵敏度时间控制(STC)称为时间增益补偿(TGC),是一种针对因深度增加引起图像衰减的修正补偿功能,是将图像调整为由浅到深均匀的图像按钮。

(2)在人体内超声波的衰减方式是距离与频率呈比例的关系。也就是说,如果频率增高,衰减是从浅部开始的。

(3)要点及建议:STC 的调节,是由浅至深将脏器回声均匀显示出来,并将脏器实质部分的回声调节均匀。在使用高频探头时,正常的甲状腺回声是比较均匀的。

(四)聚焦的调节

对检查对象相邻部位的焦点深度进行调节。血管检查时为了清晰显示管壁及内腔,必须调整与之对应的深度聚焦。

(五)避免探头过度按压

在检查浅表血管时,必须避免探头过度按压。正常的动脉显示为圆形。过度施压容易使静脉变形。

(六)多普勒滤波器、取样容积的调节

(1)为了滤掉血管壁产生的杂乱噪声须使用多普勒滤波器。若滤波器的设定过高,低速血流就会被滤掉;若滤波器的设定过低,杂乱的噪声就会残留。

(2)B 超检查的目的是显示血管,在没有杂乱噪声的条件下,应参照血管腔粗细不同来调整取样容积的大小。血管中央部分血流速度较快,血管壁附近的血流速度较慢。

(七)多普勒入射角的设定

应用脉冲多普勒检查法得到正确的血流信息,朝向血流方向声束的入射角须在 60° 以内。

声束的入射角增大时测量误差也增大,流速测量过小时波形也会有较大的变化。

要点及建议:①为减小声束入射角,选择探头的压迫方法及观察部位时最好采用声束斜向扫查的斜面功能(也称偏转功能)。②斜面功能是尽量减小声束入射角的功能,使声束斜向检查。

(八)斜面功能的应用

1.超声断层图像

超声断层图像中,血管与声束入射方向垂直的条件下,可得到细微结构清晰的断面;血管与声速入射方向不垂直的条件下,图像容易变得不清晰。

2.多普勒检查

多普勒方法有角度依赖性,使血管向声束的入射方向倾斜容易得到血流信号。

(九)零基线、脉冲重复频率的调节

一般的仪器,可测量的最大血流速度设定为 30 cm/s 左右。正常的颈动脉血流速度比设定的最大流速要快,可产生折返现象。设定的条件下脉冲多普勒的波形显示不出来时,必须调整零基线及脉冲重复频率(PRF)。

(十)彩色多普勒的调节

(1)使用彩色多普勒检查法时,适当设定彩色增益、PRF、多普勒滤波器的条件非常重要。

(2)血管壁及其周围的血流信号显示出来时,使血流范围表现得过大;血管内血流信号缺乏时,使血流范围表现得过小。

(3)要点及建议:彩色多普勒法作为一般的动脉血流的表示方法,观察狭窄病变的紊乱血流用速度显示法、离散显示法,其他的多用速度显示法及能量显示法。

三、超声检查技术

(一)对象及准备

检查无须特殊准备,但患者在检查期间需要保持坐位或卧位。颈动脉扫查的最佳姿势是医师坐在患者头侧。这个姿势便于医师扫查患者颈部,并可在扫查时将手臂放在检查台上。另外,医师也可坐于患者一侧,将手臂置于患者胸部。患者仰卧在检查床上,头放置在枕头上,颈部伸展并将头转向检查侧的对侧。如果患者出现呼吸困难或肩背不适,应改为上身较直立的半卧位。如果患者坐在轮椅上(即卒中致残),在轮椅上进行扫查更为方便,可在其头部放置枕头作为支撑以避免移动。然而,直立位会影响速度测值,在病变分级时需要更加谨慎。

检查按照患者颈部情况选择大小合适的中高频率线阵探头。探头频率越高,血管壁结构的分辨率就越好;但有时颈动脉分叉处位于颈部深处,需改用较低频率的探头来扫查。大多数正常及病变血管内可以探查到相当高的血流速度,因此需要调节探头参数以显示高速的搏动血流。多数超声仪器具有预设的检查设置,适用于大多数颈动脉检查,但在鉴别颈动脉完全闭塞和大部分闭塞时,需要调节相关参数以显示低速血流。检查颈动脉时通常选用小的频谱多普勒取样门,以便于更有选择性地观察流速增高或血流受阻的区域。

(二)技术

扫查路径经过胸锁乳突肌能最好地显示颈动脉,因为胸锁乳突肌为其提供了良好的声窗,

并且从外侧探查效果好于前侧路径。扫查程序如下。

（1）使用灰阶超声从颈部最底处开始横断扫查颈总动脉。右侧通常能显示头臂动脉远端以及颈总动脉和锁骨下动脉起始处。左侧颈总动脉起始处位于胸腔内，由于位置深以至超声无法显示。应横断扫查颈总动脉全程直至分叉处并继续扫查至颈内动脉、颈外动脉无法显示为止。这样能使医师确定颈动脉分叉水平，并初步判断动脉有无病变及病变位置。颈静脉位于颈总动脉浅方，加压可压闭。但是，需要注意的是在扫查颈动脉时不能过度加压，这样有可能使血管壁的硬化斑块脱落形成栓子。

（2）使用灰阶超声从颈部最低处显示颈总动脉的长轴切面。颈总动脉长轴切面图像易通过以下方法获得：首先显示颈总动脉横断面图像，保持颈总动脉位于图像中央并旋转探头，颈总动脉先呈椭圆形直至最终显示长轴切面。之前横断面扫查获得的颈内动脉和颈外动脉走行的信息，有助于准确定位颈动脉的长轴切面以观察分叉处。必须扫查长轴断面观察颈动脉，尤其是分叉处。通常情况下，颈内动脉位于颈外动脉的后外侧或外侧，而且比较粗大。少数情况分叉处可以形似音叉状，但大多数情况下颈外动脉和颈内动脉无法在同一平面显示，需要分别扫查。扫查方法如下，将探头下半部分保持朝向颈总动脉，然后缓慢轻微旋转探头上半部分，首先显示颈内动脉，然后是颈外动脉，反之亦然。因为血管距离较近，所以扫查颈内动脉和颈外动脉时，探头仅需转动很小的角度。

（3）使用灰阶超声定位3支血管并探查病变后，应使用彩色血流图像观察颈总动脉近端至颈内动脉、颈外动脉的血流。扫查颈外动脉分支（灰阶超声或彩色图像）可以进一步帮助辨认颈外动脉，因为颈内动脉在颌下水平没有分支。彩色血流图像能提供病变依据，如狭窄引起的流速改变、粥样硬化引起的充盈缺损和血管闭塞所致的血流信号缺失。尽管单凭彩色血流图像不能作出诊断，但有助于超声检查医师选择需要利用频谱多普勒进一步观察的区域。

（4）将取样框放在颈部最低处颈总动脉的近端，使用多普勒频谱观察进入颈动脉的血流。波形可以提示近端或远端病变，如颈内动脉闭塞。如果没有严重病变，左、右两侧颈总动脉的频谱波形应具有对称性。

（5）检查至此已经提供了不少辨别颈内动脉的方法，如两支血管管腔的相对大小和位置，颈外动脉有分支等。多普勒频谱也可以用来确认颈内动脉和颈外动脉，因为颈内动脉波形相对颈外动脉搏动性较弱，并且有较高的舒张期流速。敲击颞动脉（颈外动脉的分支，走行于耳上部的前方）能在舒张期引起颈外动脉血流改变，而颈内动脉几乎不受影响，从而有助于进一步辨别颈外动脉和颈内动脉。准确辨别颈内动脉和颈外动脉非常重要，因为颈动脉分叉处和颈内动脉的病变是引起颈动脉症状的可能原因，而非颈外动脉。如果颈内动脉发生严重病变，需要明确病变的上界与下颌水平的相对关系。如果在狭窄水平以上看不到清晰的血管，需行血管造影来确定病变的终点。

（6）使用多普勒频谱测量颈总动脉、颈内动脉和颈外动脉的收缩期峰值流速（PSV）、舒张期末流速（EDV），并测量狭窄处最大流速及狭窄程度分级。应注意异常的波形。

（7）如果使用探头默认的颈动脉条件无法探测到颈内动脉或颈外动脉内的血流，那么就要在诊断血管闭塞前必须排除因重度狭窄或不全闭塞所致的低速血流。通过调节探头参数，可以探查到低速血流，即降低PRF及高通滤波器设置。如果能探查到低速血流，应分析发生原因。例如,颈内动脉闭塞可致颈总动脉内出现低速血流或因颈内动脉起始部重度狭窄可致颈内动脉内低速血流。

(8)应该用灰阶超声或彩色血流定位椎动脉,以完成检查的第一部分。患者头部向一侧略偏转。首先显示颈总动脉中段的长轴切面,然后缓慢向矢状面转动探头,逐渐可以看见强回声的脊椎突。由于椎动脉、椎静脉走行于颈椎横突孔内,故只能看到很短的节段。椎动脉、椎静脉管壁可以通过灰阶超声探查到,但是彩色血流有助于显示血管。然后使用多普勒频谱探查椎动脉血流的方向和其他参数。

(9)完成一侧血管的检查之后,要求患者将头转向另一侧,使用同样的方法完成对侧检查。需要记住的是,双侧颈动脉和椎动脉有可能通过数个侧支路径相连通。当某一条颅外血管发生严重病变时,如果该血管同时供应侧支循环,则可能通过侧支路径影响另一条颅外血管。

四、正常颈动脉超声表现

(一)颈总动脉

1.二维超声

通过前后位、内外侧位、后前位检测观察血管壁结构及腔内回声。正常颈总动脉的管壁包括内膜层,为一细线样连续光滑的等回声带;中膜平滑肌层,为低回声暗带;外膜层,为清晰而明亮的强回声带,由疏松结缔组织构成。正常 IMT 是内-中膜的厚度(包括内膜层和中膜层)。颈总动脉管径及 IMT 的测量在颈总动脉分叉水平下方 1~1.5 cm,取内膜均匀无斑块病变的部位测量。

2.彩色多普勒

正常颈总动脉的彩色多普勒血流成像受到心动周期的变化及血细胞与血管壁之间的黏滞性的影响,从血管周边至管腔中心呈现由弱到强或由低速到高速或由暗到明亮的色彩变化,符合层流血流动力学特征。常规检查中应注意不同的彩色多普勒成像及取样角度对血流成像的敏感性和图像质量的影响。

3.脉冲多普勒

正常颈总动脉多普勒频谱为窄带型,收缩期频窗清晰,舒张期流速较低,收缩期与舒张期血流信号同方向,血管阻力介于颈内动脉与颈外动脉之间。

(二)颈内动脉

1.二维超声

正常颈内动脉自颈总动脉分出后出现局限性管径相对增宽,称为颈内动脉球部。球部以远的颈内动脉管腔大小相对均匀一致。颈内动脉与颈外动脉及颈总动脉远端在同一断面可以显示出典型的"Y"形结构。常规颈内动脉管径及 IMT 的测量部位应在颈总动脉分支水平上方 1~1.5 cm。

2.彩色多普勒

正常颈内动脉近段球部,彩色血流成像显示低速涡流红蓝相间的血流信号。在球部以远的颈内动脉管腔内径相对减小,局部血流恢复层流状态,CDFI 成像再次出现中心亮带血流特征。

3.脉冲多普勒

正常颈内动脉收缩期与舒张期血流速度具有对称性[PSV/EDV＝(2～2.4)：1]、低阻力性特征(阻力低于颈总动脉)。

(三)颈外动脉

1.二维超声

颈外动脉自颈总动脉分出后即可观察到多个分支,是颈外动脉与颈内动脉鉴别的血管结构特征。

2.彩色多普勒

彩色血流成像可见多条动脉分支结构,血流充盈与颈总动脉、颈内动脉相同,具有中心亮带血流特征。

3.脉冲多普勒

正常颈外动脉血管阻力高于颈总动脉,血流频谱为高阻力型。颈内动脉闭塞后,颈外动脉管径相对增宽,血流速度升高,血流阻力相对降低,呈颈内动脉化特征。

(四)椎动脉

1.二维超声

正常椎动脉的二维超声显示为节段性血管腔结构(椎动脉行于横突孔)。当出现椎动脉绕行一个或多个椎体前方上行时,可以观察到长段无椎体遮挡的椎动脉管腔,即生理性走行变异。

2.彩色多普勒

血流成像显示节段性血流充盈具有中心亮带的血流分布特征。当存在双侧管径生理性不对称时,管径纤细一侧,可以无典型中心亮带征,呈现低速单一色彩血流成像。

3.脉冲多普勒

椎动脉血流频谱为低阻力型,与颈内动脉相似。当出现生理性管径不对称时,管径纤细的一侧椎动脉多普勒血流频谱表现为高阻力型。

(五)锁骨下动脉

1.二维超声

右侧锁骨下动脉与颈总动脉均由无名动脉分出,形成典型的"Y"形结构特征。锁骨下动脉位于颈总动脉后外方。左侧锁骨下动脉直接起源于主动脉弓,位置深,二维结构显示较为困难,通常凸阵探头容易显示开口处及血管腔结构。

2.彩色多普勒

双侧锁骨下动脉是外周血管,其彩色多普勒血流成像不同于颈总动脉及颈内动脉,CDFI显示中心亮带相间低速反向的蓝色血流信号(负向血流)。

3.脉冲多普勒

血流频谱显示为三相波或四相波特征。

(六)无名动脉

1.二维超声

无名动脉管径较颈总动脉、锁骨下动脉相对粗大,近端自主动脉弓分出,远端为颈总动脉、锁骨下动脉分支形成的"Y"形。正常检测于锁骨上窝平行于锁骨切面可显示无名动脉的纵向断面的血管腔。

2.彩色多普勒

彩色血流成像显示管腔内血流充盈呈层流状态,中心亮带存在。应注意自主动脉弓开口处血流成像,防止病变遗漏。

3.脉冲多普勒

多普勒血流频谱与颈总动脉基本一致,为相对高阻力性血流频谱特征。

五、颈动脉粥样硬化病变

(一)病理与临床

颈动脉粥样硬化病变是颈动脉缺血性脑血管病变的重要原因之一。动脉粥样硬化病变好发的部位以颈动脉分叉处最多见,基本病理改变为颈动脉内-中膜融合增厚(IMT 增厚)、硬化斑块形成、动脉狭窄和(或)闭塞,最后导致脑血流供应障碍。

(二)超声表现

1.二维超声

颈动脉内膜层与中层平滑肌融合,呈局限性或弥散性增厚。通常 IMT≥1.0 mm 界定为颈动脉内-中膜增厚。在 IMT 增厚的基础上出现动脉硬化斑块。斑块的基本结构包括斑块表面的纤维帽、核心部、基底部和上、下肩部。

(1)形态学分类:将斑块分为规则斑块(表面纤维帽完整)、不规则斑块(纤维帽不完整)和溃疡性斑块(纤维帽破裂不完整,形成"火山口征")。

(2)声波特性分类:将颈动脉粥样硬化斑块分类为均质性回声斑块(斑块内部回声均匀一致,表现为均匀的高、中、低回声)和不均质性回声斑块(斑块内部高、中、低回声混合)。不均质性回声斑块的定义是斑块内部有 20% 以上面积的回声不一致。

(3)颈动脉狭窄或闭塞:颈动脉狭窄和闭塞是颈动脉硬化病变发展的严重阶段。二维超声对于血管狭窄率的计算可通过长轴(纵断面)管径测量和短轴(横断面)面积测量。管径测量一般根据数字减影血管成像(DSA)评估颈动脉狭窄采用的几种标准方法:北美症状性颈动脉内膜剥脱术标准、欧洲颈动脉外科标准、颈总动脉和颈动脉指数测量法。面积法测量:狭窄率=(1-狭窄处最小管腔截面面积/原始管腔截面面积)×100%。

上述 4 种管径测量的检测评价,具有一定的差异性。对于颈动脉狭窄率的评估,不能单纯依据血管管径或面积测量确定,应充分结合血流动力学参数,才能获得与 DSA 结果的较高符合率。

2.彩色多普勒

彩色血流成像对于颈动脉粥样硬化病变的检查可以表现为:①血流充盈不全(不规则斑块或溃疡性斑块表面)。②狭窄段血流充盈呈细线样,狭窄以远段血管扩张,五彩镶嵌样涡流、湍流血流信号。当血管闭塞时血流信号消失。

3.多普勒频谱

狭窄段血流频谱增宽,血流速度增快。

（三）鉴别诊断

颈动脉粥样硬化性血管狭窄或闭塞应该与以下病变鉴别。

1.大动脉炎性血管狭窄或闭塞

病变的基本病理是由于非特异性炎性病变造成颈总动脉结构损害，但颈内动脉、颈外动脉很少受到炎性病变的损害。超声表现为颈总动脉血管壁均匀性、向心性增厚，管腔狭窄、血栓形成、血管闭塞等。颈内动脉、颈外动脉管壁结构基本正常。

2.颈动脉栓塞

见于心房纤颤等心源病变，导致血栓脱落造成颈动脉闭塞。超声显示病变局部血管壁内膜显示清晰，血管腔内充填低回声或不均回声，无典型动脉硬化斑块形成特征。

3.颈内动脉肌纤维发育不良

一侧颈内动脉全程纤细呈串珠样，血流充盈不全，多普勒频谱通常表现为高阻力型，无节段性血流速度升高特征。

六、颈动脉其他病变

（一）颈内动脉肌纤维发育不良

1.病理与临床

颈内动脉肌纤维发育不良是动脉肌性结构发育不良、病因不明的非炎症性病变。多见于青少年或30～40岁年龄组。病理学显示动脉中层肌纤维结构异常，中膜层增厚与变薄的病理改变交替存在。增厚处中膜纤维和平滑肌细胞增生肥大，突向管腔，造成血管狭窄，变薄处中膜肌纤维减少，局部内弹力板结构不完整或消失，管壁受血流切应力作用向外扩张膨出，形成微动脉瘤或小的囊性动脉瘤。血管造影显示动脉管腔呈串珠样改变。临床上患者因患侧颅内动脉缺血出现相应的症状与体征。

2.超声表现

（1）二维超声：一侧或双侧颈内动脉动脉管径不均匀性缩窄，动脉内-中膜结构不清，无正常中膜平滑肌特有的低回声暗带。

（2）彩色多普勒：显示无中心亮带血流特征。采用低频率凸阵探头，显示病变侧颈内动脉颅外段全程管腔内血流充盈不全，呈串珠样改变，远段血流信号低弱。

（3）脉冲多普勒：病变侧颈内动脉血流频谱呈低流速高阻力特征，伴节段性血流速度升高或降低。

3.鉴别诊断

对于颈内动脉肌纤维发育不良造成的血管狭窄，应注意与先天性颈内动脉发育不对称鉴别。后者超声表现为全程管径纤细但无管腔节段性狭窄，CDFI显示血流充盈一致但无中心亮带特征。脉冲多普勒频谱也为高阻力型（与健侧比较），无节段性血流速度改变。

4.临床意义

颈内动脉肌纤维发育不良性血管狭窄的准确诊断，对于患者治疗方法的选择具有重要的临床意义。

（二）颈动脉夹层动脉瘤

1.病理与临床

各种原因引起动脉管壁内膜或中膜撕裂后,受血流的冲击,使内膜层、中膜层与外膜层分离,血液注入形成假性管腔或血栓,导致真性血管腔狭窄或闭塞,引发缺血性脑血管病。根据假腔破裂口的位置与真、假腔血液流动的方向不同,血流动力学变化有所不同。临床上的主要表现与病变引起的脑缺血程度相关。

2.超声表现

（1）二维超声:假腔破裂出、入口均与真腔相通者,二维超声纵断、横断切面均显示真、假双腔结构,血管腔内可见线状膜样中等回声随血流漂动。

假腔只有单一入口、无出口时,血管腔外径明显增宽。真腔内径相对减小,假腔内径增宽,内可探及低回声或不均回声(血栓)。

（2）彩色多普勒:①若假腔入口位于近心端、出口位于远心端时,假腔内的血流方向与真腔一致,血流色彩与真腔一致,但假腔内血流无中心亮带,真腔管径减小出现血流加速、五彩镶嵌特征。②若假腔入口位于远心端,假腔内血流方向与真腔相反,真、假腔内血流色彩不同。③若假腔只有入口(单一破裂口),病变早期可探及双腔结构,假腔内可见单向收缩期低速血流信号。若假腔内血栓形成,血管腔内膜状结构消失,撕脱的内膜附着于假腔内的血栓表面,真腔管径减小,出现血管狭窄的血流动力学改变。若假腔内血栓形成迅速,可导致真腔闭塞。

（3）脉冲多普勒:当存在真、假双腔结构时,真腔内血流速度升高,血流频谱与血管狭窄相同。假腔内血流频谱异常,收缩期与舒张期流速不对称,血管阻力相对升高。

3.鉴别诊断

颈动脉夹层动脉瘤主要与以下两种疾病相鉴别。

（1）颈动脉真性动脉瘤:超声表现为血管壁结构完整,血管腔呈瘤样扩张,病变管腔内探及低速涡流血流信号。

（2）假性动脉瘤:病变与外伤或医源性诊疗操作等相关。超声表现为动脉周边组织间隙形成无血管壁结构的搏动性包块,内可见涡流血流信号,其后方或侧方与邻近动脉之间形成细小管状或针孔样通道,彩色多普勒显示红蓝交替的血流信号,脉冲多普勒显示双向"振荡型"血流频谱。

4.临床意义

颈动脉夹层动脉瘤是引起急性脑缺血性病变的重要原因。及时准确的诊断,对于临床采用有效的治疗方法(药物或外科)、预防脑缺血病变的发生与进展具有重要的价值。

七、颈动脉支架

（一）病理与临床

颈动脉狭窄患者因心血管疾病或其他原因不能接受外科手术治疗或药物治疗不能有效控制脑缺血病变的进程时,通常采用微创性介入性颈动脉支架置入的治疗手段。有学者先后报道了血管内球囊扩张加支架置入治疗颈动脉狭窄性病变的方法及临床研究,是治疗颈动脉狭窄病变的重要手段之一。

超声技术在颈动脉狭窄介入治疗中的应用,应该包括治疗前、后的动态评估。术前对动脉硬化斑块的回声特性、分布范围、血管残余管径、血流速度参数等形态学和血流动力学综合评价,准确评估血管狭窄程度。

(二)超声表现

1.二维超声

纵断面成像显示血管腔内平行走行的线条状网状强回声。横断面成像显示为双环状结构,内层为强回声支架影像,外层为血管壁或压缩不全的斑块结构。

对于支架术后的患者,二维超声检测包括支架近端、中段、远端内径,注意支架残余狭窄及术后1~3个月内膜增生及斑块再生情况。若存在残余狭窄时,分别测量支架近、中、远段内径。

2.彩色多普勒

支架术后血流充盈状态与二维超声测量的管径及内膜观察部位相对应。支架成功者超声表现为血流充盈完全,血流速度分布正常。支架以远动脉管腔内和支架旁颈外动脉的血流速度均正常。

3.脉冲多普勒

支架内血流速度、血流频谱恢复正常(与术前比较)。若发现支架内流速异常升高,可疑支架内残余狭窄或再狭窄时,可以观察到近、中、远段的流速变化,特别是狭窄段与狭窄远段(尽可能长范围检测)流速的异常。同时,要结合颅内动脉血流动力学的检测结果,才能准确判断支架术后血管再狭窄的程度。

(三)鉴别诊断

对于颈动脉支架的超声检查,应注意支架内血栓形成与支架处内膜增生或斑块的再生相鉴别。通常支架内血栓形成发生于支架术后早期,与患者用药不规范等原因相关。超声表现为支架内壁低回声附着,血流充盈不全。内膜增生或斑块形成通常是在术后3个月以上。

(四)临床意义

超声对于颈动脉支架术后的动态检查,是颈动脉狭窄介入治疗后远期疗效随访的重要手段,对于再狭窄的早期诊断、缺血性脑血管病再发的预防具有重要的临床意义。

八、颈动脉内膜剥脱术超声检查

(一)概述

颈动脉狭窄的外科治疗手段除介入治疗外,还可以采用颈动脉内膜剥脱术(CEA)治疗。CEA自20世纪50年代初在国际上开展,是治疗颈动脉狭窄有效及经典的外科学方法。

(二)超声表现

对于实施CEA的患者,超声检查内容应包括患侧颈动脉术前、术中和术后的解剖结构及血流动力学的综合评估。

1.二维超声

术前超声检测包括血管腔内动脉硬化斑块的大小、分布、回声特性及残余管腔内径。术后检测应注意血管内膜结构、斑块的去除、血管腔内径的恢复情况等。CEA术中超声检查可以发现血管前壁点状强回声(血管壁切口缝合征)、残留的细小片内膜结构、残留的斑块以及血管腔内径测量存在残余狭窄情况。

2.彩色多普勒

术前血管狭窄段血流充盈呈细线样,局部出现五彩镶嵌样血流特征,狭窄远段血流色彩相对减弱,呈单色低速血流改变。术中、术后检查,病变血管血流充盈恢复正常。若狭窄部位残留斑块或因手术缝合造成血管再狭窄,彩色血流成像可以及时发现并评估病变的位置与程度,提高 CEA 的成功率。

3.脉冲多普勒

术前动脉狭窄段呈高流速特征,狭窄远段流速明显降低,诊断标准同常规颈动脉检查。术中斑块去除完整,血流恢复畅通时,血流速度明显改善或恢复正常。若术中发现有斑块残留,血流速度测值与术前相差不明显,局部残留斑块时,说明 CEA 不成功。术后 1 周内应密切观察血流速度恢复情况。

(三)临床意义

超声技术可在 CEA 术中及时评估血管的通畅性、术后 24 小时内及时发现颈动脉血栓形成等异常情况,可提高 CEA 的成功率。因为术后 24 小时内是急性动脉血栓形成的危险期,根据患者病情动态观察患侧血流动力学的变化,是 CEA 成功的关键。CEA 术后 1 周常规颈动脉超声检查应注意原狭窄部位管腔的通畅性、有无新鲜血栓、残余内膜、动脉管腔周边软组织有无异常回声(血肿)。术后血肿的形成是造成围术期并发症的重要原因。超声检查对 CEA 的术前、术中、术后的评估具有重要价值。

(张小丽)

第三节 腹部血管疾病

一、解剖概要

腹腔内最大的血管是腹主动脉和下腔静脉。

腹主动脉位于后腹膜,在膈肌的主动脉裂孔处续自胸主动脉,沿脊柱前方下行,在第 4 腰椎体的下缘分为左、右髂总动脉。其主要分支有成对的脏支肾上腺中动脉、肾动脉和睾丸动脉(或卵巢动脉),不成对的脏支有腹腔动脉干、肠系膜上动脉和肠系膜下动脉。

下腔静脉在第 5 腰椎的右前方由左、右髂总静脉汇合而成,沿腹主动脉的右侧上行,经肝的腔静脉窝,穿膈的腔静脉孔到达胸腔,注入右心房,下腔静脉的主要脏支属支有睾丸静脉或卵巢静脉、肾静脉、肾上腺静脉和肝静脉。

(一)肝脏血管的解剖

肝脏血管系统由门静脉系、肝动脉和肝静脉共同构成。肝脏内的血液供给 75% 来自门静脉,25% 来自肝动脉。门静脉、肝动脉与肝管、淋巴管及神经在肝门处由肝纤维囊的结缔组织包裹进入肝脏实质,门静脉和肝固有动脉进入肝实质后反复分支,形成小叶间静脉和动脉,在肝血窦相互混合后流入肝小叶中央的静脉,再汇入小叶下静脉,再经肝静脉回流入下腔静脉

（图 3-10、图 3-11）。

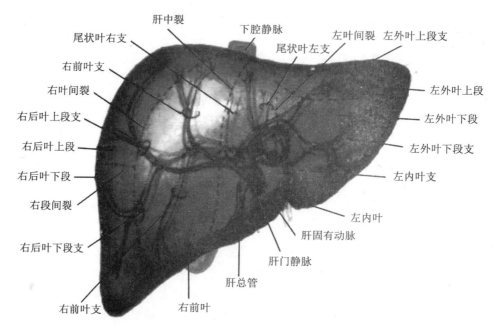

图 3-10　肝脏血管解剖图（正面观）

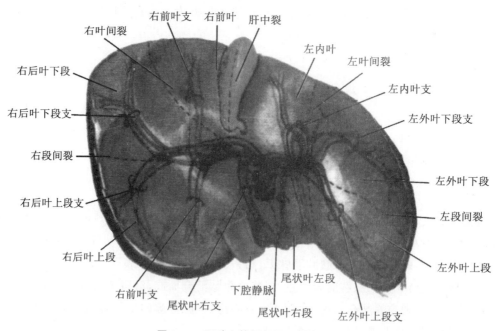

图 3-11　肝脏血管解剖图（下面观）

1.门静脉

门静脉的主干长 6～8 cm,短而粗,其构成形式主要有 3 种类型。Ⅰ型,肠系膜上静脉和脾静脉合成,而肠系膜下静脉注入脾静脉,约占 51.2%。Ⅱ型,脾静脉、肠系膜上静脉和肠系膜下静脉合成,约占 15%。Ⅲ型,脾静脉和肠系膜上静脉合成,肠系膜下静脉注入肠系膜上静脉,约占 32.7%。门静脉内径为 0.1～1.5 cm,由肠系膜上静脉和脾静脉在胰头后方汇合而成。

在肝固有动脉后方上行至肝门,分为左右 2 支进入肝左、右叶,并在肝内反复分支为右前后叶支及右后叶上、下段支,左叶内外支及左外叶上、下段支,最终汇入肝血窦。门静脉内无功能性静脉瓣,当门脉压力升高时,血液易发生倒流。

(1)门静脉的主要属支。

1)肠系膜上静脉:在肠系膜上动脉的右侧上行,收集肠系膜上动脉分支分布区域及胃、十二指肠动脉供应范围的血液。

2)脾静脉:于脾门处由数支静脉集合而成,经胰腺的后方,在脾动脉的下方横行向右,收集脾动脉分支分布区域及肠系膜下静脉的血液。

3)肠系膜下静脉:与同名动脉伴行,在胰体后方,注入脾静脉或肠系膜上静脉或直接注入汇合处。

4)胃左静脉:注入门静脉,在贲门处与食管静脉吻合。

5)胃右静脉:注入门静脉,与胃左静脉吻合,注入门静脉前接受幽门前静脉血液。

6)胆囊静脉:收集胆囊壁血液,注入门静脉或门静脉右支。

7)附脐静脉:为数条细小静脉,起于脐周静脉丛,沿肝圆韧带行走,注入门静脉。

(2)门静脉系与上下腔静脉系之间的吻合及门脉侧支循环。

1)通过食管静脉丛在食管下端及胃的贲门附近形成门静脉和上腔静脉间的吻合,即门静脉的胃左静脉→食管静脉丛→奇静脉→上腔静脉。

2)通过直肠静脉丛形成门静脉与下腔静脉间的吻合,即门静脉→脾静脉→肠系膜下静脉→直肠上静脉→直肠静脉丛→直肠下静脉及肛静脉→髂内静脉→髂总静脉→下腔静脉。

3)通过脐周静脉网形成的门静脉与上、下腔静脉间的吻合,即门静脉、脐周静脉网,再通过腹壁浅静脉、胸腹壁静脉、腹壁上静脉、腹壁下静脉,最后与上、下腔静脉交通。

4)通过腹后壁属于门静脉系的肠系膜上下静脉的小属支,与属于腔静脉系的下位肋间后静脉、膈下静脉、腰静脉、肾静脉和睾丸静脉或卵巢静脉的小属支相吻合。

2.肝脏的静脉

门静脉的血液进入肝脏时,汇入肝窦后,再由肝静脉引流肝窦血液回流入下腔静脉。肝静脉为下腔静脉的属支,有 3 条大干,分别为右、中、左 3 支。

(1)肝右静脉:引流肝右叶的血液。

(2)肝中静脉:引流肝尾叶和左叶的血液。

(3)肝左静脉:引流肝左叶的血液。

3.肝脏的动脉

肝总动脉为腹腔动脉干的分支,长为 1.5～4 cm,内径为 0.2～0.5 cm,沿胰头上缘向右前方走行,在十二指肠上方分为胃十二指肠动脉和肝固有动脉。肝固有动脉在肝十二指肠韧带内走行,在肝门附近分为左右 2 支,进入肝左、右叶,右支入肝门前发出 1 支胆囊动脉,分支分布于胆囊。

(二)胃肠血管的解剖

供养胃肠的动脉血管和静脉回流血管有腹腔动脉干及其分支、肠系膜上动脉、肠系膜下动脉,门静脉属支的肠系膜上静脉、肠系膜下静脉、脾静脉和胃左静脉等。

1.腹腔动脉干

腹腔动脉的主干在第12胸椎水平,自腹主动脉前壁发出,为一短小的主干,长为1～2 cm,遂即分出胃左动脉、肝总动脉和脾动脉(图3-12)。

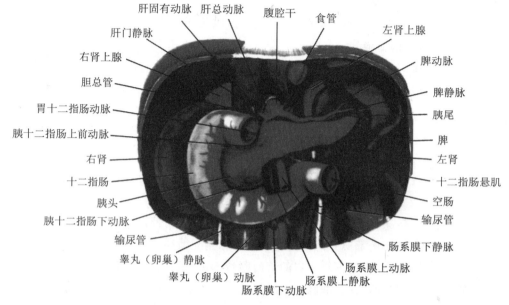

右肾上腺　胆总管　胃十二指肠动脉　胰十二指肠上前动脉　右肾　十二指肠　胰头　胰十二指肠下动脉　输尿管　睾丸(卵巢)静脉　睾丸(卵巢)动脉　肠系膜下动脉

肝固有动脉　肝总动脉　腹腔干　食管　肝门静脉

左肾上腺　脾动脉　脾静脉　胰尾　脾　左肾　十二指肠悬肌　空肠　输尿管　肠系膜下静脉　肠系膜上动脉　肠系膜上静脉

图3-12　腹腔动脉解剖图

(1)胃左动脉:胃左动脉较细,向左上方走行,在胃的贲门部急转向右,沿胃小弯走行,与胃右动脉吻合,沿途发出分支分布于食管的腹腔段、贲门和胃小弯附近胃体的前后壁。

(2)肝总动脉:肝总动脉在十二指肠上部上方,分为胃十二指肠动脉和肝固有动脉。

1)胃十二指肠动脉:该动脉经十二指肠上部后方走行,至幽门下缘,分为胃网膜右动脉和细小的胰十二指肠上动脉,胃网膜右动脉沿胃大弯向左,与胃网膜左动脉吻合,沿途分支分布于胃大弯和大网膜。胰十二指肠上动脉在十二指肠降部与胰头之间走行,分支营养该二器官。

2)肝固有动脉:该动脉发出胃右动脉,沿胃小弯走行,分支至十二指肠上部和胃小弯附近的胃前后壁,终末支与胃左动脉吻合。

3)脾动脉:脾动脉的末端发出胃短动脉和胃网膜左动脉,分布于胃底、胃大弯和大网膜。

2.肠系膜上动脉

在腹腔动脉的主干稍下方,腹主动脉的前壁发出肠系膜上动脉。沿胰头和胰体交界的后方下行,经十二指肠水平部的前面进入小肠系膜根,斜向右下行走至右髂窝。其末端与回结肠动脉分支吻合。沿途发出胰十二指肠下动脉、空肠动脉、回结肠动脉、右结肠动脉和中结肠动脉。

3.肠系膜下动脉

在第3腰椎水平。自腹主动脉前壁发出肠系膜下动脉,向左下方走行至左髂窝,进入乙状结肠系膜根内,继续下降入小骨盆,移行为直肠上动脉。其分支有左结肠动脉、乙状结肠动脉和直肠上动脉。

4.静脉回流血管

胃、肠静脉回流血管均为门静脉的属支。

(三)肾血管的解剖

1.肾脏的动脉

肾脏动脉起源于腹主动脉,在肠系膜上动脉的分支下方两侧分出右肾动脉和左肾动脉。右肾动脉走行于下腔静脉、胰腺头部和肾静脉之后,并在肾静脉水平进入右肾门。左肾动脉则在行经左肾静脉、胰腺体尾部后方进入左肾门。肾动脉进入肾门前有诸多分支,可多达5支,也有部分肾动脉未经肾门直接经肾实质入肾,称为副肾动脉,副肾动脉多数起源于肾动脉,但也可起源于腹主动脉或髂总动脉。

肾动脉进入肾门附近后分为前、后2个主支,通常是前支发出上段动脉、上前段动脉、下前段动脉和直段动脉。后支延续为后段动脉。肾段动脉的分支之间在肾内没有吻合,故某一血管发生血流障碍时,它所供应的肾组织即可坏死。肾段动脉进一步发出10~20支叶间动脉,在肾锥体之间走行,叶间动脉发出分支走行在皮质与髓质交界处呈弓形称弓形动脉。弓形动脉又分出位于皮质内的小血管称为小叶间动脉。肾皮质内小叶间动脉呈网状分布,十分丰富(图3-13、图3-14)。

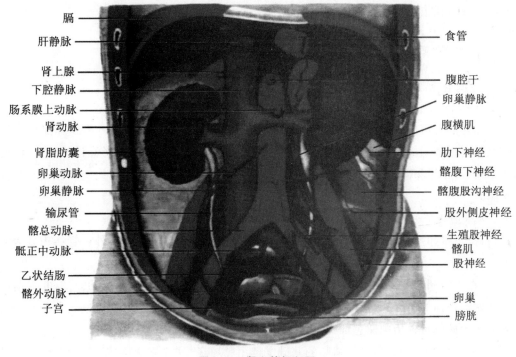

膈　　　　　食管
肝静脉　　　腹腔干
肾上腺　　　卵巢静脉
下腔静脉　　腹横肌
肠系膜上动脉　肋下神经
肾动脉　　　髂腹下神经
肾脂肪囊　　髂腹股沟神经
卵巢动脉　　股外侧皮神经
卵巢静脉　　生殖股神经
输尿管　　　髂肌
髂总动脉　　股神经
骶正中动脉　卵巢
乙状结肠　　膀胱
髂外动脉
子宫

图 3-13　肾血管解剖图

2.肾脏的静脉

肾静脉是由出球小动脉在实质内形成毛细血管网,最后合成肾动脉,肾内小静脉与其同名动脉伴行,在肾门附近汇合成左、右肾静脉。右肾静脉较短,向左行经肾动脉前方,注入下腔静脉。左肾静脉则向右行经肾动脉和腹主动脉前方、肠系膜上动脉后方汇入下腔静脉。

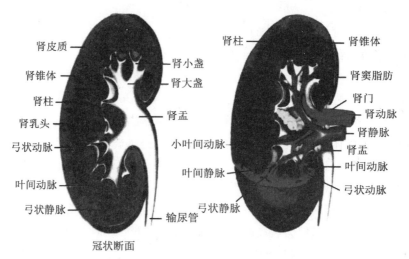

图 3-14　肾内血管解剖图

3.肾脏的毗邻关系

右肾上方偏前内侧有右肾上腺,中上部前方是肝脏,前方偏内侧为胆囊,前下部与结肠肝曲相邻,内侧缘邻近十二指肠降部。左肾上方为胃底后壁,中上方与胰尾和脾血管相邻,中下方与结肠脾曲相依。脾脏位于左肾前外侧。

二、探测方法

(一)消化系统血管的检查方法

1.探头的选择

选择腹部常用探头即可,可用线阵探头、凸阵探头,也可用扇扫探头。用线阵探头可以获得较完整的近场图像,但易漏诊脏器边缘的小病灶。扇扫探头可解决前者漏诊的弊端,但近场图像不完整,也容易漏诊。目前高档仪器均具有变频或宽频探头,可根据病变部位随时调节探头频率。

2.面板的调节

(1)按二维超声图像的调节方法将二维超声显像图调节清晰,以肝内外血管结构显示清晰为准。

(2)在二维超声图像显示清晰血管结构的基础上使用彩色多普勒超声功能键,并根据血管的位置调整扫描的角度,尽量使扫描的方向与血管长轴平行,然后调节血流速度的色标。门脉主干等较大血管可选用中速色标,肝内细小的血管及肿瘤周围小血管选用低速色标。

(3)在彩色多普勒超声显示清晰的基础上选用脉冲多普勒超声的功能键,用取样线在显示的血管长轴上取样,适当调节取样容积门框,因腹腔小血管受呼吸影响明显,常将取样容积门框调节到覆盖整个血管腔,以避免取样门框脱离血管腔。调节声速与血流方向的夹角,腹腔血管与外周血管不同,多呈弯曲走行,很难显示平行的结构,故需根据血管走行随时调节角度,尽量使声束与血流的夹角小。调节基线,使脉冲多普勒频谱能完整地显示在基线上。当上述指标调节妥当后,即可获得满意的脉冲多普勒频谱。

3.检查前的准备

嘱患者空腹 8 小时以上,以避免胃肠气体的干扰,因为餐后,胃肠道的血流进入门静脉,使门静脉血流量增加,影响检查的可靠性和准确性。门静脉血流速度与流量还受药物与激素影响,如胰高血糖素、促胃液素(胃泌素)能使门脉血流量增加,加压素则使门脉血流量降低,因而检查前需除外这些因素的影响。对空腹后仍有气体较多者可适当应用排气药物。

4.检查体位

让患者采用平卧位或左侧卧位和右侧卧位。卧位时最好半卧位,上半身抬高 30°以上,便于调节声束的方向。

5.探测方法

(1)当探测腹腔大血管时先用二维超声图像显示受检血管的长轴和短轴图像,自腹主动脉主干起,探测腹腔动脉干及其分支,肠系膜上、下动脉及其分支。注意血管是否均匀,有无局部膨大、狭窄、扭曲,管壁厚度、管腔内回声,血管的搏动性等。

探测肝脏血管时需根据肝血管解剖结构,选择检查的血管,如肝静脉、门静脉或肝动脉等。先用二维超声图像显示肝脏的形态、大小、内部结构等,特别是血管的结构。注意管径是否均匀,有无局部膨大、变细、缩窄、受压或扭曲,管壁厚度、管壁的连续性、血管走行与周围脏器或血管的关系,管腔内有无异常的团块等。

(2)运用彩色多普勒超声显示血管腔内的色彩,观察不同血管的血流方向、流速、血流性质等。

(3)运用脉冲多普勒超声观察血管内血流的流向、流速,根据公式计算血液量。在进行脉冲多普勒超声取样时,常会受患者呼吸影响而不能获得满意的频谱,此时可嘱患者短时间屏气,则可获得较满意的多普勒频谱。

(4)运用仪器内设置的计算软件,应用电子游标测量和计算各项血流参数。常用的有血管内径、面积、流速、搏动指数(PI)、阻力指数(RI)、充血指数(CI),并计算血流量。

(二)肾脏及肾血管的检查方法

1.仪器和探头的选择

应用彩色多普勒超声仪能清晰地显示肾内的血管结构,而二维超声图像对肾内血管不显示,因而肾血管检查必须选用彩色多普勒超声诊断仪,最好选用具有扇扩功能的探头,可以完整地显示整个肾脏的轮廓及内部的血管结构。探头频率应选 3.5~5.0 MHz。

2.面板的调节

仪器调节对显示血管非常重要。及时调节合适的色彩敏感度、增益、色标及发射的功率。彩色取样框应取到需检查的肾段,而不要将取样框放得很大。选择最短的距离来检查,否则肾内血流显示将不满意。二维超声图像显示清晰后,再用彩色多普勒超声显示,否则肾脏或探头的移动都会产生飘移伪差。进行脉冲多普勒检查时取样容积的门框和大小应随时调节。

3.检查前的准备

一般不需要准备,对胃肠气体较多、影响肾血管显示者,检查前可禁食或适当应用排气药物或通便。

4.检查体位

(1)仰卧位:检查自腹主动脉分出的左、右肾动脉。此途径常受到胃肠气体的干扰,而使肾动脉显示不清。检查左右肾,该体位能充分暴露左、右季肋区,可分别以肝脏和脾脏为透声窗,在左侧与右侧腰部做冠状断面,可清晰显示右肾与左肾。因为此途径是以肝脏和脾脏做回声窗,声能衰减小,声速从皮肤到肾脏经过的距离短,所以此途径在肾脏各体位检查中最常用。此途径有时受肋骨声影和结肠气体的干扰。

(2)侧卧位:取侧卧位时,既可经侧腰部探测,又可经背部或前腹部探测,从而弥补俯卧位和仰卧位的不足,充分显示肾脏的上极与下极,适合观察肾门处的肾主动脉和肾静脉。

(3)俯卧位:让受检者取俯卧位,腹部用一棉垫。该体位适宜经背部行肾脏纵断面与横断面的扫查,适合肾脏穿刺、肾主动脉及肾脏大小测量的检查。但由于背部皮肤和肌肉厚,声衰减明显,加之肾上极受肺的遮盖而显示不够满意。

(4)坐位或立位:用于观察肾脏下移程度。

5.探测方法

在二维超声图像检查时,声束应与肾脏尽量垂直,只有这样才能使肾脏显示清晰,否则肾脏的图像不清晰。而做多普勒超声检查时,要求声束与受检的血管尽量平行,正好与二维超声显像图的要求相反。

(1)冠状断面扫查:此断面最适合肾内血管的显示。探头在腋中线或腋前线第8、第9肋间,以肝脏和脾脏作为透声窗做冠状面扫查。此时将探头声束指向内侧,探头上端偏后,下端偏前,即能清晰地显示左右肾脏的轮廓及其肾脏皮质、锥体和肾窦声像图。如此途径受肋骨遮挡,可嘱患者调整呼吸,使肾脏上下移动,减少肋骨影响。此断面对显示肾脏内分支动脉最为满意。在这个切面上应用脉冲多普勒超声可以对各分支血管进行测量。

(2)横断面扫查:在冠状断面扫查时,把探头沿肾脏的长轴转动90°,自肾脏上极经肾门向下极扫查。在此切面上可显示肾门结构即肾主动脉末端和肾静脉起始段。

(3)纵断面扫查:让患者取俯卧位或左右侧卧位。把探头置于背部的脊肋角下方,显示肾脏后,调整探头的位置和方向,使其与肾脏的长轴保持平行,此切面可显示肾脏的纵断面。但此断面肾上极受肺和肋骨的遮盖,不能显示较完整的肾脏,难以准确测量肾脏的长径。另外,由于背部肌肉厚,声衰减明显,肾脏内结构显示欠清晰,血流显示受影响。

(4)肾脏主动脉探测:因腹腔气体干扰显示有困难,此时可适当加压,便于血管的显示。在应用彩色多普勒超声显示肾内小血管时,应嘱患者屏气,以免取样偏差产生彩色漂移的伪像。

6.观察的内容

(1)肾脏的结构。

1)肾脏的位置、形态、大小:应注意肾脏的轮廓线是否完整,有无局限性隆起或形态失常以及肾脏增大或缩小的程度等。

2)肾脏的内部回声:观察肾脏内部回声强弱,有无异常回声,如有异常回声应观察异常回声的范围与形态。

(2)肾脏的血管。

1)可显示肾脏内血管血流的状态、频谱的形态及各种血流情况。

2)肾脏或肾脏周围病变与毗邻脏器和血管的关系。

三、正常腹部血管的声像图

(一)正常肝脏彩色多普勒超声的表现

1.二维声像图

(1)肝脏的形态:正常超声图像中可见肝脏的形态规则,包膜为线状纤细的强回声,左叶边缘角锐利,右下缘角稍钝圆。

(2)肝脏为实质性:肝实质内为密集光点,分布均匀,肝内管道结构走行正常。

(3)肝脏的血管结构:①门静脉。门脉主干在胰头、颈交界处的后方,由脾静脉和肠系膜上静脉汇合而成,在第一肝门处。分为左、右2支,进入肝的实质后再反复分支。右支分为右前支和右后支,右后支再分为下段支和上段支;左支分为左外支和左内支,左外支再分为上段支和下段支。门脉管壁较肝静脉厚,表现为管壁回声较强,管腔内无回声。门脉主干内径<1.5 cm,左右支内径<1.2 cm。②肝静脉。肝静脉始于肝小叶的中央静脉,逐渐汇合成段间静脉、叶间静脉,最后汇合成肝静脉。3支肝静脉主干分别自肝左右叶下部向右上方的第二肝门汇集,进入下腔静脉,其走行与门脉走行呈十字交叉状,管腔由细逐渐增粗,管壁较薄,除3支主干管壁尚可见较弱回声的管壁外,分支几乎不显示管壁回声。管腔内为透声清晰的无回声区。有时3支主干腔内可见细小弱回声汇入下腔静脉,肝左静脉内径为0.5~0.9 cm,肝中静脉内径为0.5~0.9 cm,肝右静脉内径为0.4~0.9 cm。③肝动脉。肝总动脉起源于腹腔动脉干,在中腹部胰腺水平横切时,可见腹腔动脉干分出肝总动脉和脾动脉,呈"Y"形。肝总动脉沿胰腺上缘右行不断分支,在肝门分成左、右肝动脉。肝动脉细小,内径为0.2~0.5 cm,在肝门部可显示,在肝内几乎不显示。一般位于门脉主干与总胆管之间或门静脉前方,为类圆形管状结构,有搏动性,管腔内为无回声区。

2.彩色多普勒超声

(1)门静脉系统:门脉主干及左、右分支内充填均匀一致的色彩,色彩随探头的位置不同而异,但均为进肝血流。把探头置于上腹部沿血管的走行扫查,在肠系膜上静脉与脾静脉两股深蓝色血流汇合而成的门静脉,长4~6 cm,呈深蓝色。右肋间斜切时,门脉右支及其二级分支,显示深红色、倾斜的"Y"形分支。门静脉左支矢状部"工"字形结构上下段分支呈深红色,为入肝血流。当血流的速度快时在红色中可见闪烁的白色。

(2)肝静脉:肝静脉管腔内充填均匀一致的色彩,随探头放置的位置而显示不同的色彩。在肋下斜切声束指向第二肝门时,3支肝静脉显示均匀一致的蓝色层流,靠近下腔静脉的肝静脉在心脏舒张末可见短暂的红色反向血流。

(3)肝动脉:肝动脉细小,在肝脏内几乎不显示,仅在肝门部门静脉前方可见闪烁样点状回声,色彩鲜亮。血流方向与门脉血流方向一致,为进肝血流。沿其走行方向横切,显示两端的色彩不同,朝向探头的为红色,背离探头的为蓝色。在肋间斜切时,管腔内充填均匀的红色层流。

3.脉冲多普勒超声

(1)门静脉系统:在肠系膜上静脉、脾脏静脉和门脉主干,左、右支及其属支为收缩期及舒张期均有血流信号的连续性、吹风样带状频谱。频谱随呼吸的变化而稍有起伏。门静脉平均血流速度为(15.2 ± 2.9)cm/s。

(2)肝脏静脉:肝脏静脉频谱为三相波形,其主要振幅为基线以下的负向波形,即在收缩期及舒张期血流之后还可见一反向血流波形,系右房收缩产生的结果。收缩期峰速度大于舒张期峰速度。

(3)肝脏动脉:肝脏动脉频谱系与心跳一致的搏动性频谱,其特点是收缩期血流之后,可见较高的舒张期血流。

(二)正常胃肠血管彩色多普勒超声表现

1.二维声像图

(1)腹主动脉:在剑突与脐之间腹中线偏左纵切时,即可显示腹主动脉。腹主动脉管壁呈两条平行的较强回声光带,内膜面平滑,管腔内无回声。腹主动脉内径为2.0~3.0 cm。

(2)腹腔主动脉的主干:在腹主动脉纵切面时,在其前壁可见一条短而粗的分支,即为腹腔动脉干。管壁回声较强,腔内为无回声区。

(3)肠系膜上动脉:肠系膜上动脉在腹腔动脉稍下方0.5~1.0 cm处,自腹主动脉发出,紧贴腹主动脉下行,在胰腺及脾脏静脉的后方继续下行,经左肾静脉前方再下行。横切面时位于腹内为无回声区。肠系膜上动脉管径与进食有密切关系。

(4)肠系膜下动脉:起源于腹主动脉分叉处上方3~4 cm、前壁,沿腹主动脉的腹侧向左前下行,进入乙状结肠系膜,长约4 cm,因胃肠气体的干扰,所以超声显示较为困难。

2.彩色多普勒超声

(1)腹主动脉:探测腹主动脉当探头指向剑突时,在管腔内可见红色的血流,中央色彩明亮,管壁两旁色彩较黯淡,收缩期色彩鲜亮,其中央可有发亮的白色,舒张期时色彩较黯淡或不显色(图3-15)。

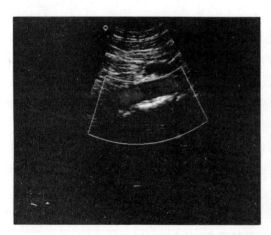
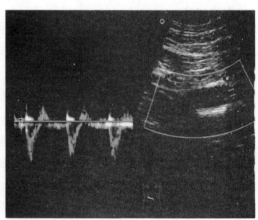

图3-15 腹主动脉彩色多普勒血流图及频谱图

(2)腹腔动脉主干:在腹腔动脉干纵切时可显示红色的血流。收缩期色彩明亮。横切面时,向左走行的脾动脉为蓝色,向右走行的肝总动脉为红色。

(3)肠系膜上动脉:把探头垂直于肠系膜上动脉时,近心端血流为红色,远心端血流为蓝色,探头的正下方无颜色。

3.脉冲多普勒超声

(1)腹主动脉:在腹主动脉收缩期呈正相单尖峰形,频带窄,舒张期呈正相低速血流,峰速度为 90～130 cm/s。

(2)腹腔动脉:在腹腔动脉显示为正相双峰形频谱,上升支陡直,下降支缓慢,呈斜坡形。收缩期峰速度约为 143.2 cm/s,舒张期末速度为 39.3 cm/s。进食后流量略有上升,但不如肠系膜上动脉的明显。

(3)肠系膜上动脉:肠系膜上动脉频谱在空腹时收缩期呈单峰形,峰尖,上升速度快,下降支陡直,舒张期为极低速的血流,并有反向血流。进食后舒张期血流增加,反向血流消失。进食后 45 分钟血流量增加。

(4)肠系膜下动脉:肠系膜下动脉频谱与肠系膜上动脉频谱相似,但血管外周阻力更大,舒张期血流速度降低更为明显。

(三)正常肾脏及肾血管多普勒超声表现

1.二维声像图

(1)肾脏的形态。

1)在纵断面肾脏呈椭圆形,在横断面肾脏上极和肾脏的下极呈卵圆形,肾脏的门部类似马蹄形。

2)肾脏的包膜为带状回声,表面较光滑,连续性好。

(2)肾脏实质表现:肾脏实质区由肾皮质和肾髓质组成。外 1/3 为肾皮质,内 2/3 为肾髓质。

1)肾皮质的回声略低于肝、脾内部回声,为密集黯淡光点,分布均匀。

2)肾髓质又称肾锥体,其形态近似边缘圆钝的倒置三角形,围绕肾窦呈放射状排列,其回声低于肾皮质回声,呈弱回声。

3)肾柱为皮质伸展到髓质之间的部分,呈柱状,肾柱的宽度和形态因人而异,肾柱肥大者应与肾肿瘤相鉴别。

(3)肾窦表现:肾窦回声区是肾中央部的强回声区,是由肾盂、肾盏、肾脏内的血管、神经及脂肪等组织构成的回声区,位于肾脏的中央部。

2.彩色多普勒超声

肾脏内血管树呈放射状排列,由肾门部的肾主动脉起始,至肾窦、肾锥体之间、皮髓交界处,皮质内血管由粗变细,由少变多,形态近似"骆驼草"(图 3-16、图 3-17)。

(1)肾脏的主动脉:由腹主动脉起始,略低于肠系膜上动脉。因受胃肠气体及腹主动脉搏动的干扰,由腹主动脉起始至肾门之间的肾脏的主动脉显示较困难。少数较瘦或腹腔气体少的患者,在肠系膜上动脉稍下方的腹主动脉处可见彩色血流束分出(图 3-18)。

(2)肾段间动脉:位于肾窦内,由肾主动脉发出 3～4 支,较粗,容易显示。其血流方向入肾即朝向探头,故为红色。其旁有静脉伴行。

(3)叶间动脉:由段动脉分出,行走在肾锥体与肾锥体之间,有静脉伴行,血流色彩呈红色。

(4)弓形动脉:行走在肾锥体与皮质交界处,较细,在二维超声图像上难以分辨,有静脉与其伴行。

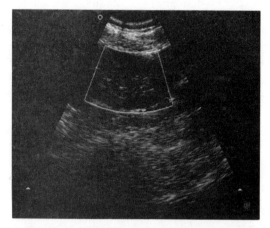

图 3-16 正常肾脏彩色多普勒血流图（长轴）

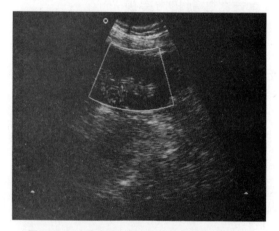

图 3-17 正常肾脏彩色多普勒血流图（短轴）

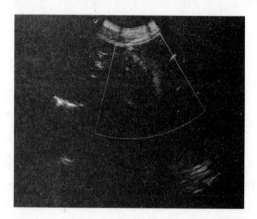

图 3-18 正常肾动脉、静脉彩色多普勒血流图

3.脉冲多普勒超声

（1）肾脏主动脉：为腹主动脉至肾门段，频谱类似颈内动脉，收缩峰快速上升，下降支较缓慢，舒张期为正相的血流，且占据整个舒张期。

（2）段动脉：位于肾窦内，为典型的高速低阻频谱。阻力指数为 0.5～0.6，老年人略高。

（3）叶间动脉：走行于每个肾锥体之间，频谱形态类似段动脉，阻力指数略高于段动脉，为0.45～0.55。

（4）弓形动脉：位于皮髓交界处，沿肾锥体的前缘走行。频谱呈低速低阻改变。阻力指数为0.4～0.5。

四、腹主动脉及其主要分支疾病

（一）腹主-髂动脉闭塞性疾病

1.病理与临床

主要病因为动脉粥样硬化、大动脉炎、先天性及外压性因素等。动脉狭窄或闭塞可导致远端器官及组织缺血，缺血程度与病变发生的速度、部位、范围以及侧支循环等多种因素相关。最早出现的症状多为间歇性跛行，足背动脉或踝部胫后动脉搏动减弱或消失，后期出现组织营养障碍性病变，如足趾冰冷、发绀、趾甲增厚、溃疡、坏疽。

2.超声表现

（1）二维超声：依病因而表现不同。动脉粥样硬化所致，可见病变血管内膜毛糙、增厚，内壁见强回声斑块突起，较大者后方伴声影；大动脉炎所致，可见管壁弥散性或节段性增厚，一般无强回声。

（2）彩色多普勒：狭窄处血流束变细，狭窄即后段血流紊乱，常可见射流；闭塞段管腔内无血流信号。

（3）频谱多普勒：狭窄段及狭窄即后段测及高速射流频谱，频窗充填，流速升高；狭窄处与上游正常动脉峰值流速比值≥2.0，可诊断腹主-髂动脉内径狭窄≥50％；远离狭窄下游的动脉血流流速降低，反向波消失。

3.鉴别诊断

大动脉炎与动脉硬化闭塞症的鉴别：依据两者发病年龄、受累动脉部位特点和声像图表现的明显不同，两者较易鉴别。另外，需与动脉瘤附壁血栓所致的管腔狭窄进行鉴别。

4.临床意义

超声检查能够判断腹主髂动脉狭窄的部位、范围、程度及侧支循环建立的情况，同时有助于提示病因。超声也是本病介入治疗监测及随诊的有效手段。

（二）腹主动脉瘤

1.病因与病理

动脉瘤是动脉壁病变或损伤而形成的局限性动脉异常扩张或膨出，以胸、腹、下肢主动脉瘤较为常见。

腹主动脉瘤常见病因有动脉粥样硬化、损伤、感染、梅毒、先天性异常（马方综合征）等。多量脂质在动脉壁沉积，形成动脉粥样斑块，甚至钙质沉着，动脉管壁退行性变化，动脉中层硬化失去弹性，肌纤维和弹性组织变薄、断裂，逐渐为纤维组织代替，在血流冲击下局部血管扩张形成动脉瘤，称为真性动脉瘤。真性动脉瘤壁仍完整，呈梭形，多发生在肾动脉水平以下。动脉壁病变，使内膜或中层撕裂，被高压血流冲击，使中层逐渐分离、扩张，形成假血管腔。假血管腔呈双腔状,有时其远端仍可破裂而与血管腔相沟通,形成夹层动脉瘤。夹层动脉瘤可发生在胸主动脉或腹主动脉。

腹主动脉瘤多为单个,受累段管壁扩张,血流紊乱,多有血栓形成,随着病程发展,出现下肢栓塞,瘤体可突然破裂。

2.临床表现

中上腹或脐周搏动性包块是最典型的体征,肿块表面光滑,有膨胀性搏动和震颤,收缩期可闻及杂音。腹部隐痛或胀痛。下肢出现急性或慢性缺血症状,下肢血压降低,足背动脉搏动减弱或消失。瘤体破裂时出现撕裂样剧痛,迅速出现休克,病死率高。

3.声像图特点

怀疑为腹主动脉瘤时,应从膈下起始部至髂动脉分叉处做全面观察,操作轻揉,切勿重压,以免发生破裂或血栓脱落。

(1)真性动脉瘤。

1)腹主动脉局部管腔呈瘤样扩张,纵切面呈梭形,内径大于 3.0 cm;管壁变薄,内膜粗糙,与正常管壁相连续,管腔相通,内为无回声区,可见搏动。

2)动脉瘤并发附壁血栓时,可见瘤体内壁斑片状低回声或中等回声,表面可规则或不规则,血栓机化后内部回声可不均匀,形成钙化灶时局部呈强回声。

3)彩色多普勒血流显像瘤体近端彩色血流及频谱形态正常,瘤腔内血流为五彩镶嵌或红蓝相间,频谱形态为涡流;瘤体远端血流速度减慢,频谱恢复层流状态。

(2)夹层动脉瘤。

1)腹主动脉局部中层剥离或由胸主动脉中层剥离后延伸至腹主动脉,管壁增宽,内可见剥离的内膜回声;纵切面呈平行线状,横切面呈双环状,把动脉分成真、假两个腔;动脉壁与内膜线状回声之间的无回声区为假腔,内为血液充填,可见破裂口与腹主动脉真腔相通。

2)彩色多普勒血流显像显示夹层动脉瘤真腔内血流速度快,色彩明亮,甚至有湍流;假腔中血流速度慢,颜色黯淡或不易显示,远端破裂口处血流呈五彩镶嵌。

(3)假性动脉瘤。

1)腹主动脉无局限性扩张,管壁形态无明显异常发现,动脉周围可见搏动性无回声。

2)显示为腹主动脉旁囊性肿块,边缘清楚,不规则,与动脉壁不连续,内无回声。

3)彩色多普勒血流显像可显示起自腹主动脉的彩色血流进入囊性无回声区,起始部呈高速湍流,进入囊肿内呈红蓝相间血流信号。

4.鉴别诊断

腹主动脉瘤主要与假性动脉瘤鉴别。腹膜后淋巴瘤、胰腺囊肿、肾上腺囊肿、椎旁脓肿、肠系膜囊肿等,均可表现为与腹主动脉关系密切的低回声或无回声肿块,但多切面观察均与腹主动脉壁间明显分界,彩色多普勒血流显像内部无血流显示,结合其他表现不难鉴别。

5.临床意义

腹主动脉在下降过程中如果直径明显增加是一种异常征象,某段腹主动脉直径比正常增大,要考虑可能是动脉瘤。当有血栓存在时,测量主动脉内径必须测量血栓的大小和无回声的管腔内径。测量异常节段长度也很重要,如果腹主动脉横断面的直径大于 5 cm,存在破裂的高度危险,需要做紧急的治疗安排。

腹主动脉在任何水平横断面的直径都不应该超过 3cm。如果腹主动脉的直径超过 5cm,或动脉瘤迅速增大(腹主动脉内径每年增加超过 1cm 可认为是发展快)表明有破裂的可能。

(三)肾动脉狭窄

1.病理与临床

肾动脉狭窄(RAS)的常见病因为动脉粥样硬化、多发性大动脉炎和纤维肌性发育不良。血压持续升高为其主要临床表现,如血压控制不佳可引起急性左心衰竭,患肾缺血可引起肾萎缩和肾功能损害等严重并发症。

2.超声表现

(1)患肾正常大小或萎缩(肾长径<9 cm 或较健侧<1.5 cm 以上)。

(2)狭窄段管腔变窄,血流束变细,流速明显升高,阻力增大;狭窄即后段为杂色血流信号,仍可测及高速射流。闭塞段管腔内无明显血流信号。

(3)狭窄动脉的肾内动脉分支血流频谱呈小慢波改变,表现为频谱形态低平、圆钝,频谱上升倾斜,流速降低,阻力降低。

3.诊断标准

(1)内径减少≥60%的 RAS 的诊断标准:①肾动脉湍流处峰值流速≥180 cm/s。②肾动脉与腹主动脉峰值流速比值≥3。注意:当腹主动脉峰值流速<50 cm/s 时,不宜使用肾动脉与腹主动脉峰值流速比值指标,此时,肾动脉峰值流速≥200 cm/s 可提示≥60%的 RAS;严重 RAS 的肾动脉峰值流速可在正常范围内。

(2)重度 RAS(内径减少≥70%或 80%)的诊断标准:除(1)的表现外,还包括:①肾内动脉小慢波改变,表现为收缩早期波峰消失,频谱低平,收缩早期频谱倾斜。②收缩早期加速时间≥0.07 秒。

(3)肾动脉闭塞的诊断标准:①肾动脉主干管腔内既无血流信号也未能探测血流频谱。②肾内动脉小慢波改变。

4.鉴别诊断

(1)RAS 病因的鉴别诊断。依据患者的年龄、性别、狭窄部位和其他动脉声像图表现,能够鉴别大多数 3 种常见病因患者。

(2)除 RAS 以外,肾动脉先天发育不良、肾动静脉瘘、肾静脉血栓形成、主动脉狭窄等也可引起肾血管性高血压,需与这些疾病进行鉴别。

5.临床意义

CDFI 对 RAS 的诊断价值是肯定的,可以作为血管造影前的筛查手段,也是介入治疗疗效评价和随访的重要工具。但是,超声检查费时,受肾内外多种血液循环因素的影响。超声造影借助增强肾动脉的彩色血流信号而提高肾动脉的检查成功率,进一步拓展了超声诊断 RAS 的应用范围。RAS 患者服用卡托普利后狭窄远端的肾动脉扩张、阻力降低,从而使得 RAS 者肾内动脉频谱形态改变更为异常,而正常肾动脉者肾内动脉频谱形态变得更为正常。所以,对于 RAS 尤其中度狭窄者,常规超声不能明确诊断时,卡托普利肾动脉多普勒超声可以提供帮助。

对于超声检查失败和诊断困难的病例,建议进一步行其他影像学检查。肾动脉造影是诊断本病的金标准。磁共振血管成像或 CT 血管成像依据血管形态改变来诊断动脉狭窄,对本病的诊断有一定帮助。

(四)肠系膜缺血综合征

肠系膜缺血综合征是由各种原因引起急性或慢性肠道血流灌注不足或回流受阻所致的肠壁缺血坏死和肠管运动功能障碍的一类疾病的总称,分为急性和慢性两种。肠系膜动脉包括腹腔动脉、肠系膜上动脉和肠系膜下动脉。肠系膜静脉通过肠系膜上、下静脉回流至门静脉系统。

1.急性肠系膜缺血综合征

(1)病理与临床:急性肠系膜缺血综合征是各种原因所致的肠系膜血管闭塞或血流量锐减引起的肠壁缺血坏死和肠管运动功能障碍的一种综合征。病情发展迅速,病情严重,病死率高达 60%～90%。常见病因包括:①肠系膜动脉栓塞或血栓形成。②肠系膜静脉血栓形成。③非阻塞性的肠系膜血管缺血。

(2)超声表现:①肠系膜动脉栓塞或血栓形成。血栓形成或栓塞段及其远段动脉管腔内无血流信号。对于动脉粥样硬化基础上形成的血栓,二维超声有时可以显示壁上的钙化斑块。②肠系膜静脉血栓形成。静脉增宽,腔内充满低回声,管腔不能被压瘪,CDFI 显示管腔内无血流信号。③继发性改变。肠道缺血后肠壁增厚,肠腔狭窄,如肠壁已坏死,肠壁内无血流信号显示。有的患者可见腹腔积液、肠系膜积液。

(3)鉴别诊断:肠系膜上静脉血栓形成与门静脉高压所致肠系膜上静脉血流淤滞的鉴别。后者肠系膜上静脉管径也增宽,但通过调节仪器仍可显示管腔内充满低速血流信号,管腔可被压瘪。

(4)临床价值:超声不仅能够显示肠系膜血管的血流状况,而且能够发现腹腔积液、肠管改变等继发征象,是本病首选的影像学检查方法。肠内气体干扰和操作者水平是影响其诊断的主要因素,如不能确诊,应进一步行其他影像学检查。

2.慢性肠系膜缺血综合征

(1)病理与临床:慢性肠系膜缺血综合征常由肠系膜血管狭窄所致,动脉狭窄的主要病因包括动脉粥样硬化、动脉炎等。通常,在 3 支肠系膜动脉中至少有 2 支出现严重狭窄(内径减少＞70%)才会出现慢性肠系膜缺血的临床表现,典型症状为餐后腹痛、腹胀、体重下降和腹泻。

(2)超声表现:狭窄段血流束变细,流速明显升高,狭窄即后段为杂色血流信号,狭窄远段血流频谱为小慢波改变。进食后,肠系膜上动脉和腹腔动脉血流的生理反应减弱或消失。

(3)诊断标准:①禁食时腹腔动脉收缩期峰值流速≥200 cm/s,提示管径狭窄＞70%。②禁食时肠系膜上动脉收缩期峰值流速≥275 cm/s 或舒张末期流速＞45 cm/s,提示管径狭窄＞70%。③禁食时肠系膜上动脉或腹腔动脉与腹主动脉收缩期峰值流速比值＞3.5,高度提示管径狭窄＞60%。

(4)鉴别诊断:利用收缩期峰值流速来诊断肠系膜动脉狭窄存在个体差异,心功能不全和弥散性动脉粥样硬化患者可出现低流速血流,从而表现为假阴性;相反,有的患者,尤其是有高心排血量和高代谢疾病的年轻人和儿童,可出现假阳性。在这种情况下,肠系膜动脉与腹主动脉收缩期峰值流速比值指标可以帮助避免一些误诊或漏诊。

(5)临床意义:本病临床表现缺乏特异性,超声是首选的影像学检查方法。CDFI对肠系膜血管闭塞的阳性诊断可靠性强,可使患者获得及时救治;对动脉狭窄程度的判断较为准确,可为患者诊治提供重要依据。对于 CDFI 检查失败和诊断困难的病例,应进一步行其他影像学检查。

(五)肠系膜上动脉压迫综合征

1.病理与临床

肠系膜上动脉压迫综合征指十二指肠第3、第4段受肠系膜上动脉压迫导致肠腔梗阻,以致其近端扩张、淤滞而产生的一种临床综合征。本病多发于瘦长体型的青、中年女性或长期卧床者。临床表现主要为十二指肠梗阻,以慢性梗阻最常见。主要症状为餐后上腹胀痛、恶心、呕吐等,症状可因体位改变而减轻。

2.超声表现

(1)腹主动脉与肠系膜上动脉之间的夹角较小,多数<20°,也有研究者认为<13°。

(2)通过饮水或其他胃肠造影剂,可发现肠系膜上动脉与腹主动脉之间的十二指肠受压,最大前后径<10 mm,其近端十二指肠扩张,形态呈漏斗形或葫芦形。

3.鉴别诊断

本病为肠系膜上动脉压迫十二指肠所致,需与引起十二指肠梗阻的其他疾病鉴别。

4.临床意义

超声不仅能够较为准确地测量肠系膜上动脉与腹主动脉之间的夹角,而且也可观察十二指肠受压的状况,为临床提供重要的诊断信息。但是,超声对于判断十二指肠受压程度不如 X 线钡剂检查准确,因此,在采用超声诊断本病时,需结合患者十二指肠梗阻的症状与体征。

五、下腔静脉及其属支疾病

(一)巴德-基亚里综合征

1.病理与临床

巴德-基亚里综合征是指肝与右心房之间的肝静脉和(或)下腔静脉发生阻塞而引起肝静脉回流受阻,由此产生的一系列症候群。多见于青壮年,病因为先天隔膜、血液高凝状态、肿瘤压迫或侵犯静脉以及血栓性静脉炎等。肝脏的病理变化主要是由于肝静脉血流受阻而引起肝脏广泛瘀血,肝大,尤以肝左叶和尾状叶增大明显,后期可出现肝硬化。发病大多缓慢,自觉腹胀、腹痛、恶心、食欲缺乏、全身乏力等。

2.超声表现

(1)下腔静脉和(或)肝静脉狭窄、闭塞:①隔膜常位于下腔静脉近右心房处或肝静脉开口处,呈薄膜状,有的合并纤维化、钙化而探及强回声,有的回声较低而不易显示。隔膜近心端血流紊乱,常探及高速射流。②血栓或癌栓:管腔内见实性低或中强回声,血流充盈缺损。③外压性:静脉受压变窄甚至闭塞,邻近见肿物回声。梗阻远心端静脉血流缓慢、方向逆转或频谱平坦。

(2)侧支循环形成:①肝静脉之间交通支血流从回流受阻的肝静脉流向不受阻的肝静脉或肝右下静脉,频谱常为带状。②阻塞的肝静脉血流通过包膜下静脉与体循环静脉相交通,表现为肝周和包膜下静脉扩张。③第三肝门开放。④以门静脉分支作为侧支循环,表现为门静脉血流减慢,甚至出现双向血流和反流以及脐旁静脉开放。

(3)肝改变:急性或亚急性期,呈淤血、肝大表现,尤以尾状叶增大为主;晚期呈肝硬化表现。

3.鉴别诊断

主要应与肝硬化和门静脉高压症鉴别,依据肝内静脉声像图表现的不同,较好鉴别。还应与肝大、腹水等原因导致下腔静脉肝段外压性狭窄进行鉴别,这种狭窄位于肝静脉开口的远心端,不影响肝静脉回流。此外,下腔静脉远心端或双侧髂静脉梗阻时,回心血量减少,下腔静脉肝段变细,但肝静脉回流不受阻,不难鉴别。

4.临床意义

依据下腔静脉和(或)肝静脉阻塞以及侧支循环形成情况,超声能够较为可靠地诊断本病,不仅是本病首选的影像检查方法,还是疗效判断和随访监测的常用工具。值得注意的是,肝小静脉闭塞症是巴德-基亚里综合征的一种类型,其梗阻水平在肝窦,超声常不能显示肝静脉梗阻征象,易漏诊。

(二)下腔静脉综合征

1.病理与临床

下腔静脉综合征通常指肾静脉水平以下的下腔静脉回流障碍。主要病因是血栓形成,其次为腹腔或腹膜后组织的炎症或肿瘤。临床表现主要由静脉回流障碍引起。由于阻塞水平大都位于肾静脉平面远侧,引起的症状主要是双侧下肢静脉功能不全,尚可累及外生殖器和下腹壁,表现为重垂感及酸胀不适等。

2.超声表现

超声表现取决于梗阻的病因、程度、范围和病程。

(1)血栓:急性血栓为低回声,血栓段下腔静脉扩张,管腔内血流充盈明显缺损;慢性血栓为中强回声,边界不规则,静脉壁毛糙,血栓之间或血栓与管壁之间探及条状或片状血流信号,超声造影显示血栓无明显强化。不论哪一种血栓,血栓处管腔均不能被完全压瘪。

(2)癌栓:管腔内见单个或数个椭圆形或不规则形低或中强回声区,边界清晰,内可见滋养动脉血流信号,超声造影可见癌栓明显强化。

(3)外压性:受压处下腔静脉移位或有局部压迹,管腔狭窄,但静脉壁回声正常,狭窄远心端下腔静脉扩张。在下腔静脉邻近有异常回声团块。CDFI见受压处下腔静脉血流束明显变细,见杂色血流信号,流速明显升高。

上述病因均可导致梗阻远心端下腔静脉流速减慢,频谱形态失常,且受呼吸或乏氏动作的影响减弱或消失。

3.鉴别诊断

本病需与巴德-基亚里综合征、右心衰竭、缩窄性心包炎和肾病综合征等引起下肢肿胀的疾病进行鉴别。还应注意引起本病的各种病因的相互鉴别,癌栓呈椭圆形,边界规则,内部有滋养血流信号,常可发现原发灶;而血栓则呈管状,边界不规则,内部无滋养血流信号。

4.临床意义

CDFI 能够判断下腔静脉阻塞的病因、程度和范围,已成为本病首选和可靠的影像学检查方法。但是,在观察侧支循环方面尚存在一定的局限性,过度肥胖、肠气干扰等影响因素可导致下腔静脉显示不满意甚至探测失败。

(三)肾静脉血栓形成

1.病理与临床

肾静脉血栓形成是指肾静脉内形成血栓后所引起的一系列病理改变和临床表现。常与血液高凝状态、肾血液循环障碍和外伤所致的肾血管损伤有关。常见临床表现为突发性剧烈腰腹痛、难以解释的血尿增多或尿蛋白增加、难以解释的肾功能急剧下降等。

2.超声表现

(1)急性期可见受累肾增大,皮质回声减弱;慢性期肾可萎缩。

(2)肾静脉内见低或中强回声,血流充盈明显缺损。

(3)患肾静脉血流信号消失或减少,动脉阻力增大,甚至舒张期出现反向波。

3.鉴别诊断

应与肾梗死、少血供型肾占位进行鉴别。

4.临床意义

CDFI 作为本病首选的影像学检查方法,常可确诊急性肾静脉血栓形成,帮助临床迅速采取治疗措施,并有助于治疗后的随访观察。

(四)胡桃夹现象

1.病理与临床

胡桃夹现象又称胡桃夹综合征或左肾静脉压迫综合征,是由于腹主动脉与肠系膜上动脉之间的夹角过小引起左肾静脉回流障碍所致。多见于体形瘦长的儿童或青少年。主要临床表现为无症状肉眼血尿和直立性蛋白尿,血尿多在剧烈运动之后或傍晚出现。

2.超声表现

(1)腹主动脉与肠系膜上动脉之间的间隙变小,致使左肾静脉受压变窄及其远心端扩张。CDFI 见狭窄处血流束变细,紊乱,流速明显加快,而狭窄远心端流速明显减慢,频谱低平。

(2)仰卧位左肾静脉扩张处与狭窄处前后径比值>3 或脊柱后伸位 20 分钟后此比值>4 时,在结合临床表现的基础上可以提示本病。

3.鉴别诊断

本病应与左肾静脉血栓鉴别,两者较好鉴别。

4.临床价值

超声对本病具有一定的实用价值,为临床首选的影像学检查方法。但是,在应用诊断标准时,须注意:①超声对左肾静脉扩张处尤其是狭窄处的内径测量不太准确。②应结合患者临床表现进行分析,有不少人达到上述诊断标准,但没有明显的临床表现。③本病是由于左肾静脉的回流障碍所致,但目前尚无可靠的血流动力学参数来诊断本病。

六、动、静脉瘘

(一)病理与临床

动、静脉瘘是指动、静脉之间存在异常通道。腹主动脉-下腔静脉瘘比较少见,多为后天性,临床上可分为两种类型:①自发型(80%),即腹主动脉瘤破入下腔静脉。②创伤型(20%),临床症状典型者出现三联征,即腰腹部疼痛、搏动性肿块、粗糙连续的机器样杂音。

肾动、静脉瘘也多为后天性,为肾肿瘤、创伤、炎症和动脉粥样硬化所致。主要症状为血尿、高血压,分流量大时可能出现心力衰竭。瘘较大时可在腰部闻及连续性杂音。

(二)超声表现

(1)瘘口近心端供血动脉血流为高速低阻型;瘘口远端动脉缺血,如分流量大的肾动静脉瘘可导致肾萎缩。

(2)瘘口处为紊乱的血流信号,呈高速低阻型动脉样血流频谱。

(3)与瘘相连的静脉明显扩张,频谱显示静脉血流动脉化。

(4)部分患者有充血性心力衰竭表现。

(三)鉴别诊断

当动、静脉瘘导致供血动脉或引流静脉扩张明显甚至形成动脉瘤和(或)静脉瘤时,可因局部解剖结构失常、血流紊乱掩盖瘘口而导致误诊或漏诊,此时寻找动、静脉瘘的特征性表现有助于鉴别。

(四)临床意义

超声常可对动、静脉瘘作出明确的定性诊断,但对瘘口部位、大小、附近血管扩张及侧支循环形成情况的观察不如血管造影检查。

(李普楠)

第四节　四肢动脉疾病

一、解剖概要

(一)上肢动脉解剖

左锁骨下动脉直接从主动脉弓分出,而右锁骨下动脉从无名动脉(或称头臂干)分出。锁骨下动脉、锁骨下静脉和臂丛神经均从胸廓出口处离开胸廓。锁骨下动脉走行于前、中斜角肌之间,从锁骨与第1肋骨之间穿过,延续为腋动脉。锁骨下动脉的直径为0.6~1.1 cm。锁骨下动脉有许多重要的分支,包括椎动脉和胸廓内动脉(也称乳内动脉),胸廓内动脉常用于冠状动脉旁路手术。

腋动脉在上臂大圆肌肌腱下缘处延续为肱动脉。腋动脉的直径为0.6~0.8 cm。肱动脉走行于上臂内侧,位于肱三头肌和肱二头肌之间的肌间沟内。肱深动脉在上臂丛肱动脉主干分出,在肱动脉远端闭塞时,肱深动脉成为肘部附近重要的侧支血管。在肘窝处,肱动脉由内侧向外侧走行,并在肘关节下 1～2 cm 处分为桡动脉和尺动脉。然而,肱动脉分叉的位置存在很多变异,有时可在上臂。尺动脉走行在前臂的屈肌腱深方。桡动脉沿着前臂外侧走行,一直到拇指,在腕部可触及该动脉搏动。尺动脉走行在前臂内侧,有时它是前臂的主要供血动脉。骨间总动脉是尺动脉的一个重要分支,当桡动脉和尺动脉闭塞时,骨间总动脉可成为侧支血管。桡动脉供血给手部的掌深弓,尺动脉供血给掌浅弓。掌深弓和掌浅弓间常存在交通动脉。某些人只有一支血管供应掌弓系统。掌指动脉供血给手指。

(二)下肢动脉系统的解剖

腹主动脉位于腹部正中稍偏左侧,在脐部平第 4 腰椎水平分叉。腹主动脉分叉形成左、右髂总动脉。髂总动脉长度存在变异(3.5～12 cm),有时很短,其分叉处距离腹主动脉很近。髂总动脉分为髂外动脉和髂内动脉,均位于骨盆深方。髂内动脉供应盆腔壁和盆腔内脏器。髂外动脉常位于髂静脉浅方,其长度存在变异(6～12 cm)。髂外动脉在腹股沟韧带水平移行为股总动脉前发出旋髂深动脉和腹壁下动脉。腹主动脉和髂动脉位于腹膜后,常因肠气的干扰导致超声显示困难。超声常能显示股总动脉的一条分支腹壁浅动脉。

股总动脉在腹股沟区分为股深动脉和股浅动脉。股深动脉常走行在股浅动脉的后外侧,供应大腿组织和肌肉。当股浅动脉闭塞时,股深动脉成为下肢的重要侧支循环通路。股深动脉于起点附近便发出旋股内侧动脉和旋股外侧动脉。股浅动脉走行在大腿内侧,在膝关节上方收肌管水平移行为腘动脉。股浅动脉发出的大分支很少,但膝降动脉可以成为下肢的重要侧支循环通路。腘动脉走行在膝后或腘窝内,在膝以下分为胫前动脉和胫腓干。腘动脉在膝部周围发出许多分支供应膝关节、腓肠肌和比目鱼肌。胫前动脉近端向前外方穿过骨间膜后走行在小腿前外侧。然后下行延续为足背动脉。胫腓干长短不一,向下分为胫后动脉和腓动脉。胫后动脉走行于小腿内侧,远段走行于内踝后方。腓动脉位置较胫后动脉深,沿着腓骨走行,至外踝上方浅出,分为外踝支、跟骨支和穿支。需要注意的是,当胫动脉存在疾病时,腓动脉常是备用动脉。因而,在拟行远端动脉旁路术时,对腓动脉的识别是有意义的。

足前部的血供主要由足背动脉、足底内侧和足底外侧动脉供应,后两者是胫后动脉的分支。足背动脉和足底动脉吻合成足底弓供应足趾。

日常检查中可能会发现下肢动脉系统的许多解剖变异。

侧支循环和旁路多数情况下,症状与病变程度呈正比,但有时动脉闭塞的患者症状却很轻微。相反,某些患者只有一两处血管狭窄,生活质量却严重受损。这主要与侧支循环的建立情况有关。如果某段动脉严重狭窄甚至闭塞,经常会有其他旁路血管运输血液供应该病变区域,这就是侧支血管。在这种情况下,动脉病变处远端的大分支通过反向血流向该动脉主干供血。例如,当髂总动脉闭塞时,髂内动脉反向血流向髂外动脉供血(图 3-19)。需要注意的是,用多普勒超声很难追踪侧支血管的走行径路,特别是盆腔血管。但这并不成为问题,因为超声检查者关注的是主要血管的病变长度和严重程度。然而,建立的侧支循环质量很重要,这可以通过患者的临床症状和测量踝肱指数来评估。

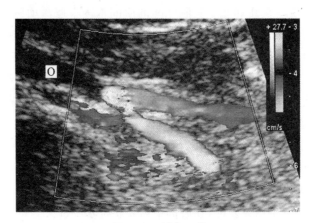

图 3-19　侧支血管

髂总动脉闭塞(O),髂内动脉探及反向血流(蓝色),以供应髂外动脉(红色)

二、超声检查技术

(一)患者准备

检查室和患者身体要保证足够温暖。检查床要足够宽以使患者的四肢和躯干能舒适放松。患者要处于安静平和状态。

(二)体位

1.上肢动脉

一般采用平卧位,被检肢体外展、外旋,掌心向上。被检者疑患胸廓出口综合征时,可采用坐位检查锁骨下动脉和腋动脉以便了解上肢体位变化对上述血管产生的影响。

2.下肢动脉

一般采用平卧位,被检肢体略外展、外旋,膝关节略为弯曲。采用这一体位可以扫描股总动脉、股浅动脉、腘动脉、胫前动脉的起始部、胫后动脉及腓动脉。从小腿前外侧扫描胫前动脉或从小腿后外侧扫描腓动脉时,则需让被检肢体伸直,必要时略为内旋。

(三)仪器

1.上肢动脉

通常采用5~10 MHz线阵探头。从锁骨上窝扫描锁骨下动脉的近端时,可采用5~7 MHz凸阵探头。

2.下肢动脉

通常采用5~7 MHz线阵探头。股浅动脉的远段和胫腓干的部位较深,必要时可用3~5 MHz凸阵探头。胫前动脉的远段和足背动脉则较为浅表,可采用7~10 MHz线阵探头。

(四)检查方法

1.四肢动脉超声检查内容

采用灰阶超声显示动脉,观察动脉内壁和管腔结构,测量动脉内径,识别解剖变异;观察动脉彩色多普勒,包括血流方向、流速分布以及流速增高引起的彩色混叠;对被检动脉分段进行脉冲多普勒采样,并对所记录的多普勒频谱进行分析。

2.上肢动脉检查步骤

(1)锁骨下动脉:超声检查从锁骨上窝开始,首先显示位于锁骨下静脉上方的锁骨下动脉。右侧锁骨下动脉从头臂干发出,一般能显示其起始段。左侧锁骨下动脉从主动脉弓直接发出,通常难以显示其起始段。由于锁骨造成的声影,位于锁骨后方的锁骨下动脉段通常显露较差。锁骨下动脉与肺尖相邻,从锁骨上方扫描锁骨下动脉时,可能出现以胸膜为界面的镜面伪像。锁骨下动脉远心端可从锁骨下方显示。

(2)腋动脉和肱动脉:锁骨下动脉直接延续为腋动脉。腋动脉可从肩部前方或经腋窝扫描。腋动脉下行至上臂成为肱动脉。锁骨下动脉、腋动脉和肱动脉为同一动脉主干的延续,解剖学上根据动脉段所在的解剖部位分段命名。腋动脉与锁骨下动脉的分界点为第1肋的外侧缘,与肱动脉的分界点为大圆肌的下缘。超声检查时一般可以根据以上解剖特点来判断。当动脉病变处于锁骨下动脉与腋动脉交界部,可以测量并记录动脉病变部位与体表解剖标志(如肘窝皮肤皱褶的距离)来协助病变的定位。肱动脉上段可从上臂内侧显示。肱动脉远心端可从肘窝及前臂上段的前方显示。

(3)桡动脉和尺动脉:肱动脉在前臂上段分叉后成为桡动脉和尺动脉,二者可从前臂前方显示。在前臂上段,尺动脉的位置通常较桡动脉深。桡动脉和尺动脉在手腕部甚为浅表,较易显示。必要时可从腕部开始显露桡、尺动脉,然后逆向扫描至其起始部。

3.下肢动脉检查步骤

(1)股总动脉:超声检查从腹股沟部开始,首先采用横切扫描显示位于股总静脉外侧的股总动脉,然后逐渐下移超声探头直至显示股总动脉分叉。旋转超声探头显示股总动脉的纵切面,并显示股浅动脉和股深动脉的上段。

(2)股深动脉:在股总动脉分叉处,股深动脉通常位于股浅动脉的外后方。股深动脉分支较多,一般可以追踪到大腿中部。股浅动脉闭塞时,股深动脉成为下肢主要的侧支循环动脉,对远端肢体的血供甚为重要。

(3)股浅动脉:股浅动脉的超声扫描可经大腿内侧,股浅动脉的近心端较为浅表,一般较易显示。股浅动脉的近心端,位于股浅静脉的上方。股浅动脉的远心端走行于收肌管内而部位较深,检查时应适当调节超声仪的设置,必要时改用频率较低的超声探头,使该段动脉显示良好。此外可从膝后显示腘动脉后,向上逆向扫描股浅动脉的远心端以保证股浅动脉的全程显示。股浅动脉的远心端为下肢动脉闭塞性病变的好发段,长段的腘动脉瘤也可累及股浅动脉的远段。

(4)腘动脉:经膝后的腘窝,可以显示位于腘静脉下方的腘动脉。检查腘动脉时,除了采用平卧位以外,也可采用侧卧位、俯卧位或坐位,无论采用何种体位检查,都应保证被检肢体膝关节放松。腘动脉是动脉瘤的好发部位,应注意其口径变化,并观察动脉腔内是否有附壁血栓。腘动脉的近心端与股浅动脉的远心端相连,也可从大腿内侧显示。

(5)胫前动脉:从膝下腘动脉发出,其近心端可经腘窝显示。经腘窝扫描时,胫前动脉位于腘动脉的下方,与腘动脉几乎垂直。经膝后扫描一般只能显示短段胫前动脉,为1~2 cm。胫前动脉近心端穿过小腿骨间膜进入小腿前外侧。在小腿上部经前外侧扫描可显示该段动脉朝向超声探头略呈弧形。胫前动脉在沿小腿下行过程中,先贴着骨间膜,然后走在胫骨前方,该动脉在足背部成为足背动脉。胫前动脉的远心端位于小腿前方,甚为浅表,必要时可改用10 MHz超声探头检查。

(6)胫腓干、胫后动脉和腓动脉:腘动脉分出胫前动脉后成为胫腓干。胫腓干可从小腿上部的后方或内侧扫描。胫腓干为短段动脉,在小腿上部分为胫后动脉和腓动脉。胫后动脉和腓动脉从小腿内侧检测时,前者的位置较后者浅。腓动脉除了可从小腿内侧显示以外,也可从小腿后外侧显示。有时还可从小腿前外侧显示,此时腓动脉位于胫前动脉的深部。胫后动脉和腓动脉的远心端较为浅表,一般较其上段更加容易显示,必要时可从这些动脉的远心端开始扫描,逐渐向上直至腘动脉。

三、正常超声表现

(一)灰阶超声

正常肢体动脉管腔清晰,无局限性狭窄或扩张;管壁规则,无斑块或血栓形成。在灰阶超声图像上,动脉壁的内膜和中层结构分别表现为偏强回声和低回声的均质条带,可见于内径较大且较为浅表的动脉,如腋动脉、肱动脉、股总动脉,股浅动脉的近心端以及腘动脉。当动脉处于较深的部位和(或)动脉内径较小,动脉管腔和管壁结构的分辨度可受到限制,利用彩色多普勒显示血管甚为重要。

(二)彩色多普勒

正常肢体动脉的腔内可见充盈良好的色彩,通常为红色和蓝色。直行的动脉段内的血流呈层流,表现为动脉管腔的中央流速较快,色彩较为浅亮;管腔的边缘流速较慢,色彩较深暗。正常肢体动脉的彩色血流具有搏动性,彩色多普勒可显示为与心动周期内动脉流速变化相一致的周期性红蓝相间的色彩变化。红蓝两色分别代表收缩期的前进血流和舒张期的短暂反流。

(三)脉冲多普勒

肢体动脉循环属于高阻循环系统。静息状态下,正常肢体动脉的典型脉冲多普勒频谱为三相型,即收缩期的高速上升波,舒张早期的短暂反流波和舒张晚期的低流速上升波。在老年或心脏输出功能较差的患者,脉冲多普勒频谱可呈双相型,甚至单相型。当肢体运动、感染或温度升高而出现血管扩张时,外周阻力下降,舒张早期的反向血流消失,在收缩期和舒张期均为正向血流。

正常动脉内无湍流,脉冲多普勒频谱波形呈现清晰的频窗。肢体动脉的血流速度从近心端到远心端逐渐下降。当正常动脉呈弧形时,动脉腔内流速分布出现变化,表现为近动脉外侧壁,即弧形较大一侧的管腔内流速较快,而在近动脉内侧壁,即弧形较小一侧的管腔内流速较慢。

应用脉冲多普勒检测动脉内的血流速度对诊断动脉狭窄甚为重要,临床上一般采用狭窄处收缩期峰值流速以及该值与其相邻的近侧动脉内收缩期峰值流速之比诊断动脉狭窄的程度。

四、动脉硬化闭塞症

(一)病理与临床

四肢动脉硬化闭塞症是由动脉粥样硬化病变引起的慢性动脉闭塞性疾病,动脉粥样硬化斑块、动脉中层变性以及继发血栓形成可导致动脉管腔狭窄以至闭塞,从而引起相应的肢体缺血。四肢动脉硬化性闭塞症可引起肢体发冷、麻木、间歇性跛行、静息痛以致肢端溃疡或坏疽。下肢病变远较上肢病变多见。股动脉病变以内收肌管处的股浅动脉为常见,股深动脉则较少累及。糖尿病患者的动脉闭塞性病变可先发生在小动脉,如胫前动脉和胫后动脉。上肢动脉病变如果发生,一般累及锁骨下动脉近心端。

(二)超声表现

1.灰阶超声

动脉硬化闭塞症的灰阶超声表现包括动脉内膜和中层增厚,管壁钙化、斑块形成,并可伴有附壁血栓。动脉粥样硬化斑块可为局限性,也可为弥散性。斑块因其成分不同而有不同的超声表现:钙化斑块具有较强的超声反射界面而呈强回声。动脉内壁或斑块表面的附壁血栓,因超声反射较弱而呈低回声。新鲜血栓在灰阶超声上与血液的回声甚为接近,单独应用灰阶超声成像较难分辨附壁血栓与腔内血液的界面。含有较多纤维组织的斑块则介于以上二者之间。混合型斑块内可存在不同的成分而具有以上各种斑块的不同表现。混合型斑块内存在低回声区域往往提示斑块内出血。动脉壁严重钙化时可因超声反射而产生声影,影响其深部组织结构的显示。

2.彩色多普勒

发生血栓时彩色多普勒成像有助于分辨附壁血栓与腔内血液的界面。当四肢动脉狭窄时,彩色血流形态不规则,充盈缺损,与对侧或正常动脉比较,血流变细,流速增快或呈射流,三相血流消失。狭窄开口处出现湍流,即五彩样血流。如果动脉闭塞,病变段则无血流信号。

3.脉冲多普勒

根据脉冲多普勒频谱的变化特点,即收缩期峰值血流速度、舒张期早期反向血流速度、频带特征等,可有效地确定四肢动脉狭窄程度。

(三)鉴别诊断

1.下肢动脉硬化闭塞症与其他下肢动脉疾病的鉴别

(1)下肢动脉硬化闭塞症与血栓闭塞性脉管炎的鉴别。血栓闭塞性脉管炎多见于青壮年男性;动脉病变主要累及肢体中、小动静脉;病变多呈节段性,病变之间血管相对正常;发病早期可出现复发游走血栓性静脉炎。下肢动脉硬化闭塞症则常见于 50 岁以上的男性,患者常有糖尿病、高血压、高脂血症病史;病变主要累及大、中动脉(糖尿病患者可发生在小动脉);病变呈弥散性。

(2)下肢动脉硬化闭塞症与急性下肢动脉栓塞的鉴别。急性下肢动脉栓塞起病急骤,患肢突然出现疼痛、苍白、厥冷、麻木、运动障碍及动脉搏动消失；多见于心脏病患者,特别是心房颤动患者；发病前可无间歇性跛行等下肢慢性缺血症状。可与下肢动脉硬化闭塞症鉴别。

(3)下肢动脉硬化闭塞症与多发性大动脉炎的鉴别。多发性大动脉炎如果病变累及主-髂动脉,临床上可出现下肢缺血的症状,但此疾病多见于年轻女性,动脉病变主要累及主动脉及其分支的起始部,疾病活动期有发热和红细胞沉降率升高等现象,可与下肢动脉硬化闭塞症鉴别。

2.上肢动脉硬化闭塞症与其他上肢动脉疾病的鉴别

(1)上肢动脉硬化闭塞症与胸廓出口综合征的鉴别。胸廓出口综合征为锁骨下动、静脉及臂丛神经在胸廓出口处受压而出现的相应临床症状和体征,锁骨下动脉受压时可出现患肢发凉、麻木、无力,桡动脉搏动减弱甚至消失,发病通常与患肢的体位有关,据此可与上肢动脉硬化闭塞症鉴别。

(2)上肢动脉硬化闭塞症与雷诺综合征的鉴别。雷诺综合征多见于女性,临床上表现为肢体远端(通常为手指)阵发性苍白-发绀-潮红,发病与寒冷刺激或精神紧张而引起的肢体远端动脉痉挛有关,可与上肢动脉硬化闭塞症鉴别。

(3)上肢动脉硬化闭塞症与多发性大动脉炎的鉴别。多发性大动脉炎多见于年轻女性,如果病变累及锁骨下动脉,临床上可出现上肢缺血的症状；但此病变多为全身病变的一部分,较少独立发生,颈动脉常同时受累,临床表现为肢体无力、麻木、脉搏减弱或无脉；疾病活动期有发热和红细胞沉降率升高等现象。

(四)临床意义

彩色多普勒超声在诊断四肢动脉疾病方面具有很高的特异性和敏感性,加之其具有无创性、可重复性等特点,已经成为四肢动脉疾病的首选检查方法。由于超声对四肢动脉狭窄的定量诊断主要依赖于动脉狭窄的多普勒频谱分析和血流速度测定,因此,准确分析和测量甚为重要。

五、四肢动脉其他疾病

(一)急性动脉栓塞

动脉栓塞是由于脱落的血栓堵塞动脉,造成血流灌注受阻的急性疾病。周围动脉栓塞的发病率逐渐增加。

1.临床表现

四肢动脉急性栓塞常具有特征性的所谓5P征:疼痛、麻木、苍白、无脉和运动障碍。临床症状出现的早晚并不完全一致,症状的轻重取决于栓塞的位置、程度、继发性血栓的范围、是否有动脉粥样硬化性动脉狭窄,以及侧支循环代偿的情况等。

2.超声表现

(1)二维超声:动脉管腔内见不均质实性偏低回声,有时可见不规则强回声斑块伴典型或不典型声影,而且有时可于栓塞近心端见到血栓头漂浮于动脉管腔内。

(2)彩色多普勒:急性动脉完全栓塞时,彩色多普勒显示栓塞段动脉内血流突然中断；不完全性栓塞时,彩色血流呈不规则细条或细线状,色彩明亮或黯淡。

(3)脉冲多普勒:急性动脉完全栓塞时,于栓塞段不能探及血流频谱。不完全栓塞时,可记录到异常动脉血流频谱,流速多不高。栓塞远心端动脉内常可探及低速低阻或单相连续性带状频谱。

3.鉴别诊断

急性深静脉血栓形成可引起动脉反射性痉挛。使远心端动脉搏动减弱、皮肤温度降低、皮色苍白、肢体水肿,可误诊为动脉栓塞。二维超声可显示深静脉内血栓,同时动脉血流通畅,易与急性动脉栓塞鉴别。

(二)血栓闭塞性脉管炎

1.病理与临床

血栓闭塞性脉管炎是一种发作性和节段性的炎症和血栓并存的疾病,侵犯四肢中小动脉和静脉,好发于下肢,以 20～40 岁年轻吸烟男性多见。病因尚不明确,目前公认的可能因素包括吸烟、内分泌紊乱、地理环境、自身免疫、血液高凝状态等。血栓闭塞性脉管炎的主要病理改变是非化脓性全层血管炎症、增厚。病变早期有动脉内膜增厚,伴管腔内血栓形成;晚期动、静脉周围显著纤维化,伴侧支循环形成。

此疾病早期症状较轻,可仅表现为肢体特别是足趾发凉、怕冷、麻木和感觉异常等;病情继续发展,出现间歇性跛行;晚期动脉缺血严重时,患肢可出现静息痛,甚至出现指端或足趾的溃疡、坏疽。

2.超声表现

(1)灰阶超声:病变动脉段内径不均匀性变细甚至闭塞,内膜面粗糙不平呈"虫蚀"状,管壁不均匀增厚。由于病变呈节段性,可见正常动脉段与病变段交替;病变近心端和远心端的正常动脉段内中膜无相应改变;病变段无动脉粥样斑块形成,一般无钙化。多以腘动脉以下病变为主。

(2)彩色多普勒:病变动脉段彩色血流图像变细、边缘不平整,血流间断性变细、稀疏。如完全闭塞则无彩色血流显示。病程较长者可见侧支循环建立。

(3)脉冲多普勒:由于血栓闭塞性脉管炎一般会累及一段较长的动脉,呈非局限性特点(不像动脉粥样硬化所致的动脉狭窄,一般呈局限性),脉冲多普勒频谱变化较大。如果病变较轻,仅有内膜或管腔的轻度改变,频谱形态可接近正常的三相波。但多数情况下,脉冲多普勒频谱呈单相波,流速增高或降低,病变以远正常动脉内的脉冲多普勒频谱呈高度狭窄远段的"小慢波"。在闭塞病变段探测不到脉冲多普勒频谱。

3.鉴别诊断

(1)血栓闭塞性脉管炎与动脉粥样硬化的鉴别:动脉粥样硬化好发于老年人,动脉管壁上可见粥样斑块及钙化,两者根据临床表现和超声图像特点容易鉴别。

(2)血栓闭塞性脉管炎与结节性动脉周围炎的鉴别:结节性动脉周围炎主要累及中、小动脉,肢体可出现类似血栓闭塞性脉管炎的缺血症状。其特点是病变广泛,常侵犯肾、心等内脏,皮下有沿动脉排列的结节,常有乏力、发热和红细胞沉降率增快。血液检查呈高球蛋白血症。确诊需做活组织检查。

4.临床意义

彩色多普勒超声具有无创、廉价、分辨力高的优点,可准确、直观地显示血管闭塞性脉管炎受累的范围和程度,并能够反映疾病造成的血流动力学改变,有助于疾病的分期和疗效的判断。

(三)动脉瘤

1.真性动脉瘤

(1)病理与临床:真性动脉瘤是指一条动脉病变处的管径为相邻正常管径的 1.5 倍或以上,其发生常与动脉粥样硬化有关。真性动脉瘤的瘤壁由动脉壁全层(内膜、中膜和外膜)组成,与假性动脉瘤不同;而且可以发生继发性改变,包括破裂、附壁血栓形成和继发感染等。

四肢真性动脉瘤破裂并不常见,主要临床表现包括动脉瘤附壁血栓脱落形成急性动脉栓塞,动脉瘤管腔扩张压迫局部周围神经和静脉,其他症状包括疼痛、感染和动脉瘤腔闭塞导致肢体缺血。腘动脉瘤是四肢动脉最常见的真性动脉瘤。

(2)超声表现。

1)灰阶超声,动脉局限性梭状或囊状扩张,内径为相邻正常动脉的 1.5 倍或以上;内壁回声可能有异常改变,如回声增强、不光滑或毛糙或见大小不等、形态各异的强回声斑块,部分斑块后方伴声影;可有附壁血栓,呈低回声或中等回声。

肢体动脉瘤最大直径的测量方法是从动脉外膜测至外膜,尚需测量动脉瘤长度及血栓厚度(如果有血栓),同时应该测量瘤体近端至近心端动脉分叉、瘤体远端至远心端动脉分叉的距离,为临床介入治疗提供更多信息。

2)彩色多普勒,动脉瘤内血流紊乱,其程度与动脉扩张的大小与形状有关。在扩张明显或呈囊状扩张的病变区内可见涡流。附壁血栓形成时,可见彩色血流充盈缺损。彩色多普勒对发现是否因血栓形成导致动脉闭塞具有重要价值。

3)脉冲多普勒,血流由正常动脉段进入动脉瘤,管腔突然扩大,可造成明显的血流紊乱,在动脉瘤腔的不同位置取样,可得到不同的血流频谱波形。脉冲多普勒对于识别瘤腔因血栓形成而闭塞具有重要价值。

(3)临床意义:彩色或脉冲多普勒对于评价有无附壁血栓形成,血栓是否导致动脉闭塞具有重要诊断价值。超声可以测量瘤体距近心端和远心端动脉分支或分叉处的距离,为临床介入治疗提供资料。

2.假性动脉瘤

(1)病理与临床:局部动脉壁全层破损,引起局限性出血及动脉旁血肿形成,形成假性动脉瘤。常见诱因是局部创伤,如动脉刺伤或插管、挫伤、贯通伤、动脉断裂等。动脉损伤后,血液进入肌肉和筋膜间隙,形成搏动性血肿。很多情况下,动脉破口可自行愈合,血肿自行吸收。否则,在动脉管腔与血肿之间存在着血流交通,血肿的中心部仍处于液性状态,周围则形成凝血块。一段时间后,凝血块和血肿的周围机化吸收,形成纤维组织的外层,其内衬以一层上皮细胞。这种动脉瘤的形态常不规则,绝大部分是偏心性的,即动脉瘤体位于损伤动脉的一侧。

不同原因所致、不同部位的假性动脉瘤,症状有所不同。一般来讲,多伴有疼痛,如果瘤体压迫周围脏器组织可能产生局部压迫症状,也可能伴发感染,位于浅表动脉的假性动脉瘤可能有搏动性包块。

(2)超声表现。

1)灰阶超声,动脉外侧可见无回声病灶,呈类圆形或不规则形,即假性动脉瘤瘤腔。当伴有血栓形成时,瘤腔壁见厚薄不均的低或中等回声。高频探头可以显示瘤腔内血流回声,呈"云雾"状流动。如果动脉与病灶之间的开口较大(>2 mm),灰阶图像可以帮助确定开口位置。

2)彩色多普勒,瘤腔内血流紊乱或呈涡流状。除此之外,彩色多普勒还可以帮助确定灰阶超声不能显示的动脉与瘤腔之间的小开口,即瘤颈。于瘤颈处可见收缩期由动脉"喷射"状入瘤体内的高速血流束,舒张期瘤体内的血液流回动脉腔,彩色血流黯淡。瘤体内的彩色血流充盈情况与瘤颈的大小及腔内有无血栓形成有关。如瘤体内有血栓形成,彩色血流显示局限性充盈缺损。

3)脉冲多普勒,于瘤颈处可探及双向血流频谱,即收缩期由动脉流入瘤体的高速血流频谱,舒张期瘤体内的血流反流入动脉的低速血流频谱,这是假性动脉瘤的特点和诊断要点。在瘤腔内血流紊乱,不同位置探及的血流频谱不同。

(3)临床意义:超声可对动脉瘤的部位、大小、瘤内有无血栓等提供证据,具有确诊价值;多普勒超声可用于假性动脉瘤的随访,观察瘤体大小变化、瘤体内血流充盈状况,并可观察假性动脉瘤的治疗效果。

研究表明,利用超声引导对股动脉假性动脉瘤进行治疗,疗效肯定。主要有两种方法:超声引导下压迫治疗和超声引导下注射凝血药物治疗。前者是在超声引导下,用超声探头局部加压股动脉假性动脉瘤,彩色多普勒观察分流口处无血流通过时,再持续加压一段时间即可完成。如果失败,可以重复治疗。后者是在超声引导下经皮瘤内注入促凝药物(多为凝血酶)促使血栓形成,进行治疗。两种方法均可取得较好的临床疗效。

3.动脉夹层

(1)病理与临床:四肢的动脉夹层主要为主动脉夹层发展所累及。当超声检查诊断有四肢动脉夹层时,应该进一步检查主动脉;相应地,诊断主动脉夹层后,应该进一步检查四肢动脉是否也被累及。经动脉导管介入性操作,也可造成四肢动脉夹层。动脉夹层为动脉内膜与中层分离。当动脉夹层伴有动脉瘤形成时成为夹层动脉瘤。

(2)超声表现。

1)灰阶超声显示,动脉夹层的整个外界较正常增宽,但没有真性动脉瘤明显。动脉管腔被分成两个部分,即真腔和假腔,假腔内径一般大于真腔。真腔和假腔之间的隔膜随每一次动脉搏动而摆动,收缩期隔膜摆动的方向一般是假腔所在的位置。假腔内可并发血栓形成。

2)彩色多普勒显示,真腔与假腔具有不同的血流类型。真腔的血流方向与正常动脉相似,而假腔内血流常不规则。如能发现动脉夹层的破裂口,彩色多普勒可显示收缩期血流从真腔经破裂口流入假腔内,流经破裂口的血流速度可以很高;假腔内的血流可在舒张期经破裂口回流至真腔;有时可能因为假腔内血流速度太低或血栓形成而不能探及明确血流信号。

3)脉冲多普勒可以很好地显示真腔与假腔血流类型的差异,包括血流方向和流速等。

（四）胸廓出口综合征

1.病理与临床

胸廓出口综合征是指臂丛神经,锁骨下动脉、锁骨下静脉在经过锁骨后方和第1肋骨前方的胸廓出口处,受到骨性组织或软组织压迫而产生的一组神经和(或)血管受压的症候群。许多患者神经、血管的压迫不一定为持续性,只有在一定的体位下才会发生。锁骨下动脉和腋动脉长期受压可出现管壁受损,部分患者可出现动脉狭窄和动脉瘤。锁骨下静脉和腋静脉长期受压可出现内膜受损,部分患者可出现静脉血栓形成。

胸廓出口综合征的临床表现一般以神经受压为主,表现为患侧上肢及手部的疼痛、麻木和针刺感,尺侧多见;患肢软弱、无力,严重时不能上举梳头;可出现上肢及手部肌肉萎缩。部分患者同时出现血管受压表现,锁骨下动脉或腋动脉受压时,可出现患肢缺血症状,如发凉、麻木、无力以及肢端苍白发紫;锁骨下静脉或腋静脉受压时,可出现患肢静脉回流障碍的症状,如肿胀,上肢下垂时前臂和手指青紫;临床症状的严重程度与是否出现并发症,如动脉栓塞和静脉血栓有关。

2.超声表现

胸廓出口综合征的超声检查应从锁骨上方和锁骨下方逐段扫查锁骨下动脉、锁骨下静脉和腋动脉、腋静脉。检查中首先采取自然平卧位,头部转向对侧,上肢放于身体两边,掌心向上;然后上肢外展,肘关节弯曲,掌心朝上并置于枕后,观察上肢处于不同位置时,是否出现动、静脉受压的表现;若上述检查无受压,可令被检者坐在检查床的边缘,头部转向对侧,上肢外展约90°,肘关节弯曲呈锐角,挺胸,上臂用力向后(行军礼位)或肘关节的弯曲呈直角或钝角(宣誓位);若以上体位仍未发现受压,在诱发患者临床症状的体位下扫查。

(1)灰阶超声:对于不存在动脉并发症,即动脉尚无器质性病变的患者,锁骨下动脉和腋动脉通常无异常表现。对于病程较长、病情较重的患者,由于动脉长期受压而受到损伤,可出现动脉狭窄和(或)动脉扩张。扩张动脉段(动脉瘤)多见于狭窄动脉段的远心端。如发现动脉瘤,应注意瘤腔内是否存在附壁血栓。

(2)彩色多普勒:发生动脉狭窄时,彩色多普勒显示彩色混叠及湍流;发生动脉闭塞时,闭塞动脉段内无彩色多普勒信号。

(3)脉冲多普勒:对于不存在动脉并发症,即动脉尚无器质性病变的患者,锁骨下动脉和腋动脉的频谱呈正常三相型。发生动脉狭窄时,狭窄处脉冲多普勒频谱显示流速增快、频带增宽。当发生闭塞或严重狭窄时,其远心端的腋动脉频谱发生变化,表现为收缩期峰值流速降低,收缩期和舒张期均为正向血流。

3.鉴别诊断

通常,无特殊疾病需要与本病相鉴别。超声检查已经成为胸廓出口综合征患者动、静脉辅助检查的首选方法。其他影像学检查方法,如X线平片、CT血管成像、磁共振血管成像和动脉造影也可用于此征的辅助诊断,并对发现引起动、静脉挤压的骨性组织或软组织具有重要意义。

4.临床意义

超声检查可用于判断锁骨下动脉、锁骨下静脉和腋动脉、腋静脉是否受压从而诊断胸廓出口综合征,也可用于诊断动、静脉长期受压后出现的并发症,如动脉狭窄、动脉瘤、动脉血栓形成、动脉栓塞以及静脉血栓形成。超声检查可以评价胸廓出口综合征患者局部动脉受损情况以及远侧动脉闭塞状况,临床上可据此选择治疗方式。超声检查还用于评估胸廓出口综合征患者手术治疗的疗效,并可用于动脉血管移植术后的长期随访。

(张小丽)

第五节 四肢静脉疾病

一、解剖概要

(一)上肢静脉

1.上肢深静脉解剖

上肢静脉也可分为深静脉和浅静脉,存在很多解剖变异。通常桡动脉和尺动脉旁伴有成对的静脉,它们通常在肘部形成肱静脉,也可各自走行在上臂更高处汇合成肱静脉。肱静脉常成对存在,与肱动脉伴行。在上臂的顶部,肱静脉延续成为腋静脉,后者常为单支。腋静脉向近心端延续,穿过第1肋骨,成为锁骨下静脉。锁骨下静脉进入胸廓出口,与锁骨下动脉分开,从前斜角肌的前方通过。颈内静脉与锁骨下静脉近心端相汇合,成为头臂静脉,并流入上腔静脉。左侧头臂静脉比右侧头臂静脉长,头臂静脉超声很难显示清晰。

2.上肢浅静脉解剖

头静脉和贵要静脉是上肢两大主要的浅静脉。头静脉引流手背部和前臂桡侧的小静脉,在肘部进入肘前窝,继续沿着肱二头肌外侧在皮下走行,在肩部通过三角肌和胸大肌之间的沟,穿过胸锁筋膜在锁骨下区域汇入腋静脉。贵要静脉引流手掌和前臂尺侧的小静脉,进入肘前窝内侧,在上臂下部穿过筋膜与肱静脉汇合。但是,汇入可以有多种变异,有时贵要静脉可以直接汇入远心端腋静脉。

(二)下肢静脉

下肢静脉系统分为深静脉和浅静脉。深静脉位于肌肉筋膜内。浅静脉位于皮肤与肌肉筋膜之间。在浅静脉和深静脉之间有大量的交通静脉。

1.深静脉系统

一般而言,深静脉与伴行的同名动脉相比管径更大。大腿和小腿主要的深静脉如下。

(1)股总静脉。

(2)股深静脉。

(3)股静脉(也称为股浅静脉)。

(4)腘静脉。

(5)胫后静脉。

(6)腓静脉。

(7)胫前静脉。

（8）腓肠肌静脉。

（9）比目鱼肌静脉及静脉窦。

胫后静脉和腓静脉常是成对的,并与同名动脉伴行。成对的静脉在小腿上部、膝部以下汇合,之后移行为腘静脉。比目鱼肌静脉是深静脉窦和比目鱼肌的静脉,引流入腘静脉。它们是小腿部肌肉泵机制中重要的组成部分。腓肠肌静脉引流腓肠肌内外侧血液,正常情况下通过单一或多个主干引流入小隐静脉腘静脉连接处下方的腘静脉内。胫前静脉是成对的,与胫前动脉伴行,引流入腘静脉内。膝部以上的腘静脉走行于收肌管内,在大腿下内侧移行为股静脉。股静脉向上走行到腹股沟管处与股深静脉汇合形成股总静脉。汇合处在隐股静脉连接处和股总动脉分叉处的远心端。股总静脉位于股总动脉内侧,在腹股沟韧带上方移行为髂外静脉。髂外静脉走行位置更深,与引流盆腔血液的髂内静脉汇合成髂总静脉。左侧髂总静脉走行于右髂总动脉深方,最后引流入位于主动脉右侧的下腔静脉。

2.浅静脉系统

主要的浅静脉有大隐静脉和小隐静脉,常分别被称为长隐静脉和短隐静脉。大隐静脉和小隐静脉位于单独的隐静脉筋膜室内,浅方为高回声的隐静脉筋膜,深方为肌肉筋膜。其分支和交通支位于隐静脉筋膜室外,隐静脉筋膜室声像图表现形似"埃及人眼"。

3.大隐静脉和隐股静脉连接处

其远端位于内踝前方,向上走行于小腿和大腿内侧,中间有很多浅分支汇入。在腹股沟韧带下方约 2.5 cm 处的隐股连接处引流入股总静脉。详细了解该部位的解剖非常重要,因为在隐股连接处水平至少有 6 个分支引流入大隐静脉。这些分支可能成为原发或复发性静脉曲张的根源。超声通常难以识别所有的分支。前副隐静脉,有时也称作股前外侧静脉,引流膝部和大腿下部前外侧静脉血,跨过大腿前方汇入隐股连接处。但是有时在隐股连接处下方汇入大隐静脉。前副隐静脉通常容易在超声图像上分辨出来,其有自身的筋膜室。在大腿上部,前副隐静脉和股静脉走行一致,称为"伴行征",这有助于将前副隐静脉与大隐静脉区别开来,大隐静脉位于前副隐静脉的后内侧。后副隐静脉也走行于筋膜内,引流大腿下部后内侧及后部血液,通常在大腿上部汇入大隐静脉主干。有时与小隐静脉的大腿延伸段或隐间静脉（Giacomini 静脉）之间存在交通静脉。

4.小隐静脉、隐腘静脉连接处及隐间静脉

小隐静脉远端起于外踝后方,在筋膜间室内向上走行于小腿后方。在小腿上部,筋膜间室呈三角形,由腓肠肌内外侧头及浅筋膜形成,浅筋膜伸向肌间沟。小隐静脉于腓肠肌静脉上方经隐腘静脉连接处汇入腘静脉。隐腘静脉连接处通常位于腘窝皱褶上方 2～5 cm 处,解剖变异较大。隐腘静脉连接处也可位于近腘窝处,汇入膝关节上方的腘静脉或远端的股静脉。此外,常可发现小隐静脉的大腿延伸段,其走行于筋膜隔内或由半腱肌、股头肌长头和浅筋膜形成的间沟内。

大腿延伸段有多种终末端。大腿延伸段也常被当作隐间静脉,但从严格意义上讲,只有当该静脉汇入大隐静脉时才称为隐间静脉。有时不易区分大腿后侧的静脉是隐间静脉还是仅仅为大隐静脉的一条浅静脉分支。一般而言,隐间静脉在汇入小隐静脉之前走行于大腿下部筋膜间室内,而大隐静脉浅分支位于浅筋膜浅方。最后,在小腿上部常有隐间静脉走行于大隐静脉与小隐静脉之间。

5.穿支静脉

大隐静脉和小隐静脉系统有大量的穿支静脉,其位置多变,大多位于膝关节下方。大的穿支静脉超声容易识别。值得注意的是,一些穿支静脉并不是直接连接于大隐静脉和小隐静脉主干,而是连接于主干的分支。小隐静脉有大量的穿支静脉,多源于腓肠肌内外侧静脉和比目鱼肌静脉。

6.其他浅静脉

下肢外侧常存在外侧静脉系统,但这些静脉非常小而不容易识别。它们可能是代表一个胚胎静脉系统,只有当这些区域出现与大隐静脉或小隐静脉无关的孤立静脉曲张时才有考虑的意义。

7.解剖变异

下肢静脉系统存在大量解剖变异,即使是经验丰富的超声科医生也经常会发现新的变异。重复或双静脉系统相对常见,主要涉及股静脉和腘静脉。有一种解剖变异是在大腿部腘静脉和股总静脉之间走行一大的股深静脉。在这种情况下,股静脉的内径较股浅动脉小,容易被误认为是静脉栓塞的征象。挤压小腿可以显示隐股连接处下方股总静脉内血流增加。仔细检查可以发现更大的正常股深静脉。应用2~4 MHz低频凸阵探头有助于显示这一静脉。在隐股连接处另一罕见的解剖变异是大隐静脉走行于股浅动脉与股深动脉之间引流入隐股连接处。

8.静脉瓣

静脉瓣为双叶瓣,防止血液反流回四肢。静脉瓣处静脉常呈特征性扩张,有时可被超声成像显示。静脉瓣膜可以抵御250~300 mmHg的反向压力。不同的人群,静脉不同节段静脉瓣膜的数量不同,但在静脉远心端的瓣膜比近心端多,这是由于这些瓣膜需要抵御更高的静水压。下腔静脉和髂总静脉没有静脉瓣,大多数人髂外静脉或股总静脉内也无静脉瓣。通常股静脉近端有一个瓣膜,在膝关节水平上方股静脉和腘静脉之间有3~4个瓣膜,但瓣膜的数量不定。大多数人群在膝关节以下腘静脉内有一个瓣膜,因为其可以阻止小腿近端静脉反流,所以有时被称为"门卫"。小腿深静脉内有很多的静脉瓣。大隐静脉和小隐静脉主干上有8~10个瓣膜。

在隐股连接处静脉瓣的形态需重点观察,该处的静脉瓣为终末瓣膜,其远端3~5 cm处为大隐静脉内的终末前瓣膜。两点之间为隐股连接处分支汇入处。这就可以解释为什么连接处的瓣膜功能正常,但分支的血流却通过终末前瓣膜反流入大隐静脉近心端。小隐静脉也可发生类似的情况。此外,还有许多防止穿支静脉反流的正常瓣膜,以确保血液从浅静脉系统流到深静脉系统。在一些罕见病例中,患者由于瓣膜先天性发育不全,导致一些非常年轻的患者发生深静脉反流。

9.静脉系统的血流形式

浅静脉的血流形式多变,与患者的体位和外部因素如环境温度等有关。正常情况下,站立位或坐位时,大隐静脉和小隐静脉内没有或仅有非常少量的自发血流。如果室温较高,血管扩张,可导致浅静脉内血流增加。休息状态下,如果浅静脉内有大量自发或持续血流要引起注意,这可能提示存在深静脉阻塞或感染,如蜂窝织炎。

二、超声检查技术

（一）患者准备

检查室要足够温暖以防止外周血管收缩而致静脉变细,导致超声检查困难。检查床要足够宽以使患者的四肢和躯干能舒适放松,否则肌肉收缩压迫和阻滞静脉会影响检查,同时也会妨碍探头的放置。患者平静呼吸,并保持心境平和,尽量减少因呼吸引起的胸内压变化及心脏活动而导致的静脉血流波形的变化。

（二）体位

1.上肢静脉

一般采用平卧位,被检肢体外展、外旋,掌心向上。

2.下肢静脉

一般采用平卧位,被检肢体略外展、外旋,膝关节略为弯曲。采用这一体位可以扫查股总静脉、股浅静脉、腘静脉、胫前静脉的起始部、胫后静脉及腓静脉。从小腿前外侧扫查胫前静脉或从小腿后外侧扫查腓静脉时,则需让被检肢体伸直,必要时略为内旋。卧位检查如有困难,可站立位检查,由于站立位静脉膨胀,容易观察这些情况,特别适合于大部分或完全再通的血栓形成后综合征患者内膜和残存小血栓的观察。

（三）仪器

1.上肢静脉

锁骨下静脉和腋静脉一般可使用 5 MHz 的凸阵探头;上肢其他静脉比较表浅,可使用 7.5 MHz或 10 MHz 的线阵探头。

2.下肢静脉

一般使用 5～7 MHz 的线阵探头。有时,肢体粗大者位置深在的静脉(如股浅静脉远心端)需使用 3.5 MHz 的凸阵探头。相反,浅表静脉可使用 10 MHz 以上线阵探头。

（四）检查方法

1.四肢静脉超声检查内容

四肢静脉疾病主要包括静脉血栓和功能不全,每条(段)静脉的观察内容大致相同,包括:①观察静脉变异、内膜、管腔内回声情况。②进行压迫试验,观察静脉腔被压瘪的程度,进而判定管腔内有无静脉血栓。③观察静脉管腔内是否有自发性血流信号以及血流信号的充盈情况。④检查瓣膜功能。

2.上肢静脉检查步骤

(1)上肢深静脉:锁骨下静脉最难显示,可采用锁骨上、下径路或胸骨上窝径路进行探测。腋静脉可从胸前扫查在胸前肌肉后方显示,也可将探头置于腋窝高处,从腋部扫查来显示。肱静脉可从肱二头肌内侧寻找肱动脉,然后在其两侧进行追踪观察。一般来说,上肢深静脉检查至肘部即可,若临床怀疑前臂静脉血栓,则需进一步检查前臂静脉。

(2)上肢浅静脉:先在三角肌旁找到头静脉与锁骨下静脉或腋静脉的连接处,然后沿肱二头肌外侧追踪观察头静脉;检查贵要静脉需要先在上臂找到贵要静脉与肱静脉或腋静脉连接处,然后沿肱二头肌内侧追踪观察;上述静脉也可由肱骨下端向上检查。

3.下肢静脉检查步骤

(1)下肢深静脉:在腹股沟处显示股总静脉,向上观察至髂外静脉的远心端,向下观察到股浅静脉与股深静脉近心端。股浅静脉远心端位置较深,可采用前侧或后侧径路来充分显示此段静脉;其中位于收肌管内段位置很深,不能被有效地按压,应纵切采用彩色多普勒观察管腔内血流信号,必要时使用3.5～5 MHz的凸阵探头。检查腘静脉时患者可取仰卧位,膝关节弯曲或取俯卧位,在检查侧踝部垫一小枕,使膝关节轻度屈曲,从而使腘静脉处于膨胀状态。将探头置于股浅静脉远心端,使收肌管裂孔处的股静脉、腘静脉获得清晰显示,一直追踪观察至胫前静脉汇入处。胫后静脉探查常用小腿前内侧径路:患者取仰卧位,膝关节稍弯曲,小腿外展,探头置于小腿前内侧,声束指向后方或后外方,沿胫骨外侧与肌肉之间的间隙向上追踪观察。腓静脉探查可采用与探测胫后静脉相同的小腿前内侧径路,在胫后静脉后方显示腓静脉。胫前静脉探查常采用仰卧位小腿前外侧径路,探头先置于内外踝连线的中点附近,显示胫前静脉远心端,然后沿小腿前外方向上追踪观察。腓肠肌静脉和比目鱼肌静脉也最好行常规检查,特别是当患者小腿局部疼痛和(或)触痛而深静脉系统正常时,探测这些静脉是否有血栓非常重要。

(2)下肢浅静脉:全程检查大隐静脉,沿小腿内侧上行,经过膝关节内侧,再沿大腿内侧上行,并逐渐转向前方,最后于耻骨结节下外方3～4 cm处汇入股总静脉。小隐静脉走行表浅,经过外踝后方,沿小腿后面上升,经腓肠肌两头之间达腘窝并在此注入腘静脉。

4.探查注意事项

(1)深静脉与同名动脉伴行。在超声检查时,常以伴随的同名动脉作为静脉寻找和鉴别标志。

(2)检查浅静脉及部分位置表浅的深静脉时以探头轻触皮肤为宜。探头压力过大会影响静脉显示。

(3)评价静脉血栓时可在灰阶图像上横切扫查,应用间断按压法或持续按压法,观察静脉腔被压瘪的程度。间断按压法是指探头横切按压血管,尽量使静脉腔被压瘪,然后放松,按顺序每隔1～2 cm反复进行,扫查整条血管。持续按压法是指探头横切滑行时持续按压血管,观察管腔的变化。静脉腔被压瘪程度的判定主要依据压迫前后近侧、远侧静脉壁距离的变化。若探头加压后管腔消失,近侧、远侧静脉壁完全相贴,则认为无静脉血栓。否则,存在静脉血栓。

(4)小腿静脉检查采用将横切按压和纵切彩色多普勒相结合的方法。一般应用横切按压法从踝关节开始检查,往往容易发现胫静脉、腓静脉并能较好地追踪观察。采用纵切观察管腔内的彩色血流信号,特别是在小腿上部,成对的静脉汇合成静脉干。

(5)小腿深静脉的超声检查主要受骨骼、位置深在和水肿的影响,而且当动脉粥样硬化而动脉显示不清时,小腿静脉的检查也会受到限制。小腿静脉内的血流通常不是自发性的,需要通过不断的按压足部或检查处远端小腿来显示血流。

三、正常超声表现

(一)灰阶超声

四肢主要静脉内径大于伴行动脉内径,且随呼吸运动而变化。在深吸气或Valsalva动作

(深吸气后紧闭声门,再用力做呼气动作)时,较大的静脉内径发生相应的改变。正常四肢静脉具有以下 4 个灰阶声像图特征:①静脉壁非常薄,甚至在灰阶超声上都难以显示。②内膜平整光滑。③超声图像上管腔内的血流呈无回声,高分辨力超声仪可显示流动的红细胞呈现弱回声。④可压缩性,探头加压可使管腔消失,此特征在鉴别静脉血栓时具有重要意义。部分人在管腔内看见的瓣膜,经常见于锁骨下静脉、股总静脉及大隐静脉。

(二)彩色多普勒

正常四肢静脉内显示单一方向的回心血流信号,充盈于整个管腔;挤压远心端肢体静脉时,管腔内血流信号增强;而当挤压远端肢体放松后或 Valsalva 动作时血流信号立即中断或短暂反流后中断。有一些正常小静脉(桡静脉、尺静脉,胫静脉、腓静脉)可无自发性血流,人工挤压远端肢体时,管腔内可呈现血流信号;加压后静脉管腔消失,血流信号也随之消失。

(三)脉冲多普勒

正常四肢静脉重要的多普勒特征:①自发性。当受检者肢体处于休息或活动状态时,大、中静脉内存在血流信号,小静脉内可缺乏自发血流。②呼吸期相性。正常四肢静脉血流速度和血流量随呼吸运动而变化,脉冲多普勒能更直观地观察上述变化。吸气时胸内压降低,右心房压随之降低,上肢静脉压与右心房压的压力阶差增大,上肢静脉血液回流增加、血流速度加快;呼气时则相反。下肢静脉血流的期相性变化正好与上肢静脉相反,吸气时,膈肌下降,腹内压增高,下腔静脉受压,下肢外周静脉与腹部静脉之间的压力阶差降低,造成下肢血液回流减少和血流速度减慢;呼气时相反。静脉血流缺乏期相性,变为连续性血流,预示着检查部位近心端严重的阻塞,有时可为远心端。③Valsalva 反应。正常 Valsalva 反应是指深吸气后憋气,四肢大静脉或中等大小的静脉内径明显增宽,血流信号减少、短暂消失甚至出现短暂反流,用于判断从检查部位至胸腔的静脉系统的开放情况。严重的静脉阻塞才引起异常的 Valsalva 反应。④挤压远端肢体血流信号增强。人工挤压检查处远端肢体后,正常四肢静脉呈现短暂的血流信号增强或多普勒频移加快,这种反应可以证实检查部位与被压迫处之间的静脉段是开放的;如果挤压检查处远端肢体后,血流信号没有增强,则说明在检查部位以远的静脉存在阻塞;血流信号延迟或微弱的增强,提示远端静脉不完全阻塞或周围有侧支循环。⑤单向回心血流。因静脉瓣膜防止血液反流,故正常下肢静脉血液仅回流至心脏。当先天或后天因素造成瓣膜功能不全时,静脉血液的反流时间会明显延长,据此可判断瓣膜功能不全。

四、四肢静脉血栓

(一)四肢浅静脉血栓

1.病理与临床

四肢浅静脉血栓常发生于静脉输液的部位,由输入的药物或静脉腔内放置导管的刺激所致;也常见于浅静脉曲张患者膝以下的大隐静脉及其属支。四肢浅静脉血栓具有明显体征,能够在静脉走行区皮下触及条索状肿块,有触痛,可伴有局部红斑。虽然浅静脉血栓较少发展成深静脉血栓,但深静脉血栓却常累及浅静脉。

2.超声表现

(1)灰阶超声:使用高频探头,在静脉走行区皮下不能探及正常的浅静脉,取而代之的是一条索状的低或中强回声,边界清晰或模糊,管腔不能被压瘪。血栓处静脉壁明显增厚呈低回声,是由血栓导致相邻静脉壁的炎症反应所致。

(2)彩色多普勒:它显示内部无或可见部分再通的静脉血流信号。

3.鉴别诊断

四肢浅静脉血栓与深静脉血栓的鉴别:因为治疗方式不同,二者的鉴别具有重要临床意义。四肢浅静脉血栓可在皮下触及条索状结构,常不发生远端肢体肿胀,超声显示为典型的静脉血栓,其周围没有伴行动脉;四肢深静脉血栓部位较深,不易触及异常静脉,常有梗阻水平以下的肢体肿胀,超声显示血栓的静脉周围有伴行动脉。

4.临床意义

超声不仅能够准确判断血栓部位,而且能够监测血栓发展情况,有助于临床制订治疗方案。超声有助于确定伴发的无临床症状的深静脉血栓。有些看似浅静脉炎性病变的患者,实际是软组织感染或血肿,彩色多普勒超声很容易对两者进行鉴别。

(二)四肢深静脉血栓

1.病理与临床

四肢深静脉血栓是一种比较常见的疾病,以下肢多见。Fowkes 等系统调查得出四肢深静脉血栓在全体人群中的发病率约为每年 5/10 000,这一数字随年龄增高明显增长,70～79岁可达 20/10 000。长期肢体制动或偏瘫、全身麻醉、感染以及先天解剖变异等可引起静脉血流迟缓;化学药物、机械性或感染性损伤可导致内膜损伤,启动外源性凝血途径;大手术、严重脱水、严重感染、晚期肿瘤和先天遗传性疾病等使血液处于高凝状态,上述条件均可导致血栓形成。

下肢深静脉血栓以股浅静脉和腘静脉的发生率为最高,股总静脉次之,多段受累常见。常见的临床表现:①血栓水平以下的肢体持续肿胀,站立时加重,呈凹陷性水肿。②疼痛和压痛,皮肤温度升高,其主要原因为血栓在静脉内引起的炎性反应和静脉回流受阻。③浅静脉曲张。④"股青肿"是下肢静脉血栓中最为严重的一种情况,当整个下肢静脉系统回流严重受阻时,组织张力极度增高,致使下肢动脉痉挛,肢体缺血甚至坏死。⑤血栓脱落,可造成肺栓塞。70%～90%肺栓塞的栓子来源于下肢深静脉,故及时诊断下肢深静脉血栓非常重要。

2.超声表现

(1)灰阶超声:血栓形成后数小时到数天之内表现为无回声,1 周后逐渐变为低回声,低于周围肌肉组织,边界平整。血栓处静脉管径通常明显扩张,显著大于相邻动脉,管腔不能被压瘪。血栓可自由飘动或随肢体挤压而飘动,这是急性血栓的诊断依据,而且是非常危险的征象,因为它预示了肺栓塞的可能。血栓处静脉壁明显增厚,为低回声,这是由于血栓导致相邻静脉壁的炎症反应所致。侧支循环形成,可位于血栓的附近或较远部位,一般较正常静脉细且多数走行迂曲或交错排列。

亚急性血栓(2 周至 6 个月)回声较急性阶段逐渐增强,血栓变小且固定,静脉扩张程度减轻,甚至恢复至正常大小。血栓处静脉管腔不能完全被压瘪,血栓黏附于静脉壁,不再自由浮动。

(2)彩色多普勒:血栓段静脉内完全无血流信号或探及少量血流信号。血栓再通,静脉腔内血流信号逐渐增多,但这并不一定预示着静脉恢复正常。在另外一些病例中,静脉可能始终为阻塞状态。

(3)脉冲多普勒:当血栓使静脉完全闭塞时,血栓远端静脉频谱变为连续性,失去期相性,Valsalva反应减弱甚至消失,但血栓致管腔部分阻塞或阻塞后形成丰富的侧支循环时,可能不发生这些改变。

3.鉴别诊断

(1)正常四肢深静脉与深静脉血栓的鉴别:将正常四肢静脉误认为静脉血栓的情况见于髂静脉、收肌管内的股浅静脉、腘静脉以及小腿深部静脉。其产生的主要原因除了缺乏自发性血流信号,还有仪器调节不当、图像质量差、静脉被压闭的效果不好等原因。

(2)急性、亚急性与慢性四肢静脉血栓的鉴别:急性血栓是指发生时间在2周之内,亚急性血栓一般指血栓发生的时间在2周到6个月之间,慢性血栓是指血栓发生在6个月以上。超声可以依据血栓的回声特点来大概推断血栓形成的时间长短,对上述三者之间的鉴别有一定帮助。急性血栓超声特点为形成后数小时到数天之内表现为无回声,1周后回声逐渐增强呈低回声;血栓处静脉管径明显扩张,显著大于相邻动脉;近心端往往是最新形成的凝血块,未附着于静脉壁,自由漂浮在管腔中。亚急性血栓超声特点为回声逐渐增强,但回声强度的差异较大;血栓逐渐溶解和收缩,导致血栓变小且固定,静脉扩张程度减轻,甚至恢复至正常大小;血栓黏附于静脉壁,不再自由浮动;由于血栓再通,静脉腔内血流信号逐渐增多;侧支循环形成。慢性期血栓逐渐发生纤维化,超声特点包括静脉管壁不规则增厚、静脉瓣膜增厚、静脉反流和侧支静脉循环形成等。

(3)四肢浅静脉血栓与深静脉血栓的鉴别:见四肢浅静脉血栓。

(4)四肢静脉血栓与外压性静脉狭窄的鉴别:手术后、肿瘤压迫、左髂总静脉受压综合征及胸出口综合征等因素均可导致静脉回流障碍而引起肢体肿胀,且受阻处的远心端静脉血流频谱有类似改变,采用超声观察梗阻处静脉及其周围结构是正确鉴别的关键。

(5)四肢静脉血栓与静脉血流缓慢的鉴别:当静脉管腔内血液流动缓慢或使用较高频率探头时,血液可表现为云雾状似血栓样回声,采用压迫试验可很好地鉴别。

(6)四肢静脉血栓与四肢淋巴水肿的鉴别诊断:淋巴水肿是指淋巴液流通受阻或淋巴液反流所引起的浅层组织内体液积聚及继而产生的纤维增生、脂肪硬化、筋膜增厚及整个患肢变粗的病理状态。两者鉴别的关键是静脉血流的通畅与否。

4.临床意义

下肢深静脉血栓形成可能有肺动脉栓塞的危险。超声不仅能够准确判断血栓部位,而且能够监测血栓发展情况,有助于临床制订治疗方案,具有重要的临床意义。Goodacre等对各种超声检查方法进行系统综述和Meta分析,发现超声对近心端和远心端下肢静脉血栓诊断的敏感性分别为96%和75%。

五、下肢静脉瓣膜功能不全

(一)病理与临床

下肢静脉瓣膜功能不全包括下肢浅静脉、深静脉和穿静脉的瓣膜功能不全,依据他们单独发生或继发于静脉血栓而分为原发性与继发性两类。

原发性下肢静脉瓣膜功能不全的病因至今尚未完全清晰，有以下几种可能的产生机制。①瓣膜先天发育异常或缺如。②应力性撑扯和损害。③瓣膜的弹性纤维组织变性。④瓣膜相对关闭不全：静脉壁弹性下降，导致静脉扩张，并最终造成瓣膜相对关闭不全。

下肢深静脉瓣膜功能不全可引起一系列症状。酸胀不适和疼痛为本病的早期症状。往往在静息站立时发生，逐渐加重；稍行走后舒适，长时间行走后又复现；平卧休息时感到舒适。当小腿深静脉（或同时穿静脉）瓣膜功能不全时，久站或远行之后，出现小腿踝关节部位肿胀，肿胀往往在傍晚较明显，休息一夜后即减轻或消失。病程后期，足踝内侧至小腿下部皮肤颜色发生改变，呈棕褐以至明显的紫癜，色素沉着，继而局部营养不良，乃至破溃不愈。还可以同时并发下肢浅静脉瓣膜功能不全。

下肢浅静脉瓣膜功能不全的患者可出现进行性加重的下肢浅静脉扩张、隆起和迂曲，尤以小腿内侧最为明显，有时可并发血栓性静脉炎和急性淋巴管炎。其他表现与下肢深静脉瓣膜功能不全相似。

（二）超声表现

1.灰阶超声

下肢浅静脉瓣膜功能不全表现为病变处浅静脉扩张、走行迂曲，有的患者病变处浅静脉可发现血栓；部分可合并穿静脉瓣膜功能不全，表现为连接于深、浅静脉之间的迂曲扩张的管状结构，内径比正常的穿静脉宽。对于继发性浅静脉瓣膜功能不全，可同时观察到同侧下肢深静脉的血栓病变和（或）瓣膜功能不全。

下肢深静脉瓣膜功能不全常表现为静脉管腔增宽，管壁内膜平整、不增厚，管腔内无实性回声，探头加压后管腔能被压闭。有的患者超声能够显示较大静脉或浅表静脉的瓣膜，可观察到瓣膜关闭不全或可见瓣膜不对称、瓣膜增厚，甚至缺如。

2.彩色多普勒

静脉管腔内血流充盈满意，回心血流与正常静脉无明显不同或回心血流量增加。Valsalva动作或挤压小腿放松后，可见病变段静脉瓣膜处显示线样或束状反向血流信号，其持续时间的长短与瓣膜功能不全的程度相关。

3.脉冲多普勒

脉冲多普勒测定的反流时间和峰值流速可用于诊断反流。目前，反流程度的判断尚没有建立统一可靠的诊断标准。多数学者认为，反流时间<0.5秒提示正常，以反流时间>1.0秒来诊断下肢深静脉瓣膜功能不全较为合适，而采用反流峰值流速诊断下肢静脉瓣膜功能不全存在较大争议。

（三）鉴别诊断

1.原发性与继发性下肢浅静脉瓣膜功能不全的鉴别

前者深静脉并不受累，因此，超声能够显示从髂静脉到小腿深静脉血流正常；后者深静脉系统受累，超声可显示深静脉的慢性阻塞和（或）瓣膜功能不全。

2.下肢浅静脉瓣膜功能不全与先天性动、静脉瘘的鉴别

先天性动、静脉瘘也可出现明显的浅静脉陷张，需与本病鉴别。先天性动、静脉瘘局部可

触及震颤和闻及连续性血管杂音,皮肤温度升高,远端肢体可有发凉等缺血表现。彩色多普勒表现具有特征性,病变部位呈蜂窝样改变,可见散在分布的色彩明亮的五彩镶嵌样血流信号,扩张静脉内探及动脉样血流频谱,供血动脉增宽且其血流频谱为高速低阻型。

3.下肢浅静脉瓣膜功能不全与下肢血管瘤鉴别

下肢血管瘤多为先天性,发病年龄轻。超声显示软组织内有一明确的混合性肿块,多数边界清晰,内部有粗细不等、走行迂曲的管道结构,挤压远端肢体后这些管道结构内充满静脉血流信号。而下肢浅静脉瓣膜功能不全则为中老年发病,病变范围以浅静脉属支分布的区域为主,如小腿后内侧的大隐静脉形成区域,不能探及有明确界线的肿块。

4.原发性下肢深静脉瓣膜功能不全与正常下肢深静脉的鉴别

在许多无下肢深静脉瓣膜功能不全症状的受试者中,经常可发现挤压远端肢体放松后或Valsalva动作时有短暂反流,但股静脉的反流时间一般在1秒以内,膝关节以下静脉的反流时间一般在0.5秒以内。而有明显症状的原发性下肢深静脉瓣膜功能不全受试者中,一般反流时间>1秒。

5.原发性与继发性下肢深静脉瓣膜功能不全的鉴别

由于两者的病因不同,治疗方法也不尽相同,对其鉴别具有重要的临床意义。若发现静脉腔内有明显的血栓或患者有血栓史,一般认为这种患者发生瓣膜功能不全是继发性的。

6.下肢深静脉瓣膜功能不全与下肢动、静脉瘘鉴别

如动、静脉瘘累及深静脉,则由于高速动脉血流冲击静脉,可导致深静脉瓣膜功能不全。依据动、静脉瘘的特征性彩色多普勒表现,结合临床症状和体征,能较好地确诊本病。

7.原发性下肢静脉瓣膜功能不全与先天性静脉曲张性骨肥大综合征的鉴别

先天性静脉曲张性骨肥大综合征为先天性血管畸形,常继发下肢浅静脉、深静脉瓣膜功能不全。该疾病患者静脉瓣膜功能不全较广泛,常累及大腿外侧和后侧,患肢较健侧增粗增长,且皮肤有大片“葡萄酒色”血管痣,但无动静脉瘘。据此三联征,较易鉴别。

(四)临床意义

超声对于明确下肢静脉瓣膜功能不全的性质、范围及选择治疗方法非常有帮助。如大隐静脉瓣膜功能良好,临床治疗可针对瓣膜功能不全的静脉,不一定需要外科手术。相反,如发现大隐静脉静脉瓣功能不全,尽管临床检查静脉瓣膜功能不全并不明显,但仍需剥脱静脉以减少复发。如超声排除了深静脉血栓和(或)瓣膜功能不全,阻断穿静脉或剥脱浅静脉可能已足够,而且预示能够获得满意的治疗效果。如果患者拟定进行手术治疗,则彩色多普勒能够将穿静脉准确定位并在体表标记出来,从而指导外科手术结扎穿静脉。超声对大隐静脉瓣膜功能不全术后复发原因的鉴别具有一定帮助。对于不足够高位的大隐静脉结扎,会导致大隐静脉反流入皮下静脉分支,超声可显示腹股沟区的异常静脉丛。超声也能判断大隐静脉瓣膜功能不全术后复发的其他原因,如大隐静脉结扎失败、新发的静脉曲张或存在双支大隐静脉。

六、四肢动、静脉瘘

动、静脉瘘是指动脉和静脉之间存在的异常通道,有先天性和后天性两种。

（一）病理与临床

动、静脉瘘使动脉和静脉之间的血流出现短路，对局部、周围循环和全身循环造成不同程度的影响。后天性动静脉瘘的主要病因为外伤，如枪伤、刀伤、骨折断端穿刺；其次是医源性血管损伤，如肱动、静脉和股动、静脉穿刺或插管，血管手术；动脉瘤和动脉粥样硬化也可腐蚀动、静脉壁而形成动、静脉瘘。此外，感染和恶性肿瘤也可引起本病。

后天性动、静脉瘘的临床表现因瘘口大小、部位和形成时间而异。急性动、静脉瘘的临床表现为损伤局部有血肿，绝大多数有震颤和杂音，部分病例伴有远端肢体缺血症状。慢性期的表现有静脉功能不全，局部组织营养障碍，患侧皮肤温度升高、杂音和震颤，严重者可有心力衰竭的表现。

（二）超声表现

1.灰阶超声

动、静脉瘘较大者，瘘近心端动脉内径增宽或呈瘤样扩张，而瘘远心端动脉变细；动、静脉瘘较小者，瘘近心端、远心端动脉内径无明显变化。有的患者引流静脉呈瘤样扩张，有时引流静脉内可探及血栓，呈低或中强回声。供血动脉与引流静脉之间有一无回声管道结构（导管型）或裂孔（裂孔型），有时瘘道呈瘤样扩张。灰阶超声可能遗漏裂孔型动、静脉瘘。

2.彩色多普勒

显示血流持续从动脉流向静脉，并可根据瘘口处血流束的宽度大致测量瘘大小。高速血流的冲击造成瘘口或瘘道周围组织振动产生五彩镶嵌的彩色信号；同时造成引流静脉扩张、有搏动性、血流紊乱，压迫瘘近心端供血动脉，引流静脉内动脉样血流流速降低。彩色多普勒超声检查时，应注意动、静脉瘘和动脉瘤的同时存在，因为动脉瘤可逐渐粘连、腐蚀最后穿破伴行的静脉形成动、静脉瘘，且外伤也可造成假性动脉瘤，与动、静脉瘘合并存在。

3.脉冲多普勒

动脉血流通过瘘口直接分流到静脉内，导致引流静脉管腔内探及动脉样血流频谱（静脉血流动脉化），这是后天性动、静脉瘘的特征性表现之一。瘘口或瘘道处血流为高速低阻型动脉样频谱，频谱明显增宽；瘘近心端供血动脉血流阻力降低，流速常增快；远心端动脉血流方向正常，频谱形态呈三相波或二相波，少数患者血流方向逆转。Valsalva动作时，与瘘口相连的静脉内高速血流信号消失证明分流量较小，而与瘘口相连的静脉内仍存在持续的高速血流信号则证明分流量较大。

（三）鉴别诊断

1.四肢动、静脉瘘与动脉瘤的鉴别

临床上症状不明显的损伤性动、静脉瘘易与动脉瘤混淆，应予以鉴别。

2.四肢动、静脉瘘与血栓性深静脉炎的鉴别

由于动、静脉瘘患者肢体肿胀和静脉曲张，有时需与血栓性深静脉炎鉴别。血栓性深静脉炎患者一般肢体静脉曲张比较轻，局部没有震颤和杂音，动、静脉之间无异常通道，静脉内无动脉样血流信号，邻近动脉也无高速低阻血流。应用彩色多普勒超声，两者很容易鉴别。

（四）临床意义

对于四肢后天性动、静脉瘘，大多数患者彩色多普勒超声可做出肯定性结论，对瘘准确地

定位,并将瘘的位置在体表标记出来。这能避免术前的血管造影检查,指导手术时寻找瘘口。但有的患者发现静脉内有动脉样血流频谱和其他动、静脉瘘超声征象,而未能判断瘘具体位置时,则可做出推断性结论。

彩色多普勒超声能够评价瘘分流量的大小,瘘远心端动脉血供情况,引流静脉有无功能障碍,为临床治疗方案的选择提供重要依据。

七、先天性四肢血管畸形

(一)四肢血管瘤

1.病理与临床

血管瘤可分为毛细血管瘤、海绵状血管瘤和蔓状血管瘤3类,发生于肢体皮下或深层肌肉组织中的先天性血管瘤以后两者多见。海绵状血管瘤是由于血管组织主要是小静脉和脂肪组织向周围延伸、扩张而形成的薄壁的囊腔状结构,并大片吻合,其囊腔内血流相对缓慢,有时可形成血栓;多数生长在皮下组织内,并经常侵袭到深部组织和肌肉内,病变可以增大并压迫周围组织。蔓状血管瘤是由于细小的动脉和静脉异常吻合使血管丛明显扩张、迂曲而形成局部的瘤样病变;瘤体范围广泛、界限不清,其内的血管形态不规则、直径较宽、壁较厚,瘤体内有动、静脉瘘存在;此病变除可发生在皮下及深层肌肉组织外,还常侵入骨组织。

海绵状血管瘤可呈局限或弥散性改变,病变部位的局部皮肤可以正常或呈暗蓝色,可有毛细血管扩张。瘤的局部略有隆起、边界模糊不清,可有轻度压痛。发生在肌肉内的海绵状血管瘤常使患肢出现久站后肿胀等不适的感觉。

蔓状血管瘤表现为患处不规则的、呈紫蓝色的囊状肿物,其表面常有蜿蜒的血管。瘤体受压后可以缩小,放松后恢复原样。在瘤体部位能触及震颤、闻及血管杂音。由于瘤体内血管的搏动挤压皮下神经,产生明显的疼痛。病变发生在下肢时,由于营养障碍,皮肤变薄、色素沉着,甚至破溃坏疽。

2.超声表现

(1)灰阶超声:海绵状血管瘤瘤体内可见大小不等、形态各异、分格状的低回声或无回声囊腔,边界不清,无包膜;囊腔内可有弱、等、强不同程度的血栓回声。蔓状血管瘤瘤体表现为不规则、走行迂曲的无回声管腔样结构,无明确的边界。瘤体受压均可变小。

(2)彩色多普勒:海绵状血管瘤表现为在瘤体内无回声区中有不规则、红蓝相间、小片状的血流信号,颜色较暗,可无血流信号显示;探头加压后快速放松时,瘤体内血流信号可显示或者颜色较前变亮;瘤体受压时可变小,瘤体内的血流信号消失,而压力解除或挤压瘤体远心端的肢体时,瘤体恢复原来的大小。上述现象可以帮助确定海绵状血管瘤的存在。

蔓状血管瘤瘤体内有丰富的红蓝相间的彩色血流,颜色明亮,有细小动、静脉瘘部位的血流呈五彩镶嵌样。与海绵状血管瘤不同的是无须加压,瘤体内的彩色血流即可清楚显示。

(3)脉冲多普勒:海绵状血管瘤可以测到不规则、速度较低的静脉样频谱;瘤体近心端动脉血流阻力降低,可以呈现低阻力型动脉频谱。蔓状血管瘤可以测及瘤体内速度较快的动脉频谱,形态呈低阻力型;动、静脉瘘的部位可以测得高速的湍流样频谱;在距离瘤体较近的静脉内能测到随心动周期变化的、速度较快的静脉频谱；瘤体近心端动脉呈低阻力型频谱。

3.鉴别诊断

(1)四肢血管瘤与血管球瘤的鉴别：血管球瘤较小，表面可呈浅红色、紫色或稍暗，多发生在指、趾甲床及其附近。临床主要表现为阵发性剧烈疼痛，寒冷刺激时明显。超声表现为包膜完整的低回声肿物；彩色多普勒示瘤体内及周围血流丰富，呈花环状，与正常组织的血流形成鲜明对比；脉冲多普勒呈低速低阻表现，可与四肢血管瘤鉴别。

(2)四肢血管瘤与淋巴管瘤的鉴别：四肢淋巴管瘤与血管瘤超声图像难以鉴别，特别是两者极易混合生长。淋巴管瘤挤压后也可见红蓝彩色信号，可能为挤压后造成内部淋巴液流动或混有血管瘤成分所致。

4.临床意义

彩色多普勒超声可作为本病的初步检查手段和随访工具，典型者彩色多普勒超声可以进一步鉴别海绵状血管瘤和蔓状血管瘤，作出明确诊断，指导治疗。

(二)先天性动静脉瘘

1.病理与临床

先天性动、静脉瘘是由于胚胎原基在演变过程中，动、静脉之间形成异常交通所致。动、静脉瘘可以发生于人体任何部位，最常见于下肢，特别是踝部。在上肢的瘘管常起源于尺动脉的分支、手掌动脉和手指动脉。

先天性动、静脉瘘分为3型。①干状动、静脉瘘：在周围动、静脉主干之间存在横向交通，多数为一个瘘口，瘘口分流量较大。②瘤样动、静脉瘘：动、静脉主干的分支之间有众多细小交通，累及局部软组织和骨骼，瘘口细小，局部组织伴有瘤样血管扩张，分流量较小。③混合型：有干状和瘤样的多发动、静脉交通。

婴幼儿期常无症状，到学龄期或青春发育期逐渐出现临床症状。患肢增长、增粗，皮肤温度升高，出现静脉曲张、血管瘤等症状。在骨骺闭合前，先天性动、静脉瘘的存在能刺激骨骺生长，常伴有毛发增长、出汗增多现象。静脉压的增高，导致静脉曲张，并伴发色素沉着、溃疡，如瘘口远心端的周围组织灌注不良，可表现为缺血症状，如麻木、坏疽等。病变处可触及震颤和闻及血管杂音。病变广泛、瘘口较大及病程较长者，可出现心悸，甚至心力衰竭，但多数患者心功能正常。

2.超声表现

(1)灰阶超声：受累部位可见许多散在的管状和圆形无回声区，呈蜂窝样改变。

(2)彩色多普勒：无回声区内充满血流信号，并可见散在分布明亮的五彩镶嵌的血流信号。

(3)脉冲多普勒：病变部位动脉血流频谱为高速低阻型。仔细观察病变处可探及许多扩张的静脉，有的内部显示动脉样血流频谱。在病变近心端参与瘘血供的动脉常增宽，走行弯曲，甚至呈瘤样扩张，血流频谱为高速低阻型。

3.鉴别诊断

先天性动、静脉瘘与后天性动、静脉瘘鉴别：最重要的鉴别依据是病史，后天性动静脉瘘继发于外伤、医源性血管损伤、动脉粥样硬化、动脉瘤等病因，而先天性动、静脉瘘是在发育过程中形成的。后天性动、静脉瘘的瘘口可大可小；供血动脉与引流静脉之间有一无回声管道结构

（导管型）或裂孔（裂孔型），有时瘘道呈瘤样扩张。而先天性动、静脉瘘常发生于细小的动、静脉之间，瘘口众多、细小，不容易判断瘘口的具体部位。

4.临床意义

彩色多普勒超声可作为本病的初步检查手段和术后的随访工具。典型者彩色多普勒超声可以作出明确诊断。另外，彩色多普勒超声可以判断参与瘘口血供的动脉。不典型者，彩色多普勒超声难以确诊，应建议行其他影像学检查。动脉造影的动态观察可显示病变的部位和范围，对确定治疗方案有决定性意义。

（三）先天性静脉曲张性骨肥大综合征

1.病理与临床

先天性静脉曲张性骨肥大综合征目前病因尚未明确，根据临床和组织学研究认为与先天因素有关。其基本病变包括：①浅静脉曲张，常伴有深静脉异常，表现为深静脉缺如、静脉狭窄或扩张，并伴静脉瓣缺如。②皮肤毛细血管瘤或海绵状血管瘤。③骨骼和软组织过度生长。

2.超声表现

（1）灰阶超声：可在病变肢体外侧探及扩张、迂曲、网状的异常浅静脉。曲张静脉内可有血栓存在。如伴有海绵状血管瘤时可见静脉石（静脉血栓和钙化）回声。同侧深静脉可有变细或增粗的改变，也可能探查不到深静脉（缺如）。

（2）彩色多普勒：可直接显示浅、深静脉的分支、走行、管壁回声，管腔透声情况。如合并栓塞，可见管腔内实性回声，探头加压管径无变化或不全消失，并可观察浅静脉粗大紊乱呈瘤样扩张及团块变化以及交通静脉形成情况。结合 Valsalva 动作，可直接观察彩色血流信号反流。可探及深静脉缺如、部分缺如或不同程度的发育不全，如静脉狭窄、瓣膜畸形等。随探头抬起和加压可观察到血管瘤内静脉血流信号的改变情况。

（3）脉冲多普勒：可测量其反流时间，从而判断浅静脉瓣、深静脉瓣的功能状况。对海绵状血管瘤可直接测及动脉型及动、静脉瘘型血流信号。

3.鉴别诊断

由于肢体增粗、增长和浅静脉曲张，临床上易与伴有动、静脉瘘的先天性血管发育不全或肢体血管瘤相混淆。本综合征中动脉正常，无动、静脉瘘，据此可作出鉴别诊断。

4.临床意义

超声检查可发现深静脉的畸形、发育不良、缺如和静脉瓣的发育异常（缺如和反流），可发现浅静脉的扩张和分布范围的异常，也可与动、静脉瘘鉴别，对疾病的发现及明确诊断具有重要的应用价值。

（李普楠）

第四章 肺部疾病的超声诊断

第一节 肺部超声的基本原理及超声造影

一、肺部超声的基本原理

长期以来,肺都被认为是超声检查的禁区。这是由于肺是含气器官,气体介质会将超声波束完全反射,造成声屏障。但随着技术的进步和经验的积累,以往被认为属于伪差的肺部超声征象正逐渐为居于临床工作前沿的重症医学科医师所熟悉,肺部超声检查也逐渐成为评价肺部病变的重要方法。事实上,自 20 世纪 90 年代以来,在 Lichtenstein 博士创立的肺部超声基本原则和方法的基础上,肺部超声检查以其简便易行、安全可靠的重要特点在重症医学领域得到了广泛应用。

超声波在不同介质中的声速和声阻抗有着很大的差异。气体介质完全反射超声波束,而液性介质则有利于超声穿透。在肺组织里,气体和液体共存,气体上升,液体下沉。在肺部超声检查时,超声波束会在气体-肺组织界面发生反射或者折射。在正常肺组织中,超声波束会完全反射,产生伪像,限制了其对深部组织结构特征的进一步探查,但是当肺组织中的液体逐渐增加时,超声检查会出现不同类型的征象。

对于不同病变类型的肺组织,肺内气体所占比例虽然发生了改变,但其气液成分比例并不一致,在进行超声检查时会形成不同类型的征象。对于肺组织的临床常见病变类型,其气液比(肺组织内气体所占比例)可简单划分为:胸腔积液,约为 0;肺实变,约为 0.1;肺间质综合征,约为 0.95;慢性阻塞性肺疾病或哮喘失代偿,约为 0.98;正常肺组织,约为 0.99;气胸,约为 10。上述基于肺内不同病变组织气液比例不同所组成的连续征象谱,构成了肺部重症超声的基本理论基础。

与传统超声不同的是,肺部超声除了能显示正常的影像外,更多的征象是来自超声产生的伪像。当肺部组织的含气量明显减少,即肺部发生病变时,超声波束可以直接穿过肺部组织,从而显示肺部的真实病变;而当肺部组织含气量逐渐增加时,超声波束在气体-肺组织界面发生反射或折射,从而显示出 A 线/B 线等一系列的伪像,构成了肺部超声的基础。

(一)A 线形成的基本原理

肺部组织的胸膜由壁层胸膜和脏层胸膜两部分组成。在进行肺部超声的检查时,超声波经过皮下组织-壁胸膜交接面时,会形成一层高回声的胸膜线,同样,当超声波经过脏层胸膜-

肺组织交接面时,也会因为组织密度的差异,形成一条高回声的线。由于壁层胸膜与脏层胸膜之间在正常情况下紧密贴合,随着呼吸往复运动,在肺部超声下形成一条高回声的随着呼吸运动的胸膜线,这种随着呼吸的往复运动称为胸膜滑动征。

正常情况下,充满气体的肺组织阻止了超声波的进一步穿透,在胸膜-肺组织界面上形成强烈的反射,反射的超声波不断融合,使得在胸膜线以下形成了与胸膜线等间距的、平行的高回声伪影,这些明亮的伪影即为"A线"。A线被认为是胸膜线的声反射伪影,因此,胸膜线至A线,以及A线与A线之间的距离均应与胸膜线到探头之间的距离相等。

(二)B线产生的基本原理

关于B线征产生的机制,目前还存在争议。GinoSoldati等认为由于肺泡内空气与周围的液体或组织之间存在非常高的声阻抗差异,因此超声波可以到达肺泡表面,但不能进入肺泡。由于肺泡空气气泡的半径较小,声波在离开气泡表面后向所有方向反射。当存在相互紧密连接的气泡层时,超声波被气泡层阻隔,且在它们表面相互反射,最终形成与探头之间的镜面反射效应。与空气相反,肺间质具备良好的声波传导特性。在病理状态下,出现间质水肿或部分肺泡水肿时,肺泡间气泡间距增大。在特定的肺泡数量和间距条件下,这些气泡可以相互捕获大量的超声能量,同时伴随在气泡之间的能量渗漏以及返回探头产生B线伪影。当间质间隙容量性扩张或胸膜下的充气组织因空气丢失而收缩时,在肺超声显示为超声肺彗尾征。而Lichtenstein等通过CT检查证实B线和小叶间隔的增厚相对应,认为B线源于胸膜下小叶间隔增厚。胸膜下的小叶间隔正常厚度为0.10~0.15 mm,大部分小于超声分辨率(约1 mm),故正常情况下多为肺泡内气体强回声包绕而不能显示。当小叶间隔增厚时,与周围肺泡内气体的声阻抗差异增大,从而形成B线。

(三)肺实变与肺不张形成的原理

肺组织内的空气被液体替代,即形成肺实变或肺不张,当这些损伤区域到达胸壁或膈肌时,可以被超声波束穿透,从而显示出肺组织的内部结构,此时肺部超声获得的征象为真实的征象。

(四)胸腔积液

正常情况下,脏层胸膜与壁层胸膜之间紧密贴合,在肺部超声上难以区分。当患者胸腔出现积液时,脏层胸膜与壁层胸膜之间的间隙会被液体填充,从而形成低回声的征象。此时,壁层胸膜与液体、液体与脏层胸膜之间均会形成组织交接面,其与上、下肋骨形成的声影一起,组成了四边形征,四边形中的低回声即为胸腔积液。

尽管重症肺部超声对不同病变类型能够对应不同的超声征象,但这并没有解决肺部超声不能探测肺部深部的缺陷,即未累及胸膜的病变,如正常通气肺组织包绕的局灶性病变。但所幸重症医学临床医师所关注的肺部病变发展过程(如肺炎、肺水肿、肺实变等)大多会累及周边肺组织。另外,肺部超声征象在很多情况下是对不同区域肺组织气液比的评价,需要与临床信息结合在一起方可提供完整的诊疗依据。此外,与边界清楚的实质脏器超声,如心脏、肾脏超声等不同的是,肺部超声的基础往往是上述"蝙蝠征""B线"等间接反映肺组织病变情况的不同征象。对肺部超声初学者而言,这些征象在视觉上总显得不那么"直观"。但这些常见征象数量并不繁多,只要把握好肺部超声检查的基本要求,理解其所存在的客观局限性,肺部超声仍然是重症医学领域的一项容易学习和掌握的重要临床方法。

二、超声造影

(一)概述

肺癌是最常见的肿瘤之一,在世界范围内,其具有最高的发病率和死亡率。以往肺部疾病的主要诊断方法是 CT 和纤维支气管镜检查,而且对良恶性病变的鉴别诊断需要 CT 增强成像技术。肺部疾病由于受肋骨及肺内气体的干扰,常规超声检查显示欠佳,主要局限于胸腔积液、邻近胸壁的肺外周性病变、肺实变或合并胸腔积液、肺不张的肺部病变的诊断,临床价值十分有限。近年来不断发展的超声设备和技术,特别是已经使用多年的对比增强超声造影检查(CEUS)对胸膜和肺部病变诊断的准确率有较大的提高。因其有快捷、无创、可实时监测及可重复等优势逐渐被用于临床。目前用于诊断的超声造影剂的特点是微泡结构。其含有气泡的稳定性外壳,强烈地增加了超声背向散射,因此在血液中明显增强,从而用来评价脏器或病灶的血供情况。采用 CEUS 检查肺部疾病具有一些特征性的表现,可作为肺部疾病鉴别诊断的补充,也可以指导肺穿刺活检和肿瘤的超声介入治疗。

肺具有双重血供,即肺动脉和支气管动脉供血。肺动脉起源于右心室,参与血液中的气体交换。支气管动脉起源于胸主动脉,属于肺的营养血管,供应气管、支气管、肺组织和脏层胸膜等脏器和组织的营养。因此,肺部造影动脉期分为肺动脉期和支气管动脉期。大多数研究表明,原发性肺恶性病变的血管生成主要来自支气管动脉,而良性病变有明显的肺动脉供应特点。研究人员发现超声造影在不同肺疾病中的一些特征,确定了造影剂的到达时间和峰值时间等在鉴别诊断中的应用。

(二)肺部疾病超声造影

1.肺部超声造影的评价指标

确定肺部病变是肺动脉还是支气管动脉供血,取决于应用造影剂后始增时间的早晚和增强程度。不同的时间强化是实时检查可见的。C. Gorg 等认为组织增强肺动脉期通常从 2 秒开始到 6 秒,支气管动脉期供应通常从 7 秒开始到 20 秒后。而国内有部分学者认为,造影剂到达实变区的时间小于 10 秒提示病变为肺动脉供血,到达时间超过 10 秒则提示病变为支气管动脉供血,但对于有心脏和(或)肺部疾病的患者来说,肺动脉造影剂的到达时间可能会长于 10 秒。

注射造影剂后,参考以下几个指标。

(1)始增时间:指注射造影剂后靶器官开始出现造影剂的时间,即造影剂到达时间。

(2)达峰时间:造影剂达到最强浓度所需要的时间。

(3)增强持续时间:造影剂从出现增强到基本消失所需要的时间。

(4)增强模式:造影剂进入器官或者病灶时的动态方式,如向心性增强和分支状增强等。

(5)增强强度:造影剂进入感兴趣区域的回声强度,需与周围增强回声进行比较,有一定的主观性。

2.肺部疾病的超声造影表现

(1)肺部肿瘤良、恶性的鉴别:在肺部疾病中良性病变多数为快速增强,始增时间小于 6

秒,增强模式为高灌注均匀性增强,快消退。恶性病变为低灌注非均匀性增强,慢消退。恶性病变增强不均匀,部分病变存在造影剂充盈缺损区,考虑与肺部恶性肿瘤内生长了大量新生血管,新生血管生成不规律(表现为扩张、迂曲和紊乱),以及血管阻塞、动静脉吻合、组织供血不足和坏死液化等有关。肺部恶性病灶的超声造影微血管灌注模式多表现为血管状、棉花状及枯枝状。良性病灶多表现为树枝状、点片状及环状。国内学者通过研究,发现肺部炎性病灶与肺不张表现多为"肺动脉期灌注",并可见"树枝状"增强,而肿瘤病灶多表现为"支气管动脉期"灌注,呈周边向中央的不均匀灌注。有学者研究发现,86%的外周型肺癌始增时间在 6～16秒,平均达峰时间为 20 秒,表明恶性肿瘤在"肺动脉期"无灌注或者少灌注时而表现为无增强,但在"支气管动脉期"稀疏灌注或者明显灌注时呈低增强或高增强。这种表现是超声造影诊断肺癌的重要依据。另有 11%的外周型肺癌造影表现为肺动脉期开始增强,支气管动脉期增强更为明显,提示少数病灶可能存在双重血供。国内外学者报道,肺癌的超声造影始增时间位于支气管动脉期,晚于正常肺组织始增时间。有学者报道了关于原发性肺癌及转移性肺癌的鉴别。原发性肺癌的始增时间为 10 秒,条索状增强多见,达峰时间快,时间强度曲线陡直,呈快升慢降型。转移性肺癌的始增时间及达峰时间均迟于原发性肺癌,增强强度低于原发性肺癌,以点状增强为主,时间强度曲线呈慢升慢降型。

(2)肺炎、肺不张和肺梗死的鉴别:肺炎多表现为片状,边界欠清;肺不张表现为尖端指向肺门的楔形,边界清;肺梗死无明显的血流信号。肺梗死是肺动脉分支部分或全部堵塞,梗死区域肺动脉血流减少,超声造影表现为无增强或者延迟稀疏低增强。肺炎主要为肺动脉供血,造影表现为肺动脉快速均匀高增强,可以鉴别。

肺不张根据病因分为压迫性与阻塞性。压迫性肺不张的发生是由外部压迫所致(如大量胸腔积液);阻塞性肺不张的原因大多是由支气管(如肺癌)或支气管外的改变(如肿大的淋巴结)压迫。超声造影表现为早期增强,始增时间短于 10 秒,持续时间较长。超声造影的优势在于检出不张肺组织中隐蔽的肿瘤。由于肿瘤多由支气管动脉供血,与以肺动脉供血为主的压迫性肺不张始增时间和增强强度不同。压迫性肺不张大部分由肺动脉供血,始增时间早于支气管动脉供血的阻塞性肺不张,肿瘤增强表现在形态上及均匀性多样,取决于肿瘤的生长方式及有无坏死等影像学检查。但是对于这两种肺不张的鉴别,C. Gorg 等研究显示,两者的始增时间和增强强度略有差异,但鉴别诊断价值不大。他发现肺恶性病变较良性病变的始增时间相对较长。因此,后期增强被确定为一个诊断恶性肺部病变的标准。J. Bai 等研究显示,恶性肺病变的到达时间超过 10 秒,而肺炎小于 10 秒。然而,该项研究没有进行统计学分析。在肺组织或病变中,造影剂到达时间可以受到多种因素的影响,包括心脏功能、造影剂的注射速度和其他个体因素。因此,它很难严格确定早期和晚期增强的分界时间。

(3)肺及肺外周病变:常见的肺外周病变为胸膜病变。超声造影弥补了常规超声的不足。由于组织血供不同,微泡显影能准确地界定胸膜与肺组织或者胸膜与透声差的胸腔积液之间的界线,从而准确地测量胸膜厚度。同时,通过造影成像还可判断有无胸膜占位性病变。

(4)超声造影在肺部介入超声中的指导作用:常规超声往往不能准确地区分病灶内的存活区域与坏死区域,导致取材失败。超声造影能显示血供情况,不受心跳及呼吸的影响,准确区分病灶内的不同区域,具有明显的优势。有报道称,选择有血供的区域取材易取得满意的标本。有学者对 59 例肺周围肿瘤患者随机分组,研究结果也显示超声造影引导下穿刺活检取材的成功率能达到 100%,诊断准确率达 96.9%,与常规超声引导相比差异有统计学意义。某研究显示常规超声引导下肺部组织周围病变穿刺活检的成功率达 85.7%。然而,当肿块较大时,肿瘤坏死的比例明显增加,取材的满意率明显下降。原因在于常规超声不能区分病灶内存活区域与坏死区域,导致取材失败,而超声造影对于病灶不同区域的显示优于常规超声,重要优势在于血供显示。例如,某一患者被 CT 诊断为周围型肺占位,超声造影显示早期均匀增强,诊断为肺实变。经治疗后病变吸收,证实为炎性病变,避免了穿刺活检。某医院对 8 例肺部病灶在活检前做了造影,随访病理结果后回放造影过程,发现取材满意者多为:①良性病变取材区有造影剂增强的部位。②恶性病变取材区有造影剂呈慢进慢退或者低增强的部位。

(三)临床意义

超声造影技术安全,不良反应少。除了对大部分肺良性、恶性肿瘤进行鉴别诊断有定意义外,通过造影剂增强区域发现它可以区别实质性与囊性病灶,既能显示病灶的解剖结构,动态评价病灶的血管灌注,又能显示病灶内及周边血管的生成情况;可发现隐藏在肺不张中的肿瘤,对引导穿刺、提高病理学诊断阳性率有较大的帮助。CEUS 可弥补一维超声及多普勒检查中存在的不足,可对那些对碘过敏而不适合做 CT 增强检查的患者进行术前诊断,而且无放射性,可以短时间多次检查。由于超声波对气体全反射的特性,其对肺深部病灶或被肺气体遮盖的肿块都难以显示,超声造影对中心型肺部病变的显示及确诊帮助不大。

(张中华)

第二节　气胸

一、概述

空气进入胸膜腔内引起胸腔积气,肺出现不同程度的压缩,称为气胸。气胸可因胸膜、气管、支气管和食管等脏器或组织的破裂所致。根据发病情况的不同,气胸可分为闭合性气胸、开放性气胸和张力性气胸。张力性气胸既可影响呼吸功能,又可造成循环功能障碍,是一种严重的气胸类型。闭合性气胸和开放性气胸在成人中多与外伤有关。闭合性气胸在成人中还可能与肺大疱、哮喘、严重的慢性梗阻性肺疾病(COPD)有关。在急重症患者中,医源性气胸并非罕见。据统计,在重症监护病房(ICU),约有 6% 的病例发生气胸。造成医源性气胸的原因包括心肺复苏不当、呼吸机使用不当、气管插管及介入穿刺不当等。机械通气所导致的气胸尤其应引起重视,有些甚至是造成呼吸机不能撤离的原因。值得一提的是,肺气漏是新生儿肺部疾病的常见并发症。其在肺透明膜病患儿中的发生率为 27%,在胎粪吸入综合征患儿中的发生率为 41%,在湿肺患儿中约为 10%。因此,无论在新生儿还是急重症患者中,气胸都是极其常见的。

根据气胸的量及病因不同,临床上采取不同的治疗措施。少量的闭合性气胸症状较为轻微,无须特别处理。但如遇到张力性气胸、大量气胸及进行性血气胸时,可出现气急、呼吸困难和发绀,甚至引起循环障碍而危及生命。此时需要紧急处理,在尽可能短的时间内排出胸腔内的积气,使压缩的肺尽早复张,促进脏器功能的恢复。

临床上除了根据病史及临床症状和体征外,目前主要依赖于 X 线和 CT 检查作出诊断。在普通胸片上典型的气胸主要表现为患侧肺野外带和中外带弧形的透光度增高影,肺纹理消失,气液胸患者则出现气液平面。由于重症呼吸道疾病患者往往采用仰卧前后位的摄片方式,加上患者原有肺部疾病图像的掩盖,常致气胸漏诊。有研究表明,高达 30% 的急重症病例在初始 X 线胸片中为阴性,在此后施治中这些病例进展为张力性气胸。因此,对急重症患者更要关注气胸。CT 对气胸最为敏感,能检出少量气胸及不典型气胸,包括隐匿型气胸和包裹性气胸等。但对不宜搬运的急重症患者来说,CT 检查可望而不可及。同时,气胸常常是多发伤患者的合并症,如果处理不及时会造成严重后果,而且多发伤患者可能存在颅脑外伤、颈椎骨折、血流动力学不稳定、呼吸衰竭和肢体骨折外固定等多种情况,给搬动患者做 CT 检查带来不便。超声则能在床旁进行快速检查,减少了搬动患者所带来的不便及风险,为临床诊治赢得了宝贵的抢救时间。近年来采用超声早期诊断气胸的报道日渐增多,其价值已为学者和临床医生所认同,对平卧位的重症患者,超声检查的优势更明显。

一般选择 3~5 MHz 的小凸阵探头或 7~12 MHz 的线阵探头,对上 BLUE 点、下 BLUE 点和 PLAPS 点进行全面扫查,每个区域的观察时间不少于 1 分钟。检查时通常取仰卧位,重点扫查下 BLUE 点。尤其前肋膈角是在胸腔的最高部位,常有少量气体在此处聚集,因此,需要对此部位进行详细探查。同理,若患者取半卧位,经肺部扫查的重点放在上 BLUE 点。发生中大量气胸时,通常在平卧位状态下难以在前侧胸部检出肺点,可行侧卧位,重点扫查PLAPS 点。可通过一维超声及 M 型超声上的一系列征象来诊断是否存在气胸。

二、气胸的诊断

确定是否存在气胸,依赖于对空气伪影的正确解释。通过对仰卧位患者前侧胸壁以及四个主要征象的检查,可以完成绝大部分气胸的诊断。这四个主要征象包括肺滑动征消失、B 线征消失、A 线征和肺点。

(一)肺滑动征消失

肺滑动征代表呼吸过程中肺与胸壁的相对运动,是一种在胸膜线处可见的、与呼吸同步的闪烁移动声影,它是一种动态的影像特征。肺滑动征检查可以非常快速地完成。正常呼吸时,肺和胸壁的相对运动是正常存在的,任何年龄,从新生儿到老年人,只要有生命存在的正常肺就应该存在肺滑动征。肺大疱患者也可以看到肺滑动征,即使是巨大的肺大疱也不会出现肺滑动征的消失。由于空气会阻止声波对后方肺运动的检测,所以,只要两层胸膜之间存在空气,就可以导致肺滑动征消失。这就意味着只要发现肺滑动征即可除外气胸。Lichtenstein 等对 43 例患者进行观察,发现存在肺滑动征的患者气胸诊断的阴性预计值为 100%。存在肺滑动征即可以除外气胸,但是反过来肺滑动征消失对诊断气胸的特异性较差。有一些疾患会使肺滑动征减弱,如肺不张、重度哮喘、COPD 等。还有一些情况让我们不能很好地观察肺滑动征,由于皮下气肿、较大的肺挫伤或肺大疱,都可能导致肺滑动征消失,在创伤患者诊断过程中应注意鉴别。有文献报道,肺顺应性下降或丧失有可能导致约 21% 重症患者肺滑动征受损。这些患者肺部多可发现 B 线征。对于普通人群而言,肺滑动征阴性诊断气胸的特异性也只有 91.1%,在重症人群,尤其是 ARDS 人群中则下降到 60%～78%。在急性呼吸衰竭的患者中,肺滑动征消失诊断气胸的阳性预计值仅有 27%。肺不张、单肺通气、ARDS、肺炎、胸膜粘连、肺纤维化、心脏骤停、高频通气、不适宜的超声滤波器设置以及不适宜的超声探头都可能造成肺滑动征消失。因此,肺滑动征消失并不能进行气胸的诊断。

下列情况会出现肺滑动征消失或者很难扫查到肺滑动征。

(1)脏壁层间没有空气进入但是不运动,如有胸膜炎病史、胸膜粘连、大片肺炎或者 ARDS、大片肺不张、严重的哮喘发作、心搏呼吸骤停、气管插管插入食管、单肺插管、高频通气等。

(2)不存在脏胸膜或观察受限的情况,如气胸、全肺切除术后。

(3)技术不足:操作者的手不稳定,如横向扫描的时候通过肋,在 M 超声模式下找不到沙滩征。

(4)探头选择不当:用低频 2.5 MHz 的相阵探头或者是心脏探头通常不能用来观察肺滑动征。

(5)滤波器的设计不当:滤波器会产生平滑的图像,减少伪影。它会创造出更漂亮的图像,但是在肺部超声中,我们需要的是真实不加修饰的影像。

气胸是一种非重力依赖的疾患,如果在仰卧位,气胸内游离气体会聚集在非依赖区,如前胸壁。气胸应该在前壁或者上壁去寻找,探头向下扫描。仰卧位至少要扫描到前胸壁,所有威胁生命的气胸都会包括这一区域。

(二)B 线征消失

B 线征又称彗尾征,是一类边界清晰、与肺滑动同步移动的垂直伪影。B 线存在会消除胸膜线下出现的平行的 A 线。B 线源于脏胸膜下的间质增厚,并且只要在壁胸膜和脏胸膜间存在空气,就会导致 B 线消失。有数据表明,胸膜本身是不会产生任何伪影的。分析肺部超声提示有 B 线的患者,CT 证实 100% 都不存在气胸。因此,只要出现 B 线即可除外气胸,当肺滑动征消失时,这是一种很有价值的超声征象。

肺的 B 线、A 线、滑动征需要结合起来看,这样就能够在诊断上获益,如 ARDS 的患者 B 线消失、出现 A 线的时候,要高度怀疑是否存在气胸。肺滑动征或 B 线存在就可以排除气胸。

(三)A 线征

A 线常见于胸膜线以下,与胸膜线平行。它们源于胸膜表面与探头之间的声波反射,因此,A 线之间的间距与胸膜线到皮肤表面的距离相等。如果肺滑动征存在,A 线代表正常肺通气状态。因为 A 线征也可以来源于生理状态的肺表面,所以它对应气胸的诊断特异性为 60%。联合肺滑动征消失和 A 线征对 41 例患者进行分析,对气胸的诊断敏感性为 100%。

对于 A 线这个伪影的分析很重要,尤其滑动征消失的时候。发生气胸后首先出现的是肺滑动征消失,也就是肺脏这个重要脏器异常的停止运动,所以这个征象是最吸引观察者的。因为肺部超声检查的时候,影像背景很嘈杂,肺滑动征是动态的,所以操作者需要安静平稳地将探头放在患者胸前,使用 M 超模式,非常敏感。在一维超声上观察不清楚的时候,M 超模式可以观察到,这样背景就不那么嘈杂,可以完全观察肺部的相对运动。M超模式可以用一张图片来简单地证实肺滑动征是否存在。因为胸膜线下组织有没有相对运动形成,可以直接看到。产生海岸征就表明胸壁与肺存在相对运动;相反,如果是平流层征就表明没有相对运动。M超模式可以用于诊断气胸。海岸征等同于B超模式下的肺滑动征,而平流层征则等同于肺滑动征消失和存在气胸时的B超伪影。M超模式下出现在颗粒层上方的直线样无运动层代表静止的胸壁,即波浪,而颗粒层则代表海岸的沙滩,两者结合形成海岸征。此征象提示存在肺的呼吸运动时脏壁胸膜在相互运动。由于胸膜腔内存在的空气阻止了声波对后方肺运动的检测,气胸时海岸征消失。

(四)肺点

肺点是一种全或无征象。其生理基础在于检查区域下方塌陷的肺组织在吸气期容积轻度增加,并可延伸至胸壁,形成肺组织与胸壁的周期性接触。可以想象下无论是自主呼吸还是机械通气的情况下,吸气时肺充气,呼气时塌陷。发生气胸时,塌陷的肺和胸壁接触点在吸气和呼气的时候会有改变,该位置就是肺内肺泡中的气体和气胸内的气体的交界点,会产生一个特征性的影像——肺点。在吸气期表现为肺滑动征或B线征,而呼气期则表现为肺滑动征消失加A线征。实际工作中首先应在前胸壁发现肺滑动征消失加A线征,怀疑气胸存在时,将探头向外侧慢慢移动,注意观察屏幕直到发现肺点。这时一定要保持探头静止不动,肺点的图像是突然在某个具体的位置出现的,伴随着呼吸周期性出现,一侧存在胸膜滑动征,一侧消失。而肺点的位置也可以告诉我们气胸范围的大小。有研究对47例胸片漏诊的气胸患者进行检查,肺点征的特异性为100%。对于完全性肺压缩的患者,其总体敏感性为66%,而对于胸片漏诊的气胸,敏感性则升高至79%。

肺点征检测的阳性率与操作者的经验和技能相关。发现肺点还可以证明肺滑动征消失并非由于技术问题引起。还有一些情况需要操作者注意,这些经常是初学者进行肺部超声的陷阱。正常呼吸时也会存在吸气末和呼气末的暂停,暂停时也会出现静止不动的肺。在一维超声上显示就是肺停止不动了,没有胸膜滑动征。在M超模式下沙滩征消失、平流层征出现。实际上这种呼吸暂停和正常呼吸的更替是个普遍存在的过程,在全肺都能够观察到,而肺点是个突然出现的影像,只有在个别的位置上可以看到。在前壁没有胸膜滑动征、没有B线的患者发现肺点的时候应该考虑气胸存在;而呼吸暂停的相互交替在侧胸壁、后胸壁都能发现。所以如果临床上遇到这样的疑虑,要把探头慢慢移向后侧,观察是否真正出现肺点。大多数呼吸困难要求有经验的医师来诊断是否存在肺滑动征,因为肺滑动征需要和肌肉的滑动相区别,尤其是在用力呼吸的时候,呼吸肌努力运动形成滑动。有些气胸的情况下,因为呼吸困难,肌肉的收缩带动着肌肉下组织的运动,产生一种混淆的图像,让操作者误以为存在胸膜滑动征。在这种情况下一定要结合一维和M超模型超声来检查,如胸膜线的位置,如果沙滩征是起自胸膜线上,才是真正的海岸征,如果是起自肌肉线上,那就不是真正的海岸征,需要继续观察胸膜线的情况。

(五)分隔型和复杂的气胸

这是一种发生率很低的情况,没有运动的A线与没有运动的B线或者A线相互交替出现。这种诊断很复杂,显然不会产生一个规律的肺点。但是肺点又是诊断气胸的一个关键点,所以这种情况的诊断需要进行 CT 检查。胸片检查也会出现相互干扰的情况不能明确诊断。当然如果每天检查肺部超声，突然出现的改变就较易解释。如在 ARDS 患者前胸壁惯有的 B 线消失，出现没有胸膜滑动征的 A 线，就高度怀疑气胸存在。

综上所述，气胸的诊断重点为：①四个主要征象：肺滑动征消失、B 线征消失、A 线征和肺点出现。②非分隔的气胸患者仰卧位，气体集中于前壁，几秒钟之内可以完成肺部检查。第一步是仔细观察蝙蝠征，看伪影是否起源于胸膜线上，需要和皮下气肿、肌肉线移动等征象鉴别。如果出现肺的胸膜滑动征就可以排除气胸；出现 B 线，也可以排除气胸。胸膜滑动征消失不能诊断气胸，因为肺不张，急性胸膜粘连等多种情况下都可以减弱肺扩张，引起胸膜滑动征的消失和减弱。肺点是气胸的特异性诊断影像，肺点的位置和气胸的多少相关。

三、超声在气胸中的应用

（一）肺部超声诊断气胸的效能优于胸部 X 线平片检查

超声在诊断气胸方面独具优势，实时便捷，敏感性和特异性较高。国外文献报道，超声和 X 线诊断气胸的敏感性分别为 88％和 52％，特异性分别为 99％和 100％。超声检查优于胸部 X 线平片检查。超声可重复多次检查，无辐射，尤其适合对小儿和孕妇气胸的诊断。

很多危重气胸患者不宜搬动，超声可在床旁对急诊、外伤和重症监护患者进行快速评估。在 J.Balesa 等学者的相关研究中，超声检查所用的平均时间不到 2 分钟，敏感性、特异性和准确性分别为 89％、88.5％和 88.9％。超声检查为临床医生提供了快速、准确的信息，为挽救患者的生命争取了宝贵的时间。尤其是对机械通气的重症患者，明智的做法是利用超声来确定诊断并指导治疗。此外，肺部超声检查可作为胸腔穿刺术和插管术等介入治疗的术后常规检查手段，可排除气胸和胸腔出血。

（二）肺部超声检查可用于指导和评价气胸的治疗

肺部超声检查不仅通过肺点出现的位置来判定气胸的程度，还可以依据肺点的位置来设计胸腔引流管的放置。相关研究显示，肺部 X 线胸片阴性的患者中有 1/3 需要胸腔插管排气。肺点的位置与胸腔插管排气相关。当肺点位于前面时，8％的病例有插管指征，而当肺点在外侧时，插管的比例为 90％。肺点越靠外侧，则插管的比例越高。胸腔引流时要在离肺点较远的位置插管，以获得更好的排气效果。研究表明，若肺点的位置改变，越靠近前胸，则插管排气越有效。此时可用 M 型超声评价，若"海岸沙滩征"替代"平流层征"，则表明插管排气有效。

（三）肺部超声检查可用于排除其他胸部的积气和血气胸

纵隔气肿、心包腔内积气和皮下气肿是新生儿的常见并发症，超声检查可以及时地诊断。新生儿纵隔气肿多与窒息和肺炎相关。气肿量较少时，无须特殊处理即可自行吸收；大量气肿时，气体可经纵隔筋膜达颈部和胸壁，从而出现皮下气肿，甚至出现于胸腔，形成气胸。此时患者的病情往往危重，不宜搬动，无法实施 CT 检查。而超声可在床旁进行，有助于临床医生快速制订诊疗计划，如紧急抽气、闭式引流及其他相关抢救流程。

出现血气胸的外伤患者常采取被动体位，在平卧位的状态下胸部平片通常只能检查出

50 mL以上的胸腔积液,对于少量气胸则更易漏诊,CT的检出率高,但费用昂贵,且占用较长的检查时间。超声实时便捷,可检出20 mL左右的胸腔积液及胸腔内少量气体,对病情的判断精准、快速,从而为临床采取急救措施争取了一定的时间。

(四)适度使用M型超声评价气胸

M型超声的过度使用会使气胸的诊断变得复杂化。M型超声一般应用于以下几种情况:①记录肺滑动,用于病例资料的存储。②用于某些肺滑动不典型情况的记录,如红树林变异,呼吸困难患者出现的间断性肺滑动。③用于寻找肺点和评价气胸引流的效果。

(张中华)

第三节　肺肿瘤

一、病理与临床

肺肿瘤以原发性支气管肺癌(简称肺癌)最为常见,其他肺部肿瘤尚包括肺部转移瘤及少见的良性肿瘤,如错构瘤等。

支气管肺癌绝大多数起源于各级支气管黏膜上皮或腺体。根据世界卫生组织(WHO)的组织学分类可分为鳞状上皮癌(简称鳞癌)、腺癌(包括细支气管肺泡癌,简称肺泡癌)、小细胞癌和大细胞癌。按肺癌发生的解剖部位可分为中央型肺癌和周围型肺癌。支气管肺癌多数在40岁以上发病,发病与吸烟和环境污染密切相关,发病年龄高峰为60~79岁,我国肺癌男女发病比例约为2:1。5%~10%的患者发现肺癌时无自觉症状或体征,在查体中偶然被发现。肺癌的临床表现与病变发生的部位、类型、大小、有无转移和并发症相关,主要表现为刺激性呛咳、痰中带血或咯血、喘鸣、气急、发热等症状;肿瘤局部扩展可引起胸痛、呼吸困难、吞咽困难、声音嘶哑、上腔静脉阻塞综合征、Horner综合征等表现;肿瘤远处转移可引起转移部位的异常表现;肿瘤尚可以作用于其他系统引起肺外表现,称为类癌综合征,如异位内分泌综合征、肥大性肺性骨关节病等。

身体其他部位的恶性肿瘤可以通过血行转移、淋巴扩散或邻近器官直接蔓延等多种途径转移至肺。成人常见可转移至肺的肿瘤包括乳腺癌、前列腺癌、结肠癌、甲状腺癌、胃癌、肾癌、子宫颈癌、睾丸癌、骨肉瘤、黑色素瘤等;儿童常见的可转移至肺的肿瘤包括肾母细胞瘤、肾胚胎癌、骨肉瘤、Ewing肉瘤等。肺转移瘤可以引起持续咳嗽等呼吸道症状,也可无明显自觉症状。

肺错构瘤是肺部良性肿瘤的一种,一般为实性致密的球形或卵圆形,也可以是分叶状或结节状,大多数直径在3 cm以下,主要组织成分包括软骨、脂肪、平滑肌、腺体、上皮细胞,有时还有骨组织或钙化,常见钙化类型为爆米花样。肺错构瘤生长缓慢,极少恶变。发病年龄多数在40岁以上,男性多于女性,绝大多数错构瘤(80%以上)生长在肺的周边部分,临床上大多没有症状和阳性体征。只有当错构瘤生长到一定程度,刺激了支气管或压迫支气管造成支气管狭窄或阻塞时,才出现咳嗽、胸痛、发热、气短、血痰甚至咯血等临床症状。

二、声像图表现

邻近胸膜表面的周围型肺癌多表现为类圆形的低回声肿物,病变内无支气管充气征,瘤体后方常伴有后方回声增强。当肿瘤体积较大时可呈中等回声或混合回声,其中的强回声可能是由内部出血、坏死所致,癌性空洞则表现为外壁不规则的无回声区。邻近肺门的中央型肺癌合并周围肺组织实变时,肿瘤位于三角形不张的肺组织顶端,表现为被实变肺组织包绕的低回声肿块。

在肿物良恶性的鉴别方面,可从以下几个方面进行。

(一)肺表面轮廓

肺表面轮廓在胸腔积液的衬托下可清晰显示。恶性病变的肺表面由于被癌组织侵犯可表现为凹凸不平的不规则形,但炎性浸润时不会引起肺表面轮廓的不光滑。

(二)肿物与周围含气肺组织间的边界

与炎性病变不同,恶性肿瘤内部无通气,因此与周围含气的肺组织之间分界通常非常清晰。有时可见指状或流苏状突起突入邻近正常肺组织内,这是浸润性生长的征象。

(三)是否侵犯周围结构(胸膜、膈肌、心包等)

胸膜正常结构消失且肿瘤失去随呼吸运动的肺滑动征,高度提示肿瘤侵犯的范围已达到胸膜和邻近结构,是恶性肿瘤侵袭性生长的结果。胸膜受到恶性肿瘤侵犯后通常会导致局部疼痛,因此对疼痛区进行有目的的扫查有助于早期诊断。虽然炎症性疾病也常伴有胸膜受累,但是炎性浸润的组织内基本解剖结构依然存在,结合患者的临床症状和细菌学检查,不难作出诊断。

以肝脏做声窗,通常可完整地观察到右侧膈肌,而左侧膈肌需要以胸腔积液或左肺肿瘤做声窗才能观察到。此外,对肿瘤和心包关系的判断对于制订治疗方案也十分重要。

(四)是否破坏正常组织结构

恶性肿瘤对正常支气管分支和血管具有破坏作用,且常伴有肿瘤自身新生血管的形成,在彩色多普勒上表现为走行扭曲、内径粗细不均的血管,多位于肿瘤周边区域。

(五)超声造影

肺与肝脏相似,具有双重血供,即肺动脉和支气管动脉供血。基于肺部血供特点,超声造影动脉期可分为肺动脉期和支气管动脉期。由于不同病变在不同时相表现有差异,肺癌以支气管动脉为主要血供来源,炎性病灶则以肺动脉血供为主,这是利用超声造影的增强时相和强度来鉴别肺脏结节良恶性的基础。此外,相比于常规超声,超声造影对血流的敏感性更高,能更好地反映病灶的微灌注特点,更准确地判断病灶的血供情况,如血供的多少、部位、是否存在坏死区等,还可判断病变的血供来源,引导穿刺活检。

一般造影剂到达实变区的时间少于 10 秒时提示病变区为肺动脉供血,到达时间超过 10 秒则提示病变为支气管动脉供血。对于存在心肺基础疾病的患者,肺动脉造影剂到达时间可能会长于 10 秒。因此,有研究提出利用病变区增强时间与周围肺组织增强时间差进行判断,如果病变区造影剂增强时间晚于正常肺组织,两者时间相差大于 2.5 秒,则认为病变为支气管动脉供血,如果两者时间差小于 2.5 秒则为肺动脉供血。这种评估方式不受患者心肺功能影响,更有参考价值。多数研究结果表明,肺癌的增强时相大多开始于支气管动脉期,增强强度低于不张的肺组织。另有少部分周围型肺癌的超声造影表现为肺动脉期开始增强,支气管动脉期增强更为明显,提示少数病灶可能存在双重血供。

三、诊断与鉴别诊断

超声是肺肿瘤影像学评价中的重要补充手段,但有时难以与炎症、结核、梗死灶等其他肺实变病变相鉴别。超声引导下穿刺活检对于周围型肺肿瘤组织病理的获得明显优于支气管镜检查,与 X 线、CT 辅助的经皮穿刺活检相比,更加简单、快速,且无辐射,已逐渐在临床中得到广泛应用。

（张中华）

第五章 肝脏疾病的超声诊断

第一节 肝脏解剖和超声检查技术

一、解剖概要

肝脏是人体最大的腺体,是实质性脏器,占据右季肋部的全部。其右侧钝厚,左侧扁窄,形成前、后、左、右四个缘和膈面、脏面两个面。肝的上面隆起与膈肌相贴,为膈面,借肝镰状韧带分为大的肝右叶和小的肝左叶。肝的下面为脏面,借"H"形沟分为四叶,横沟以前为方叶,横沟以后为尾叶,左纵沟左侧为左叶,右纵沟右侧为右叶。横沟即为肝门(第一肝门),有门静脉、肝动脉、胆管、神经和淋巴管出入。右纵沟由胆囊窝与下腔静脉组成,左纵沟由肝圆韧带及静脉韧带形成,肝的脏面和后缘与胃、十二指肠、结肠肝曲、右肾相毗邻处形成多个凹陷(图 5-1~图 5-4)。

肝内以门静脉、肝动脉和肝管三者并行,它们是划分肝叶和肝段的基础。门静脉主干在肝门处分为左、右两干,左干自门静脉主干分出沿横沟走向左侧,分为横部、角部、矢状部和囊部。右干分为前支和后支,称为右侧前叶静脉和右后叶静脉(图 5-5)。

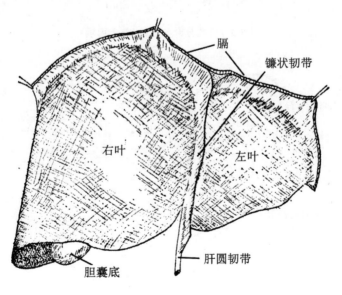

图 5-1 肝的外形(前上面观)

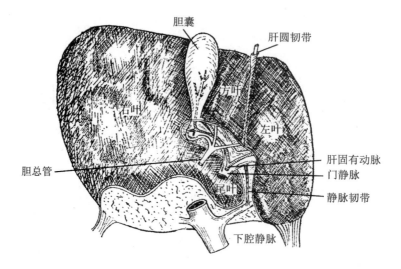

图 5-2　肝的外形（下面观）

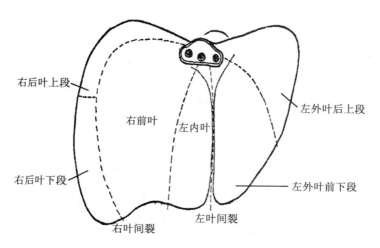

图 5-3　肝的分叶和分段（前上面观）

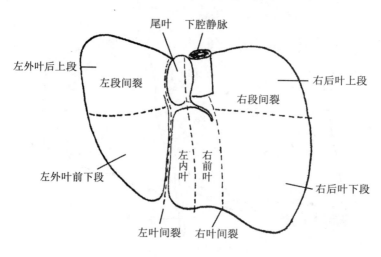

图 5-4　肝的分叶和分段（下面观）

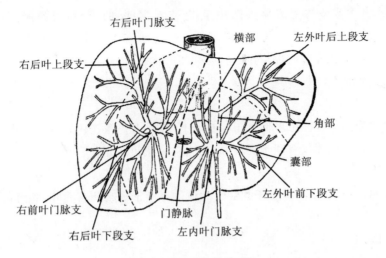

图 5-5　肝内门静脉的分支

肝静脉有左、中、右三支,在肝的后上缘处直接注入下腔静脉(称为第二肝门)。左肝静脉起于左外叶前下缘,向后上走行于左叶段间裂内,开口于下腔静脉左壁,有时与中肝静脉合为一干,注入下腔静脉。中肝静脉行走于中叶间裂内。右肝静脉起于右后叶外侧缘,沿右叶间裂走行,开口于下腔静脉的前壁或后壁(图 5-6)。

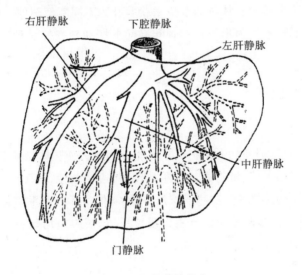

图 5-6　肝静脉的分支

二、超声检查技术

(一)患者准备

肝常规超声检查需要空腹。对疑有病毒性肝炎者,检查前应嘱其检查肝功能;对于病毒性肝炎受检者应采取一定的消毒隔离措施,包括探头的消毒等,以防交叉感染。

(二)仪器与调节

选用高分辨率的实时超声诊断仪。探头多选用凸阵或线阵型。成人检查探头频率多在

3.5～5.0 MHz,儿童或瘦体型成年人选用 5.0～8.0 MHz 的探头,对超肥胖的患者可选用 2.5 MHz 的探头。检查前应调节仪器各功能处于最佳状态。时间增益补偿(TGC)、聚焦和系统增益应调节至肝脏实质前后部均显示较为均匀的状态。

(三)检查体位

1.仰卧位

肝检查最常用的体位。患者仰卧于检查床上,双手上提置于枕后以增大肋间隙的宽度,有利于超声束进入肝。此体位有利于观察肝左叶、右前叶和部分右后叶。

2.左侧卧位

患者稍向左侧卧,右手上提置于枕后。此体位有利于观察肝右后叶、肝门尤其是右后叶膈顶处。

3.右侧卧位

与左侧卧位方向相反,较少运用。对左叶肥大或左叶外生性肿瘤观察比较有帮助。

4.坐位或半坐位

对肝位置较高者或寻找肝左、右叶膈顶部的小病灶时采用。

(四)扫查技术

肝扫查时,探头检查范围在右肋间、肋缘下剑突部及剑突下等部位,包括纵、横及斜切面的扫查。检查中应结合患者呼吸和体位的改变来获取肝的不同断面图像。同时需要注意持探头加压、连续线形滑行扫查、连续弧形滑行扫查和扇面形摆动扫查等多种手法的应用,以尽可能减少盲区或疏漏。

三、正常超声表现

(一)轮廓和形态

肝形态因体型而异,这一差异尤其在肝左外侧叶明显。瘦长体型的肝上下径大于前后径,肥胖者上下径小于前后径,且位置较高。肝左叶较薄,边缘较锐,剑下纵切面所示的左叶下缘角通常<45°;右叶较厚,边缘较钝,右叶下缘角一般<60°。肝脏面平坦但呈浅凹状;膈面呈圆弧状,但贴靠前方的前膈面多较平坦。肝表面规整平滑,被膜呈均匀一致的线样高回声,随呼吸而与腹膜呈相对滑动。

(二)肝回声类型

1.肝实质

正常肝实质回声较密、均匀、细小,其回声强度多高于肾皮质回声,低于胰腺或与胰腺回声相似。

2.管道

正常声像图上,可以显示肝静脉及其主要属支、门静脉及其分支和左右肝管及其二级分支。肝固有动脉入肝后需要用高质量的彩色多普勒超声识别。各管道在长轴图像上为条状结构,管腔无回声;而短轴断面上呈中央无回声的环状结构。门静脉由于管壁较厚,周围结缔组织包绕,回声较高,容易辨认。肝静脉的管壁薄,回声相对低而不明显。正常门静脉主干内径为 8～12 mm。

3.韧带

正常情况下肝圆韧带和静脉韧带容易识别。肝圆韧带在长轴上显示为条带状高强回声，从矢状部末端延伸到肝下缘处，在腹水时可追踪到脐部；横断面上呈一圆状高回声，后方可伴浅淡声影。静脉韧带回声强度比肝圆韧带略低，位于门静脉左支角部的后方。腹水时方可显示镰状韧带、三角韧带、冠状韧带。

（三）多普勒血流

1.门静脉

为入肝血流，频谱多普勒呈连续性的血流频谱，随呼吸变化而有轻微的波动，平均流速为20 cm/s 左右。

2.肝静脉

为离肝血流，频谱多普勒多呈三相频谱。正常肝静脉血流除受心房压力影响外，也受呼吸因素的影响。吸气时肝静脉各时相的流速加快，而呼气时则减慢。正常的肝静脉收缩期平均流速可达28～30 cm/s；舒张期平均流速为 20～22 cm/s。

3.肝动脉

肝内肝动脉较细，二维超声不易识别，彩色多普勒检查在门静脉左右支旁可以发现与门静脉伴行的红色偏黄的肝动脉血流，为向肝型。频谱多普勒呈搏动状典型动脉血流频谱。

（四）主要超声断面

1.第一肝门斜切面

探头置于右肋缘下，显示第一肝门结构，即门静脉主干横断面和左右支纵切面。门静脉左支进一步向左延伸为左支横部，而后转向前形成矢状部，转角处后方与高回声静脉韧带相连，矢状部的末端延续成高回声肝韧带。肝圆韧带、矢状部及静脉韧带是左内叶和左外叶的分界标志；矢状部、横部及胆囊内侧缘为方叶（S4）；横部后方与下腔静脉和静脉韧带间是肝尾叶。门静脉右支向后延伸分成右前支和右后支。肝右叶前方的胆囊与后方的下腔静脉左缘的连线将肝分为左、右两叶。

2.右肋缘下第二肝门斜切面

探头放置稍向上倾斜扫查，三条无回声的肝静脉从前方逐渐向后方汇集变粗。从右至左分别为肝右静脉、肝中静脉和肝左静脉。一般在一个断面上同时显示三条肝静脉较困难。肝右静脉将肝右叶分为右前叶和右后叶；肝中静脉将肝分为左、右两叶。

3.剑突下纵切面

探头置于剑突下纵切，显示肝左外叶。肝前膈面较平滑、前下缘锐利。肝左外叶中部可见部分肝左静脉的主干，肝左静脉长轴线将此部位分为后上方的左外叶上段和前下方的左外叶下段，在上下段中分别有门静脉左外上段支和左外下段支。

4.剑突下经下腔静脉纵切面

显示肝后方下腔静脉长轴、较粗的肝中静脉及前方大部分的肝左内叶和后方的尾状叶、下腔静脉前方的门静脉主干等。

5.右肋缘下纵切系列断面

探头纵向或稍斜放置。于右肋缘下锁骨中线至腋前线附近纵行扫查,显示肝前下方的胆囊、后下方的肾、第一肝门结构和肝内前下方的肝中静脉和后上方的右静脉的断面,还可以显示门静脉右支的断面,此断面将肝大致分为前方左内叶中部、右前叶和后方右后叶。

6.右肋间经门静脉右支切面

探头置于右侧第7、第8肋间,声束朝向内下方扫查,可显示长轴的门静脉右支、门静脉主干和肝总管;在此主轴面旁还可以找到门静脉右前、右后叶支,肝中静脉和肝右静脉的断面,以及肝后方的下腔静脉。

7.右肋间肝肾切面

探头置于右腋中线,声束朝内上方扫查。显示肝右静脉的长轴、前方的右前叶和后方的右后叶,同时显示门静脉右前后支。

(张中华)

第二节　肝脏局灶性病变

一、肝囊肿

(一)病理与临床

肝非寄生虫性囊肿是一种良性病变,多为潴留性、先天性或老年退行性变,肝囊肿生长缓慢,可为单个或多发,以多发多见。

(二)超声表现

1.二维超声

较小的肝囊肿可不引起肝形态变化,较大的肝囊肿可使肝局限性膨大,靠近肝被膜的肝囊肿经常有肝局限性隆起。囊肿多为圆形或椭圆形,囊壁光整菲薄,囊内一般呈无回声,后方回声增强,常伴有侧方声影。囊肿较小时也可表现为两条短亮线而侧壁显示不清。囊肿合并感染或出血时囊腔内可见微弱点状回声,并可随患者体位改变而移动,这点可以与实性肿瘤相鉴别。

2.多普勒超声

肝囊肿内部无血流信号,少数于囊壁可见短线状血流。

(三)鉴别诊断

肝囊肿合并感染时与肝脓肿鉴别困难。

(四)临床意义

肝囊肿超声声像图特征典型,超声诊断简便,诊断准确度高,优于其他影像学检查。

二、肝脓肿

(一)病因与病理

肝脓肿是比较常见的肝脏疾病,按病原可分为阿米巴性和细菌性两种。阿米巴性肝脓肿是由于阿米巴原虫侵入肝脏,肝细胞发生变性、坏死、溶解、液化而形成脓肿,多见于肝右叶。细菌性肝脓肿是由于细菌通过血行、胆道逆行或直接蔓延而侵入肝脏,引起炎性反应。肝脏充血变大,脓肿常为多发性、散在性小脓腔,小者呈脓点样,大者可达数厘米分布于全肝,为败血症表现之一。

(二)临床表现

临床上常见发热,肝区痛,肝大伴有明显压痛,白细胞增多,横膈上升或运动受到限制。

(三)二维声像图

肝脏增大,肝内可见一圆球形的液性暗区。脓肿壁回声较亮,其后壁回声增强,即有"增强效应",内部可有稀疏散在小光点。肝脓肿早期,局部肝组织尚未充分液化时则表现为圆形肿块,其内为密集光点略黯淡,无液性暗区,容易误诊为肝癌,但可观察其后壁有无增强效应而作出鉴别。肝脓肿好发于肝右叶的右后叶上、下段,其次多见于肝右叶的右前叶,肝左叶少见。细菌性肝脓肿显示肝区内多个散在的小液性暗区,边缘不整齐,暗区内散在细小光点,回声低,肝脓肿以外的肝组织呈现分布均匀的细小光点(图5-7)。

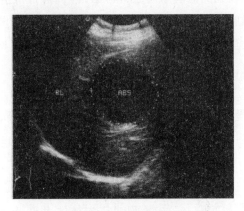

图 5-7　肝脓肿声像图

三、肝血管瘤

(一)病理与临床

血管瘤是肝最常见的良性肿瘤,多在中年以后发病,女性多于男性。病理上分为海绵状血管瘤、硬化性血管瘤、血管内皮细胞瘤及毛细血管瘤,其中以海绵状血管瘤最多见。大体病理为圆形或卵圆形,肿瘤呈紫红色或蓝色,由大小不等的血窦组成。镜下血窦壁为单层内皮细胞敷衬,由纤维间隔支撑与分隔,纤维隔起自瘤体中心延及整个瘤体。患者症状取决于肿瘤发生部位、大小、增长速度和邻近器官受压情况。位于肝边缘、直径较大或增长快的血管瘤患者,可表现为上腹闷胀不适、肝区隐痛等症状;位于肝实质内较小的血管瘤患者多无症状,常在体检或手术中偶尔发现;血管瘤破裂出血,可引起急腹症及出血症状。

(二)超声表现

1.二维超声

(1)肿瘤形态:较小血管瘤多为球形,肿瘤较大时呈椭圆形或不规则形。肿瘤较小且位于肝实质深部的血管瘤多不引起肝脏外形的变化,对肝内管道系统也无明显挤压和推移作用。肝被膜下的小血管瘤,易引起局部肝包膜向外突出。直径较大且向肝面生长的血管瘤常使肝外形失常,并引起肝内管道结构受压和移位。

(2)血管瘤回声分型具体如下。

1)高回声型:多见于肝内较小血管瘤,肿瘤呈高回声,其内见纤细间隔及圆点状无回声区,呈筛网状。

2)低回声型:见于较大的肝血管瘤,肿瘤实质以低回声为主,其内有不规则小等号状血管断面回声,瘤体后方回声可轻度增强。

3)混合回声型:多见于直径>5 cm的较大血管瘤,肿瘤内可见低回声、强回声及小的不规则无回声混合存在,可见粗网格状或蜂窝状结构,分布不均匀。瘤内血窦较大时,瘤体后方回声可以轻度增强。血管瘤伴有纤维化、钙化时,内部回声可更复杂。

4)无回声型:极少见,瘤体一般较小,实质内回声稀少,酷似囊肿。

(3)肿瘤边界:低回声、较大的血管瘤周边常可见带状高回声,呈"花瓣状",较小的高回声血管瘤边界清晰锐利,如浮雕状,称为"浮雕状改变",在肝血管瘤诊断中有较高特异性。

(4)加压形变:对较大、位置又浅的血管瘤,经探头适当加压,可见瘤体前后脚变小,回声稍增强,放松探头可恢复原状。

2.多普勒超声

血管瘤血流速度极缓慢,彩色多普勒血流信号显示率低,仅少部分血管瘤周边可见短线状血流信号,大多为低速血流。较小的血管瘤,难以检测到血流信号。

3.超声造影

动脉期:典型表现为周边呈结节状增强或环状增强,中心无增强;门脉期:逐渐向中央或全部充填;延迟期:完全充填。血管瘤充盈速率取决于瘤体的大小,较小的血管瘤在动脉期或门脉期完全充填,大的血管瘤在延长期充填。

(三)鉴别诊断

1.高回声型肝血管瘤与肝细胞肝癌

高回声型血管瘤较多见,边缘锐利呈浮雕样或呈线样强回声,内部回声呈"筛网状";而肝细胞肝癌大多为低回声团块,高回声少见,周边常伴声晕。

2.低回声型肝血管瘤与肝细胞肝癌

低回声型肝血管瘤周边有整齐的线状强回声环绕,其内可见不规则小等号状血管断面回声,瘤体边缘可有"周缘裂隙征";而低回声型肝细胞肝癌外周常有声晕,内部回声不均匀,多普勒超声检查肝细胞肝癌结节周边或内常具较明显的血流显示,呈流速较高的动脉频谱。

3.混合回声型肝血管瘤与肝细胞肝癌

混合回声型肝血管瘤常较大,边界清晰,外周有不完整的线状高回声环绕,瘤体大小与其对周围组织结构的挤压不相称,无明显的球体占位感。肝细胞肝癌边界多不规则,内部回声不均,可表现为多个小结节融合状,肿瘤周缘可出现不完整声晕,对肝组织产生明显挤压和浸润。

(四)临床意义

较小的高回声型血管瘤声像图表现具有特异性,具有很高的准确率;而低回声型、混合回声型血管瘤,常规超声检查定性诊断较困难,需结合其他影像学检查方法综合分析。

四、肝局灶性结节增生

(一)病理与临床

肝局灶性结节增生是良性类肿瘤病变,女性较男性多见,病因不明,目前多认为是先天性血管发育异常下的肝细胞的增生反应,口服避孕药可促进其生长。常为单发,多位于肝被膜下,少数位于肝深部。由增生的肝细胞及胆管上皮细胞组成,中心有星形或长条形纤维瘢痕,内有血管及小肝管。

(二)超声表现

1.二维超声

多位于肝右叶,呈类球形,肿瘤较大时局部肝增大,肿瘤边界清晰,包膜回声不明显,肿瘤实质多为低或等回声,回声不均匀,部分中心可见条状或星状瘢痕回声,中心若出现强回声伴声影,是较为特异的征象。结节后方回声常有轻微增高。周围肝组织回声正常。

2.多普勒超声

肝局灶性结节增生可表现为多血流信号,有时可显示从中心供血动脉向周围发出的放射状血流信号,呈低阻力指数的动脉血流频谱。

(三)鉴别诊断

肝局灶性结节增生声像图多变,无典型临床症状,发病率低,诊断该病前应排除以下疾病。

1.肝细胞肝癌

直径 2 cm 左右的小肝癌多数表现为低回声型,周围伴声晕。癌肿直径>5 cm 时常伴有门静脉癌栓。

2.转移性肝癌

常为多发性,典型声像图表现为"牛眼征""靶环征",少数无此征的单发转移结节难与肝局灶性结节增生鉴别,应仔细检查其他脏器有无原发灶。

3.肝血管瘤

典型的血管瘤内呈"网络状",边缘见线状强回声环绕呈浮雕状。

4.肝腺瘤

肝腺瘤与肝局灶性结节增生声像图表现极为相似,难以鉴别,但前者瘤内易发生出血、坏死和液化而使声像图发生相应的改变。

5.肝再生结节

发生于肝硬化病例,呈圆形或形态不规则的低回声区,周围可见不规则结缔组织高回声。

(四)临床意义

超声检查对肝局灶性结节增生具有较高的检出率,但定性诊断困难,需结合超声造影或其他影像学检查方法进行鉴别诊断,有时还须行超声引导下穿刺组织学活检或细胞学检查。

五、原发性肝癌

（一）病理与临床

原发性肝癌是我国常见的恶性肿瘤之一，男女性别比为 2.59∶1。

原发性肝癌根据大体形态，通常分为 3 型。

1.巨块型

最多见，多发于肝右叶者，肿块直径＞5 cm，少数达 10 cm，可为单个巨大肿块或多个癌结节融合而成，周围可见小的卫星癌结节。多数病例在门静脉系统中有癌栓形成，少数病例肝静脉或下腔静脉中也可出现癌栓。巨块型肝癌的内部多伴有出血、坏死和胆汁淤积，易发生自发性破裂。

2.结节型

肿瘤直径为 1.0～5.0 cm，癌结节可单发或多发，为多中心发生或肝内转移所致，大多伴有严重肝硬化。

3.弥漫型

最少见，癌结节小且数目众多，弥漫分布于肝，大多伴有明显肝硬化。

从组织学上原发性肝癌可分为肝细胞癌、胆管细胞癌及混合型 3 类。

肝癌早期多无临床症状，出现症状时已属中、晚期。主要表现为肝区疼痛、上腹饱胀、食欲减退、乏力、消瘦、发热、肝脾大、黄疸和腹水等。

（二）超声表现

1.原发性肝癌肿块形态类型

（1）巨块型：肝内巨大实性肿块，呈类球形或分叶状，边缘可见低回声声晕，与肝实质分界清晰，回声多不均匀，瘤体较大时表现为多个结节融合状，即"瘤中瘤"表现。伴有急性出血时可见腹腔游离积血。

（2）结节型：肿瘤呈一个或多个球形或椭圆球形，边界清晰，边缘可见低回声声晕，肿块多呈高回声，也可表现为等回声或不均匀回声，肿块可见"镶嵌样"结构。周围肝实质常伴有肝硬化表现。

（3）弥漫型：肿瘤数目众多呈弥漫散布于肝脏，其直径多在 1.0 cm 左右，内部以不均匀低回声多见，也可出现不均匀高回声。常伴有肝硬化，声像图上有时很难区别癌结节和硬化结节，超声诊断颇为困难，但弥漫型肝癌易伴发门静脉及肝静脉内广泛性癌栓，且弥漫型肝癌肝动脉血流丰富，呈高速血流。

2.原发性肝癌肿块内部回声类型

（1）低回声型：肿块回声低于周围肝组织，内部回声不太均匀，多见于较小病变。

（2）高回声型：肿块回声高于周围肝组织，内部回声多不均匀，此型肿块体积多较大。

（3）混合回声型：肿块内多种回声交织混合或高回声与低回声分别独立存在或肿块出现不规则无回声区。此型多见于体积较大的肿块，肿块内伴出血、坏死和液化者。

（4）等回声型：肿块回声接近周围肝组织，仅可凭借肿块周围低回声晕环而得以辨认，此型较少见,癌肿直径也较小,易漏诊。

3.原发性肝癌继发征象

(1)肝内转移征象具体如下。

卫星癌结节:多见于巨块型肝癌周围肝组织内,直径<2 cm,呈圆形或椭圆形,多呈低回声,周边可伴声晕。

门静脉癌栓:可以表现为门静脉管腔内边界清晰的等回声或低回声团块,癌栓周围可有血流通过或门静脉管腔完全阻塞,无血流信号;也可表现为一支或数支门静脉癌栓填充,且管壁受浸润而连续性中断或显示不清,门静脉于周围形成广泛的吻合支而呈"海绵样"改变,多普勒超声显示门静脉内血流充盈缺损,其周围见筛网状彩色血流信号。

肝静脉与下腔静脉癌栓:表现为肝静脉与下腔静脉腔内中、低回声团块,但管壁回声多正常。

(2)肿块对周围组织挤压征象具体如下。

肝内血管压迫:肿块压迫肝内血管,管腔变窄,发生移位或环绕肿块边缘。

肝内胆管压迫:肿块压迫某一支肝内胆管引起远端胆管扩张,位于肝门部的肿块则可使肝内胆管普遍扩张。

靠近肝被膜肿块的局部肝被膜膨隆,肿块紧邻肝隔面时可引起右侧膈肌抬高,肿块位于肝脏面时可压迫右肾及胆囊等脏器,使之移位。

4.多普勒超声

绝大多数原发性肝癌肿块(包括部分门静脉癌栓)内及周边可见斑片状、线状乃至树枝状分布的彩色血流信号,频谱呈高速的动脉频谱,RI可高可低。伴发门静脉癌栓的患者,门静脉血流可由向肝血流变为逆肝血流,门静脉-肝动脉短路时可在门静脉腔内检测到动脉样搏动频谱。

5.超声造影

肝细胞性肝癌典型表现是早期快速增强和快速消退,整体呈完全增强和斑片状增强。其增强的强度明显高于其周围的肝组织。

(三)鉴别诊断

1.肝血管瘤

肝血管瘤生长缓慢,边界较清晰,形态规则,周边多有线状强回声环绕,肿块质地柔软,较大者探头加压可发生形变,很少发生肝内血管绕行征和血管压迫征。原发性肝癌肿块边界多不规则、不清晰,周边多有声晕,对周围管道系统有明显的挤压征象,多普勒超声检查血管瘤周边及瘤内仅可见彩色血流信号。

2.转移性肝癌

一般为多发,往往具有典型的"牛眼征",癌结节边界较清晰。多数情况下,超声发现转移瘤的患者已确诊其他部位有原发瘤存在。

3.肝硬化

结节性肝硬化声像图可表现为弥散性分布的低回声再生结节,与弥散性肝癌极易混淆,但肝硬化时肝体积萎缩,而盲目性肝癌往往伴广泛的门静脉及肝静脉癌栓。

4.肝脓肿

肝脓肿早期病变组织没有发生液化时声像图与肝细胞癌颇为相似,但随病程进展会迅速变化,当出现液化较完全的无回声区时易与肝癌鉴别。

5.其他

直径<3 cm的小肝癌还应注意与局限性脂肪肝、局灶性结节增生、肝腺瘤等肝良性病变鉴别。结节周边伴低回声声晕及彩色多普勒检查显示结节内部和周边的动脉血流有助于小肝癌的诊断。

(四)临床意义

超声对肝癌的诊断准确度高,并可反映肝癌位置、大小、数目及血管内栓子等情况,在肝癌诊断中有独特的优势。随着现代超声技术的进展,超声在肝癌的诊断、治疗及疗效观察中均发挥着重要的作用。术中超声常可发现小病灶并判断肿瘤与血管的关系,从而指导手术方式及术后治疗;超声引导下肝肿瘤穿刺在肝癌定性诊断中发挥重要作用;超声引导下肝癌射频治疗为无法手术的患者提供了新的治疗方案;经静脉注射微泡造影剂对肝癌的诊断、鉴别诊断及治疗后疗效观察都提供了有价值的信息。

但是超声成像也有一定的局限性:受患者体型及肠道气体的干扰,有时观察不满意;对于肝顶部肿块显示效果不佳;不易检查出等回声肿瘤。

六、转移性肝癌

(一)病理与临床

肝是多种恶性肿瘤最易发生转移的器官,胃肠道及胰腺肿瘤最易转移至肝,其次是乳腺癌、肺癌、肾癌、鼻咽癌、妇科恶性肿瘤等。转移途径有门静脉、肝动脉血行转移和淋巴结转移,邻近脏器如胆、胃等癌肿也可直接浸润播散至肝。转移性肝癌常为多发性,少数转移也可为单个结节。转移性肝癌较少合并肝硬化和侵犯门静脉形成癌栓。癌结节自发性破裂者也很少见。

转移性肝癌早期无明显症状和体征,一旦出现临床症状,病灶多已巨大或数目众多。出现类似原发性肝癌的症状,但多较轻。

(二)超声表现

1.转移性肝癌肿块形态类型

(1)结节型:最为多见,常多发,多结节可以融合,形成"葡萄串"征,偶有单发。中块内部回声多种多样,可为低回声、强回声或混合回声,且常出现"牛眼征",即高回声中央部呈小片状无回声或弱低回声,为出血坏死所致;或"靶环征",即癌肿周边有较宽的低回声声晕环绕,其边界清晰,内部为比较均匀的高回声或等回声。

(2)巨块型:单发为主,直径为5~10 cm,内常发生大片出血、坏死,声像图上主要表现为混合型回声。

(3)浸润型:位于肝周邻近器官,如胃、右肾、胆囊等部位的肿瘤可直接浸润至肝。声像图显示原发癌与肝脏毗邻部可见不规则肿块,其边界不清晰,内多为不均匀的低回声。有时从声像图上难以区分何为原发癌。

2.转移性肝癌内部回声类型

(1)高回声型:肿块内部回声高于正常肝组织,常见于结肠癌、胃癌、食管癌。

(2)等回声型:肿块内部回声与正常肝组织接近,周围常伴有声晕、血管绕行和局部肝被膜隆起等征象。

(3)低回声型:肿块内部回声低于正常肝组织,多见于乳腺癌和胰腺癌。

(4)无回声型:肿块表现为无回声,囊壁可厚薄不均,多见于鼻咽癌。

(5)混合回声型:肿瘤内部回声高低不均匀,见于较大的转移性肝癌。消化道、卵巢、骨肉瘤及部分腺癌的肝转移瘤可见肿块内出现弧形或块状强回声,伴声影。

3.周围组织的继发征象

转移性肝癌罕见有门静脉、肝静脉或下腔静脉癌栓出现。

4.多普勒超声

转移性肝癌彩色多普勒显示率不高,部分血供丰富的肿瘤发生肝脏转移时,可见肿块周边血流信号。

(三)鉴别诊断

1.肝细胞癌

原发性肝癌多为单发,且常伴有不同程度的肝硬化,易侵及门静脉引起癌栓。多普勒超声原发性肝癌周边及内部可见彩色血流信号,且多为高速动脉血流,而转移性肝癌多属少血供。

2.肝血管瘤

高回声型转移性肝癌后方可伴衰减,并常伴有声晕,而血管瘤后方无衰减,也无周边声晕;低回声型转移性肝癌与血管瘤的鉴别主要是后者周边多见线状强回声环绕,且内部见筛网状回声。

(四)临床意义

超声是恶性肿瘤患者筛查有无肝转移瘤的首选影像检查方法,多普勒超声有助于检出肿瘤的血供情况,经静脉注射微泡造影剂有助于检出小的实性病变,超声引导下穿刺活检有助于病变定性诊断。有脂肪肝、肝硬化背景的转移性肝癌不易由超声检出,需结合其他影像学检查方法。

七、肝包虫病

(一)病理与临床

肝包虫病即肝棘球蚴病,是一种人畜共患的寄生虫病,在我国多分布于西北畜牧地区。因吞食棘球绦虫虫卵后,其幼虫在人体肝脏寄生引起。包虫病在我国有两种,即细粒棘球蚴所致的单房性棘球蚴病和多房棘球蚴所致的多房性棘球蚴病。

单房性棘球蚴病由寄生于肝内的蚴虫发育形成囊腔,外层形成纤维包膜,构成棘球蚴外囊,内囊分化为两层,外层为角化层,无细胞结构;内层为生发层,可以不断芽生出具有空腔化作用的细胞,逐渐扩大为生发囊腔,即母囊,在母囊壁上又可产生数量不等的带有吸盘、小钩的原头蚴,发展为子囊、孙囊,生发层还可向囊腔内长出较小的生发囊泡,由母囊脱落,进入囊液,聚集成囊砂。多房性棘球蚴在肝内以群集的小囊泡向周围组织浸润扩散,呈外殖性芽生,无被膜形成,在肝内形成肿块状或弥散性结节状损害。

(二)超声表现

典型单房性肝包虫病表现为囊壁较厚,呈双层结构,内层为欠规则的内囊,外层为光滑而回声强的外囊,两层间间隙常<1 mm。若为新发生的肝包虫,囊腔呈饱满的球形单腔囊肿,内无子囊,内囊脱落后,囊腔内出现漂动的不定形膜状回声;当子囊进入囊腔时,可见大囊内多个大小不等的小囊,形成"囊中囊"的特征性改变。小囊间及大囊内可见有囊砂形成的大小不等的颗粒状强回声,可随体位改变而移动。囊肿后方回声增强。伴有囊壁钙化者,在囊壁可出现斑片状或弧状强回声,伴有声影。肝包虫病继发性表现包括病变区肝局部被膜隆起,肝增大,肝包虫病变周围管道受挤压,变细或移位,肝活动度常因增大的囊肿而受限。

多房性包虫病少见,多由肝泡状棘球蚴的无数小泡性囊肿集合而成,因囊壁回声强而密集,周围有较多间质,多表现为类实质性团块回声,形态不规则,在较大的病灶中心出现坏死液化,形成不规则的无回声区;也有病灶呈小结节状弥漫分布,病灶内有许多点状和小圆圈状钙化强回声等特征性表现。

肝包虫囊肿变性、退化、坏死时声像图可见内囊分离,囊肿壁内外间隙扩大,呈"套环"征;内囊破裂塌陷于囊液中呈卷曲条带中,高强回声呈"水上百合花"征;子囊退化,囊内组织破碎机化时,整个囊肿完全失去囊性特征,类似实性表现。

(三)鉴别诊断

肝包囊虫病的诊断需根据流行病学资料,典型的超声表现,如"囊中囊"征、"套环"征、"水上百合花"征或囊内有囊砂征等征象,结合 Casoni 试验或血清学检查阳性结果,即可确定诊断。部分声像图不典型的肝包虫病应注意与肝内其他囊性病变相鉴别,但疑似肝包虫病时切勿做穿刺抽液检查,以免囊液外溢,发生其他部位的种植。

(四)临床意义

超声成像可以明确肝包虫囊肿的大小、部位、个数及内部形态,较其他影像诊断法更能真实地显示肝包虫囊壁及内囊结构特征,操作简便,诊断准确度较高。

(张中华)

第三节　肝脏弥散性病变

一、脂肪肝

脂肪肝是一种常见的肝脏异常,是肥胖、慢性感染、酗酒、糖尿病、中毒等引起的肝细胞内脂肪堆积。正常肝脏脂肪含量约 5%,脂肪肝时肝内脂肪含量增加至 40%～50% 或全肝 1/3 肝小叶的肝细胞内出现大量脂肪颗粒,近年发病年龄趋向广泛,长期脂肪肝可发展为肝硬化。

（一）临床表现

轻度脂肪肝无独特的临床症状，大多患者血脂过高，可逆转；重度时可有右上腹痛等临床表现。

（二）超声表现

1.二维超声

根据脂肪浸润范围分为两类。

（1）弥散性脂肪肝：表现如下。

1）肝脏体积常增大，形态饱满，肝包膜光滑，下缘角变钝，右叶下缘角＞75°，左叶下缘角＞45°。

2）肝内回声前1/3～2/3区域呈弥散性密集的细小光点，回声明显增强，成为"明亮肝"，后区回声衰减，整个肝区内透声差，似有一层"薄雾"。

3）肝内血管稀少，段支以下分支难以显示，但不出现血管移位或受压中断。

（2）非均匀性脂肪肝：表现如下。

1）弥漫型：表现为肝脏大部分呈典型的弥漫脂肪肝表现，仅于肝左内叶或右前叶靠近胆囊窝附近显示为局限的低回声区，"蟹足"样向周围延伸，代表残留的正常肝组织，呈不规则片状或近圆形，边界可清晰或模糊，无包膜。

2）叶段型：表现为回声增强范围与肝脏解剖分叶分段相符，呈扇形或地图状延伸至肝表面，其内可残存部分正常肝组织，显示为不规则的低回声区。

3）团块型：临床上多见，表现为肝内出现一个或多个回声增强区，形态欠规则，边界清晰。

4）小叶间脂肪堆积：表现为不规则的片状低回声，边界清晰，可呈三角形、长条形或类圆形等多种不规则形态，无球体感，内部回声均匀，正常肝内管道可穿越通过。

2.彩色多普勒超声

弥漫均匀性脂肪肝和弥漫非均匀性脂肪肝肝内血流显示稀少，且变细或不显示；叶段型和团块型脂肪肝肝内血管按正常走行分布，分支可穿过片状的异常回声区。

3.脉冲多普勒

无明显异常，严重时肝内静脉血流速度降低，呈连续性频谱。

4.超声造影

与正常肝实质三个时相一致。

（三）鉴别诊断

局限性的脂肪肝需与肝内占位性病变鉴别。

1.肝细胞癌

在弥漫型非均匀性脂肪肝中，残留正常肝组织低回声与肝癌有相似的声像图表现，前者多呈不规则形，无球体感，其余肝实质回声呈弥散性增强；而肝细胞癌有球体感，外围有声晕和后方回声增强，两者鉴别困难时可行CEUS或穿刺活检。

2.转移性肝癌

常有原发瘤史，多发性，强回声瘤后方回声衰减，低回声瘤主要表现为"牛眼"征。

3.肝血管瘤

病灶网络状明显,周围有强回声厚壁样改变,并见有小血管穿入,当鉴别困难时,CEUS 有较大帮助。

二、肝硬化

(一)病理与临床

一种常见的慢性进行性疾病,是肝受一种或多种因素引起的损害,使肝细胞变性坏死,继而出现肝细胞结节状再生及纤维组织增生,最终导致肝小叶结构和血液循环的破坏和重建。

肝硬化种类很多,临床上最常见的是门脉性肝硬化,其次为坏死后性肝硬化、胆汁性肝硬化、淤血性肝硬化、寄生虫性肝硬化等。

(二)超声表现

(1)肝失去正常形态。

(2)肝表面高低不平,有结节感。

(3)肝实质回声增高、增密,分布不均匀。

(4)肝静脉分布失常,主干扩大,分布扭曲,管壁回声增高。

(5)门静脉内血栓。

(6)侧支循环开放,胃左静脉扩张,脐静脉重开。

(7)肝门区和脾门区静脉海绵样改变。

(8)脾大。

(9)腹水。

(10)CDFI:门静脉血流增密,色彩变淡,流速减慢,常低于 15～20 cm/s。肝静脉粗细不一,血流可呈双向流动。肝动脉代偿增宽,血流增加,形成侧支循环。

(三)鉴别诊断

1.弥散性肝癌

门静脉分支内多可见到癌栓的回声,单发较大的再生结节与肝细胞癌的声像图鉴别多较困难。

2.脂肪肝、慢性肝炎和其他弥散性肝实质性病变

主要依靠肝穿刺组织学活检。

3.先天性肝纤维化

有家族倾向,好发于婴幼儿和青少年。

(四)临床意义

肝硬化是一种以肝实质破坏、纤维化和结节性再生为特征的慢性肝疾病。在肝硬化早期,声像图缺乏特征性表现,难以作出诊断,肝硬化后期特别是肝形态改变、肝内的再生结节和深部回声衰减、肝被膜凹凸不平等征象,不能作出肝硬化诊断。肝硬化患者易并发肝细胞癌,应注意超声随诊。

三、血吸虫性肝病

（一）病理与临床

血吸虫病是我国水网地区常见的寄生虫病，常累及肝，寄生的血吸虫卵随血流沉着于肝，引起肝损害，甚至肝硬化。急性血吸虫病临床表现有畏寒、发热、腹痛、腹泻、肝脾大，慢性血吸虫病表现为消瘦、贫血和体力下降；晚期可形成血吸虫性肝硬化。

（二）超声表现

1.急性血吸虫声像图

肝形态基本正常，表面平滑，内部回声增强、增粗，分布欠均，脾轻度增大。

2.血吸虫性肝硬化

典型的血吸虫性肝硬化，肝实质表现为网络状高回声，呈"地图样"改变，回声高于正常肝。肝门区及肝内门静脉管壁回声增强、增厚，肝静脉变细。

（三）鉴别诊断

患者有疫水接触史，肝回声增强呈"地图样"改变，结合阳性虫卵检查即可诊断血吸虫病。

与肝细胞癌鉴别：结节型肝癌多有低回声声晕，血吸虫肝病结节回声区带不规则，无低回声声晕。

（四）临床意义

急性期血吸虫肝病声像图无特征性，血吸虫肝硬化肝实质有特征性"地图样"回声，易与其他肝硬化鉴别。

四、淤血性肝病

（一）病理与临床

淤血性肝病又称心源性肝病，主要是由于慢性充血性心功能不全引起，尤其是右心衰竭，肝脏因长期淤血缺氧，使肝细胞萎缩、坏死以及纤维化。患者可有腹痛、恶心、呕吐、心脏扩大及颈静脉怒张的表现。

（二）超声表现

（1）肝一般缩小。

（2）肝轮廓一般光整。

（3）肝回声增强，分布尚均匀。

（4）下腔静脉及肝静脉内径增宽。

（5）晚期可出现门静脉高压的声像图表现。

（6）腹水，严重者可见胸腔积液和心包积液。

（7）CDFI：肝静脉内径明显增宽，可达 1.2 cm 以上，肝内血流丰富，下腔静脉内径也明显增宽。

（三）鉴别诊断

早期淤血性肝病与其他各种原因所致的早期肝病难以鉴别，晚期淤血性肝病可根据患者下腔静脉及肝静脉增宽以及心脏改变与其他肝病鉴别。

局限性脂肪肝常与肝癌鉴别:前者有脂肪肝背景,病变区常呈片状,有正常血管通过,后者有肝炎、肝硬化病史,肿物多呈圆形,有晕环等。

局限性脂肪肝与肝血管瘤鉴别:血管瘤多呈圆形,边界清晰,内可呈网格状改变,局限性脂肪肝多呈条片状。

(四)临床意义

声像图显示有肝静脉扩张、肝大及回声减弱是反映肝淤血的直接证据,提示有右心衰竭。易与淤血性肝硬化或其他类型肝硬化鉴别。

（张中华）

第六章 胆道疾病的超声诊断

第一节 胆道解剖和超声检查技术

一、解剖概要

胆道系统是指肝脏排泄的胆汁输入十二指肠的管道结构,通常可分为肝内及肝外两部分。肝内部分由毛细胆管、小叶间胆管及逐渐汇合而成的左右肝管组成。肝外部分由肝总管、胆囊管、胆总管及胆囊组成。胆囊位于肝右叶下面的胆囊窝内,正常胆囊的超声测量长径不超过9 cm,前后径不超过3 cm,容积为35～50 mL。胆囊分底、体、颈三部分。胆囊底伸向前下方,突出在肝的前下缘,并贴近腹前壁,它的体表投影相当于腹直肌外侧缘和肋弓所成夹角处。胆囊体部、底部后下方与十二指肠和横结肠相邻。胆囊颈较细,并逐渐移行为胆囊管。胆囊管长2.5～4 cm,直径为0.2～0.3 cm,胆囊结石常嵌顿于此。左右肝管出肝门后合成肝总管。肝总管长3～5 cm,直径为0.4～0.6 cm,其下端与胆囊管汇合而成胆总管。胆总管长9～11 cm,直径为0.6～0.8 cm,与胰管汇合,共同开口于十二指肠壁内,形成膨大的乏特壶腹。胆总管开口周围有奥迪括约肌环绕。

二、超声检查技术

(一)患者准备

患者在检查前需禁食8小时以上,常于上午检查,以保证胆道系统有足够的胆汁充盈并减轻胃肠道气体的干扰。钡剂可能干扰超声检查,胆道X线造影剂也会影响胆囊功能,因此,患者超声检查需在钡剂造影3天后,胆道X线造影2天后进行。需要观察胆囊收缩功能和胆道扩张程度的患者还应准备好脂肪餐。

(二)体位

胆道系统的超声检查根据患者情况、病变部位的不同随时调整体位,以清晰显示病灶为目的。通常包括仰卧位、左侧卧位、右侧卧位、半卧位或立位、膝胸卧位。

(三)仪器

实时超声诊断仪都可以用于胆道系统检查,仪器的调节与肝检查相似,以能清晰显示观察部位的胆系结构为原则,探头选择凸阵、线阵、扇扫探头,凸阵探头效果更好,探头频率一般选用 3～5 MHz,小儿可选用 5～7 MHz。观察胆囊血流信号时需要随时调节聚焦区、彩色显示范围、灵敏度、滤波频率等,并设法消除伪像。

(四)检查方法

1.胆囊

多选用右肋间斜向扫查,结合经右肋缘下斜断面扫查及多个短轴切面扫查,充分显示胆囊全貌,并注意胆囊颈及胆囊管的扫查。观测胆囊大小、壁厚度及其完整性以及囊内病变的数目、大小、部位、形态、回声、血供等特点。

2.胆管

利用肝显示充盈的胆囊及肝外胆管,在患者深吸气后屏气状态下,用探头加压推及气体可清晰显示肝外胆管。探头从肋缘下向膈肌斜切扫查,嘱患者深吸气后屏气,显示胆囊位于右肾前方,向左上移动可见胆囊颈管部及肝外胆管截面位于下腔静脉横断面的前外侧,并可见门静脉左、右支及其腹侧伴行的肝左、右管。

患者右前斜位 45°,探头置右上腹正中肋缘下纵切面下段稍侧向右外侧扫查以及胸膝卧位扫查,可较清晰显示胆囊颈部和肝外胆管病变。

3.脂肪餐试验

多用于胆囊功能的评估和生理性与病理性胆管扩张的鉴别。试验前先测量并记录胆囊大小和肝外胆管内径,进食油煎鸡蛋后 45～60 分钟,再在同一切面同一部位重复测量。

三、正常超声表现

(一)胆囊

正常胆囊纵切面呈梨形、长茄形,横断面呈圆形或椭圆形,颈部可呈分隔状。整个胆囊轮廓清晰,壁薄光滑,厚度为 0.1～0.3 cm,囊内为无回声区,后方回声增强。胆囊管纤细,常不能显示。正常胆囊超声测值,长径不超过 9 cm,前后径不超过 3 cm。

(二)胆管

肝内胆管分为近端和外周两部分,一般均与门静脉伴行,正常肝内胆管内径多为并行门静脉内径的 1/3 左右,除肝左、右管外,二级以上的分支一般不易显示。肝外胆管上段与门静脉伴行,有肝做透声窗易于显示,内径为伴随门静脉内径的 1/3～1/2。横断面位于门静脉右前,与门静脉和位于门静脉左前方的肝动脉组成"米老鼠"征,肝外胆管上段与肝动脉分别为"米老鼠"的右耳和左耳。肝外胆管下段与下腔静脉平行,常因为气体干扰难以显示。

(三)脂肪餐实验

脂肪餐后测量,胆囊大小减少 1/3 以上,肝外胆管内径不增加或减少至正常且无临床症状者为阴性。胆囊大小减少不足 1/3,肝外胆管内径增大 2 mm 以上为异常。

(张中华)

第二节　胆囊疾病

一、先天性胆囊异常

(一)病理与临床

先天性胆囊异常种类繁多,包括:胆囊数目异常,如胆囊缺如、双胆囊;胆囊位置异常,如肝内胆囊、肝左叶胆囊、右肝后下胆囊、腹膜后胆囊以及胆囊悬垂位或横位;胆囊形态异常,如小胆囊、褶皱胆囊、间隔胆囊、双房胆囊、多隔胆囊等;附着异常,如漂浮性胆囊、胆囊先天粘连;组织结构异常,如胆囊憩室。

先天性胆囊异常多无临床症状,但当合并胆囊炎症、结石等并发症时,可出现相应的临床症状。

(二)超声表现

1.双房胆囊

胆囊的无回声区内有纵横的不完全分隔,也称为分隔状胆囊。

2.双胆囊

胆囊区内显示 2 个胆囊声像,两胆囊结构完整并相互独立,有各自的胆囊管或胆囊管共干。

3.褶皱胆囊

胆囊内见自褶皱向腔内延伸的高回声皱襞,胆囊被分隔成 2 个或多个腔。

4.胆囊缺如

空腹状态下胆囊床无胆囊结构。

5.肝内胆囊

多切面和多体位检查胆囊壁无游离部分,完全被肝组织覆盖。

6.胆囊憩室

胆囊局部呈圆形囊腔样向外突起,与胆囊腔有较宽的通道,憩室内可有结石。

(三)鉴别诊断

1.先天性胆囊缺如和小胆囊与胆囊萎缩鉴别

真正的胆囊缺如少见,沿肝内胆管走行由肝裂向肝门部的胆囊床仔细扫查,结合饮水试验,多数能找到萎缩的残存的病变胆囊。

2.双胆囊、胆囊憩室与肝外胆管囊状扩张症鉴别

肝外胆管囊状扩张症表现为肝外胆管部位的圆形或椭圆形无回声区,形态大小和胆囊相似时与双胆囊极易混淆,但前者仔细扫查可见胆管局部中断与囊性回声直接相连,后者胆管连续无中断。胆囊憩室体积小,来自胆囊壁,与胆囊关系密切,鉴别相对容易。

(四)临床价值

超声易于发现先天性胆囊异常,且易于和胆囊其他疾病鉴别,同时可发现并发的胆道系统疾病,并指导临床医师手术治疗时确定手术方式。

二、胆囊结石

(一)病理与临床

胆囊结石是最常见的胆囊疾病,是引起急腹症的常见病因之一,发病率仅次于阑尾炎。胆囊结石按化学成分不同分为胆固醇结石、胆色素结石、混合性结石等。

较大的结石不易引起胆囊的梗阻,可长期不发生症状,患者无任何不适感,仅在 B 超体检时发现。当结石嵌顿于胆囊颈部或胆囊管时,则出现典型的胆绞痛发作。表现为突然发生的右上腹绞痛,呈阵发性加剧,同时向右肩或胸背部放射,可伴有恶心及呕吐。胆囊结石常与慢性胆囊炎并存,并互为因果。临床上表现出慢性胆囊炎的症状,如饭后上腹饱胀或隐痛,且多与吃油腻食物有关。平时有上腹不适及嗳气等消化不良症状,有时感右上腹及肝区隐痛,多为持续性,同时出现一些胃肠道症状。

(二)超声表现

1.典型声像图表现

典型胆囊结石有 3 个特征:①胆囊腔无回声区内的强回声。②强回声后方伴有"干净"的声影。③强回声可随体位改变移动。

2.不典型胆囊结石

(1)充满型胆囊结石:①胆囊无回声区不显示,胆囊区内出现一条弧形光带,其后带有一条宽而明晰的声影。②胆囊无回声区不显示,可见胆囊前壁弧形强回声,其厚度和回声强度变化不大或比正常增厚,回声减弱。在其后方出现多数团状及斑点状强回声,互相聚集在一起,其后方有一条宽声影带。③胆囊轮廓缩小,增厚的胆囊壁低回声带包绕着结石的强回声团,其后方带有声影,构成囊壁-结石-声影三联征,即"WES"征。

(2)胆囊颈部结石:①横断面可见"靶环征",有胆汁衬托时典型。②结石嵌顿于颈部时,强回声团不明显,可表现为胆囊肿大伴颈部声影。

(3)泥沙样结石:①胆囊内出现沿胆囊后壁分布的强回声带,内为点状及斑点状强回声,回声强弱不等,直径多<5 mm。②随体位改变强回声可沿胆囊后壁移动,且强回声带的形状和大小均有改变。③层状回声较厚或回声光点光斑粗大时常伴有声影。

(三)鉴别诊断

1.胆囊内正常结构

主要是和胆囊颈部粗大的黏膜皱襞鉴别,多切面观察可见皱襞来源于囊壁。

2.胆囊内非结石性高回声

非结石性高回声病变包括软组织肿瘤、凝血块、胆泥、陈旧性胆汁、黏稠的脓性分泌物等,其后方均无声影,肿瘤随体位改变不移动。

3.胆囊内回声伪像

多重混响、部分容积效应及肠气旁瓣伪像均可于胆囊内见高回声,但应用适当的检查技术及多切面观察,可排除此类伪像。

（四）临床意义

超声可明确胆囊结石的诊断，准确性在 95％ 以上，是首选的检查方法。在有胆汁充盈的状态下，超声可显示直径为 0.2 mm 的结石，且具典型的声像图特征。但是容易受肥胖、胃肠道气体影响，导致诊断困难。

三、急性胆囊炎

（一）病理与临床

急性胆囊炎是胆囊管阻塞加上细菌感染而引起的炎症病变。主要病因是胆汁滞留和细菌感染，90％ 以上是结石所致，大肠埃希菌、葡萄球菌、链球菌、伤寒杆菌、产气杆菌和厌氧杆菌等为主要致病菌。病理改变为胆囊壁充血、水肿、糜烂和出血或胆囊壁血供障碍、缺血、坏疽、穿孔，造成胆汁性腹膜炎和内胆瘘。临床表现为突然发作的上腹绞痛，绞痛后右上腹痛持续加重，可向右肩背部放射，常伴恶心、呕吐、发热或寒战。少数患者出现轻度黄疸。可反复发作（脂肪餐、饱食、劳累、受凉后易诱发），胆囊结石引起者，夜间发病是其特点。体检时可见右上腹压痛、肌紧张及反跳痛，墨菲征阳性，部分患者可触及肿大的胆囊。

（二）超声表现

（1）单纯性急性胆囊炎：声像图上仅表现为胆囊轻度增大，胆囊张力增高，壁轻度增厚，内壁粗糙或模糊。

（2）急性化脓性胆囊炎：胆囊显著肿大，前后内径可达 4 cm，壁弥散性增厚＞3 mm，因浆膜下水肿而呈"双边征"，内外缘轮廓线都比较模糊，胆汁透声性减弱，出现较多的回声。探头稍加压力时，患者疼痛反应大。

（3）急性坏疽性胆囊炎：胆囊体积增大，壁明显增厚＞5 mm，且囊壁厚薄不规则，回声强弱不均匀或呈多层弱回声带，气性坏疽时囊内可伴气体多重反射。

（4）胆囊穿孔：扩张的胆囊缩小，胆囊内回声增多，胆囊周围出现无回声或胆囊周围炎症改变与透声性减弱的胆囊形成一模糊的炎性肿块，整个胆囊轮廓模糊不清，穿孔及十二指肠形成内瘘时胆囊腔内可有积气。

（5）胆囊腔内出现稀疏或粗大的絮状回声，后方无声影，也可以出现沉积性回声带。

（6）常伴有胆囊结石，包括结石颈部嵌顿。

（7）胆囊收缩功能差或丧失。

（8）超声墨菲征阳性。

（三）鉴别诊断

1.胆囊体积增大

胆道梗阻及胆囊颈部结石均可致胆囊体积增大，但可发现颈部有结石或肝外胆管结石或肿瘤等征象。长期空腹和胃切除术后也可导致胆囊增大，胆囊内可见点状强回声沉积物，但其囊壁一般无增厚，进食后改善。

2.胆囊壁水肿增厚

多种疾病均可导致胆囊壁增厚，甚至呈双边影，如肝硬化、低蛋白血症、急性肝炎、右心衰竭、腹水等,但这些疾病引起的胆囊壁水肿,胆囊体积大小正常,临床上有相应的临床表现和实验室检查结果,易于鉴别。

3.胆汁内异常回声

包括沉积物、胆泥、凝血块以及胆固醇结晶,这些回声可移动,但多切面多体位观察,后方无声影。

(四)临床意义

超声检查急性胆囊炎不受患者条件限制,诊断准确率高,可清晰显示胆囊大小、轮廓、壁水肿及胆囊内外情况,为临床诊断和选择治疗方案提供可靠依据,是临床诊断该病的首选检查方法。

四、慢性胆囊炎

(一)超声诊断

(1)胆囊壁稍增厚、毛糙(图 6-1A),随病程迁延胆囊内径可增大,略饱满,囊壁厚度>0.3 cm(图 6-1B)。

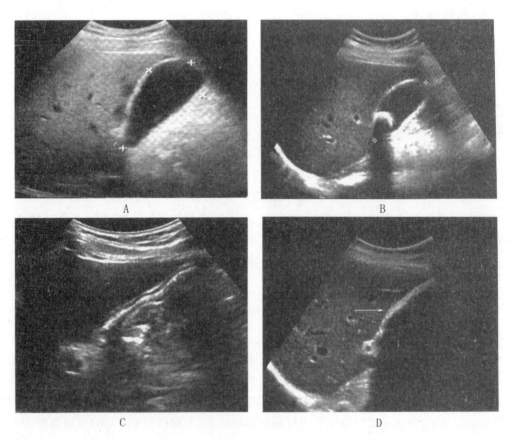

A   B

C   D

图 6-1　慢性胆囊炎

　　A.胆囊壁毛糙伴胆汁淤积;B.胆囊壁毛糙、稍厚,内结石伴声影;C.胆囊未充盈,呈囊壁-结石-囊壁回声,内部呈点状强回声;D."囊壁结石声影"三合征(→所示),胆囊壁显示不清。

（2）胆囊管因炎症闭塞，胆囊腔透声差，可见点状、团状回声（图 6-1C），提示胆囊功能不全。

（3）后期，胆囊萎缩，囊腔变小，其内充满结石，可形成"囊壁-结石-声影"三合征（WES 征）（图 6-1D）。胆囊严重萎缩，胆囊收缩功能丧失，超声难以发现和识别胆囊。

（二）特别提示

（1）临床特点：慢性胆囊炎是急性胆囊炎反复发作、迁延的结果，病程长者 90％伴有胆结石。临床症状不典型，多有胆绞痛史。脂肪餐试验显示胆囊收缩功能差或无收缩功能。

（2）病理：胆囊壁不同程度的增厚，与周围组织粘连，病程长胆囊可萎缩。

（3）鉴别诊断：应注意排除伪像，并与其他胆囊壁增厚鉴别；要与胆囊癌鉴别；胆囊萎缩出现三合征时，要与十二指肠内气体回声相鉴别。萎缩的胆囊在肋下斜切面显示困难，需结合肋间等多切面扫查，注意与胃肠道气体相鉴别。

五、胆囊癌

（一）病理与临床

胆囊癌是胆道系统最常见的恶性肿瘤，在消化道恶性肿瘤中占 1.5％，位居消化道恶性肿瘤第 5 位。早期无临床表现，肿瘤浸润周围组织可引起胆囊区疼痛、黄疸、厌食和体重下降，发现时多为晚期。大多数肿瘤呈浸润性生长，好发于颈部、体部，根据肿瘤大体病理可分为结节型、肿块型、厚壁型 3 种类型。组织学类型有腺癌和鳞状细胞癌两种，以前者居多。

（二）超声表现

1.直接征象

根据胆囊癌大体病理的不同，声像图像表现略有差异，可分为 5 种类型。①厚壁型：胆囊壁呈局限性或弥散性不均匀增厚，以颈部、体部显著，外壁不光滑，内壁线不规则，胆囊腔不均匀性狭窄或扩张。②结节型：为早期表现，病灶一般较小，呈乳头状中等回声，呈乳头状突入囊腔，基底较宽，表面不光整。③蕈伞型：肿块呈低回声或中等回声似蕈块状突入囊腔，基底宽而不规则，囊壁连续性破坏，可单发，也可多发或相互融合呈不规则团块状。④混合型：胆囊壁增厚同时伴有结节状或乳头状肿块突入腔内。⑤实块型：正常胆囊腔消失，整个胆囊表现为低回声或回声粗而不均匀的实性肿块，边缘不规则，常伴有结石强回声。

彩色多普勒超声检查于胆囊壁或肿块内探及丰富的动脉血流信号，阻力指数多＜0.4。

声学造影显示绝大多数肿块增强，早期呈迅速高增强并迅速减弱为低增强，胆囊壁连续性及完整性破坏，各层次结构显示不清。

2.间接征象

胆囊癌易侵犯肝，发生早期转移，表现为肝内转移灶、肝门部胆管梗阻、肝胆管扩张、胆囊颈或胰头等部位淋巴结肿大。

（三）鉴别诊断

1.肿块型或结节型胆囊癌与胆囊腔内异常回声鉴别

胆囊癌块内多可探及动脉血流信号，胆囊腔内异常回声包括胆泥、沉积物、凝血块均无血流信号显示，与囊壁间界限清晰，可移动。

2.小结节型胆囊癌与胆囊隆起样病变鉴别

较小的胆囊癌不易与胆囊息肉样病变鉴别,但前者结节基底部宽,结节周围可有囊壁增厚,结节内可探及动脉血流。

3.实块型胆囊癌与肝实性肿瘤鉴别

肝门部肿块常可显示正常或移位的胆囊回声,鉴别容易。但如果肝门肿块合并胆囊不显示时,需注意鉴别,此时可根据肝主裂强回声线判断是否为胆囊肿块,正常肝主裂强回声线由门静脉右支根部指向胆囊颈部。

(四)临床意义

胆囊癌早期症状不明显,多于中、晚期临床症状明显时就诊,此期超声表现特异性强,诊断准确性高,并可发现肝内或肝门部转移,为临床提供可靠信息。但早期胆囊癌缺乏特异性声像图表现,诊断困难。

六、胆囊息肉样病变

(一)病理与临床

胆囊息肉样病变是超声检查发现直径<15 mm 的胆囊壁局限性增厚突入胆囊腔内的小结节样病变的总称。包括肿瘤性息肉(如腺瘤及腺癌)和非肿瘤性息肉(如胆固醇息肉、炎性息肉、腺瘤样增生等)。由于病变小,一般无临床症状,多于体检时发现。

(二)超声表现

(1)单发或多发,自囊壁向囊内突起的乳头状或桑葚状结节。

(2)附着于囊壁,多数有蒂,不随体位改变而移动。

(3)回声强弱不等,可为中等回声、高回声、低回声,后方不伴声影。

(4)体积较小,直径通常<1 cm。

(5)可同时合并胆囊结石。

(6)胆囊大小和形态一般正常,囊壁厚度正常或轻度增厚。

(三)鉴别诊断

1.息肉样病变主要需与胆囊颈粗大皱襞鉴别

多切面、多体位从不同方位观察,粗大皱襞呈对称性改变。

2.息肉样病变需与堆积的无声影结石、凝血块、浓稠的胆汁、胆泥、异物鉴别

息肉样病变不随体位改变而移动,形态也不发生改变,因此,改变体位观察多可鉴别。

(四)临床意义

息肉样病变由于体积小,无症状,临床诊断困难,多数是在体检中发现。超声对于息肉样病变的检出率很高,可以清楚显示息肉样病变的部位、大小、数量、形态等,方便进行动态随访及观察其变化。

七、胆道蛔虫症

(一)病理与临床

胆道蛔虫症是肠蛔虫的并发症,蛔虫成虫寄生于小肠中下段,人体全身及消化道功能紊

乱、驱虫不当、手术刺激等,均可刺激虫体异常活动,加之蛔虫有喜碱厌酸、钻孔的习性,在胆管炎、结石及括约肌松弛等情况下更易引起成虫钻入胆道。钻入胆道者约 80% 在胆管内,因其机械刺激,引起括约肌强烈痉挛收缩,出现胆绞痛。蛔虫引起的胆管阻塞一般是不完全的,故极少发生黄疸,主要是蛔虫带入的细菌导致胆管炎症,严重者出现胆管炎、胰腺炎症状。

(二)超声表现

(1)肝内外胆管不同程度的扩张。

(2)扩张的肝外胆管内出现均匀性中等回声或高回声条索,边缘光滑,形态自然,与胆管壁分界清晰。典型者可见到蛔虫假体腔的低或无回声带,呈"等号状",表现为两条光滑的平行线。

(3)位于胆囊内的蛔虫多为弧形或卷曲样管状回声。

(4)蛔虫死后萎缩、碎裂成段后呈片状或团粒状高回声。

(5)多条蛔虫显示为重叠的、线状强回声带。

(6)实时扫查观察到虫体蠕动,具特异性诊断意义。

(三)鉴别诊断

胆道蛔虫症需与胆道结石鉴别。胆道蛔虫症临床症状典型,表现为疼痛剧烈而体征轻微,声像图表现为特有的"等号状"改变,且可发现虫体蠕动,鉴别容易,但虫体坏死破碎后与结石不易鉴别。

(四)临床意义

胆道蛔虫症是常见急腹症之一,超声可以作出可靠诊断,同时发现并发症,是诊断本病最简单有效的检查方法。但虫体萎缩、碎裂成段后与肝外胆管结石难以鉴别,合并胆管炎时超声显示欠清,诊断困难。

(张中华)

第三节　胆管疾病

一、胆管先天性疾病

(一)病理与临床

胆管先天性疾病主要为胆管囊状扩张症。先天性胆管囊状扩张可发生于除胆囊外的肝内、外胆管的任何部位,胆管末端狭窄或闭锁以及胆管壁先天性发育不良是本病的基本因素。目前国内临床上仍沿用 1975 年日本学者的分类方法,将其分为 5 种类型。①Ⅰ型:胆总管囊性扩张型,包括胆总管囊性扩张、节段性的胆总管囊性扩张以及胆总管梭状扩张。②Ⅱ型:胆总管憩室型,较少见,仅占 2%～3.1%,在胆总管侧壁有囊肿样扩张,囊肿以狭窄的基底或短蒂与胆总管侧壁连接,胆管的其余部分正常或有轻度扩张。③Ⅲ型:胆总管囊肿脱垂型,仅占 1.4%,病变表现为胆总管末端扩张并疝入十二指肠内,此型在临床上有时被误诊为十二指肠内息肉或肿瘤。④Ⅳ型:是指多发性的肝内或肝外的胆管扩张,既可以是肝外胆总管扩张同时合并肝内胆管扩张,也可以是肝外胆管的多发性扩张。⑤Ⅴ型:肝内胆管扩张,目前部分学者认为这是一独立的病症,与先天性胆管扩张症有着本质的区别。但不管怎么分型,声像图按发病部位可大致分为3大类:肝外胆管囊状扩张、肝内胆管囊状扩张以及肝内外胆管均囊状扩张。

本病的典型临床表现为腹痛、黄疸和腹部包块三联征,但临床上具有典型的三联征者非常少见,大多数患者无特异性临床表现。

(二)超声表现

1.肝外胆管囊状扩张症

在胆总管部位出现单发或多发囊性无回声区,呈球形或梭形;囊性无回声区与近侧胆管相连通;囊性无回声区边界清晰,囊壁薄,合并感染后囊内可见点状回声,囊壁也可增厚;囊性无回声区近侧胆管不扩张或轻度扩张,但与肝外胆管扩张不成比例;胆囊或胆管部囊性无回声内可合并结石;并发胆管癌无回声,内可见实性回声或仅表现为囊壁增厚。

2.肝内胆管囊状扩张

肝内出现多个圆形或梭形无回声区;无回声区沿胆管系分布并与之相通;无回声区边界清晰,壁光滑;可同时合并肝外胆管囊状扩张;合并感染可于其内出现胆泥或脓栓回声,合并结石可见胆管内强回声伴声影。

(三)鉴别诊断

1.先天性胆管囊状扩张需与上腹部囊肿鉴别

上腹部囊肿如肝囊肿、胰头囊肿、右肾囊肿、小网膜囊囊肿等位置和胆总管紧邻,较大囊肿易误诊为先天性胆管囊状扩张,观察囊肿与胆管的解截位置关系和囊肿与胆管是否有交通非常重要,先天性胆管囊状扩张与近端胆管可见交通。

2.肝内胆管囊状扩张症需与多发性肝囊肿鉴别

前者可见与肝内胆管相通,后者多位于肝实质内,囊腔与肝管、囊腔与囊腔之间不交通。

(四)临床意义

超声成像能清晰显示肝内外扩张的胆管,典型病例可见囊肿与胆管相通,诊断较为容易,但对胆道病理变化的全面显示方面,磁共振胰胆管造影(MRCP)等影像学成像更直观。

二、胆管结石

(一)肝外胆管结石

1.超声诊断

(1)胆总管内可见强回声团阻塞管腔,梗阻近端胆管扩张,内径>0.8 cm,管壁增厚,回声增强。

(2)较大结石强回声团的后方伴声影。

(3)位于胆总管末端、十二指肠壶腹部的结石可伴主胰管扩张。

2.特别提示

(1)临床特点:多见于中、老年人,有长期反复发作的胆道感染史,病情严重程度与梗阻部位、梗阻程度和感染的轻重有关。

（2）病理：一部分在肝外胆管腔内形成，另一部分由肝内胆管结石或胆囊内结石下降至胆总管内形成。胆石的梗阻可引起梗阻性黄疸和化脓性胆管炎。

（3）鉴别诊断：胆管周围的高回声结构和病变；肝外胆管肿瘤如胆管癌、壶腹癌；胆管内的血凝块、胆泥、脓栓、气体等。

胆总管增宽与胆总管中上段的结石较易诊断，但受胃肠气体影响，胆总管末端结石较难诊断，经肝门部沿胆总管长轴向胰头钩突部移行区域的扫查至关重要，最好能显示胆总管末端与十二指肠乳头交界处。

（二）肝内胆管结石

1.超声诊断

（1）胆管腔内高回声团，泥沙结石可类似软组织肿块图像，后伴声影。

（2）阻塞部位以上胆管扩张，呈平行管征、分叉状。

（3）胆管内胆汁淤积或炎症感染时，肝内可有多发脓肿。

2.特别提示

（1）病理：部分肝内胆管结石可引起肝内胆管梗阻，近端胆管扩张、黄疸。感染性炎症可使胆管壁充血、水肿、形成溃疡和出血。炎症修复可导致胆管壁增厚、管腔狭窄、小胆管闭锁、胆汁淤滞，出现肝实质损害。

（2）鉴别诊断：①静脉石不伴胆管扩张。②肝内积气，气体闪动，胆管不宽。③肝镰状韧带和肝圆韧带多切面扫查可鉴别。④先天性肝内胆管扩张症发病早，肝内胆管多发囊状扩张合并肝外胆管囊状扩张、单纯肝内胆管结石继发的胆管扩张多为胆管均匀增宽。

（3）经肋间或肋下斜切面扫查显示肝内胆管结构及回声，左、右肝管走行需清晰显示。

三、肝外胆管癌

（一）病理与临床

肝外胆管癌指原发于肝左右管汇合部至胆总管下端的肝外胆管恶性肿瘤。在大体形态上可分为3型：①管壁浸润型。可见于胆管的任何部位，最为多见，由于受累的管壁增厚可致管腔变小或狭窄，进而可发生阻塞现象。②肿块型。较管壁浸润型少见，可见于较晚期的胆管癌，肿块的直径可达1.5～5.0 cm。③腔内乳头状型。最少见，可见于胆管的任何部位，但汇合部更为少见，此型可将胆管腔完全阻塞，癌组织除主要向管腔内生长外也可进一步向管壁内浸润生长。胆管癌组织学类型包括乳头状腺癌、管状腺癌、黏液腺癌、腺鳞癌、鳞状细胞癌、平滑肌肉瘤、纤维肉瘤，其中以乳头状腺癌最常见。

临床表现主要为伴有上腹部不适的进行性黄疸、食欲缺乏、消瘦、瘙痒等，如合并胆结石及胆道感染可有发冷、发热等，且有阵发性腹痛及隐痛。胆管中部癌不伴有胆石及感染，多为无痛性进行性阻塞性黄疸，黄疸一般进展较快，不呈波动性。癌肿发生于胆总管下端，可扪及肿大的胆囊，如肿瘤破溃出血，可有黑便或大便隐血试验阳性、贫血等表现。

（二）超声表现

1.直接征象

（1）乳头型：肿块呈乳头状突向管腔，呈中等偏高回声，边缘不齐，无声影，其形态和位置餐前、后相对固定。

（2）团块型：肿块呈圆形或分叶状堵塞于胆管内，管腔突然截断，肿块多为高回声，较大时可以呈低回声，与管壁无分界，胆管壁亮线残缺不齐。

（3）管壁增厚型：管壁不均性增厚，管腔逐渐变细，呈锥形狭窄或完全阻断。

（4）超声造影：各型肿瘤强化与周围肝实质或胆管壁同步增强，呈高或中等增强，小肿瘤均匀性增强，较大者增强不均匀，动脉晚期消退，呈快进快退特点；门脉相消退为边界清晰的明显低增强病灶，胆管壁连续性中断，侵犯周围组织时边界不清；延迟相或晚期也呈低增强。

2.间接征象

病灶以上胆管系不同程度扩张；肝体积弥散性肿大，回声增粗；肝门部淋巴结及肝内可有转移。

（三）鉴别诊断

1.胆管癌与十二指肠乳头癌和胰头癌鉴别

胰头癌可见胰头体积增大，胰头内可见低回声团块，同时伴有胰管扩张等征象，特别是胰管扩张而胆管扩张不明显者诊断更明确。十二指肠乳头癌等壶腹周围肿瘤与胆管癌的鉴别比较困难，需要病理学检查才能完全区分。

2.胆管癌与非肿瘤性原因所致的胆管扩张鉴别

胆管结石、胆管炎、胆泥等均可导致胆管扩张，但结石和胆泥的回声特点与肿瘤不同，超声造影有助于鉴别。胆管炎特别是硬化性胆管炎需要借助胆道造影及病理学检查才能完全鉴别。

3.胆管癌与肝肿瘤及肝门部肿大淋巴结鉴别

肝肿瘤及肝门部肿大淋巴结与胆管壁分界清晰，胆管壁连续性好，胆管呈外压性改变。胆管癌呈浸润性生长，侵犯胆管壁及周围组织，边界可不清晰，胆管壁连续性中断，超声鉴别不难。

（四）临床意义

超声能清晰显示肝内外胆管扩张、病变胆管形态及走行改变，并可判断肿瘤的形态学特征，结合超声造影更可准确定性，并评估肿瘤周围侵犯程度，为临床提供可靠信息，指导临床选择手术治疗方案。

四、胆管炎症

（一）病理与临床

急性化脓性胆管炎是外科急腹症中死亡率较高的一种疾病，多数继发于胆管结石和胆道蛔虫症。但胆管狭窄和胆管肿瘤等病变有时也可继发此症。在原有结石等阻塞性疾病的基础上发生胆管感染，在含有脓性胆汁的胆管高压的作用下，肝内小胆管及其周围的肝实质细胞发生炎性改变,产生大片坏死,形成肝内多发性小脓肿。在后期,可发生感染性休克,肝、肾衰竭或弥散性血管内凝血等一系列病理生理性变化,此即为急性梗阻性化脓性胆管炎或称急性重症胆管炎。

硬化性胆管炎又称狭窄性胆管炎,实质上不是一种化脓性疾病,以肝内、外胆管的慢性纤维化狭窄和闭塞为其特征,临床上较少见。原发性硬化性胆管炎一般无胆石,也无胆管手术史,不少病例同时伴有溃疡性结肠炎。少数人还伴有纤维性甲状腺炎及后腹膜纤维化等疾病。发病年龄多数为 30～50 岁,男性多于女性。目前认为,细菌和病毒感染,免疫功能异常以及某些先天性遗传因素是本症可能的发病因素。

急性化脓性胆管炎起病急骤,突然发生剑突下或右上腹剧烈疼痛,一般呈持续性,继而发生寒战和弛张型高热,近半数患者出现烦躁不安、意识障碍、昏睡乃至昏迷等中枢神经系统抑制的表现,同时常有血压下降的现象。多数患者有黄疸,但黄疸的深浅与病情的严重性可不一致。体温升高,脉率增快,脉搏微弱,剑突下和右上腹有明显压痛和肌紧张。白细胞计数明显升高和核右移,血清胆红素和碱性磷酸酶值升高,并有肝功能损害的表现,血培养常有细菌生长。

硬化性胆管炎临床主要表现为梗阻性黄疸,呈进行性的缓慢过程。一般无上腹绞痛病史,仅有上腹不适和胀痛,伴有明显的皮肤瘙痒、食欲减退、恶心和乏力等。

(二)超声表现

1.急性梗阻性胆管炎

肝外胆管增粗,管壁增厚,胆管腔扩张;扩张胆管内可见结石、蛔虫回声;胆汁内可见密集细点状回声或絮状沉积物;肝内胆管扩张,可伴有胆囊增大;肝内、肝周可并发脓肿。

2.硬化性胆管炎

胆管壁明显增厚,回声增强,厚度为 0.4～0.6 cm,甚至超过 1 cm;受累节段胆管腔内径狭窄或闭锁,呈僵硬强回声带;狭窄以上胆管系轻中度扩张;累及胆囊致胆囊壁增厚,胆囊收缩功能下降或消失。

(三)鉴别诊断

1.急性梗阻性胆管炎与硬化性胆管炎鉴别

二者均可表现为胆管内结石,胆管壁增厚,但前者起病急,临床症状明显,后者表现为进展缓慢的胆管壁增厚,临床表现出持续性、缓慢进行性加重的黄疸,容易鉴别。

2.硬化性胆管炎与胆管癌鉴别

胆管癌管壁增厚呈局限性,局部管腔有截断感,近端胆管扩张显著,硬化性胆管炎管壁增厚均匀呈强回声,范围较广泛,近端胆管扩张较轻,与临床黄疸症状不符。

(四)临床意义

超声诊断急性梗阻性胆管炎准确直观,并可与其他急腹症鉴别,对疾病早期诊断临床价值大,并可在超声引导下行胆管穿刺置管引流减压术,是临床诊断急性梗阻性胆管炎首选的影像检查方法。硬化性胆管炎超声表现特异性不高,需结合其他影像检查或穿刺活检才能确诊。

五、胆管积气

(一)病理与临床

胆管积气是指气体积聚于胆管内,临床比较常见,常继发于胆道手术、T管引流、胆肠内引流、奥迪括约肌松弛等疾病。由于体位因素,气体多位于右前叶和左内叶胆管内,也可同时分布于肝内外胆管。患者多数同时合并反流性胆管炎,表现为上腹部疼痛、发热等,但较少引起胆道梗阻或黄疸。

(二)超声表现

(1)肝内外胆管内出现带状或条索状强回声,后方伴有彗星尾征。

(2)强回声带不稳定,随体位改变向人体靠上侧移动,同时形态也有改变。

(3)多分布于胆管左右支。

(4)胆管可无扩张。

(三)鉴别诊断

1.胆管积气需与胆管结石鉴别

见表 6-1。

表 6-1　胆管结石与胆管积气的鉴别要点

鉴别要点	胆管结石	胆管积气
病史特征	多无手术史,可有疼痛、黄疸等症状	多有胆道手术史,患者多无临床症状
强回声特征	呈圆形、不规则形或条索状,形态固定,多位于管腔中央部,边界清晰	呈条索状,形态不稳定,紧贴管腔前壁
后方声影特征	干净,稳定	呈多重反射回声带,多不稳定,易发生变化
胆管扩张	多有	多无
改变体位	形态和位置无变化	形态和位置发生改变
分布	局部胆管内或呈多发	多位于左叶肝内胆管或两侧肝内胆管
CT 扫描	胆管内高密度影	胆管内气体影

2.胆管积气与门静脉积气鉴别

肝内胆管与门静脉伴行,二者积气易混淆,但多切面扫查结合彩色多普勒血流成像可确定气体位置,且门静脉积气多为严重肠道坏疽合并产气杆菌感染,临床症状严重,鉴别容易。

(四)临床价值

超声可敏感准确地诊断胆道积气,并可发现潜在的胆道疾病,但对于胆道积气合并结石者,鉴别较为困难。

(张中华)

第七章　胰腺疾病的超声诊断

第一节　胰腺解剖和超声检查技术

一、解剖概要

胰腺位于上腹部的腹膜后，是一个无包膜的腹膜后脏器，相当于第 1 至第 2 腰椎水平，长 12～15 cm，宽 3～4 cm，厚 1.5～2.5 cm。胰腺前方被胃及横结肠等覆盖，后方从右向左分别与右肾、下腔静脉、腹主动脉及左肾紧密相邻。胰腺分头、颈、体、尾四部分。被十二指肠环抱的部分为头部，下腔静脉位于胰头后方。胰体和胰尾位于腹中线左侧，向左横跨脊柱直达脾门。肠系膜上动脉从腹主动脉前壁发出，胰体恰位于其前方。在胰体和胰尾的后方有脾静脉，它在胰颈部的后方与肠系膜上静脉汇合成门静脉。

二、超声检查技术

（一）患者准备

检查前常规禁食 8～12 小时，清晨空腹检查效果较好，胃肠道胀气明显的患者检查前需做胃肠道准备，服用消胀药物、清洁灌肠等，部分胰腺显示不清晰者可饮水充盈胃后检查。

（二）体位

仰卧位是检查胰腺最常用的体位，嘱患者深吸气后以肝左叶做透声窗，可清晰显示胰腺。根据患者病情和检查需要，也可行坐位、左侧卧位、右侧卧位以及俯卧位检查。

（三）仪器

（1）胰腺位于腹膜后，位置较深，尽管对仪器无特殊要求，但最好选用高分辨率超声仪器检查。

（2）探头频率一般选用中心频率 3.5 MHz 的凸阵探头，消瘦者及儿童选用 5～10 MHz 的凸阵或线阵探头。

（3）仪器选取及调节取决于患者的个体情况及探查部位。

（四）检查方法

患者常规选仰卧位，探头从剑突向下移动，在相当于第 1～第 2 腰椎平面做连续横断面扫查，以显示胰腺长轴切面，观察胰腺形态、轮廓、大小等。胰尾扫查时探头应向左上适当倾斜 15°～30°，沿胰腺长轴斜断扫查，可清晰显示胰尾，在感兴趣节段可做纵切面扫查。常规体位胰腺显示不清可根据患者个体情况采用左侧卧位、右侧卧位或坐位扫查,也可饮水充盈胃后,以胃做透声窗扫查。

三、正常超声表现

(一)二维声像图

(1)超声测量胰腺大小一般测量各部分的厚度,胰头测量不包括钩突,胰体测量以腹主动脉或肠系膜上动脉前方为准,胰尾测量以脊柱左侧为准。正常值为胰头<2.5 cm,胰体、胰尾<2.0 cm。

(2)胰腺形态有3种类型:哑铃型、蝌蚪型、腊肠型。哑铃型胰头、胰尾粗,胰体较细;蝌蚪型胰头部大,胰体、胰尾部逐渐变细;腊肠型胰头、胰体、胰尾粗细大致相等。

(3)胰腺回声分布均匀,实质为中等回声或中等偏高回声,略高于肝实质。胰腺的主胰管贯穿整个胰腺,呈单条或两条线状回声,高分辨率超声可清晰显示管腔,内径通常约为2 mm。

(二)彩色多普勒及频谱多普勒声像图

对正常胰腺的评估临床价值不大,对胰腺肿瘤的诊断与鉴别诊断有一定参考意义。

(三)超声造影

正常胰腺10~20秒开始强化,实质期增强水平达峰值,60秒后强化逐渐减弱,实质期强化水平均一。

(张中华)

第二节　胰腺疾病

一、急性胰腺炎

(一)病理与临床

急性胰腺炎是一种常见的急腹症,病理学分为急性水肿型(轻型)胰腺炎和急性出血坏死型(重型)胰腺炎两种。轻型主要变化为胰腺局限或弥散性水肿、肿大变硬、表面充血、包膜张力增高。重型者变化为高度充血水肿,呈深红、紫黑色。镜下见胰组织结构破坏,有大片出血坏死灶、大量炎细胞浸润。晚期坏死胰腺组织可合并感染,形成胰腺脓肿。两型间无根本差异,仅代表不同的病理阶段。

急性胰腺炎多数为突然发病,表现为剧烈的上腹痛,并多向肩背部放射,同时伴有恶心、呕吐、发热、黄疸等,实验室检查血清、尿液或腹腔穿刺液胰腺淀粉酶含量增加。

(二)超声表现

(1)胰腺体积弥散性肿大,以胰头、胰尾部明显,也可局部明显肿大。

(2)轻型者胰腺形态只是略显饱满,重型者胰腺形态变化显著,形态不规则,甚至呈球形,胰腺与周围组织分界不清。

(3)肿大的胰腺回声明显减弱,后方回声增强。急性水肿型胰腺实质回声尚均一,出血坏死型内部回声不均,呈混合高回声,可有液化无回声及钙化强回声。

(4)慢性胰腺炎急性发作时,胰腺呈不规则肿大,回声不均匀增强。

(5)胰管内径轻度扩张或正常,存在胰液外漏时胰管扩张可减轻。

(6)胰腺周围、小网膜囊及各间膜腔积液。

(7)胰腺周围出现假性囊肿。

(8)胰腺内脓肿形成时胰腺结构不清晰,胰腺内呈不均匀混合回声。

(9)下腔静脉、肠系膜上静脉及脾静脉受压管腔变形。

(10)彩色多普勒超声更难显示胰腺内血流,出血坏死区及脓肿形成区血流信号完全消失。

(11)超声造影:①水肿型强化均匀,包膜完整,边界清晰。②出血坏死型强化不均匀,坏死区不增强,胰腺形态失常,边界不清,包膜不完整,胰周可见假性囊肿形成的不规则、不强化区。

(三)鉴别诊断

急性胰腺炎需与胰腺癌鉴别。局限性增大的急性胰腺炎与胰腺癌声像图均可表现为低回声,但前者胰腺形态饱满肿胀,边缘规则,探头按压上腹部疼痛明显,动态观察其大小回声短期内可有变化;后者边缘不规则,向外突起或向周围浸润。有时两者鉴别困难,需结合临床资料及实验室检查和病理学检查才能鉴别。

(四)临床意义

急性胰腺炎急性期超声检查可明确诊断,评估胰腺肿胀程度,发现并发症,为临床选择治疗方案提供可靠信息,但易受急性胰腺炎后麻痹性肠梗阻胃肠胀气的影响,部分患者检查受限。

二、慢性胰腺炎

(一)病理与临床

慢性胰腺炎是由于各种因素造成的胰腺组织和功能的持续性损害。胰腺出现不同程度的腺泡和胰岛组织萎缩、胰管变形、胰腺实质纤维化、钙化及假性囊肿形成,导致不同程度的胰腺内、外分泌功能障碍,临床上主要表现为腹痛、腹泻或脂肪泻、消瘦及营养不良等胰腺功能不全的症状。

(二)超声表现

(1)胰腺体积正常或存在不同程度的萎缩。

(2)胰腺实质局灶性或弥散性回声增粗、增强,并可见钙化灶。

(3)胰腺形态不规则,边缘不整齐。

(4)胰腺导管不同程度的扩张,呈串珠状。

(5)胰腺导管内结石,可单发或多发。

(6)胰周可见假性囊肿形成。

(7)可合并门静脉和(或)脾静脉栓塞。

(8)胆囊或胆管内可见结石,胆结石和胆管炎与慢性胰腺炎共存或互为因果。

（三）鉴别诊断

1.慢性胰腺炎与正常老年胰腺鉴别

后者回声均匀性增强，体积小，但并无胰腺钙化和胰管结石等。

2.慢性胰腺炎与胰腺癌鉴别

慢性胰腺炎局限性肿块和胰腺癌肿块声像图很相似，但癌性肿块致局部形态明显失常，内为低回声，边界不清晰，胰管扩张均匀，管壁光滑，可见截断征象，肿块内无胰管回声，肿块周围可见淋巴结转移。慢性胰腺炎肿块多为高回声，急性发作为低回声，胰管扩张不均匀，呈串珠状，无胰管中断征象，肿块周围无淋巴结转移。

（四）临床意义

超声可直接显示胰腺，根据胰腺内钙化和胰管内结石等典型声像图确诊本病，但诊断准确性小于 CT 和 MRI，对于多数不典型的患者，需结合病史和临床检验结果。

三、胰腺囊肿

（一）真性囊肿

囊肿上覆盖有上皮细胞者为真性囊肿，较少见。可分为先天性囊肿和后天性囊肿，后天性囊肿则包括潴留性囊肿、寄生虫性囊肿（胰包囊虫病）、肿瘤性囊肿。

1.超声表现

（1）先天性囊肿：又称多囊胰，胰实质内有单发或多发无回声区，类圆形，壁薄，常合并肝、肾囊肿。

（2）潴留性囊肿：体积相对较小，回声表现同先天性囊肿，有时可见胰管与囊肿相通，也可合并存在胰管结石、胰腺钙化及胰实质回声不均匀增强等慢性胰腺炎的超声征象。

（3）寄生虫性囊肿：声像图特征为囊肿壁不规则增厚，囊壁回声强，在囊肿内可见子囊或头节所致的高回声。

2.鉴别诊断

先天性胰腺囊肿应与急性出血坏死型胰腺炎形成的胰腺内残留腔相鉴别。后者声像图也表现为胰腺内部散在的多个小的无回声区，壁较厚，但两者从病史及临床症状可以鉴别。

（二）假性囊肿

胰腺假性囊肿多继发于急性胰腺炎和各种原因所致的胰腺损伤。由于胰腺组织坏死、崩解，胰液及血液溢出，刺激网膜包裹及周围纤维组织增生，形成囊肿样改变。因囊壁无胰腺上皮细胞覆盖，故称假性囊肿。假性囊肿多发生于胰体、胰尾部，一般位于胰腺腹侧面，与胰腺相连。囊壁为周围组织，如胃后壁、横结肠壁、肠系膜等。

1.临床表现

囊肿较小时无任何症状，较大时出现上腹部肿块，压迫邻近脏器和组织，可出现恶心、呕吐、食欲下降、腹痛、低热等症状。若囊肿破裂，可出现腹水和出血。

2.超声表现

（1）胰体、胰尾部无回声，多单发，内可有分隔。少数可多发。

（2）囊壁与周围组织分界不清,大囊肿可压迫胰腺及周围组织,使其结构显示欠清。

（3）囊内多为无回声区,合并出血或感染时,囊内可见点状或片状回声增强区。囊肿后方有回声增强效应。

（4）囊肿巨大时,邻近器官常有不同程度的推压、移位现象,也可使胰腺失去正常形态。

（5）假性囊肿自发性破裂时,患者突然腹痛,超声显示囊肿变小,壁不完整及腹腔积液。

3.鉴别诊断

（1）胰腺脓肿:其囊壁多增厚,脓腔内可见随体位浮动的低、中、高强度的点、片状回声。

（2）陈旧性胰腺血肿:可呈无回声的囊肿样表现,往往需超声引导经皮穿刺才能确诊。

（3）胰腺假性动脉瘤:彩色多普勒有助于鉴别。

（4）还需与胰腺周围脏器的囊肿相鉴别,如胰头部的囊肿,应与肝脏及右肾囊肿鉴别;胰体部的囊肿,应与网膜囊积液鉴别;胰尾部的囊肿,应与脾、左肾囊肿鉴别。若胰腺轮廓显示完整,形态正常,一般为胰腺外囊肿。

四、胰腺囊腺瘤与囊腺癌

（一）病理与临床

胰腺囊性肿瘤包括胰腺囊腺瘤和胰腺囊腺癌,可发生于胰腺的任何部位,但以胰体、胰尾部多见。两者大体外观基本相似,瘤体大小不一,常呈不规则圆形,表面光滑,包膜完整,与正常胰腺组织有较明确的分界,与毗邻脏器和周围组织无明显粘连,肿瘤的囊壁厚薄不均。囊腺癌晚期可累及周围组织和器官,出现局部淋巴结或肝转移。

胰腺囊腺瘤生长缓慢,一般病史较长,囊腺癌常由囊腺瘤恶变而来。上腹胀痛或隐痛、上腹部肿块是胰腺囊性肿瘤的主要临床表现,其次有体重减轻、黄疸、消化道出血、各种胃肠道症状和肝转移。

（二）超声表现

（1）胰腺局部出现分叶状多房囊性包块及混合性包块,以胰体、胰尾部多见。

（2）包块后壁及后方回声增强,边缘不规则,可见乳头状实性回声自囊壁突入腔内。

（3）囊腺癌呈不规则分叶状囊性肿块,囊壁较厚,晚期胰腺周围淋巴结肿大,肝内出现转移灶。

（4）包块周边及内部实质可探及血流信号,囊腺癌尤为明显。

（5）超声造影瘤体内部实质与周围胰腺组织同时均匀增强,早期增强程度等于或高于胰腺实质,囊腺瘤体增强消退较慢,晚期增强程度略低于胰腺实质,囊腺癌增强程度消退较快,晚期增强程度低于周围胰腺实质。

（三）鉴别诊断

1.囊腺瘤与囊腺癌鉴别

两者声像图类似,鉴别较为困难,如间隔光带较厚,实性部分较多,生长较快应考虑有恶性可能,其次超声造影囊腺癌瘤体增强消退较快,晚期增强程度低于周围腺体组织。

2.囊腺癌或囊腺瘤与假性囊肿鉴别

见胰腺囊肿的鉴别诊断。

(四)临床意义

胰腺囊腺瘤或囊腺癌极为少见,临床表现无特异性,单从二维声像图上两者难以鉴别,诊断很困难,但结合超声造影可以提供鉴别诊断依据,具有一定价值。

五、胰腺癌

(一)病理与临床

胰腺癌是消化道常见的恶性肿瘤之一,是最常见的恶性肿瘤,多发于胰头部,其次为胰体、胰尾部,弥散性胰腺癌可累及整个胰腺,较为少见。胰腺癌绝大部分是胰腺导管腺癌,占80%以上,其次为腺泡细胞癌,其他类型还有腺鳞状细胞癌、黏液囊腺癌、黏液性腺癌、多形性癌和胰岛细胞癌等,但均较少见。

胰腺癌的临床表现与肿瘤发生部位、病程早晚等相关,胰头癌出现症状较早,胰体、胰尾部癌出现症状较晚,一旦有症状,已属晚期。腹痛及进行性黄疸为胰头癌的常见症状,90%胰腺癌有迅速而显著发展的体重减轻,晚期常伴恶病质,乏力与食欲缺乏也十分常见。体格检查早期无特异性表现,晚期可触及结节状质硬肿块。

(二)超声表现

(1)胰腺局部局限性肿大,呈结节状、团块状、不规则的局部隆起,弥漫型表现为胰腺弥散性肿大而失去正常形态。

(2)胰腺轮廓多有改变,较小肿块可见局部向外突起,轮廓略显不规则,较大肿块轮廓不规则,呈蟹足状向周围浸润。

(3)胰腺内出现肿块,肿块多为低回声,光点分布不均匀,表现为高回声者少见,肿瘤内出血则表现为不规则、无回声。

(4)胰管不同程度的扩张,内壁光滑,肿瘤侵犯胰管可致胰管闭塞。

(5)胆管由于癌肿或肿大淋巴结浸润或压迫梗阻,导致远端胆管扩张。

(6)周围血管受压、移位、梗阻,也可直接侵犯血管壁,致血管壁局部连续性中断。

(7)晚期出现转移征象:腹膜后淋巴结肿大,肝内出现转移灶,胰腺后方软组织增厚,腹水等。

(8)彩色多普勒超声表现为较大肿块,内可探及点、线状血流信号,肿块较小时很少能检出血流信号。

(9)超声造影早期增强速度较胰腺实质慢,瘤内可见不规则瘤血管缓慢向心灌注,达峰时间及加速时间较长,其程度也低于周围胰腺实质。晚期增强程度均低于周围胰腺实质。

(三)鉴别诊断

1.胰腺癌与胰岛细胞瘤鉴别

功能型胰岛细胞瘤体积较小,呈均匀性低回声,临床伴发低血糖症状,比较容易鉴别。无功能性胰岛细胞瘤体积通常较大,包膜完整,与周围组织分界清晰,生长缓慢,病程较长,一般可以鉴别。超声造影可以鉴别二者,胰岛细胞瘤增强早于周围胰腺实质,达峰时间短,增强速度快,增强程度较周围实质高。

2.胰腺癌与胰腺囊肿

液化范围较大的胰腺癌有时与胰腺囊肿相似,但前者除液腔外还可见实性成分和不规则边缘以及周围浸润、转移等征象,一般可以鉴别。

3.胰腺癌与壶腹癌及胆总管下段癌鉴别

见梗阻性黄疸的鉴别诊断。

(四)临床意义

超声对胰腺癌的检出率较高,特别是伴有胆管、胰管扩张时,超声易于显示,超声造影可定性诊断,也易于显示周围器官和血管的浸润,但<2 cm 的肿块超声显示较困难。

六、壶腹部癌

(一)病理与临床

壶腹部癌包括壶腹癌、十二指肠乳头癌和胆总管下端癌 3 种。组织学类型以腺癌多见,其次为乳头状癌,大体形态有肿瘤型和溃疡型两种。肿瘤生长首先阻塞胆管和(或)胰管开口,引起黄疸和消化不良。癌肿浸润肠壁可引起十二指肠梗阻和上消化道出血,晚期患者可累及周围大血管和脏器或出现淋巴结转移或肝转移。

临床表现为较早出现的黄疸,有时伴随胆囊肿大、肝大、大便呈陶土色等。早期即可因胆总管扩张而发生上腹疼痛,进食后较明显,随着癌瘤浸润范围增大或并发炎症,疼痛加重,并可出现脊背痛。还可出现发热、食欲缺乏、饱胀、消化不良、腹泻、贫血、消瘦等。

(二)超声表现

(1)癌肿位于扩张的胆总管末端,其内以低回声为主,少数表现为高回声或混合回声,部分表现为管壁增厚,肿瘤较胰头癌更小,轮廓更清晰。

(2)肿块体积较小,边缘多不规则。

(3)较早出现胆管、胰管扩张,胆管扩张程度较胰管显著。

(三)鉴别诊断

壶腹部癌需要与胰头癌、胆管癌、胆管结石相鉴别,见梗阻性黄疸的鉴别诊断。

(四)临床意义

壶腹部肿瘤体积小、位置隐蔽,但由于出现临床症状早,胆管扩张明显,故较易在早期被发现,因此,超声对壶腹癌的早期诊断和与胰腺癌的鉴别诊断具一定价值,可作为首选的影像检查方法,但仅凭超声影像难以与壶腹部的炎性狭窄或其他良性疾病鉴别,需结合病史或其他检查才能确诊。

七、胰岛细胞瘤

(一)病理与临床

胰岛细胞瘤是最常见的胰腺内分泌肿瘤,分为功能性和无功能性两种,好发部位依次为胰尾、胰体、胰头部,常见于 20～50 岁。约 60% 为功能性胰岛细胞瘤,较早即出现明显的临床症状,90% 的瘤体直径<2 cm,功能性胰岛细胞瘤有 6 种,即胰岛素瘤、胃泌素瘤、高血糖素瘤、生

长抑素瘤、血管活性肠肽瘤和胰多肽瘤,以胰岛素瘤常见。

功能性胰岛素瘤临床常出现低血糖发作及 Whipple 三联征:自发性周期性发作低血糖症状、昏迷及其精神神经症状,每天空腹或劳动后发作;发作时血糖低于 2.78 mmol/L;口服或静脉注射葡萄糖后,症状可立即消失。随病程延长低血糖症状逐渐加重,发作时间延长,发病次数增多,甚至餐后也可诱发低血糖。身体逐渐肥胖,记忆力、反应力下降。

(二)超声表现

功能性胰岛细胞瘤可单发或多发,以单发多见,好发于胰体、胰尾部,瘤体回声均匀,以低或无回声为主,边界清晰规整,有时可见包膜,瘤体体积一般较小,为 1~2 cm。较大者内部回声不均匀,可见粗大的斑点状高回声或液化坏死的无回声。

无功能性胰岛细胞瘤体积一般较大,边界清晰,内部回声较低,不均匀,可伴有无回声区及后方回声增强效应,压迫周围血管可出现相应的压迫症状。

(三)鉴别诊断

胰岛细胞瘤与胰腺癌鉴别,见胰腺癌的鉴别诊断。

(四)临床意义

超声可检出体积稍大的胰岛细胞瘤,对不能发现的肿瘤,可应用术中超声探查,可检出肿瘤,准确定位,指导临床手术治疗。

八、梗阻性黄疸的鉴别诊断

(一)病理与临床

梗阻性黄疸是由肝内毛细胆管、小胆管、肝胆管、肝总管或胆总管的机械性梗阻所致。梗阻性黄疸只是征象而不是独立的疾病,与胆道梗阻并非同一概念,一侧的肝胆管梗阻不一定出现黄疸,因对侧肝叶有能力排出足量的胆红素。梗阻性黄疸的原因有肝外梗阻和肝内梗阻两种,前者较为常见。临床上梗阻性黄疸病因多种多样,按胆管本身分为 3 种类型:①胆管内因素,如胆管结石、胆道蛔虫症等。②胆管壁因素,如胆管损伤、炎症、肿瘤、先天性胆管闭锁等。③胆管外因素,如胰头癌、肝门区淋巴结转移性癌肿压迫侵犯肝管等。

临床表现为皮肤呈暗黄色,完全梗阻者可为黄绿及绿褐色,伴有皮肤瘙痒及心动过缓,尿色加深如浓茶,大便颜色变浅,完全梗阻的大便呈白陶土色,并常有出血倾向,尿结合胆红素试验阳性,不同的病因还会有相应的临床症状。

(二)超声表现

1.肝外梗阻性黄疸的超声图像

(1)肝内胆管扩张:左、右肝管内径>3 mm,二级以上肝内胆管与伴行门静脉分支形成小平行管征。

(2)肝外胆管扩张:肝外胆管内径>6 mm 提示扩张,7~10 mm 为轻度扩张,>10 mm 为显著扩张,扩张的胆总管与伴行的门静脉形成双筒猎枪征。

(3)胆总管内病变引起的梗阻:胆总管内蛔虫可见平行光带呈"空心面"征,结石可见胆管内强回声伴声影,沉积的泥沙样结石、胆泥可见点状强回声,前者伴声影,陈旧性炎性胆汁呈絮状光团、光斑,胆管癌可见胆管局部不规则团块回声等。

(4)胆管本身病变:胆管炎性狭窄可见管壁增厚,先天性胆总管囊状扩张局部可见囊状无回声与近端胆管相通。

(5)胆道外及周围病变压迫引起的梗阻,如肝门部、胰头部、壶腹部肿瘤可见相应部位肿块的回声。

2.梗阻部位的判断

胆总管显示扩张是下端梗阻的可靠佐证,提示胆道下段梗阻;肝外胆管正常或不显示,而肝内胆管或肝左、右管仅一侧扩张,提示肝门部梗阻;肝总管水平梗阻胆囊不增大,胆总管水平梗阻则胆囊增大;单纯胆囊肿大,肝内、肝外胆管均正常者,则提示胆囊颈管处梗阻或胆囊本身的病变;胆总管扩张而胆囊不增大,可能由胆囊颈部阻塞或胆囊本身疾病所致,因而不能只根据胆囊是否增大来判断梗阻部位;肝内外胆管扩张、胆总管扩张、胆囊肿大和胰管扩张,则提示十二指肠 Vater 壶腹水平发生阻塞。

(三)临床意义

超声检查具有安全、便捷、准确、价廉等特点,能较完整地显示扩张的肝内外胆管,诊断率高,能为临床诊断及手术治疗提供重要依据,在诊断梗阻性黄疸方面独树一帜。超声不仅能确定肝外梗阻性黄疸的存在,而且能确定梗阻的部位,对梗阻性黄疸的病因诊断率高。可以认为超声在肝外梗阻性黄疸的定性,尤其是定位诊断中,是首选的检查方法。

(张中华)

第八章　脾脏疾病的超声诊断

第一节　脾脏解剖和超声检查技术

一、解剖概要

脾脏是人体最大的淋巴器官和储血器官,位于左腹上部,贴于横膈之下,其后方与侧面被胸廓第9、第10、第11肋骨包绕。脾外侧面贴胸腹壁,内面分别与胃、肾、胰尾和结肠相邻。中心有凹陷称为脾门,有神经、血管等出入,脾脏的正常位置有赖于邻近器官的托力和压力,受腹内压、脾内压和膈肌运动的影响较大。这是脾脏随体位变动而发生位置变化的主要原因。

二、超声检查方法、正常脾声像图

(一)检查方法

仪器使用和肝相同。受检者一般采用平仰卧位或右侧卧位,探头顺着腋前线至腋后线于第7~第11肋间斜切,通过脾门显示脾静脉时,测量其厚度并在脾显示范围最长时测量其最长径(最大斜径)。探头垂直脾长轴,显示横断面图像,可测量其横径。脾增大超过左肋弓者需要增加左侧肋弓下及左侧腹的检查范围。

(二)超声表现

长轴断面呈类三角形,表面平滑,外侧缘弧形向外突,内侧缘中部内凹,为脾门,有脾动、静脉出入。正常脾实质呈低回声,分布均匀,回声强度一般稍低于正常肝组织。

(三)正常脾的测量

成人脾长度<11.0 cm,脾门厚度为3~4 cm。

三、脾大的诊断标准

(1)脾门部厚度成人>4 cm,左肋缘下能容易地探及脾边缘。

(2)最大长径>11 cm。

(3)面积测量:最大长径×脾门厚径≥40 cm²。

(张中华)

第二节　脾脏疾病

一、副脾

（一）病理与临床

副脾是指在正常的脾以外存在的与正常脾结构相似、功能相同的组织，是较为常见的先天变异。副脾发生率为 10%～35%。它可与正常脾完全分离或由结缔组织相连，多呈球形，并具有单独的动、静脉；常为单个，也可多达 4～5 个。常见于脾门，其次发生于脾蒂血管和胰尾周围；也可发生于脾胃韧带、脾结肠韧带、大网膜、小肠或结肠系膜、骶前、左侧附件或左侧睾丸周围等。副脾无特殊临床表现，偶可发生自发性破裂、栓塞和蒂扭转等。

（二）超声表现

脾门处可见一个或多个圆形或椭圆形的等回声结节，边缘清晰，包膜光整，回声强度与正常脾相似，但与正常脾的分界清楚。约半数副脾有与脾门处动静脉相同的血管分支。CDFI显示副脾血管门及反向走行的动、静脉。

（三）鉴别诊断

1.副脾与多脾综合征的鉴别

后者是一种罕见的先天畸形。声像图上可显示两个或两个以上的脾回声，聚合在一起。同时合并先天性心脏畸形，有助于与副脾鉴别。

2.副脾与脾门淋巴结肿大的鉴别

后者常为继发改变，多发常见。声像图上表现为大小不等、边缘光整的低回声结节。CDFI显示没有与脾门相通的血管分支。若脾门淋巴结为单发则鉴别困难。应该紧密结合临床病史，如为转移性淋巴结，随诊观察结节大小变化有助于鉴别，后者在短期内增长迅速。

3.副脾与肾上腺肿瘤鉴别

CDFI显示后者无脾门血管进入。同时需结合临床病史，后者可伴有肾上腺功能异常。

4.副脾与腹膜后肿瘤鉴别

CDFI显示后者无脾门血管进入。

（四）临床意义

治疗血液病或肝硬化要求切除脾时，需要彻底切除。超声检查可使副脾得以术前确诊并定位，减少手术的盲目性。但是副脾体积小，位置不定，因而超声检查较易漏诊，而且副脾也可多发，以致不易发现全部的副脾，使超声的应用受到一定的限制。

二、脾大

（一）病理与临床

脾大多为全身性疾病的一部分。因此临床表现除不同程度的脾大外，主要是全身性疾病的表现。脾大常见的病因有：①感染性脾大。包括急性感染，如病毒性感染、细菌性感染、寄生虫感染等;慢性感染,如慢性病毒性感染、慢性血吸虫性感染、慢性疟疾、梅毒等。②充血性脾大。如肝硬化、慢性充血性右心衰竭、脾门静脉栓子形成等。③血液病及其他原因所致的脾大。如白血病、恶性淋巴瘤、溶血性贫血、系统性红斑狼疮等结缔组织病和网状内皮细胞增多症等。④脾肿瘤及脾囊肿。

(二)超声表现

(1)脾大主要表现为超声测值增加。有以下异常声像图之一者,可考虑脾大。

1)成年脾厚径超过 4 cm 或传统长径超过 8 cm,最大长径超过 11 cm。

2)面积指数超过 20 cm。

3)在无脾下垂的情况下,脾下极超过肋下或脾上极达到腹主动脉前缘。

4)仰卧位时脾容易显示,而且能清楚显示 2 个以上切迹。

(2)声像图对脾大程度的估测:具体如下。

1)轻度大:脾测值超过正常值,但仰卧位检查,深吸气时声像图脾下极不超过肋弓下缘 3 cm。

2)中度大:声像图脾明显肿大,但下极不超过脐水平线。

3)重度大:声像图脾下极超过脐水平线,并可显示脾周围器官受压移位或变形。

(3)脾的内部回声:脾大时,脾内部回声通常无明显改变或轻度均匀性增强。CDFI 显示脾血管增宽。

(三)鉴别诊断

(1)脾内 Gamma-Gandy 结节与脾结核的钙化灶鉴别。后者回声更强,常伴声影,分布更不均匀。同时需结合临床病史,后者可合并其他脏器的结核或有结核病史。

(2)脾弥散性肿大与腹膜后巨大肿瘤、肝左叶巨大肿瘤、左肾、脾下垂和游走脾相鉴别。除脾下垂和游走脾在脾区扫查不到脾外,上述其他病变均可在脾区发现脾。

(四)临床意义

超声检查很容易确定有无弥散性脾大,但对病因的鉴别诊断价值有限。超声检查可以对脾大程度的变化进行监测,了解病程进展和疗效评价。

三、脾破裂

(一)病理与临床

脾破裂可分为自发性和外伤性两种,自发性脾破裂可见于血友病患者或接受抗凝治疗者。外伤性脾破裂为常见的腹部损伤之一。根据损伤的范围和程度脾破裂可分为 3 种类型。

1.真性破裂

为脾实质和包膜同时破裂,发生腹腔内大出血。轻者为线条破裂,重者为粉碎破裂。前者可发生进行性腹胀和贫血,后者可发生腹腔内急性大出血。为临床最常见的类型。

2.中央破裂

为脾实质内部破裂。可在脾实质内形成血肿,致脾在短期内明显增大,临床可无明显出血症状。

3.包膜下破裂

为脾包膜下脾实质出血。包膜完整,故血液积聚在包膜下,形成张力性血肿,暂时没有出血现象。经过一个时期(短者数小时,长者数天或几周),可因包膜破裂,发生腹腔内急性大出血现象。有的小血肿可被吸收,形成囊肿或纤维化。如脾破裂邻近脾门部,可能撕裂脾蒂内大血管,造成出血性休克。

脾破裂的临床表现与破裂类型、失血量和速度有关。患者可有不同程度的腹痛、左肩胛牵涉痛、左上腹压痛和腹肌紧张。也可表现为贫血貌、心率加快、腹腔移动性浊音等。脾周围血肿偶被网膜包绕时,左上腹可叩出固定浊音区,如多发性损伤,易受其他脏器损伤症状掩盖而难以确诊。

(二)声像图表现

1.真性破裂

声像图表现与破裂程度有关。多数表现为脾包膜连续性中断,局部回声模糊或有局限性无回声区。实质内有不均匀性回声增强或减弱区。脾外或腹腔内显示异常无回声区。

2.中央破裂

脾外形不同程度增大,轮廓清楚、包膜光整。实质内回声不均匀,可见不规则的回声增强或减弱区。有血肿形成者,脾实质内可见不规则无回声区。

3.包膜下破裂

脾大、变形,被膜光整。包膜下血肿部位可见局限性无回声区,多为月牙形,其内可见细小点状回声,出血时间较长者,可见血凝块形成的强回声光团或机化形成的高回声条索。当血肿较大或内部压力较高时,脾实质可有凹状压痕。

如无合并其他脏器(如肝、肾)破裂、中央型和包膜下破裂,脾外均无异常无回区。

由于脾外伤属于腹部脏器闭合性损伤,超声检查除应注意脾及其周围外,还应检查肝、胆囊、胰、双肾、腹膜间隙及腹膜后区,甚至还应观察有无胸腔积血。

(三)鉴别诊断

1.脾破裂与脾囊肿性疾病鉴别

后者表现为脾实质内出现圆形或椭圆形无回声区,边缘清晰,后方回声增强。结合临床病史,前者有外伤史,随诊可见动态变化。

2.脾破裂与脾分叶畸形鉴别

后者由于深陷的脾切迹可表现为自脾表面向内延伸的裂缝状回声带,脾呈分叶状,内部回声正常。如有腹外伤史,可被误诊为脾破裂或左上腹肿瘤。结合临床病史,前者有外伤史,后者腹腔、盆腔无积血现象。

(四)临床意义

超声检查有助于临床对脾外伤作出及时而明确的诊断,协助临床判断脾外伤的类型和程度,估计腹膜腔出血量。此外超声检查还有助于同时发现其他较复杂的并发症和内脏损伤,为选择合理的治疗方案提供可靠依据。对于进行保守治疗的患者,超声检查可以监测病情进展和判断预后,脾周血肿难以自行消散者,超声引导下穿刺引流可以取得良好效果。患者局部疼痛使体位受限,会给超声扫查带来一定困难;破裂口和活动性出血的显示常较困难;对脾破裂的程度和范围估计不够准确;病程较长或无明显外伤史的陈旧性脾破裂有时与脾肿瘤难以鉴别,因此必须结合临床和其他检查综合分析。

四、脾梗死

脾梗死是由于风湿性瓣膜病、细菌性心内膜炎等多种疾病造成脾动脉分支的突然栓塞。梗死的病灶常为多发,表现为尖端朝向脾门的楔状分布,多在脾实质的前缘部,梗死的局部组织水肿、坏死,逐渐机化、纤维化形成瘢痕。如果血栓含有感染细菌则引起败血性梗死,往往可形成脾脓肿。

(一)临床表现

表现为左季肋区突发性疼痛并进行性加重,向左肩部放射。疼痛的轻重与梗死所产生的腹膜刺激和脾周围炎的范围有关,梗死范围较大或合并感染者,可伴发热。

(二)超声表现

梗死早期表现为脾实质内,特别在脾前缘近脾切迹处出现一个或多个楔形或不规则形的低回声区,楔形底部朝向脾包膜,尖端指向脾门,边界清楚。随病程延长,其内部回声逐渐增高,不均匀,并可见斑片状强回声。若梗死灶坏死、液化,则可见不规则无回声区,可发展为假性囊肿。陈旧性梗死灶纤维化、钙化时,病灶回声明显增强,后方可伴声影。彩色多普勒显示病变区无血流信号(见图 8-1)。

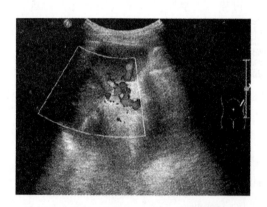

图 8-1　脾梗死,梗死区未探及明显血流信号

(三)鉴别诊断

对于不典型的病例,应注意与脾脓肿、脾包虫病、脾海绵状血管瘤相鉴别。脾梗死并非占位性病变,很少引起脾包膜和形态的改变,CDFI 有变化,动态观察其变化,有助于鉴别诊断。

五、脾结核

脾结核为全身性血行播散性结核的一部分,它可表现为弥漫的粟粒样结核结节,也可表现为慢性局灶性病变如结核瘤、结核脓肿。

(一)临床表现

表现为一般结核病的毒血症状,如发热、盗汗、消瘦、脾区隐痛和脾大。

（二）超声表现

急性粟粒性结核时，脾内出现许多散在分布的微小结节，直径为 0.2～0.5 cm。治愈后可残留或演变为多数点状强回声（见图 8-2），可有线状声影。局灶性脾结核常呈单个或多个低回声结节，有时酷似肿瘤，其中可伴有小片无回声区和斑点状、斑块状强回声区，后者常伴有声影。脾脏轻度或中度肿大。

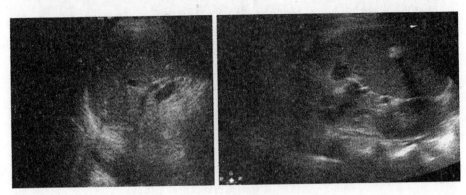

图 8-2　脾脏结核

（三）鉴别诊断

1.脾脓肿

常单发，边界清晰，壁较厚。囊内液性暗区可见密集点状或絮状回声。脾结核以多发为主，边界多不规则，内部回声杂乱，其特点为坏死、增生、钙化斑等不同病程的声像图表现同时存在。

2.脾梗死

其所致的凝固性坏死也可在脾内形成强回声区，但范围较大，呈楔形，尖端指向脾门，易于鉴别。

3.脾原发性恶性淋巴瘤

常伴有全身淋巴结肿大及肝转移，结合病史容易诊断。

六、脾脓肿

脾脓肿多来自血行感染，为全身感染疾病的并发症。常继发于伤寒、败血症和腹腔化脓性感染，脾中央破裂、脾梗死、脾动脉栓塞术后均可继发感染形成脓肿。

（一）临床表现

脾脓肿的临床表现、症状及体征无特异性，多表现为畏寒、发热、脾区疼痛，患有感染性疾病及有脾脏外伤史患者出现腹痛加重，高热持续不退。

（二）超声表现

脾脓肿的早期诊断较为困难，有脓肿形成后，超声显像可清晰显示病灶，诊断较为容易，其声像图的特征为：①脾大，脾内回声增强。②早期脾实质内出现单个或多个圆形或不规则形的回声增高或减弱区，随病程进展，病灶内坏死、液化，表现为形态不规则的无回声区，壁较厚、粗糙、边缘不整齐，脓肿内有气体生成时，可有斑点状强回声（见图 8-3）。③彩色多普勒显示，脓肿的厚壁上可探及丰富的血流信号。④动态观察显示,脾内无回声区可进行性增大。

（三）鉴别诊断

脾淋巴瘤表现为低回声团块,转移瘤表现为低回声或高回声团块,有时与脾脓肿不易区别。动态随访观察,脾脓肿在短期内变化较大,还需与脾血肿相鉴别。

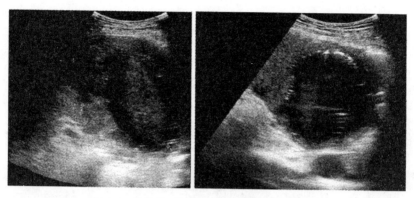

图8-3　脾脓肿,脓肿周边出现微泡样气体回声

七、脾囊肿

（一）病理与临床

脾囊肿按有无内衬上皮成分可分为两类。

1.真性囊肿

真性脾囊肿囊壁有细胞层,是一类原因不明的疾病,可能是先天发育异常或组织迷入所致。有表皮样囊肿、皮样囊肿、血管和淋巴管囊肿等。其中表皮样囊肿多见于青年,常为单发性,最大直径可达30 cm,色质浓稠,为淡红色或褐色,可有胆固醇结晶;皮样囊肿病理所见囊壁内衬鳞状上皮及附属器,为皮肤全层结构,可有神经组织和骨组织等,囊内可有白细胞、脂肪小体和胆固醇结晶。

2.假性囊肿

较真性囊肿多见,约占非寄生虫囊肿的80%,囊肿多为单房性,可有外伤或脾梗死史,囊肿可以很大,囊壁无内皮细胞被覆,多由纤维结缔组织或仅由脾包膜本身构成。纤维化的囊壁常发生透明变性,可有广泛钙化,称为钙化囊肿。

小的囊肿常无临床症状,当囊肿增大,压迫和刺激邻近脏器时,才产生器官受压症状,以左上腹不适或隐痛最多见,有时也可累及脐周或放射至右肩及左腰背部;如果压迫胃肠道,可有腹胀或消化不良、便秘等。

（二）超声表现

脾内可见大小不等的圆形无回声区,合并出血、感染时,内部可有弥散性低、中强度回声。囊壁锐利清晰,若囊壁钙化,可显示斑块状强回声伴声影。其后壁及后方组织回声增强。脾外形可不规则或明显畸变,囊肿周围的正常脾组织被挤压变形。

（三）鉴别诊断

1.脾假性囊肿与脾包膜下血肿鉴别

后者多呈新月形，内部有细点状回声。同时结合临床病史，后者新近有外伤史，脾区疼痛和叩击痛较明显。

2.脾囊肿与脾脓肿鉴别

后者边缘回声较强、模糊，内部常有云雾样点状及带状回声。同时需结合临床病史，后者有全身感染及脾区疼痛和叩击痛。

3.脾囊肿与脾肉瘤鉴别

后者加大增益后，可见点状回声出现，而且边缘缺少囊肿的明亮囊壁回声及侧壁声影。结合临床病史，有时可显示脾门处淋巴结及肝转移灶。

4.脾囊肿与多囊脾鉴别

后者是一种先天性疾病，脾明显肿大，脾内布满大小不一的囊性无回声区。囊肿之间无正常脾组织回声为其特征。可伴有多囊肝及多囊肾。

5.脾囊肿与胰腺假性囊肿、肾积水及腹膜后囊肿鉴别

鉴别要点是仔细探查无回声区与脾关系可获得诊断依据。

（四）临床意义

超声显像对脾囊肿具有很高的诊断敏感性和特异性，为目前诊断脾囊肿的首选检查方法。

八、脾炎性假瘤

（一）病理与临床

本病的病因不明，被认为可能是一种炎性病变的修复过程，按组织成分分为 3 种类型：黄色肉芽肿（以组织细胞为主）、浆细胞肉芽肿（以浆细胞为主）和硬化性假瘤（显著纤维化）。硬化性假瘤内可伴有玻璃样变及钙化，多有厚薄不一的纤维包膜，偶可见蛋壳样钙化。一般无临床症状，可有左上腹不适及疼痛。

（二）超声表现

边缘清晰的结节，其内回声不均匀，可为低回声或高回声，包膜钙化时可见弧形强回声，伴声影。CDFI 显示肿物内可有血流信号。

（三）鉴别诊断

1.脾炎性假瘤与脾淋巴瘤鉴别

前者可出现包膜钙化，后者高回声少见。结合临床病史及症状，有助于鉴别诊断。

2.脾炎性假瘤与脾转移瘤鉴别

前者边界多清晰，可有包膜钙化。结合临床病史，后者有原发肿瘤病史有助于鉴别诊断。

（四）临床意义

脾炎性假瘤少见，超声检查可以发现病变，但声像图特异性不强，仅可作出良性病变诊断，需超声引导下穿刺活检进一步明确诊断。

九、脾血管瘤

(一)病理与临床

脾血管瘤是脾最常见的良性肿瘤,也可是全身性血管瘤病的一部分。根据其组织学表现分为毛细血管性、海绵状和混合型血管瘤,成人以海绵状血管瘤多见,儿童多为毛细血管瘤。海绵状和混合型血管瘤可伴有大小不同的囊变区。病变单发或多发,可位于脾实质内或向表面突出,通常无包膜,大多数病变的直径在 2 cm 以下,直径＞2 cm 的病变中有 20％可发生破裂出血。肿瘤生长缓慢,病史长达数年以上。一般无临床症状,最常见的临床表现是左上腹无痛性包块。

(二)超声表现

声像图特征与肝血管瘤相似,大部分表现为较有特征的边界清晰的高回声结节,有时可见周围血管进入病灶,使边缘出现裂隙现象。当有大的血窦或囊变存在时,相应区域呈无回声,少数脾血管瘤呈低回声。瘤体血管窦腔隙显著扩大者,多有显著脾大。脾静脉若发生栓塞或合并血流在窦腔内凝固时则往往加速脾大进程。CDFI 显示病灶内未探及血流。

(三)鉴别诊断

1.脾血管瘤与脾错构瘤鉴别

CDFI 显示前者病灶内未探及血流,后者病灶内血流信号丰富,频谱分析可探及动、静脉血流。

2.脾血管瘤与脾转移瘤鉴别

后者为低回声或混合回声时易于鉴别,两者均为高回声时鉴别困难,结合临床病史,后者有原发肿瘤病史有助于鉴别诊断。

(四)临床意义

脾血管瘤临床症状缺乏特异性,超声诊断敏感性和特异性较高,为目前诊断脾血管瘤及随访观察的首选检查方法。

十、脾错构瘤

(一)病理与临床

脾错构瘤又称脾内副脾。其构成成分和正脾成分一致,是由杂乱排列的脾组织构成的肿瘤样畸形,病变内脾组织的成分比例失调、排列紊乱,主要结构是和脾窦相似的血窦样管腔,但其轮廓不如正常脾窦的轮廓清楚,肿物无包膜,但边界清晰。一般无临床症状。

(二)超声表现

声像图表现为脾内圆形或椭圆形稍强回声区,边界清晰,内回声不均匀,可见条带状回声。CDFI 显示肿物内血流信号丰富,频谱分析可探及动、静脉血流。

(三)鉴别诊断

脾错构瘤应与脾血管瘤鉴别,具体见脾血管瘤。

(四)临床意义

脾错构瘤超声检查有一定的特异性,为目前诊断脾错构瘤及随访观察的首选检查方法。

十一、脾淋巴瘤

（一）病理与临床

脾是淋巴瘤最易累及的实质脏器,原发脾淋巴瘤虽远比继发脾淋巴瘤少见,但仍是最常见的脾原发肿瘤之一。原发脾淋巴瘤分为霍奇金瘤和非霍奇金淋巴瘤,以后者多见。多发生在脾动脉分支周围的淋巴样组织。其诊断标准为:①脾(包括脾门淋巴结)受累。②无浅表淋巴结淋巴瘤。③无骨髓受累。左上腹疼痛及肿块是最常见的症状,部分患者伴有发热,体检显示脾明显增大,浅表淋巴结多无异常,可有脾功能亢进和外周血细胞减少,个别病例有鼻出血、牙龈出血、皮肤紫癜等。

（二）超声表现

超声声像图可表现为 4 型。

Ⅰ型:脾正常或增大,内部回声减弱,无占位性病变特征。

Ⅱ型:粟粒样病变,脾实质内可见密布的小弱回声区,间以较厚的高回声分隔,呈筛孔样。

Ⅲ型:多灶病变,脾实质内多发低或极低回声病灶,无包膜,内部回声均匀。当肿瘤融合时,可呈分叶状。CDFI 显示肿瘤内探及动脉血流信号。

Ⅳ型:孤立性病变,脾实质内单发低回声肿物,形态不规则,边界清晰,肿瘤内部可发生液化、坏死,可见无回声区,CDFI 显示肿瘤内探及动脉血流信号。

脾门淋巴结肿大常提示淋巴瘤可能。

（三）鉴别诊断

1.脾淋巴瘤与脾大鉴别

前者常伴脾门淋巴结肿大,结合临床,后者常有原发病史有助于鉴别诊断。

2.脾淋巴瘤与脾转移瘤鉴别

主要与低回声转移瘤相鉴别,仅从声像图鉴别困难,结合临床病史,后者有原发肿瘤病史有助于鉴别诊断。

3.脾淋巴瘤与脾囊肿鉴别

主要是脾淋巴瘤孤立性病变极低回声时与后者鉴别,前者加大增益后,内见细小光点回声,CDFI 显示前者可见动脉血流信号。

（四）临床意义

超声为脾淋巴瘤诊断的首选检查,有助于临床制订合理治疗方案。超声引导下穿刺活检是目前确诊脾淋巴瘤的重要手段。

十二、脾转移瘤

（一）病理与临床

脾转移性肿瘤是指起源于上皮系统的恶性肿瘤,不包括起源于造血系统的恶性肿瘤。可源于卵巢癌、胃肠道恶性肿瘤、肺癌、乳腺癌,少数也可来源于生殖系统的恶性肿瘤、恶性黑色素瘤等。原发肿瘤细胞可通过血行、淋巴途径转移至脾。转移灶肉眼常表现为多个结节或单个结节,结节界限清楚,病灶中央可有液化、坏死。也可表现为多个微小结节和弥散性浸润。少数情况可转移到副脾。转移性脾肿瘤早期多无特殊症状或仅表现为原发病灶引起的症状。在脾明显增大时,可产生类似原发性脾肿瘤的症状。部分患者还伴有脾功能亢进、恶性贫血、胸腔积液、恶病质等。脾功能亢进可能是脾肿瘤患者贫血的原因之一。恶性脾肿瘤偶尔可发生自发性脾破裂。

(二)超声表现

声像图表现较复杂,共同表现为不同程度的脾大和脾实质内团块状回声,内部回声水平与肿瘤的病理结构有关。组织界面多的肿瘤呈高回声或混合性回声;组织界面少的肿瘤呈弱回声,甚至无回声;肿瘤内部有坏死,液化时可类似囊肿表现;肿瘤形态可不规则,周围水肿或有较多血管者,可出现低回声晕环。

(三)鉴别诊断

与其他脾肿瘤鉴别见前述,需要指出的是声像图与其他脾肿瘤鉴别困难时,紧密结合临床病史,有助于鉴别诊断。

(四)临床意义

脾转移瘤声像图无特异性,结合临床病史可作出诊断。超声检查是脾转移瘤首选的影像学检查方法,在诊断和随访中有重要价值。

十三、脾血管肉瘤

(一)病理与临床

脾血管肉瘤来自血管内皮罕见的高度恶性肿瘤。原发性脾恶性肿瘤占全身恶性肿瘤不足1%,脾血管肉瘤约占脾恶性肿瘤的7%。组织学表现为由非典型增生和分化不良的血管内皮细胞覆衬不规则血管腔。肿瘤在脾实质内形成多个紫红色结节,常伴有出血、坏死及囊性变,也可伴有纤维化和钙化。临床主要表现为左上腹痛、发热、巨脾、消瘦和贫血,约1/3患者发生脾破裂和血性腹水。

(二)超声表现

超声检查可发现脾增大乃至巨脾,脾实质内可见单发或多发肿物或结节,病变可为高回声或低回声,常见液化、坏死所致的无回声区。多发结节时可相互融合,边缘不光整。因发现时肿物多已较大,向脾轮廓外突出生长,引起脾形态改变。伴破裂出血者可探及脾周液性无回声区。CDFI显示肿瘤内血流丰富,多为动脉血流。

(三)鉴别诊断

1.脾血管肉瘤与脾血管瘤鉴别

两者均可为高回声,前者肿瘤往往巨大,CDFI显示肿瘤内血流丰富。

2.脾血管肉瘤与脾转移瘤鉴别

声像图鉴别困难,结合临床病史,后者有原发肿瘤病史有助于鉴别诊断。

（四）临床意义

超声检查可以发现病变，结合声像图特点可作出定性诊断，但明确诊断困难。超声检查可作为患者随访及评价疗效的首选检查。

（张中华）

第九章　泌尿系统疾病的超声诊断

第一节　泌尿系统解剖概要和超声检查技术

一、解剖概要

(一)肾

肾脏位于腹膜后脊柱两侧的肾窝中,左、右各一,是一对实质性脏器,上缘相当于第 10 或第 11 胸椎,下缘相当于第 1 或第 2 腰椎水平面,呼吸时肾脏位置略有变动,一般不超过一个椎体的范围。右肾因受肝脏影响,比左肾低 1~2 cm。

肾脏形似蚕豆,其平均长度为 10~12 cm,宽为 5~6 cm,厚度为 3~4 cm。表面有层纤维包膜包绕,使肾膜表面光滑平整。肾包膜内有脂肪囊包绕肾脏,使其有一定的活动范围。内侧缘凹陷处是肾门,为肾动静脉以及淋巴、神经及输尿管的出入处。肾门之内称为肾窦,内有肾盂、肾盏及肾动静脉分支。肾实质分为皮质及髓质。肾盂肾盏内,肾上级靠后,肾下级稍偏前方,存有少量尿液,成人为 3~15 mL。

肾后面上极被第 12 肋骨、膈肌和肺遮盖,其余部分与腰大肌、腰方肌相贴。右肾前上方与肝右叶相邻,下方与结肠肝曲相邻,内侧与十二指肠降部紧邻。左肾上极与胃底及脾相邻,中部有胰尾横过,下部有空肠袢及结肠脾曲遮盖。

肾上腺左、右各一。右侧位于右肾上极的上方,呈角形。左侧位于左肾上极的前内侧,呈新月形,长为 7~9 cm,宽为 4~5 cm,厚为 3~4 cm。肾上腺被肾周围的筋膜所包裹,分为表层的皮质和内层的髓质。皮质按细胞排列又分为一层:外层球状带分泌盐皮质类固醇(主要为醛固酮),调节盐和水的代谢。中层束状带分泌糖皮质类固醇(主要为皮质醇),调节糖、蛋白质和脂肪的代谢;内层网状带分泌性激素(主要为雄激素)。髓质的嗜铬细胞分泌肾上腺素和去甲肾上腺素。

(二)输尿管

输尿管是一对肌性黏膜组成的管道状结构,连接肾盂与膀胱。成人的输尿管长度为 24~32 mm,内径为 5~7 mm。临床上将输尿管分为上、中、下 3 段,又称为腹段、盆段及壁间段。肾盂输尿管连接部至髂血管处为上段;髂血管至膀胱壁为中段;膀胱壁外层至输尿管膀胱开口处为下段。

输尿管腹段位于腹膜后,沿腰大肌前面斜行向外下走行,周围有疏松结缔组织包绕,在腰大肌中点的稍下方处,男性的输尿管经过睾丸血管的后方,而女性输尿管则与卵巢血管交叉。输尿管进入骨盆时,经过髂外动脉的前方。

输尿管盆段较腹段短,沿盆腔侧壁向下后外方走行,经过髂内血管、腰骶干和骶髂关节的前方或前内侧,在坐骨棘平面,转向前内方,经盆底上方的结缔组织直达膀胱底。

输尿管壁间段指斜行在膀胱壁内的输尿管,长约 1.5 cm。当膀胱充盈时,壁内部的管腔闭合,有阻止尿液反流至输尿管的作用,如输尿管内部过短或肌组织发育不良,则可能发生尿液反流。儿童该部输尿管较短,因此易发生膀胱输尿管反流现象,但随着生长发育,壁内部输尿管的延长,肌层的不断增厚,大部分儿童其膀胱输尿管反流现象会逐渐消失。

在解剖因素的影响下,输尿管有 3 个生理性狭窄,第一狭窄在肾盂输尿管连接部,第二狭窄在输尿管跨越髂血管处,第三狭窄在输尿管膀胱连接部。

(三)膀胱

膀胱是储存尿液的器官,其形状、大小、位置及壁的厚度随尿液充盈的程度而异。正常成年人的膀胱容量为 350～500 mL。膀胱空虚时呈棱锥体形,充盈时呈椭圆形,膀胱分尖、体、底、颈 4 部分,膀胱尖部朝向前上方,膀胱底部朝向后下方,尖部与底部之间为膀胱体部,膀胱颈部位于膀胱的最下方,与男性前列腺及女性盆膈相连。男性膀胱位于直肠、精囊和输尿管的前方,女性膀胱位于子宫的前下方和阴道上部的前方。

膀胱是一个肌性的囊状结构,膀胱内壁覆有黏膜,正常膀胱排空时壁厚约 3 mm,充盈时壁厚约 1 mm。膀胱底部内面有一个三角形区域,位于两侧输尿管开口及尿道内口之间,此处位置固定,厚度不会改变,称为膀胱三角区,是肿瘤、结核和炎症的好发部位。

膀胱的生理功能是储存尿液和周期性排尿。正常人在每次排尿后,膀胱内并非空虚,一般还有少量尿液残留,称为残余尿。正常成人的残余尿量为 10～15 mL。

(四)前列腺

1.前列腺的解剖

前列腺是由腺组织和平滑肌组成的实质性器官,呈前后稍扁的板栗形,位于尿生殖膈上,上端宽大称为前列腺底部,邻接膀胱颈,下端尖细称为前列腺尖部,底部与尖部之间的部分称为前列腺体部。正常前列腺重 8～20 g,上端横径约 4 cm,上下径约 3 cm,前后径约 2 cm。前列腺的体积与性激素密切相关,小儿前列腺较小,腺组织不明显,性成熟期腺组织迅速生长,中年后腺体逐渐退化。前列腺内有 30～50 个管状腺埋藏于肌肉组织中,形成 15～30 个排泄管,开口在前列腺尿道精阜两侧的隐窝中,前列腺分泌的前列腺液即由此排出,腺泡腔内的分泌物浓缩凝固后形成淀粉样小体,可发生钙化而形成前列腺结石。前列腺位于盆腔的底部,其上方是膀胱,下方是尿道,前方是耻骨,后方是直肠。前列腺的左右,由许多韧带和筋膜固定。前列腺与输精管、精囊紧密相邻,射精管由上部进入前列腺,并开口于前列腺尿道精阜部。前列腺包膜坚韧,但在射精管、神经血管束穿入前列腺处和前列腺与膀胱连接处及前列腺尖部存在薄弱,不利于对癌肿和炎症的限制。

2.前列腺的分区

(1)五叶分法:前列腺传统上分为左侧叶、右侧叶、后叶、中叶和前叶。两侧叶紧贴尿道侧壁,位于后叶侧部前方,前叶和中叶的两侧;后叶位于射精管、中叶和两侧叶的后方;中叶位于尿道后方两侧射精管及尿道之间;前叶很小,位于尿道前方、两侧叶之间,临床上无重要意义。

(2)内外腺分法:从生理病理角度将前列腺分为内腺和外腺。内腺为前列腺增生好发部位,外腺为肿瘤好发部位。

(3)区带分法:由 McNeal 提出,他把前列腺划分为前纤维肌肉基质区、中央区、周缘区、移行区和尿道旁腺。前列腺前纤维肌肉基质区由非腺性组织构成,主要位于前列腺的腹侧,该区既不发生癌肿也不发生增生。中央区位于两个射精管和尿道内口至精阜之间并包绕射精管,较五叶分法中的中叶范围略大,占前列腺体积的 20%~25%,发生癌肿的比例为 8%~10%;周缘区位于前列腺的外侧、后侧及尖部,占前列腺体积的 70%~75%,约 70% 的癌肿发生在该区;移行区位于精阜之上、近端尿道及近端括约肌周围,占前列腺的 5%~10%,此区是前列腺增生的好发部位,癌肿的发病比例为 20%~24%;尿道旁腺局限于前列腺近端括约肌内,约占前列腺体积的 1%。

3.前列腺的血管

前列腺的血供主要来源于髂内动脉的膀胱下动脉,血供较丰富,分支到前列腺可分为两组:前列腺包膜组和前列腺尿道组。后者在膀胱颈与前列腺连接处沿尿道纵轴走向发出分支,主要供应膀胱颈部和尿道周围腺体。包膜组动脉供应前列腺的腹侧和背侧,主要供应前列腺边缘部位。彩色血流图上可显示两组动脉分支,尤其是左右尿道支动脉和包膜组动脉。

二、超声检查技术

(一)患者准备

肾超声检查一般不需做特殊的准备,若同时检查输尿管和膀胱,可让受检者在检查前 60 分钟饮水 500 mL,并保持膀胱适度充盈,以使肾盂、肾盏显示更加清晰。

经腹壁探测前列腺需充盈膀胱,但应避免过度充盈。经直肠探测前列腺需做探头清洁、消毒,是否充盈膀胱根据检查需要而定。经会阴探测前列腺一般无须特殊准备。

(二)体位

肾、输尿管和膀胱超声探测的常用体位为仰卧位、侧卧位,由于肾的位置靠后,故探测时还可采取俯卧位。经腹壁探测前列腺最常采用仰卧位,也可根据检查需要采用侧卧位或截石位。

(三)仪器

1.肾、输尿管和膀胱的超声探测

探头类型首选凸阵,成人常用的探头频率为 3.0~3.5 MHz,儿童常用的探头频率为 5.0 MHz,其优点是视野广阔,容易获得整个肾的切面图像。

2.前列腺的超声探测

(1)经腹壁探测:探头首选凸阵探头,成年人常用的探头频率为 3.5 MHz,儿童常用的探头频率为 5.0 MHz。

(2)经会阴探测:首选小凸阵或扇形超声探头,成年人常用的探头频率为 3.5 MHz,儿童常用的探头频率为 5.0 MHz。

(3)经直肠探测:选用双平面直肠探头或端射式直肠探头,探头频率为 4.0~9.0 MHz。

双平面腔内探头为两种单平面扫描方式的组合,按正交扫描方向设计,获得纵向及横向的切面图像。端射式探头将晶片安装在探头顶端,其扫描视野较大,便于从多角度扫描脏器,但获取的纵切面图像不如线阵纵向扫描清晰,且横向扫描获取的是斜冠状切面,较难获取真正的横切面图像。

3.微探头导管超声

随着超声医学影像技术的发展,超声新技术已广泛应用于泌尿系诊断的多个领域,经腹体表超声通过使用二维、彩色频谱多普勒、彩色能量多普勒、谐波等超声技术能够清晰显示肾、膀胱这些体积较大的泌尿系脏器,并对其病变作出诊断和鉴别诊断,而对于输尿管、尿道、肾盂等这些体积较小、位置较深的泌尿系脏器及特殊部位则可以通过腔内探测的方式进行超声检查;将微型导管化的探头插入尿道、输尿管或肾盂,能够近距离地探测病变,发现尿路早期的微小病变。

微探头导管超声由微探头和导管两大部分组成。微探头可分为机械旋转式和多晶片电子相控阵扫描式两种。机械旋转式探头多为单晶片探头,通过机械马达驱动旋转产生实时二维声像图,而多晶片电子相控阵扫描式探头不但可以显示灰阶实时图像还能显示彩色血流图像。导管部分的外径在 3.5~8 F,长度在 95~200 cm。

微探头导管超声的探测方法包括导丝引导和直接插入两种。对于尿道膀胱可以采用直接插入法,将导管直接从尿道外口插入,进行探测,而肾盂、输尿管的探测可借助膀胱镜用导丝引导插入或直接插入。探头插入后对尿路进行逐层横断面扫描。

(四)检查方法

1.肾的超声检查方法

(1)仰卧位冠状切面扫查:此体位较常用,扫查右肾以肝为声窗,扫查左肾以脾为声窗,透声好,声像图清晰,同时还能清晰显示肾内血流情况。但当腹部胃肠气体干扰时,此切面观察肾上极欠满意。

(2)侧卧位经侧腰部扫查:左侧卧位时检查右肾,右侧卧位时检查左肾。侧卧位检查可使肠管移向对侧,有利于肠道气体较多的患者肾的显示,扫查时也可利用肝或脾作为声窗,对肾进行冠状切面及横切面的扫查。

(3)俯卧位经背部扫查:嘱受检者俯卧位并暴露两侧腰背部,对肾进行纵切面及横切面的扫查。这个途径受肋骨影响少,易获得整个肾的声像图,但对于背肌发达的受检者,声衰减明显,图像不够清晰。

2.输尿管的超声检查方法

(1)侧卧位经侧腰部探测:探头在侧腰部沿着肾盂、肾盂输尿管连接部探测到输尿管腹段。

(2)俯卧位经背部探测:探头沿着肾盂、肾盂输尿管连接部探测到髂嵴以上的腹段输尿管。

(3)仰卧位经腹壁探测:探头置于下腹部,先找到髂动脉,在髂动脉的前方寻找扩张的输尿管,再沿着输尿管长轴向下探测至盆腔段输尿管及膀胱壁内段输尿管或先找到膀胱输尿管出口处,再沿输尿管走行向上探测。

3.膀胱的超声检查方法

(1)经腹壁扫查:患者仰卧位,探头置于耻骨联合上方,做多切面的扫查。

（2）经直肠扫查：检查前排清粪便，检查时患者取膝胸位、截石位或左侧卧位。检查时在探头表面涂以少量耦合剂，然后外裹一个消毒隔离套，外涂以耦合剂，插入肛门即可检查。经直肠探测，主要观察膀胱三角区。

4.前列腺的超声检查方法

（1）经腹壁探测：经腹壁探测最常采用仰卧位，也可根据检查需要采用侧卧位或截石位。探头放置于耻骨上，利用充盈的膀胱作为声窗，对前列腺做多切面的扫查。

（2）经直肠探测：方法同经直肠探测膀胱，该方法可清晰显示前列腺的形态、大小及内部结构，径线测量准确，是前列腺探测的最佳探测径路。检查前应常规行直肠指检，在了解直肠肛门有无异常的同时可事先了解前列腺的情况，以便有重点地进行之后的超声探测。前列腺检查无论使用哪种类型的探头，都必须系统全面地探测，以免漏诊。扫查范围包括整个前列腺及周围静脉丛、精囊、膀胱底部及邻近组织结构。做横断面扫查时可自下往上或自上往下进行扫查，做纵断面扫查时可先显示尿道轴向结构，然后做顺时针或逆时针旋转，做旁正中切面系列扫查。

（3）经会阴部探测：患者取膝胸位或左侧卧位。局部涂以耦合剂，在会阴部或肛门前缘加压扫查，探测前列腺。

（张中华）

第二节　肾脏疾病

一、肾盂积水

尿路及肾脏排出受阻，造成肾内压力升高，肾盂扩张，肾实质萎缩，称为肾积水。

（一）病因病理

肾积水最初为肾盏积水，肾盂增大，各肾盏扩大则形成多个大小相似的囊腔与肾盂相通，以后肾盂继续扩张，壁变薄，肾乳头萎缩变平，肾实质也萎缩变薄，最后全肾成为一个无功能的巨囊。泌尿系及其邻近各种病变引起尿路梗阻，最终均造成肾积水。膀胱以上的梗阻直接影响肾，故肾积水发生快，通常仅一侧肾脏受累。膀胱以下的梗阻，初期膀胱可缓冲，后期则发生双侧肾积水。出现梗阻的原因很多，大多数为机械性，也可以是动力性。梗阻以后天性占多数，小儿多为先天畸形，成人的病因常为结石、损伤、结核和肿瘤。女性患者多与盆腔疾病有关，老年男性多由前列腺肥大引起。

（二）临床表现

在临床上常见的症状为腹部肿块、腰部酸痛，可有尿频、尿急等感染症状，后期肾衰竭。也可早期无症状或表现为原发病的症状和体征。

（三）二维声像图

在超声显像图中可见轻度肾积水，肾轮廓正常，肾盂、肾盏光带分离，呈现为无回声的液性暗区，分离大于 1 cm 为肾积水。肾积水纵向扫查时，出现椭圆形的液性暗区，横向扫查时，则出现圆形或椭圆形的暗区；往往肾盏部位的多个液性暗区多呈不规则状，在改变探头位置时，可看到互相连通现象。巨大积水时，肾脏正常形态消失，肾实质被压成菲薄的光带。

二、肾囊性疾病

（一）肾囊肿

肾囊肿是肾脏内出现的与外界不相通的囊性病变的总称。

1.临床表现

通常无症状，多在体检或其他疾病做影像学检查时偶然发现。部分患者会感到患侧"腰背酸痛"的症状，往往也不是由肾囊肿直接导致的。一些非常大的肾囊肿，尤其是发生囊内出血或感染的肾囊肿会产生明显的腰腹疼痛等不适症状。个别的单纯肾囊肿会发生囊壁癌变，癌变率约为1％，囊肿内有出血时应警惕癌变可能。

2.超声表现

（1）单纯性肾囊肿：呈圆形的无回声区，囊壁薄而光滑，后方回声增强为其特征，囊肿常向肾表面凸出，其大小不一，巨大者直径可超过10 cm，超声能显示的最小囊肿约为3 mm。

（2）多房性肾囊肿在无回声的囊内有菲薄的隔，呈条带状高回声，各房中囊液相通。

3.鉴别诊断

多发性肾囊肿需要与多囊肾相鉴别，后者为无数大小不等的囊肿，前者仅为数个至十数个囊肿。然而多囊肾的声像图也有囊肿不多的，就需与多发性肾囊肿鉴别。两者的鉴别要点是多囊肾没有完好的肾实质，在没有大囊肿的肾实质部位，回声也明显增强；而多发性肾囊肿的肾实质回声仍属正常。

（二）肾盂旁囊肿

即来自肾窦内的淋巴性囊肿，但一般也将位于肾盂旁向肾窦扩展的肾囊肿包括在内。囊肿位于肾窦内，容易压迫肾盂引起肾盂积水和肾盏积水。

1.临床表现

腰部症状是由囊肿压迫肾盂、输尿管使平滑肌痉挛，囊肿生长牵拉包膜以及继发性肾积水所致，此为较常见的症状；由于平滑肌痉挛可产生镜下血尿或肉眼血尿，但囊肿破裂并与肾盂相通后则为肉眼血尿甚至蚯蚓血条；高血压为压迫肾盂梗阻后致使肾缺血而使肾素血管紧张素增高所致；囊肿较大或致肾积水巨大者还可触及腹部包块；合并感染时尚有寒战、高热、肾区叩痛等症状；部分患者体检时偶然发现。囊肿小或压迫肾盂轻微时不产生上述临床症状。

2.超声表现

在肾窦回声内出现囊肿的液性暗区，很像肾盂或肾盏积水，但仅限于肾窦的一部分，不与各个肾盏或整个肾盂相通。肾盂旁囊肿对肾盂压迫、推挤容易引起肾盂积水，可兼有囊肿和肾盂积水声像图。

3.鉴别诊断

肾盂旁囊肿与肾积水均为肾窦回声分离，其中出现液性暗区，但前者局限于局部，不累及整个肾盂，而且对肾窦回声压迫、推挤，在各个方向往往不同，形成不对称现象。肾积水的肾窦分离前后对称。

肾盂旁囊肿和个别肾盏积水也不同,肾盏积水可在声像图中肾盏的漏斗部发现结石或肿瘤等梗阻因素。

肾盂旁囊肿压迫合并肾盏积水者,肾窦回声内出现两个液性区,二者不相通,可得出诊断,但还需与同时存在两个肾盂旁囊肿鉴别。

(三)多囊肾

多囊肾是一种先天性遗传性疾病。可分为成年型与婴儿型两类。本病多为双侧性,单侧极为少见,成年型多囊肾体积常显著增大,表面呈多囊状隆起,肾内布满无数大小不等的囊肿,呈海绵状,其内为淡黄色液体。肾实质因受囊肿压迫而有不同程度的萎缩。囊肿与肾盂肾盏不相通。多囊肾多合并有其他实质脏器的多囊性病变,如肝、脾、胰腺等。

1.临床表现

多囊肾发展缓慢,病变较轻者,可无明显症状,出现临床症状者,多为病变较重的中老年患者。婴儿型多囊肾囊肿极小,出现症状后多在短期内死亡,临床少见。多囊肾的主要表现有腰腹部胀痛、恶心、呕吐、间歇性血尿和季肋部触及肿块。多囊肾可并发尿路感染或引起高血压,随肾功能减退,最后出现尿毒症症状。

2.超声表现

肾脏体积增大,包膜凹凸不平,肾失去正常形态。肾实质内显示无数个大小不等的囊状无回声区,呈弥漫分布,后方回声增强。肾实质大部分被囊肿占据,有时可见少许肾实质,但其回声增强。当合并感染时,囊肿无回声区内可见云雾状或散在的点状回声。肾体积明显增大、肾内无数个大小不等的囊肿和肾实质回声增强是多囊肾回声图的三个主要表现。婴儿型多囊肾因囊肿较小,有时超声不能显示囊肿,常仅表现为肾实质回声弥散性增强。

3.鉴别诊断

(1)多发性肾囊肿:多囊肾为无数大小不等的囊肿,多发性肾囊肿仅为数个至十数个囊肿。然而多囊肾的声像图也有囊肿不多的,就需与多发性肾囊肿鉴别。两者的鉴别要点是多囊肾没有完好的肾实质,在没有大囊肿的肾实质部位,回声也明显增强;而多发性肾囊肿的肾实质回声仍属正常。

(2)重度肾积水:肾积水也可双侧性。肾盏呈杵状扩张,使其某些断面可呈多数囊状或多房囊状而与多囊肾混淆,声像图应注意有无残存肾实质以及肾内囊肿是否与其他囊腔相通。多囊肾的多数囊状大小相差悬殊,彼此不相通。此外,多囊肾的表面高低不平,致使肾轮廓和肝肾之间界限不清,与肾积水边界清楚的肾轮廓迥然不同。

三、肾实质性占位性病变

肾实质性占位按肿瘤发生的部位可分为肾肿瘤和肾盂肿瘤,按病理类型可分为良性肿块和恶性肿块两大类。肾恶性肿瘤主要包括肾癌、肾盂癌、肾母细胞瘤、肾淋巴瘤、平滑肌肉瘤、脂肪肉瘤及转移性肿瘤,其中以肾癌最为多见。而肾良性肿瘤中以血管平滑肌脂肪瘤最为多见,肾脂肪瘤、嗜酸细胞瘤、纤维瘤、血管瘤等良性肿瘤则发病率较低。

（一）肾癌

1. 临床与病理

肾癌病理上又称肾细胞癌，是成人肾恶性肿瘤中最多见的一种，占肾恶性肿瘤的85%左右。肾癌的肿瘤组织一般分布比较均匀，但随着肿瘤的生长也会出现出血、坏死等变化。肾癌的转移途径多由血液循环转移至肺、肝、脑及骨骼等器官，肿瘤也会转移到肾门淋巴结及腹膜后淋巴结。肿瘤向周围生长会直接侵犯肾盂、肾盏、肾周筋膜及肾外脏器。

肾癌症状表现主要包括血尿、腹部包块和疼痛。血尿是肾癌最常见的临床症状之一，是由肿瘤侵犯肾盂或肾盏黏膜而引起。40%~60%的患者会发生不同程度的血尿，如果血块凝结堵塞输尿管可引起肾绞痛。体形瘦长的患者较易被触及腹块，腹块位于上腹部肋弓下，一般可随呼吸运动而上下移动，如果固定不动，提示肿瘤可能侵犯肾周围的脏器结构。肾癌引起的疼痛除血块堵塞输尿管引起的绞痛外，多为钝痛，是由肿瘤生长牵拉肾被膜或是肿瘤侵犯周围脏器或腰大肌造成的。此外，肾癌还有发热、高血压、血钙增高、红细胞沉降率增快等临床表现。如果肿瘤发生转移，还会引起相应的症状，如肿瘤发生肝转移会造成肝功能异常，肿瘤癌栓阻塞肾静脉或下腔静脉引起精索静脉血液回流障碍，造成精索静脉曲张。

肾癌的分期主要有Robson分期法和TNM分期法。Robson分期法：①Ⅰ期，肿瘤位于肾包膜内。②Ⅱ期，肿瘤侵入肾周围脂肪，但仍局限于肾周围筋膜内。③Ⅲ期，分为Ⅲa、Ⅲb和Ⅲc期，Ⅲa期肿瘤侵犯肾静脉或下腔静脉，Ⅲb期区域性淋巴结受累，Ⅲc同时累及肾静脉、下腔静脉、淋巴结。④Ⅳ期，分为Ⅳa和Ⅳb期，Ⅳa期肿瘤侵犯除肾上腺外的邻近器官，Ⅳb期肿瘤远处转移。TNM分期法是国际抗癌联盟提出的根据肿瘤大小、淋巴结受累数目和有无转移并结合手术及病理学检查来确定的肿瘤分期方法。

2. 超声表现

肾癌的二维超声表现为肾内实质性占位性病灶，呈圆形或椭圆形，少数肿块也可呈不规则形。较小肿块多呈高回声，而较大肿块多呈低回声，其内部回声可均匀，也可不均匀或出现多个等回声结节。回声不均匀的肾癌，常因肿瘤内出血或液化所致，多见于5 cm以上的肾癌。

肾癌的彩色血流图表现多样，肿瘤内部彩色血流信号可以丰富，也可以稀少，甚至没有血流信号，还有一些肿瘤表现为周边血流信号丰富的抱球形彩色血流信号。

肿瘤侵犯周围结构时可表现为肾包膜连续性中断，肾活动度受限；肾癌向内侵犯肾盂、肾盏可造成肾盂积水；肿瘤血行转移时，肾静脉与下腔静脉会出现低回声栓子，肾门或腹主动脉旁出现低回声肿块则可能为肾癌淋巴结转移。

（二）肾母细胞瘤

1. 临床与病理

肾母细胞瘤又称Wilms瘤，是儿童最常见的肾实质性肿瘤，肿瘤的发生与先天性畸形有一定的关系。进行性增大的腹部肿块是肾母细胞瘤最常见的症状。肾母细胞瘤早期临床上可无任何明显症状，发现时往往已很大，侵占肾的大部分，巨大肿块的下缘可达盆腔，对周围器官造成压迫，伴有气促、食欲缺乏、消瘦、烦躁不安等表现。肿瘤侵入肾盂可出现血尿，肾血管栓塞或肾动脉受压缺血会导致高血压。部分病例可出现腹痛，程度从局部不适、轻微疼痛到绞痛、剧烈疼痛，伴有发热，常提示肾母细胞瘤包膜下出血。肿瘤发生转移时，因下腔静脉梗阻可有肝大及腹水,还可出现胸腔积液、低热、贫血、恶病质等表现。

2.超声表现

肾母细胞瘤超声表现为肾实质圆形或椭圆形肿块,有球体感,内部回声中等稍强,一般回声均匀,肿块边界清晰,肿瘤内坏死液化时可出现无回声区。较大的肿瘤会压迫肾窦引起肾积水,较大的肿块向周围延伸会引起肾被膜及周围结构破坏。CDFI可在肿瘤周边或内部发现点状或条状血流信号,脉冲多普勒多显示为高速高阻血流频谱。有肾门淋巴结转移者在肾门附近可探及低回声肿块,并可伴有患肾在呼吸时活动度受限。肾静脉及其分支有瘤栓时,可见下腔静脉内等回声瘤栓随心搏来回活动。瘤栓严重者,阻塞下腔静脉,导致下腔静脉增粗,彩色血流消失。

(三)肾血管平滑肌脂肪瘤

1.临床与病理

肾血管平滑肌脂肪瘤通常又称错构瘤,多见于女性,以单侧肾发病为主,肿瘤无包膜,呈圆形或类圆形。本病可同时伴有结节性硬化症,系常染色体显性遗传,是家族遗传性疾病,此病多为双肾多发肿瘤,80%患者脸部有蝴蝶状色素沉着或痤疮,可同时伴有大脑发育迟缓、智力差、癫痫及其他心肺病变。我国血管平滑肌脂肪瘤绝大多数并不伴有结节性硬化症。

肾血管平滑肌脂肪瘤者多无明显临床症状,当肿瘤出血时,患者会突发急性腹痛、腰部肿块及低热,严重时会发生休克。

2.超声表现

肾血管平滑肌脂肪瘤超声表现为肾实质内高回声或强回声团块,无声影,形态规则、边界清晰,内部回声分布均匀,当肿块较大且发生出血时,内部回声不均匀,高回声与低回声层层交错,呈"洋葱样"改变。小的错构瘤一般没有彩色血流信号,大的错构瘤可有少量的彩色血流信号。

(四)肾盂肿瘤

1.临床与病理

肾盂肿瘤临床表现为无痛性间歇性血尿,其最常见的病理类型是移行上皮乳头状癌,病变发生于肾盂黏膜,发病率较肾实质肿瘤低,占肾实质肿瘤的10%左右,多见于40～60岁的成人。肾盂癌是发生在肾盂或肾盏上皮的一种肿瘤,多数为移行细胞癌,少数为鳞癌和腺癌,后两者约占肾盂癌的15%,它们的恶性程度远较移行细胞癌高。临床所见移行细胞癌可在任何被覆移行上皮的尿路部位先后或同时出现,30%～50%肾盂移行上皮癌患者可同时出现膀胱移行上皮癌。如肾盂与输尿管同时有肿瘤,则出现膀胱癌的可能性增至75%。肾盂癌最常见的症状为血尿,有70%～90%的患者早期临床表现最重要的症状为无痛性肉眼血尿,少数患者因肿瘤阻塞肾盂输尿管交界处可引起腰部不适、隐痛及胀痛,偶可因凝血块或肿瘤脱落物引起肾绞痛,部分肿瘤引起肾积水会出现腰部包块,还有少部分患者有尿路刺激症状,晚期肾盂癌患者会出现贫血等恶病质表现。

2.超声表现

肾盂肿瘤的超声表现为肾盏或肾盂内低回声肿块,可呈乳头形、平坦形、椭圆形等,当肿瘤>1 cm时可出现肾盂分离,如果肾盂内有积水,肿瘤较易被发现,如果没有肾盂积水、肿瘤较小或肿瘤沿着肾盂地毯状浸润性生长时,则难以被发现。肾盂肿瘤内彩色血流信号一般较稀疏。肿块引起梗阻可出现肾盂或输尿管积水;当肿瘤发生种植转移时,同侧输尿管及膀胱内会发现肿瘤转移。

肾盂肿瘤早期不易被发现,微探头导管超声具有近距离高频率精细探测的优势,能够发现上尿路早期的微小肿瘤。肾盂移行上皮肿瘤声像图表现为肾盂内形态不规则的低回声病灶,肿块固定,肾盂肿瘤侵犯肾盂与肾癌累及肾盂的鉴别要点是肾盂肿瘤大部分仍位于肾盂而肾癌主要位于肾实质。

(五)肾实质性占位的鉴别诊断

(1)肾癌与肾柱肥大的鉴别:肾癌与肾柱肥大的不同之处:①肾柱肥大是肾皮质向肾髓质锥体间延伸的部分,其回声强度与肾皮质相同且与肾皮质相延续。②肾柱肥大多为位于肾中上部的单个肾柱,左侧发生率高于右侧。③肾柱肥大呈圆形或类圆形,但没有球体感。④肾柱肥大不会引起肾形态改变或压迫肾盂引起积水。⑤肾肥大增强超声造影其灌注与肾皮质一致。

(2)肾癌与肾脓肿的鉴别:①肾癌超声表现为肾实质内肿块,边界清晰,一般来说肾的活动度不受限,而肾脓肿边界不如肾癌清晰,肾活动度一般明显受限。②肾脓肿有高热、寒战、乏力的感染症状和腰部叩击痛的体征,而肾癌多没有这些症状和体征。③肾脓肿经过抗感染治疗后体积会逐渐缩小,而肾癌不会有这种动态变化。

(3)肾癌与肾上腺肿瘤或肝肿瘤的鉴别:①肾上腺肿瘤易与肾上极肿瘤混淆,鉴别要点是肾上腺肿瘤位于肾上方肾包膜外,与肾有较明显的界限,肿块与肾内部结构没有关系,不会引起肾内结构变形等改变。②肝肿瘤易与右肾肿瘤混淆,鉴别要点是肝肿瘤位于肝包膜内,向肾凸出,呼吸时随肝一起运动,而肾肿瘤则相反,位于肾包膜内,向肝凸出,呼吸时随肾一起运动。

(4)肾盂肿瘤与肾盂内凝血块的鉴别:肾盂内凝血块有时与肾盂肿瘤的回声十分相似,但凝血块一般会随体位改变移动或排出后消失,而肾盂肿瘤没有这种现象,动态观察可以鉴别。

(六)肾实质性占位超声诊断的临床意义

超声检查能够基本区别出不同类型的肾肿瘤,对临床判断肾肿瘤的良、恶性有较大的帮助。随着超声仪器分辨率的提高,对1 cm左右的肾肿瘤,超声也能发现,为临床早期发现及早期治疗提供了有利的条件。

但对于体积较小的肾盂肿瘤,如果没有肾盂积水的衬托,超声则较难发现,微探头导管超声具有近距离高频率精细探测的优势,能够发现上尿路早期的微小肿瘤,X线肾盂造影和增强CT也是对超声诊断的良好补充。静脉肾盂造影结合逆行肾盂造影对肾盂肿瘤诊断的阳性率比常规经腹超声高。在CT平扫及加用对比剂增强扫描后,能清楚地显示病变浸润范围及与周围器官的关系,对肾盂肿瘤的诊断正确率较高,CT扫描还能发现肾周围浸润和区域淋巴结转移。对于中、晚期肿瘤,超声能检查肾静脉和下腔静脉栓子、肾门旁及腹主动脉旁淋巴结转移情况,对膀胱内的肿瘤种植也能检出,为临床全面评估提供了依据。

四、肾结石

(一)临床与病理

泌尿系统结石是泌尿系的常见病,结石可发生在肾、膀胱、输尿管和尿道的任何部位。但以肾结石与输尿管结石最为常见。肾结石的临床症状主要表现为腰痛、血尿及尿中沙石排出,结石梗阻时可引起肾积水。肾结石的化学成分多样,主要为草酸钙及磷酸钙,结石的大小也差别较大。

(二)超声表现

肾结石的典型声像图表现是肾内强回声,其后方伴声影。小结石及一些结构疏松的结石后方可无声影或有较淡的声影。根据结石的大小、成分及形态的不同,强回声可以呈点状、团状或带状。小结石常呈点状强回声;中等大小的结石或结构疏松的结石常呈团状强回声;大结石或质地坚硬的结石常呈带状强回声。如果结石引起梗阻会出现肾盏或肾盂积水的声像图改变。

(三)鉴别诊断

超声诊断肾结石需与以下肾内强回声病变的声像图鉴别诊断。

1.肾窦内灶性纤维化或管壁回声增强

肾窦内点状或短线状强回声,改变探头的探测角度后可转变成长线状或等号状。

2.肾内钙化灶

肾皮质或肾包膜下,呈不规则斑片状强回声,后方伴声影或彗星尾征。

3.海绵肾

先天性髓质囊性疾病,肾内强回声位于肾锥体的乳头部,呈放射状排列,可见扩张的小管。

4.肾钙质沉积症

早期表现为肾锥体周边强回声,随着钙质沉淀的增多,整个锥体都表现为强回声。

(四)临床意义

超声能检出 X 线和 CT 不能检出的透光结石,X 线对 0.3 cm 的小结石一般不能检出,而超声可以检出。超声还能对肾结石进行术中定位,有助于手术取石的顺利进行。

尽管超声能显示 X 线无法显影的结石,超声对肾结石的探测也有局限性。由于仪器分辨力的限制,位于肾窦内的小结石容易被肾窦回声掩盖,故探测时需多切面扫查,并调节仪器的增益和聚焦深度。此外,单发性鹿角形结石或体积较大的单发性形态不规则的结石,超声可能显示为多枚结石,不如 X 线平片直观。

五、肾感染性病变

肾感染性病变分为特异性和非特异性两类。特异性感染包括肾结核和黄色肉芽肿性肾脓肿等;非特异性感染包括肾盂肾炎、肾脓肿、肾周脓肿等。

(一)肾结核

1.临床与病理

肾结核是较常见的肾特异性感染,也是泌尿系结核中最常见的类型,病变发生过程非常缓慢,临床表现以尿频、尿急、尿痛及血尿为主。长期慢性的尿频、尿急、尿痛及血尿或者是一般抗感染治疗经久不愈的膀胱炎,尤其是男性青壮年出现尿路感染,尿液培养又无一般细菌生长,则应考虑泌尿系结核的可能。肾结核的病因主要为结核杆菌经血行感染肾,肾结核的早期由肾皮质内的结核结节,形成结核性肉芽组织,中央为干酪样坏死组织,边缘为纤维组织增生。如病灶逐渐浸润扩大,会形成干酪样脓肿或空洞。病情进一步发展,肾内充满干酪样、钙化物质,甚至形成肾积脓,全肾损伤。肾盂输尿管交界处结核结节和溃疡、纤维化会导致输尿管狭窄、肾积水,加快肾功能损伤。

2.超声表现

肾结核的声像图复杂多样,包括以下改变:肾形态饱满不规则,肾盂、肾盏扩张,肾内可见囊状无回声区以及肾内纤维化或钙化产生的强回声。肾结核的另一个声像图特点就是变化多端,以上声像图表现可同时出现。

3.鉴别诊断

肾结核常有多种声像图改变,故须与肾结石、肾积水、肾囊肿、肾肿瘤等病变鉴别。

(1)肾结核与肾结石鉴别:肾结核可形成钙化,声像图上表现为强回声,可伴有声影,类似肾结石,两者的区别是肾结石的强回声通常位于肾窦内,有较明确形态,声影出现率较高;而肾结核钙化多位于肾盂、肾盏周边或肾实质内,回声多不均匀,呈带状、斑片状或点状强回声,边界不清;肾结石多数不引起梗阻,故肾盂和输尿管积水的概率较低,而肾结核引起肾积水的概率较高。

(2)肾结核与肾肿瘤鉴别:肾结核可出现肾外形增大及团块样回声,易与肾肿瘤混淆。两者区别是肾内结核肉芽肿缺乏球体感,低回声区边界不清晰,无包膜回声,内部多呈强回声或较强回声而不均等;而肾肿瘤边界清楚,球体感明显,内部较少出现强回声。肾结核破坏肾盂及输尿管会引起肾盂结构挛缩,输尿管壁增粗管腔扩大及肾积水等改变;而肾肿瘤中这些表现则较少见。

(3)肾结核性肾积水和肾结石引起的积水鉴别:肾结核积脓和肾结核积水由于输尿管继发病变高,致不完全性梗阻,故声像图常有不同特点。肾盂、肾盏多有破坏呈虫蚀状,集合区无回声分布,多呈弯曲状或不规则扩张,扩张程度不重,多数为轻度,中度以上很少。肾结石引起的积水集合系统多呈平直扩张。此外,肾结核输尿管回声增强,有僵硬感,扩张程度轻,与肾积水不成比例。

(4)肾结核和肾囊肿鉴别:肾囊肿超声表现为在肾实质内出现圆形或椭圆形无回声区,囊腔内壁光滑,其后壁回声增强,两侧壁后方可有声影,如囊肿向内发展,其集合系统可见受压征象;如囊肿向外发展,肾局部向外突出变形。肾结核囊肿形态多不规则,囊壁增厚毛糙,有时厚薄不均,甚至呈锯齿状,囊内壁有不均匀的斑片状强回声。囊内无回声区内有云雾状回声,合并钙化时,内有强光团伴声影。

4.临床意义

超声检查作为肾结核的影像学诊断方法之一,可通过多切面、多角度地观察肾及肾实质内的结核病灶,通过对肾实质的薄厚、病灶占整个肾的比例及输尿管的观察,估计肾功能受损程度和输尿管病变的轻重。对中、重度肾结核的诊断与分型具有较高的临床运用价值。对于轻度肾结核,超声改变不明显,应密切结合患者临床病史、症状、实验室及其他影像学检查作出诊断。

(二)肾脓肿

1.临床与病理

肾脓肿也称为肾皮质脓肿,是指肾实质因炎症化脓而被破坏,形成脓性包囊。病变先在肾皮质内形成多数小脓肿,小脓肿逐步融合成较大脓肿时称为肾脓肿,全肾均被破坏而形成大脓肿时则称为脓肾。致病菌主要为大肠埃希菌和其他肠杆菌及革兰阳性菌,如副大肠埃希菌、变形杆菌、粪链球菌、葡萄球菌、产碱杆菌、铜绿假单胞菌等。极少数为真菌、病毒、原虫等致病原。多由尿道进入膀胱,上行感染经输尿管达肾或由血行感染播散到肾。女性的发病率高于男性。

本病的临床表现主要有发热、腰痛和膀胱刺激症状。患者一般突发寒战、高热,伴有全身疼痛以及恶心、呕吐等。大汗淋漓后体温下降,以后又可上升,持续1周左右。腰痛表现为单侧或双侧,并有明显的肾区压痛和肋脊角叩痛。由上行感染所致的急性肾盂肾炎起病时即出现尿频、尿急、尿痛、血尿,以后出现全身症状。血行感染者常由高热开始,而膀胱刺激症状随后出现,有时不明显。多数发生脓肾的患者同时存在肾结石及尿路梗阻等病变。

2.超声表现

患肾局部出现低回声区,可与周围组织粘连,边界模糊不清,病灶局部向肾包膜外隆起,肾的活动度明显受限。肾脓肿液化后,形成无回声液性区,边界清,形态欠规则。当肾脓肿治疗后,无回声区又转为低回声区,并逐步消散,但肾活动度仍受限制。

3.鉴别诊断

肾脓肿要与肾癌鉴别,参见肾癌与肾脓肿的鉴别。

4.临床意义

肾脓肿是肾实质的化脓性感染,初始为肾局部感染,如果炎症没有及时治疗并得到控制,就会向周围扩散引起肾周脓肿或脓肾,腹部超声检查能够了解肾脓肿的大小、位置和深度以及肾周围有无积液或积脓,彩色血流图及彩色能量图能够显示肾皮质的血流灌注情况,发现肾脓肿引起的肾皮质缺血区域的范围,对肾脓肿的临床评估有较大的帮助。此外,超声引导下经皮肾脓肿定位穿刺、脓液细菌培养、脓腔冲洗引流注射药物治疗等方法也被证实操作方便、效果良好而且并发症较少。

(三)肾周脓肿

肾包膜与肾周围筋膜之间的脂肪组织发生感染性炎症,称为肾周围炎;如果发生脓肿,则称为肾周脓肿。本病多由葡萄球菌或革兰阴性杆菌所引起,其感染途径主要有血源性感染和肾外组织直接感染。血源性感染是指肾外化脓性病灶的细菌经血流播散到肾皮质,在皮质表层形成小脓肿,脓肿向外穿破入肾周围组织,而引起肾周和肾旁脓肿;肾外组织直接感染是指肾邻近组织创伤,感染直接蔓延到肾周围组织形成脓肿。肾周脓肿的临床症状与肾脓肿相似,除有恶寒、发热、腰痛及腰背部叩压痛之外,有时还可触及肿块。

在原发化脓性病变基础上出现恶寒、发热、腰痛、肾区叩击痛及压痛,在脊肋下触及痛性肿块,伴有皮肤肿胀,应考虑有本病的可能。尿路平片,可见肾区密度增加,肾轮廓不清,腰大肌阴影消失,脊柱凹向患侧,患侧膈肌隆起。肾盂造影可见肾内占位性病变,体位改变时肾不移动。

1.超声表现

肾周脓肿主要表现为肾实质与肾包膜间呈新月形、弧形的无回声或液性低回声影,内部可有散在飘浮光点,后方回声有增强。患肾轮廓线模糊,边缘毛糙,肾周脂肪囊变形或变小,患肾活动度明显下降。

2.鉴别诊断

肾周脓肿须与肾包膜下血肿或肾周血肿鉴别。肾周血肿肾包膜下无回声区,内可见点状回声,若继发感染也可出现发热、腰痛等与肾脓肿相似的症状。鉴别要点是肾周血肿一般可有相应的外伤病史,肾活动度虽下降,但不如肾周脓肿明显,此外在肝、脾、肾之间可出现腹腔游离性积液,而肾周脓肿一般没有。

3.临床意义

肾周脓肿的超声图像特点较为明显,而且超声扫描安全、便捷、价廉,可实时动态检查,为临床医师评价疾病疗效,指导临床治疗提供较大的帮助。

六、肾功能不全和移植肾

(一)临床与病理

肾功能不全是由多种原因引起的肾小球严重破坏,使身体在排泄代谢废物和调节水电解质、酸碱平衡等方面出现紊乱的临床综合征。分为急性肾功能不全和慢性肾功能不全。

急性肾功能不全的病因包括肾前性、肾性和肾后性。肾前性因素主要指各种原因引起血容量绝对或相对不足而导致肾严重缺血、肾小球灌注不足,肾小球滤过率降低,不及时纠正会导致不可逆的肾组织坏死。常见原因有心血管疾病,如急性心肌梗死等;感染性疾病,如细菌性败血症等;出血性休克,如消化道大出血等。肾性因素主要为急性肾小管坏死,病因有严重脱水、失血而长期休克,误用血管收缩药引起的缺血性急性肾小管坏死等。肾后性因素多由尿路梗阻引起,主要原因有结石、血块和肿瘤压迫等。

慢性肾功能不全可分为肾功能不全代偿期、肾功能不全期(氮质血症期)、肾衰竭期(尿毒症前期)和肾功能不全终末期(尿毒症期)。

随着医疗水平的进步,晚期尿毒症患者除了透析治疗外,肾移植也是一种理想的治疗方法,肾移植主要的并发症是急、慢性排斥反应。

(二)超声表现

1.急性肾功能不全

肾前性因素造成的急性肾功能不全声像图表现为下腔静脉扁瘪,而双肾没有明显异常改变,胸腹腔可有积液的表现。肾性因素造成的急性肾功能不全声像图表现为双肾体积增大,皮质增厚,回声增强,也可表现为锥体回声减弱,锥体增大,可出现肾周积液或腹水的表现。肾后性因素造成的急性肾功能不全除了结石、肿瘤等病因的声像图改变外,双肾肾盂积水是主要的超声表现。

2.慢性肾功能不全

慢性肾功能不全肾功能储备代偿期声像图上双肾没有明显的改变,肾功能终末期超声表现为双肾萎缩,肾皮质回声增强,肾实质回声减弱,肾皮质和肾髓质回声分界不清,直至双肾结构显示不清。肾功能不全期和肾衰竭期的超声表现则介于前两者之间。

3.移植肾

移植肾的位置通常位于一侧髂窝内,肾凸缘偏向外前,肾门偏向内后,移植肾的大小略大于正常肾,内部回声和正常肾相同。

移植肾急性排斥时最明显的表现是肾体积迅速增大,肾透声性增强。慢性排斥时表现为肾体积渐次增大,然后逐渐缩小,肾窦回声减少乃至消失,最终肾萎缩。此外,移植肾的合并症还包括肾周血肿、肾旁脓肿、尿液囊肿、淋巴囊肿及吻合口动脉瘤等,这些合并症超声均表现为肾旁低回声或无回声区,结合病史可以帮助鉴别诊断。

移植肾无排斥时,彩色多普勒超声表现为肾动、静脉及其分支血流通畅,肾内血管树丰富完整。移植肾发生排斥时,彩色血流信号明显减少,急性排斥反应尤为明显,肾段动脉阻力指数(RI)≥0.85。

(三)临床意义

对急性肾衰竭者超声一般能区分是肾前性、肾性还是肾后性;但对慢性肾衰竭的病因鉴别有限,仍需肾穿刺活检才能作出诊断。

目前对于肾移植术后合并症的监测,主要采用二维超声和彩色多普勒超声观测移植肾图像,测定肾血流阻力指数等方法,这些方法在临床的应用给肾移植术后合并症的监测提供了很大的帮助。然而,由于多普勒技术对探测低速血流的敏感性较差,同时,肾外压迫可使肾血管阻力增加,这些都会影响对肾血流灌注状况的判断,故仍需寻找新的更有效地观测肾血流灌注的评价方法。

(张中华)

第三节　膀胱疾病

一、膀胱肿瘤

(一)临床与病理

膀胱肿瘤是泌尿系统中最常见的肿瘤,发病率在男性泌尿生殖器肿瘤中仅次于前列腺癌。男性发病率明显较女性高,多见于 40 岁以上的成年人。病理学上膀胱肿瘤分为上皮细胞性和非上皮细胞性两类。上皮细胞性肿瘤占 98%,非上皮性肿瘤仅占 2%,而上皮细胞性肿瘤中又以移行上皮乳头状癌最多见,其次为鳞状细胞癌和腺癌。非上皮性肿瘤较少见,包括肉瘤、血管瘤、纤维瘤、嗜铬细胞瘤和畸胎瘤等。膀胱肿瘤发病部位在膀胱侧壁及后壁最多,其次为三角区和顶部,其发生可为多中心。膀胱肿瘤可先后或同时伴有肾盂、输尿管、尿道肿瘤。

血尿为膀胱癌最常见的首发症状,约 85% 的患者可出现反复发作的无痛性间歇性肉眼血尿。出血量可多可少,严重时带有血块。肿瘤组织脱落、肿瘤本身以及血块阻塞膀胱内口处可引起排尿困难,甚至出现尿潴留。癌肿浸润、坏死及感染和凝血块可产生尿频、尿急、尿痛的尿路刺激症状。膀胱肿瘤侵及输尿管口时,会引起肾盂及输尿管积水,甚至感染,而引起不同程度的腰酸、腰痛症状,如双侧输尿管口受累,可发生急性肾衰竭症状。此外,膀胱肿瘤晚期可出现恶心、食欲缺乏、发热、消瘦、贫血等恶病质表现,如转移到盆腔、腹膜后腔或直肠,可引起腰痛、下腹痛放射到会阴部或大腿、直肠刺激等症状。国际抗癌联盟提出根据肿瘤大小、淋巴结受累数目和有无转移并结合手术及病理检查来确定肿瘤的 TNM 分期。

(二)超声表现

常见的膀胱肿瘤超声表现多为向膀胱腔内凸出的膀胱壁肿块,呈乳头状或菜花状,中等回声或高回声,肿块基底部与膀胱壁相连,基底部可宽可窄。彩色血流图显示肿瘤的基底部有彩色动脉血流进入肿瘤。膀胱移行上皮乳头状瘤或分化较好的移行上皮乳头状癌呈中高回声的乳头状或菜花状肿块,肿块向膀胱腔内突起,膀胱肌层回声未受破坏。分化较差的乳头状癌、膀胱鳞状细胞癌及腺癌则基底较宽,肿块向肌层侵犯,肿块附着处膀胱壁层次不清。

根据声像图中移行上皮乳头状癌向膀胱壁侵犯的深度和肿瘤基底部宽阔的程度,可估计肿瘤的性质并做出分期。T_1 期的肿块偏小,呈乳头状,多有蒂,边界清楚,膀胱壁局部增厚,黏膜连续性破坏,肌层回声无中断。T_2 期的肿块较大,形态不规则,呈菜花样或乳头状,基底部较宽,与肌层界限不清。T_3 期的肿块侵犯肌层深部,膀胱充盈时肿块多向膀胱外隆起。T_4 期的肿块膀胱外界膜界限不清。

(三)鉴别诊断

1.膀胱肿瘤与膀胱结石的鉴别

膀胱肿瘤呈中低回声,当表面坏死伴钙化时也可表现为强回声后伴声影,此时要与膀胱结石鉴别,鉴别要点是:改变体位时,肿瘤钙化灶不能沿重力方向移动,而膀胱结石会沿重力方向移动;此外膀胱肿瘤内可有血流信号。

2.膀胱肿瘤与凝血块的鉴别

膀胱内凝血块可随着体位的变化而移动,内部没有血流信号,而膀胱肿瘤不会随体位变化移动,内部可有血流信号。

(四)临床意义

超声诊断膀胱肿瘤是临床首选的一种无创检查方法,相比膀胱镜检查,超声不受肉眼血尿和尿道狭窄等因素的限制,能够较好地观察膀胱镜容易遗漏的地方,并能对膀胱肿瘤进行分期;同时还能显示盆腔淋巴结转移的情况,是膀胱镜检查的良好补充。但超声对地毯样早期肿瘤以及 3 mm 以下的肿瘤容易漏诊。微探头导管超声由于其高频率近距离探测的优势,能够清晰显示膀胱壁的三层结构,确定肿瘤与膀胱壁层的关系以及肿瘤与输尿管出口的精确距离,微探头超声与膀胱镜联合使用对膀胱肿瘤的术前分期有较大的帮助。

二、膀 胱 结 石

(一)病因与病理

由尿路感染、下尿路梗阻、营养代谢障碍等因素造成。膀胱结石男性发病率高于女性。膀胱结石多在膀胱内形成,少数来自肾脏。

(二)临床表现

常见排尿时剧烈疼痛、尿频、尿线中断和脓血尿。X线检查可帮助诊断。

(三)二维声像图

在超声显像中可见到充盈膀胱液性暗区内有较强的光团回声,其后有声影,转动体位可以看见结石在膀胱内随体位改变而移动。结石光团仅能看见近侧端表面轮廓,远侧端边界则由于被声影遮盖而不显示。

附:膀胱残余尿测定

用超声检查测定膀胱残余尿量简单、方便,无感染危险,是较理想的检查方法。

排尿后若探测到膀胱液平段或液性暗区,则在耻骨联合上扫查测膀胱上下径、前后径及左右径,进行计算。其公式为:总尿量＝上下径×前后径×左右径×0.7。

三、膀胱憩室

(一)临床与病理

膀胱憩室多为膀胱颈或后尿道梗阻引起,是一种膀胱壁局部向外膨出的疾病,先天性膀胱憩室较为少见,体积较小的膀胱憩室可无临床症状,体积较大的膀胱憩室则会引起排尿不畅或膀胱排空后因憩室内尿液流入膀胱引起再次排尿的现象。

(二)超声表现

膀胱憩室超声表现为膀胱壁周围囊状无回声,通常发生在膀胱后壁及两侧壁,囊状无回声区与膀胱之间有憩室口相通。憩室口的大小不一,通常为 0.5～2.0 cm,憩室有大有小,大的憩室甚至大小超过膀胱。憩室内有时可探及结石或肿瘤回声。

(三)鉴别诊断

1.卵巢囊肿

位于卵巢或盆腔内,也可见膀胱周围的无回声,但不和膀胱相通,且排尿后大小也不会发生改变。

2.脐尿管囊肿

因胚胎发育时期脐尿管没有完全闭锁而形成,病变位于膀胱顶部、脐与膀胱之间,呈椭圆形无回声区,边界清楚,不与膀胱相通。

(四)临床意义

临床上膀胱镜检查只能看到憩室口,对憩室内情况难以显示,除非憩室口极大。超声检出膀胱憩室较容易,并可了解憩室内有无结石、肿瘤的存在。

(张中华)

第四节 前列腺疾病

一、前列腺增生

(一)临床与病理

良性前列腺增生,又称前列腺肥大,是老年男性的常见疾病之一,病因与性激素平衡失调有关,病理表现为腺体组织与平滑肌组织及纤维组织的增生,形成增生结节,增生的腺体压迫尿道,使尿道阻力增加。

前列腺增生的症状可以分为两类:一类是因前列腺增生阻塞尿路产生的梗阻性症状,如尿频、排尿无力、尿流变细、排尿缓慢、尿潴留等;另一类是因尿路梗阻引起的并发症,如肾积水,尿毒症等。

(二)超声表现

1.前列腺增大

增生的前列腺体积增大,尤以前列腺前后径增大最为重要。临床上多用前列腺重量来确定是否存在良性前列腺增生,由于前列腺的比重为 1.00~1.05,故前列腺重量基本等于其体积。

2.前列腺形态变圆,饱满,向膀胱突出

前列腺增生显著者腺体呈球形增大,可向膀胱凸出。在前列腺各部位增生程度不一致时,腺体可呈不对称改变。

3.前列腺内出现增生结节

前列腺内回声不均,可呈结节样改变,增生结节多呈等回声或高回声。尿道受增生结节压迫而走行扭曲。

4.前列腺内外腺比例失调

前列腺增生主要是内腺增大,外腺受压变薄,内外腺比例在2.5:1以上。

5.前列腺内外腺之间出现结石

增生的前列腺内、外腺之间常出现点状或斑状强回声,可呈弧形排列,后方伴声影,也可表现为散在的点状强回声,后方不伴声影。前列腺结石多和良性前列腺增生同时发生,通常没有症状及较大危害,但靠近尿道的结石如果较大,会对后尿道产生压迫。

6.彩色血流图表现为内腺血流信号增多

前列腺增生是良性病变,与正常腺体组织比较,增生组织的供血增加,因此,内腺可以见到较丰富的血流信号,在增生结节周围可见血流信号环绕。

7.出现膀胱小梁小房、膀胱结石、肾积水等并发症

前列腺增生引起的尿路梗阻会引起残余尿量增多、尿潴留。可引起膀胱壁增厚,小梁、小房形成,膀胱结石及肾积水等并发症。

（三）鉴别诊断

1.前列腺增生与前列腺癌的鉴别

前列腺增生的发病部位主要位于内腺(移行区),前列腺增生结节呈圆形或类圆形、规则,多呈中等回声,前列腺癌的发病部位主要位于外腺(周缘区),多呈不规则低回声,对早期前列腺癌及前列腺增生合并前列腺癌,鉴别较困难,可行超声引导下穿刺活检。

2.前列腺增生与膀胱颈部肿瘤的鉴别

关键要注意观察前列腺内部结构以及膀胱壁是否遭到破坏,必要时经直肠探测能更清晰地显示病变。

3.前列腺增生与慢性前列腺炎的鉴别

慢性前列腺炎前列腺大小正常或稍大,内部回声不均匀,包膜可增厚,结合临床症状或直肠指检及前列腺液化验可与前列腺增生鉴别。

（四）临床意义

前列腺体积对临床诊断与治疗有较大的帮助,为了准确测量前列腺各径线,如果经腹超声无法清晰显示前列腺,应进一步采用经直肠超声探测。

二、前列腺癌

（一）临床与病理

前列腺癌是男性生殖系统最常见的恶性肿瘤之一,发病率随年龄而增长,且发病率有明显的地区差异,欧美国家前列腺癌发病率远高于我国,随着人口老龄化和前列腺检查手段的增多,我国前列腺癌的发病率正呈明显升高趋势。以往发现的前列腺癌多数已属晚期,前列腺癌的肿瘤标志物"前列腺特异抗原(PSA)"的发现,使前列腺癌的早期诊断、早期治疗成为可能。

前列腺癌的起源有明显的区带特征,位于周缘区者约占70%,移行区者占20%～40%,中央区者占8%～10%。发生于周缘区者多位于距包膜3 mm内,常见于前列腺尖部、底部及侧方血管神经穿入包膜处,这些部位指尖较易扪及,但仍有少部分的肿瘤位于前部,距包膜较远,不易触及。前列腺癌95%为腺癌,仅有5%的癌肿为移行上皮癌、鳞癌及未分化癌。癌肿的生长方式有结节型、结节浸润型及浸润型,其比例分别为40%、30%及30%。根据前列腺癌被发现的方式不同,可将其分为潜伏型、偶发性、隐匿性及临床型。潜伏型前列腺癌多为尸检时才被发现,多位于中央区及周缘区,且分化较好,患者生前无癌肿的症状或体征。偶发性前列腺癌指在切除良性前列腺增生时病理学检查发现的前列腺癌。隐匿性前列腺癌指临床上没有前列腺癌的症状及体征,但在其他部位的标本(如骨髓穿刺、淋巴结活检)中病理学证实的前列腺癌。临床型前列腺癌指临床检查如直肠指检、影像学检查、前列腺特异抗原(PSA)等诊断为前列腺癌,并经过穿刺活检和病理学检查证实。

前列腺癌早期无明显症状。随着病情的发展,当癌肿引起膀胱颈及后尿道梗阻时可出现尿频、尿急、尿潴留、血尿及排尿疼痛的症状,前列腺癌发生转移时,表现为腰背痛、消瘦、无力、贫血等表现。

（二）前列腺癌的组织学类型

1980年WHO公布常见的前列腺腺癌组织学表现分为下列各型。

1.小腺泡型

癌细胞表现为形态一致的小圆形细胞或立方细胞,排列为单层、小腺泡状,密集分布。

2.大腺泡型

癌细胞体积较前者大,呈立方状或矮柱状,多数具有透明的胞质,细胞的异型性不明显,排列成与良性前列腺增生相似的腺样结构,但是呈单层排列,无基底细胞,缺乏正常的扭曲和锯齿状结构特点。

3.筛状型

癌细胞异型性较前者明显,排列成不规则的上皮细胞团块,其中出现多个圆形或卵圆形的小囊腔,呈筛孔状。

4.实体型

癌细胞异型性明显,呈实性巢、索状排列,浸润于间质中。

(三)前列腺癌的分级

前列腺癌诊断确立后,就必须从癌症的分级及分期中寻找影响预后的因素。一种好的分级方法对于判断预后有很大帮助。前列腺癌的分级方法很多,但大多数分级方法很难广泛被接受。目前临床上使用较多的有 Gleason 分级和 Mos 法洛四联症三分级系统等。

(四)前列腺癌的分期

前列腺癌的临床分期方法较多,目前尚不统一,目前国内外公认的前列腺癌分期标准是2003年修改的国际抗癌联盟和美国肿瘤联合会联合制订的 TNM 分期法。

(五)超声表现

1.二维超声

前列腺癌70%发生于周缘区。早期前列腺癌声像图往往仅显示周缘区的低回声结节或等回声结节,边界清晰或不清晰,形态欠整齐。病灶向外生长,可超过包膜,进入前列腺周围脂肪组织。一部分前列腺癌灶内有钙化征象。由于经腹壁、经会阴前列腺检查的探头频率低,难以发现较早期的前列腺癌,因此,以上表现主要是通过经直肠超声获得的。中、晚期前列腺癌的声像图容易识别,表现为前列腺内部回声不均匀,边界不整齐,高低不平,甚至包膜不完整,左右不对称。晚期前列腺癌可侵犯精囊、膀胱、直肠等。

2.彩色多普勒

彩色血流图在一部分前列腺癌显示低回声结节处彩色血流信号明显增加,当患者 PSA 增高,而声像图正常时,如果彩色多普勒检查发现非对称性和异常血流则提示有前列腺癌的可能性,进一步做前列腺穿刺活检能帮助确诊。

(六)鉴别诊断

(1)前列腺增生:参见前列腺增生的鉴别诊断。

(2)膀胱颈部肿瘤:膀胱颈部肿瘤可侵入前列腺,前列腺癌也可侵犯膀胱,向膀胱内生长,此时两者须鉴别。鉴别要点是膀胱癌自膀胱向腺体内侵犯,而前列腺癌自腺体外后侧向前延伸,膀胱颈部肿瘤 CDFI 多能发现一支滋养血管,而前列腺癌少有这种典型的图像。此外,血清 PSA 检查也有助于两者的鉴别。

（七）临床意义

经直肠超声检查能清晰地显示前列腺及周围邻近组织的受侵情况,对前列腺癌的早期发现和诊断起到了积极作用,已成为诊断前列腺癌的常规检查方法。然而,多种前列腺疾病都可使血清 PSA 增高,因此,当 PSA 增高时,需对前列腺疾病作出鉴别诊断,例如,外腺的低回声病灶还存在其他良性病变的可能性,如炎性结节、良性增生;加之内腺的增生结节需要与内腺的癌灶鉴别等,使得单纯的影像学诊断受到一定的局限性,最终仍然需要前列腺穿刺活检来帮助诊断。超声对盆腔淋巴结的显示能力不足,前列腺癌的临床分期多须依靠 CT、MRI。

PSA 是对前列腺癌诊断和分期的一项重要指标。将 PSA 测定和经直肠超声检查结合分析是前列腺癌诊断的重要进展,可有助于提高前列腺癌的早期诊断率。前列腺癌组织、增生的前列腺组织和正常前列腺组织均可产生 PSA,但它们对血清 PSA 水平上升的贡献明显不同,依次为 3 ng/mL、0.3 ng/mL 和 0.12 ng/mL。计算前列腺体积可获得预计血清 PSA(PPSA)值。$PPSA=0.12V$(前列腺体积)。比较实际 PSA 测值与 PPSA 可估计发生前列腺癌的可能性大小,并且可粗略估计肿瘤组织的体积,$TV=(PSA-PPSA)/2$。肿瘤的体积大小与前列腺癌的浸润和转移密切有关,也可将血清 PSA 除以前列腺体积,得到 PSA 密度(PSAD),$PSAD=PSA/V$。PSA 密度反映每克组织可产生多少血清 PSA。对一些病例可做 1 年内的动态观察,了解有关指标的变化情况,如 1 年内血清 PSA 上升率大于 20% 则为不正常,经直肠超声引导下做前列腺穿刺活检可提高前列腺癌组织的检出率。

超声引导下前列腺穿刺活检术包括经会阴前列腺穿刺和经直肠前列腺穿刺术两种。经会阴穿刺术前一般不需要灌肠。穿刺前对会阴部进行消毒和局部麻醉,在直肠超声引导下对前列腺穿刺目标进行穿刺。经直肠前列腺穿刺术前患者需灌肠,用端射式直肠超声探头扫描前列腺,找到可疑目标后将电子穿刺引导线对准穿刺目标,穿刺后需服用抗生素以防感染。

穿刺方法有 6 针点位穿刺、8 针点位穿刺等。前列腺穿刺点数增加能够增加穿刺的覆盖面积,减少漏诊率,但穿刺点数增加也增加了创伤和并发症的概率,故穿刺点数的确定,需根据患者不同的情况决定,一般在经典 6 点穿刺法的基础上首先保证前列腺癌好发区即周缘区病变不被遗漏,同时最好也覆盖到内腺区,如果前列腺体积较大,可相应扩大穿刺点数;如果直肠指检触及硬结、二维超声发现结节或彩色血流图上发现局部异常血流信号增多,则可在怀疑目标处增加 1~3 针,并标明穿刺病灶的方位是靠近内侧还是外侧。

三、前列腺炎

前列腺炎好发于中青年男子,继发于尿路感染或急性前列腺炎,但更多的是继发于其他邻近部位的感染。任何因素导致的前列腺长时间充血均能诱发慢性前列腺炎。

（一）临床表现

前列腺炎的症状不一,变化很多,急性者以全身感染症状及尿道刺激症状为主要表现,如发热、畏寒、乏力、尿频、尿急、尿痛等。慢性者常为排尿不适或有烧灼感、尿急、尿痛等症状。轻症者可毫无症状。

（二）超声表现

1.急性前列腺炎

前列腺轻度或中度增大,双侧对称或不对称;包膜完整、清晰,内部回声均匀性减弱;化脓时,局部回声不均匀增强并可见小片状无回声区;脓肿向周围突破者,前列腺体积较前缩小,包膜不完整。在脓肿形成前,彩色多普勒显示前列腺内血流信号增加,提示炎性充血;脓肿形成后,脓腔内无血供,脓腔周围血流信号极丰富。本病如果较轻,声像图表现也可接近正常。

2.慢性前列腺炎

轻度慢性前列腺炎时声像图无明显异常。典型的慢性前列腺炎表现有前列腺各径线测值轻度增加或增加不明显,两侧保持对称;前列腺包膜回声清晰、完整,可有轻度不平,一般无明显隆起;内部回声不均,常伴有钙化斑或强回声。彩色多普勒显示血流信号增加或无明显变化。

(三)鉴别诊断

大多数前列腺炎缺乏特征性声像图表现,需结合临床和实验室检查,与前列腺增生相鉴别。急性前列腺炎与前列腺增生均表现为前列腺弥散性增大,但急性前列腺炎内部呈低弱回声甚至低-无回声,边缘毛糙;前列腺增生回声增强,并可见增强的回声结节,其边缘光滑整齐。

(张中华)

第十章　浅表器官疾病的超声诊断

第一节　眼部疾病

超声检查应用于眼部,从最初单纯应用 A 超进行疾病的诊断,到应用 B 超观察眼内结构的改变以及目前使用彩色多普勒血流成像观察眼部的血供情况等,超声检查在眼部的应用取得了突飞猛进的发展。目前,眼部超声检查在国内已经相当普及,不仅可以用来对眼部病变的形态特点进行观察,提供明确的诊断依据,为进一步的治疗提供帮助。此外,应用超声检查对分析正常和异常的眼球结构、血流特征,探讨疾病的发病机制,为相关疾病的诊断和治疗提供了依据。

一、解剖概要

眼为人体的视觉器官,分为眼球、视路和眼附属器 3 部分。眼球和视路共同完成视觉功能,眼附属器则起保护和运动等辅助作用。眼球近于球形,其前后径为 24 mm,垂直径为 23 mm,水平径为 23.5 mm,位于眼眶内。眼球分为眼球壁和眼内容物两个部分。眼球壁包括 3 层膜:外层为纤维膜、中层为色素膜、内层为视网膜。眼内容物包括房水、晶状体和玻璃体。

(一)眼球壁

1.纤维膜

角膜和巩膜组成眼球外膜,主要由纤维结缔组织构成,故总称为纤维膜。

2.色素膜

又称葡萄膜,是位于巩膜和视网膜之间富含色素的血管性结构,分虹膜、睫状体和脉络膜 3 部分。色素膜内血供丰富,主要生理功能是营养眼球。

(1)虹膜:为色素膜的最前部分,为一圆盘状膜,由睫状体前部伸展到晶状体前面,中央有一圆孔称为瞳孔。

(2)睫状体:位于视网膜与锯齿缘之间,前与虹膜根部相连,向后移行于脉络膜,切面为三角形,顶端向后指向锯齿缘,基底指向虹膜,环绕晶状体赤道部。

(3)脉络膜:由视网膜锯齿缘开始,直到视神经孔,覆盖眼球后部。厚度约 0.25 mm,为色素丰富的血管性结构。

3.视网膜

前界为锯齿缘,后界为视盘周围,外界为脉络膜,内界为玻璃体。后极部可见一直径

1.5 mm边界清晰的淡红色圆盘状结构,称为视神经乳头(视盘),为视网膜神经纤维汇集穿过巩膜筛板的部位。在视盘颞侧3 mm处可见直径约2 mm的浅漏斗状小凹陷,称为黄斑,其中有一小凹为黄斑中心凹,为视网膜视觉最敏锐的部位。

(二)眼内容

1.晶状体

由晶状体囊和纤维组成,形似双凸镜的透明体,借晶状体悬韧带与睫状体相连,固定在虹膜后、玻璃体前,富有弹性。晶状体直径为9~10 mm,厚度为4~5 mm,前后两面相接处为晶状体赤道部。

2.玻璃体

为充满眼球后4/5空腔内的透明无色胶体,其99%为水分,充满在晶状体后,玻璃体内没有血管和神经,在其外层有少量游走细胞。玻璃体组织由玻璃体界膜、玻璃体皮质、中央玻璃体、中央管及玻璃体细胞构成。

3.房水

是眼内透明液体,充满眼前房和后房。房水由睫状突无色素上皮细胞分泌产生,主要功能是维持眼内压,营养角膜、晶状体和玻璃体,保护眼结构的完整性和光学透明性。

(三)眼部血管解剖

1.动脉系统

(1)眼动脉:眼动脉是颈内动脉的第一分支。它通过视神经管与视神经相伴行进入眼眶,其在眶内的行程可以分为3部分。第一部分在眶外下方向前走行到视神经,然后在眶中部穿越视神经到其鼻上方(第二部分);约85%的病例,眼动脉在视神经的上方越过;其余在视神经的下方越过。在视神经鼻侧(第三部分)眼动脉分出其末支。

(2)视网膜中央动脉:由眼动脉的第二部分分出,于球后约12 mm处进入视神经,然后在视神经实质中向前行走直到眼球为止。在视神经内,视网膜中央动脉和视网膜中央静脉相伴行。

(3)睫状后长动脉和睫状后短动脉:包括6~8条短动脉和2条长动脉,均在视神经附近从后进入眼内,为脉络膜(睫状后短动脉)以及虹膜和睫状体(睫状后长动脉)提供血供。

2.静脉系统

(1)眼静脉:共2支,即眼上静脉和眼下静脉。其中,眼上静脉是引流眼球及其附属器的主要血管,直接向后引流至海绵窦。眼下静脉在进入海绵窦之前,发出分支汇入眼上静脉,另一支汇入翼状丛。部分血液也向前经内眦静脉入面静脉引流。

(2)涡静脉:为引流脉络膜、睫状体和虹膜的主要血管。脉络膜后部的静脉向前集合,赤道前的脉络膜静脉则向后集合,在赤道部附近形成4~5支涡静脉。

(3)视网膜中央静脉:其走行在视神经内,与视网膜中央动脉走行完全相同。经眼上静脉或直接回流到海绵窦。

二、超声检查技术

(一)患者准备

检查前应通过与患者的密切交流消除其紧张、恐惧心理,配合医生的检查,如平稳呼吸、减少瞬目等。通过询问病史、阅读病历了解患者的基本病情。

(二)体位

一般为仰卧位检查,特殊情况下可以采用坐位检查。

(三)仪器

一般使用高频线阵探头、仪器内置的小器官条件即可,但需降低发射功率、尽量缩短多普勒检查的时间。

(四)检查方法

1.二维超声检查方法

将仪器的增益调整至最高,以免将细小的病变遗漏,一般依照如下顺序进行扫查。①横切扫描:将探头置于 6 点角膜巩膜缘,得到上方眼球后极部的图像,向下(穹窿部)移动探头,依次得到眼球后极部、赤道部、周边部的图像。应用相同的方法分别对眼球的下方、鼻侧、颞侧进行检查。②纵切扫描:如果应用横切扫描有异常发现或者有不能详尽观察的盲区,可以进行纵切扫描。旋转探头 90°(与横切扫描相垂直),同样自角膜巩膜缘向穹窿部移动探头,观察病变的情况。③轴位扫描:将探头置于眼球中央,得到自角膜顶点至视神经的眼球图像为轴位图,可以明确病变与视神经、黄斑之间的关系。

2.彩色多普勒成像的检查方法

眶内血管的检查方法:做眼球的轴位切面,在视神经的两侧找寻类似英文字母"S"形的粗大血管即眼动脉。视神经的低回声区内可以发现红-蓝相间的血流信号即视网膜中央动脉和视网膜中央静脉。在视神经的两侧可以发现单一颜色的条带状血流信号为睫状后短动脉。

三、正常超声表现

(一)眼的结构

眼球呈类圆形,有回声区和无回声区相间组成。角膜呈弧形带状回声,如果探头对角膜加压可见角膜形态发生改变,即角膜顶点的回声局限变平。前房为半球形无回声区。虹膜显示为对称的带状回声,中央区回声局限缺如为瞳孔区。晶状体的全部均可清晰显示,呈类椭圆形中强回声。玻璃体表现为无回声,与眼球壁回声之间界限清晰。球壁回声为类圆形带状强回声,与玻璃体回声形成明显的对比,受到仪器分辨力的影响,正常情况下超声诊断仪无法将球壁的 3 层结构明确分辨。

眼眶主要由中强点状回声组成类英文字母"W"形,视神经表现为带状无回声,前与视盘回声相连,向后延伸至颅内,但一般的超声诊断仪仅能显示 60 mm 左右的眶内结构。眼球的上、下、鼻、颞侧各有一条肌肉,二维超声表现为带状回声,边缘回声较中央明显增强,与周边的眶脂肪组织可以清晰分辨。泪腺位于眼球的颞上方,呈类三角形,内为中低回声,边界清晰,无压缩性。

(二)眶内的血管

眼动脉为颈内动脉的主要分支,自视神经孔进入眶内。呈英文字母"S"形与视神经相伴,自视神经孔走行到眼前部。眼动脉在走行的过程中分出视网膜中央动脉(在距球后壁后极约

15 mm 处分出）和睫状后动脉。眼眶内的血管根据其解剖及走行 CDFI 检查一般只对眼动脉、视网膜中央动脉和睫状后短动脉进行观察和定量测量。所有的眼局部动脉血管的频谱与颈内动脉类似，均为三峰双切迹状。

四、眼部疾病

（一）玻璃体积血

玻璃体积血为眼外伤或视网膜血管性疾病所致的常见并发症。任何原因所致的视网膜、色素膜血管或新生血管破裂，血液流出并积聚于玻璃体腔内均可形成玻璃体积血。

1.病理与临床

正常人玻璃体内本无血管，但在玻璃体纤维血管组织增生等情况下，玻璃体腔内可出现新生血管。眼外伤和眼底血管性疾病为临床上引起玻璃体积血的常见原因。眼科检查出血较少时可见红细胞聚集于玻璃体凝胶的支架中，呈柠檬色尘状；中等量的新鲜出血可致致密的黑色条状浑浊；大量出血致眼底无红光反射，视力可下降至光感。

2.超声表现

（1）二维超声：少量的玻璃体积血表现为玻璃体内局部点状弱回声，大量的玻璃体积血可以充满整个玻璃体，分布一般与出血的位置有关，也可均匀分布在玻璃体内。点状回声不与眼球壁回声紧密相连，运动试验和后运动试验均为阳性。玻璃体内积血运动一般无固定规律，为随眼球活动的随意运动。

（2）多普勒超声：由于玻璃体内的积血有轻微的流动性，但其流动的速度尚不足以引起多普勒效应，所以在玻璃体积血时病变内无异常血流信号发现。

3.鉴别诊断

见视网膜脱离部分。

4.临床意义

超声诊断对玻璃体积血的诊断与眼底镜的观察同样重要，除非临床医生能够明确只有玻璃体积血而无其他并发症的存在，否则一般均需要进行超声检查排除其他并发症。如玻璃体后脱离、视网膜脱离、脉络膜脱离等。

（二）玻璃体后脱离

玻璃体后脱离是指基底部以后的玻璃体与视网膜相互分离。玻璃体后脱离多为老年变性引起，其发病率随年龄增加而提高，据统计，50 岁以上人群有 53% 发生玻璃体后脱离，超过 65 岁其发病率可高达 65%。此外，炎症、出血、外伤等也可导致玻璃体后脱离。

1.病理与临床

玻璃体后脱离起病急，主要表现为飞蚊症和闪光感。客观检查可以观察到玻璃体后脱离现象。眼底镜检查表现为视盘前环形浑浊，即自视盘脱离但仍附着在后玻璃体皮质上的视盘周围胶质样物质。如果胶原组织纤细可能无法观察到此现象，可结合其他检查方法。有时后玻璃体皮质增厚，发生玻璃体后脱离时玻璃体内可见片状浑浊物，患者可经常有眼前黑影飘动的感觉。

玻璃体后脱离时约 12% 的病例可以伴发视网膜裂孔，这也是引起玻璃体积血的原因。

2.超声表现

(1)二维超声:根据玻璃体后界膜与球壁回声之间的关系将玻璃体后脱离分为2型,即完全型玻璃体后脱离和不完全型玻璃体后脱离。①完全型玻璃体后脱离。玻璃体内连续条带状弱回声,不与后极部眼球壁回声相连,运动试验和后运动试验均为阳性。玻璃体后界膜脱离的运动有自己的特点,即运动是自眼球一侧向另一侧的波浪状运动。在后极部中央可观察到玻璃体后界膜回声局限增强,可表现为双条带状回声,为Weiss环的回声,也是诊断玻璃体后脱离的特征之一。②不完全型玻璃体后脱离。由于玻璃体后界膜与视盘、黄斑等结构之间的连接紧密,所以一部分病例检查时可以扫查到玻璃体后界膜与视盘、黄斑或其他后极部眼球壁回声相固着。运动试验和后运动试验也同样为阳性,只是运动的后界膜为在玻璃体腔内随眼球运动方向摆动而非波浪状运动。

(2)多普勒超声:不论是完全型玻璃体后脱离还是不完全型玻璃体后脱离,CDFI检查在其上均无异常血流信号发现。这也是与其他膜状回声相鉴别之处。

单纯的玻璃体后脱离一般超声检查不易发现,检查时需要将仪器的增益值增大以免漏诊。如果同时合并玻璃体积血,由于积血沉积在玻璃体后界膜之上,后界膜的回声增强,较单纯的玻璃体后脱离更容易显示。对于完全玻璃体后脱离其典型的运动特点和连续的条带状回声为其诊断的特点。而不完全玻璃体后脱离由于与眼球壁之间有固着关系,尤其与视盘有固着关系时,与视网膜脱离很难鉴别。此时CDFI对二者的鉴别有帮助。

3.临床意义

玻璃体后脱离常发于60岁以上的老年人,单纯的玻璃体后脱离一般无重要临床意义,向患者解释清楚即可。但是部分患者由于玻璃体后界膜的牵拉可能导致视网膜破孔甚至视网膜脱离,这是行超声检查时必须注意的。如果玻璃体后脱离与玻璃体积血等同时存在,则玻璃体后界膜与后极部眼球壁之间的固着关系为扫查的重点。在诊断报告中务必明确注明,以利于临床医生选择治疗方案和手术方式等。

(三)视网膜脱离

1.病因与病理

视网膜中央动脉血流动力学的改变,直接影响视网膜神经内层与其本身的色素上皮层分离。视网膜脱离的种类较多,按原因分类可概括为三大类:①牵引性视网膜脱离,最常见的病因为玻璃体腔内邻近视网膜处有炎性机化膜形成挛缩将视网膜向内牵拉。②渗出性视网膜脱离与牵引性视网膜脱离同属于继发性视网膜脱离,是由视网膜与脉络膜之间出血、渗出液积聚或脉络膜肿瘤、脉络膜结核等造成。③孔源性视网膜脱离,又称原发性视网膜脱离,多发于中老年人,尤其是高度近视的患者,造成视网膜裂孔形成,也有少部分是由外伤后形成,液化的玻璃体液经裂孔至视网膜层间导致视网膜神经层与色素上皮层分离。

2.临床表现

在临床上早期由于视网膜受到机械性牵引的刺激,可出现飞蚊症及闪光感,继而由于视网膜外层来自于脉络膜毛细血管的营养受阻,视网膜功能受损,视野中出现暗区,并似有云雾遮挡,视野最先消失的部分即是视网膜脱离最早产生的部位。随着脱离面的不断加大,视野缺损的范围也相应扩大,当脱离至黄斑部时,中心视力受影响,出现视物变形。完全性视网膜脱离时,视力严重衰退至只有光感。

3.二维声像图

视网膜脱离因程度与面积不同分为部分视网膜脱离及完全性视网膜脱离。①部分视网膜脱离在超声显像中表现是多样的、新鲜的视网膜脱离,常表现为纤细的光带,起源于玻璃体后的某一个面,两端与球后壁相连,其中心部位向玻璃体腔隆起,呈"C"形,也可以一端起于视盘,另一端止于球壁,转动眼球后运动幅度较大,有漂浮感。陈旧性视网膜脱离,视网膜光带回声增粗、挛缩、厚薄不均,转动眼球后运动差。②完全性视网膜脱离,玻璃体内可见"V"形光带,下端源于视盘,上端止于锯齿缘。

4.彩色多普勒超声

彩色多普勒超声是鉴别玻璃体膜状物及视网膜脱离的主要方法之一。视网膜中央动脉是供应视网膜内层的唯一血管,它自视神经鞘内直接进入视盘,再分成若干终末支,分布于视网膜内层,所以在脱离的带状视网膜中能检测到自视盘向脱离的视网膜带状延伸的彩色血流信号,陈旧性视网膜脱离血流信号检出率较低。

5.频谱多普勒超声

应用彩色多普勒超声显像可见脱离的视网膜内检出与视网膜中央动脉相类似的血流频谱,新鲜的视网膜脱离血流速度、阻力指数大多数无明显改变,部分可见舒张期血流速度增快,阻力指数略低。陈旧性视网膜脱离致使视网膜上中央动脉分支血管机化挛缩,供血减少,血流信号显示不清,少数检出者也为低速血流。

6.临床意义

在声像图显像中可见玻璃体内条索带状回声种类繁多,包括玻璃体脱离、视网膜脱离、脉络膜脱离及增生性纤维带状回声。根据其带状回声的形态、分布的位置及有无血管予以鉴别。对视网膜脱离的早期诊断、早期治疗以及预后至关重要。

7.鉴别诊断

与视网膜脱离鉴别的常见疾病有玻璃体内机化膜、玻璃体后脱离、脉络膜脱离等。主要以病变的形态、回声强度、病变与眼球的固着关系、运动情况、后运动情况以及病变内部的血流情况进行鉴别。

(四)脉络膜脱离

由于脉络膜血管内皮细胞结合疏松,仅靠少量结缔组织和单层内皮细胞的窦腔连接,在外界因素的作用下,血管外压力突然下降导致血浆大量渗出,积聚于脉络膜上腔而发生脉络膜脱离。

1.病理与临床

脉络膜脱离多见于外伤性眼病或眼内手术后,也可见于巩膜炎、葡萄膜炎等炎症疾病和眼局部循环障碍性疾病。一般患者的视力下降不显著,眼底检查在周边部可发现灰褐色或棕黑色环形隆起,边缘清晰,表面的视网膜正常无脱离。脱离的脉络膜受涡静脉的影响可以被分割为大小、形态各不相同的多个局限性球形隆起。严重的脉络膜脱离可以越过涡静脉向眼球后极部发展甚至到达视神经的周围。

2.超声表现

(1)二维超声:轴位切面上可以探及至少 2 个条带状回声,一般在眼球的周边部,与眼球赤道附近的球壁回声相连。带状回声的凸面相对,其下为无回声区。类冠状切面上可以探及多个弧形带状回声,有多个点与眼球壁回声相连,形态类似"花瓣"状,即花瓣征阳性。横切面上脱离的脉络膜呈双带状回声,但可能不与球壁回声相连。

(2)多普勒超声:脱离的脉络膜上有较丰富的血流信号,呈低速动脉型血流频谱,与睫状后短动脉的血流频谱特征相同。

3.临床意义

脉络膜脱离由于一般继发于眼外伤或眼内手术,且患者一般没有显著的视力障碍,在诊断上存在一定困难。超声检查结合其特殊的形态改变和血流特点一般可以得到准确诊断,对疾病的诊断和治疗有极大的帮助。

(五)视网膜母细胞瘤

视网膜母细胞瘤为婴幼儿常见的眼内恶性肿瘤,严重危害患儿的生命和视力。平均发病年龄单眼病例为 24 个月(7 岁以上少见),双眼病例在 10 个月左右(3 岁以上少见),有家族史者的发病年龄较单独发生的病例发病年龄早。

1.病理与临床

视网膜母细胞瘤可分为遗传型和非遗传型两类。约 40% 的病例为遗传型,其发病为合子前决定,即由患病的父母或基因携带者父母遗传所致,为常染色体显性遗传。约 60% 的病例为非遗传型,为视网膜母细胞突变所致,不遗传。少数病例(约 5%)有体细胞染色体畸变。

早期症状和体征是视力障碍和眼底改变。由于视力丧失,瞳孔开大,经瞳孔可见黄白色反光,称为"黑蒙性猫眼"。临床以"猫眼"为视网膜母细胞瘤的早期症状。肿瘤向眼外扩展的基本途径如下:穿破角膜或巩膜后形成突出于睑裂的肿块,表面可见出血和坏死;穿破巩膜或巩膜上导管蔓延至眼眶内形成肿块,使眼球突出;沿视神经或视网膜中央动脉向眼眶内或颅内蔓延,此为最常见的扩展途径。

2.超声诊断表现

(1)二维超声表现:肿瘤形状多样,可以为半球形、V 形、不规则形等;可以表现为眼球壁的广泛增厚;可以充满整个玻璃体腔;可以为单一病灶,也可以为多发病灶。肿瘤可以位于眼球的任何部位,但以后极部病变居多,边界清晰,与周围组织之间可以准确地鉴别。

肿瘤内部回声不均匀,70%～80% 的病变内可探及不规则形斑块状强回声,即"钙斑"。钙斑之后可见声影。由于肿瘤源于视网膜,受肿瘤生长的影响极易导致视网膜脱离。如果肿瘤蔓延至眶内,可在眶内发现与球内病变相延续且内回声强度一致的病变。如果肿瘤生长过程中破坏了视网膜上的血管,可以并发玻璃体积血。

(2)多普勒超声:病变内可以发现与视网膜中央动脉、中央静脉相延续的血流信号,呈树枝状广泛地分布在病变内,频谱特点为与视网膜中央动脉、中央静脉完全一致的动脉与静脉伴行的血流频谱。

3.鉴别诊断

本病主要需与其他同样表现为"白瞳"的疾病进行鉴别,如 Coats 病、原始永存玻璃体增生症、早产儿视网膜病变、先天性白内障、眼内炎等。

4.临床意义

视网膜母细胞瘤为婴幼儿眼内的恶性肿瘤,直接威胁患儿的生命。由于很多疾病均可表现为"白瞳",单纯依靠裂隙灯显微镜、眼底镜检查对视网膜母细胞瘤的诊断是远远不够的。超声诊断通过对视网膜母细胞瘤形态特征和血流改变的研究,可以准确地诊断视网膜母细胞瘤。

此外,对于视网膜母细胞瘤,可以采用放射治疗、化学药物治疗、冷冻治疗和激光治疗等保存视功能的疗法,应用超声检查可以及时了解治疗后病变的大小和形态变化,血流变化等,为观察治疗效果提供依据。

(六)脉络膜黑色素瘤

脉络膜黑色素瘤是由恶性黑色素性瘤细胞组成的肿瘤,其组织发生于脉络膜基质内的黑色素细胞。

1.病理与临床

临床表现与肿瘤位置和大小有密切关系。位于眼球周边部的肿瘤或体积小的肿瘤早期症状不明显;位于后极部或黄斑区的肿瘤多以视力下降、视野缺损和玻璃体内漂浮物为就诊的主要原因。典型病例眼底检查早期为结节状色素性肿物,由于生长在 Bruch 膜下,故生长速度缓慢;如果随瘤体的增大突破 Bruch 膜和视网膜的色素上皮质,则病变沿破裂处向视网膜下生长,呈典型的蕈状病变,其表面可见斑块状橘皮样色素沉着,可以引起继发浆液性视网膜脱离。

2.超声表现

(1)二维超声表现:肿瘤突破 Bruch 膜后所具备的典型表现。一般有如下特征。

病变为典型的蘑菇状,即头膨大,中央有缩窄区,基底较宽大,病变边界清晰。当肿瘤表面有完整的视网膜时,病变的边缘光滑。在声像图上近场回声强,接近球壁时减弱甚至消失。

病变内部回声不均匀,以中低回声为主。肿瘤边缘血管呈窦样扩张,故声像图上前缘回声强,后方回声逐渐减少,接近球壁形成无回声区,即所谓"挖空"现象。

肿瘤所在部位的脉络膜被瘤细胞浸润,形成局部脉络膜无回声区,呈盘状凹陷带,称为脉络膜凹。一般在病变的基底部、65%的患者可探及这一典型特征。

因声衰减显著,肿瘤后眼球壁及球后脂肪回声较低或缺乏回声,形成声影,用低灵敏度检查更易发现。另外,二维超声还可以显示玻璃体浑浊、继发视网膜脱离、肿瘤穿破巩膜后相邻眼眶脂肪内出现低或无回声区等继发性病变特征。

(2)多普勒超声:肿瘤的内部和肿瘤的表面均可探及丰富的血流信号。病变内可探及丰富的血流信号,呈树枝状分布在整个瘤体内,血流频谱表现为单纯动脉型血流频谱,与睫状后短动脉的血流特征相同。

3.鉴别诊断

(1)脉络膜血管瘤:血管瘤呈橘红色圆形实性病变,表面可有色素沉着。但瘤内回声均匀,为中等强度,无脉络膜凹陷和声衰减等超声特点,荧光血管造影检查与脉络膜黑色素瘤也不相同。

（2）脉络膜转移癌：为视网膜下结节状扁平隆起,边界欠整齐。内部回声缺乏变化,比较均一,其典型的边界特点为超声诊断的特征之一。

4.临床意义

对于脉络膜黑色素瘤,手术摘除不是最终的追求目标,如何能够做到既治疗肿瘤又保存患者的有用视力是最高的追求。应用超声检查可以及时了解病变的性质、内部回声变化,准确测量病变的大小等,为保存视力治疗提供帮助。此外,对于病变内血流信号的观察也是了解治疗效果很好的指标。

（七）脉络膜血管瘤

脉络膜血管瘤为良性、血管性、错构性病变。大多数为海绵状血管瘤,毛细血管型血管瘤极为罕见。

1.病理与临床

临床上将脉络膜血管瘤分为孤立型和弥漫型两类。孤立型脉络膜血管瘤多发生在眼球后极部,边界清晰;弥漫型脉络膜血管瘤无明显界限,一般自锯齿缘延伸至眼球后极部,而且常伴发脑-颜面血管瘤病。

脉络膜血管瘤发生部位:如果病变发生在黄斑下方,早期可出现视力下降或单眼远视,为瘤体推顶视网膜前移所致。如果肿瘤发生在黄斑区以外的部位且未引起视网膜脱离,可以在相当长的时间内无明显临床症状。

继发性改变:脉络膜血管瘤内无明显细胞增生现象,提示脉络膜血管瘤无生长倾向或仅有缓慢生长的倾向。肿瘤病变区的变化以及临床症状的发展主要与肿瘤引起的继发性视网膜病变有关,如视网膜囊样变性、视网膜脱离和色素上皮增生等。继发性青光眼主要见于弥散性血管瘤,多认为青光眼的发生与前房角组织发育异常有关,由于发病早,可导致眼球体积增大。部分病例由于合并视网膜脱离,导致晶状体-虹膜隔位置前移、虹膜根部与房角结构前粘连所致。

2.超声表现

（1）二维超声:根据肿瘤的形态分为孤立型和弥漫型两性,其二维超声诊断特点分述如下。①孤立型:表现为眼球后极部实性病变,形态以半球形为主,病变边界清晰,内回声均匀,呈中到强回声。病变与周围组织之间界限清晰,没有显著的声衰减,无挖空征和脉络膜凹陷。部分病例可以同时伴有视网膜脱离、玻璃体积血等超声表现。②弥漫型:表现为眼球壁回声的普遍增厚,在病变的早期,如果不仔细分辨可能会漏诊或者误诊为脉络膜水肿,需要结合临床特点仔细鉴别。随着疾病的发展,可以有局限的眼球壁回声增厚,回声强度较正常脉络膜回声强,与正常脉络膜回声之间界限清晰。总体来说,病变隆起度不高,一般在 5 mm 之内。

（2）多普勒超声:在病变的基底部和病变内均可探及十分丰富的血流信号,以基底部分布最为丰富,可以呈"血管池"样表现。频谱为低速动脉型血流频谱,与睫状后短动脉的血流频谱完全相同。但对病变表面的血流信号需要仔细分辨,可能为被覆在肿瘤表面的视网膜血管,因此,频谱可以表现为动脉-静脉伴行的血流频谱。

3.鉴别诊断

主要与其他脉络膜实性占位病变相鉴别,如脉络膜黑色素瘤、脉络膜转移癌、脉络膜骨瘤等。

4.临床意义

对于脉络膜血管瘤一般均可以应用激光、冷冻、放射治疗等方法消灭肿瘤,达到改善视力的目的。因此,应用超声检查可以定量测量病变的大小,应用 CDFI 可以定量测量肿瘤内的血流情况,二者相互结合对疾病治疗效果的观察有很大帮助。

(八)眼眶海绵状血管瘤

眼眶海绵状血管瘤(图 10-1)是成年人最常见的眼眶良性肿瘤,占眶内肿瘤的 10%～23%,发病女性多于男性,多单眼发病。肿瘤主要由高度扩张的窦状血管组成。肿瘤内血液淤滞,可造成血管内血栓、出血。肿瘤为圆形实性肿块,呈暗红色,切面呈海绵状,多孔。

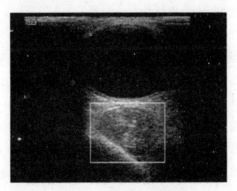

图 10-1 眼眶海绵状血管瘤

1.临床表现

病情发展缓慢,最初症状为渐进性眼球突出,视力一般不受影响;但若肿瘤位于视神经旁,可压迫视神经,导致视力下降或视野缺损,多数肿瘤位于眼球后方,少数可发生在鼻侧、颞侧、眶下部。

2.超声表现

(1)在肌圆锥内可发现圆形、椭圆形高回声团块。

(2)肿物边界清晰,有包膜,少数周边可见声晕,其后均有中度声衰减。

(3)肿瘤内回声强,呈规律分布,如栅栏状,为本病特有。

(4)当肿块内血栓形成或出血时,肿块内回声不均匀。

(5)肿瘤透声中等,后壁边界可清楚看到。

(6)彩色多普勒显示,肿块内可见点状血流信号或无血流信号;脉冲多普勒检查可测到低速血液频谱。

3.鉴别诊断

(1)神经鞘瘤、神经胶质瘤发病率较血管瘤低,声像图上多从视神经周围开始呈梭形膨大。肿物有包膜,但瘤内回声呈均匀低回声和无回声。而海绵状血管瘤回声是栅栏状强回声。

(2)炎性假瘤较多见,也好发于肌圆锥内,但该肿物多呈圆形或椭圆形低回声肿块,与视神经的关联较少。

(3)脑膜瘤超声下可见到清楚的肿物前壁回声,而后壁回声显示不清,彩色血流丰富,往往需结合 CT 检查进一步确诊。

（九）良性泪腺混合瘤

泪腺良性多形性腺瘤是最多见的泪腺良性肿瘤。因肿瘤内含有中胚叶间质成分和外胚叶上皮成分，且形态多样，又称为泪腺混合瘤。

1.病理与临床

本病多见于成年女性，表现为眼球突出和内下方移位，眶外上方可触及硬性肿物，一般无眼睑肿胀和压痛。受病变的影响可导致眼球变形，引起屈光系统改变导致部分病例伴有视力下降。眼球向上运动受限。肿瘤大体呈圆形或椭圆形，表面常有结节，一般包膜完整。肿瘤灰白色，质脆，切面细腻。镜下可见肿瘤由分化的上皮细胞构成的大量管状结构及形态各异的细胞巢构成，散在透明样、黏液样、软骨样结构。

2.超声诊断表现

（1）二维超声：病变呈圆形或类圆形和椭圆形，边界清楚，内回声较多，分布均匀，声衰减中等。此肿瘤多压迫局部骨质，二维超声显示病变后界明显向后突出，骨壁回声光滑，这是泪腺上皮性肿瘤的较典型特征，也是和其他泪腺区肿瘤鉴别的要点之一。偶尔可见肿瘤内有液化腔。线阵探头二维图像可以将睑叶和眶叶泪腺病变完整地显示，病变形态不规则，类似椭圆形，内部回声不均匀，以中强回声为主，间有小的囊样无回声区，压缩性阴性。

（2）多普勒超声：病变内可见较丰富的血流信号，病变的周边可探及点状、条带状血流信号。脉冲多普勒频谱分析为中速动脉型血流频谱。

3.鉴别诊断

泪腺位于眼眶外上方，除了泪腺本身的肿瘤外，还可发生表皮样囊肿、炎性假瘤等。有时此位置的表皮样囊肿和多形性腺瘤有非常类似的二维超声图像，鉴别困难，必要时应参考CT图像。在超声上和此瘤类似的是海绵状血管瘤，后者很少发生于泪腺区。

泪腺炎性假瘤在超声上常显示为低回声性占位病变，一般容易鉴别。

（十）神经胶质瘤

视神经胶质瘤是发生于视神经胶质细胞的良性或低度恶性肿瘤。

1.病理与临床

多为单侧发病，病变进程缓慢，不引起血行转移和淋巴转移。肿瘤可发生于眶内或颅内，但多起自视神经孔附近，向眼眶内或颅内发展。儿童较成人多见，位于眼眶内的肿瘤，由于肿瘤逐渐增大，导致视力下降、眼球向正前方突出、视神经水肿或萎缩等一系列视功能损害。但一般视力下降多发生在眼球突出之前。眼底检查可见明显的视神经萎缩，是本病与其他肌锥内肿瘤相鉴别的重要特点。肿瘤较大的病例，眼底可见放射状条纹。如果肿瘤向颅内蔓延，可以引起视神经孔增大，眼底无明显改变。晚期肿瘤增大，眼球高度突出，由正前方变为向眼球的外下突出，可在眼眶的内上触及质地坚硬的肿块。

2.超声诊断表现

（1）二维超声：视神经呈梭形增粗，内回声较弱，增粗视神经边界回声清晰。应用线阵探头可以清晰地显示增粗的视神经的全貌，视神经可呈扭曲状态，有中度声衰减。视盘回声受到肿瘤的影响可以向眼球内突出，与视神经乳头水肿也有关。

（2）多普勒超声：为血流不丰富的肿瘤，部分病例可在病变内发现异常血流信号。但需与正常的视网膜中央动脉相鉴别。

3.鉴别诊断

本病为视神经源性的肿瘤，病变的位置与视神经有关。本病主要需要与泪腺混合瘤相鉴别。

（十一）甲状腺相关性免疫眼眶病

甲状腺相关性免疫眼眶病又称内分泌性眼外肌肌病、Graves 病，为甲状腺功能异常引起的以眼球突出、上睑退缩、迟落，复视和眼球运动障碍为特征的一组综合征。

1.病理与临床

甲状腺相关性免疫眼眶病可发生于甲状腺功能亢进或正常的人，患者有单侧或双侧眼球突出，结膜充血水肿，上睑退缩。二维超声或 CT 常可发现眼外肌肥大，以肌腹部为主。病变最常累及下直肌和内直肌，其他肌肉也可受累。在疾病的早期由于眼眶组织和眼外肌的水肿、炎症，眼球向各方向运动均可受限，并出现复视。在疾病的晚期眼外肌水肿消退，但纤维化改变使之失去弹性，因而向拮抗肌方向运动受限。严重者肿大的眼外肌在眶尖肌锥部压迫视神经和血管，造成恶性突眼，视力下降。组织学检查可见眼外肌的间质水肿，淋巴细胞浸润。牵拉试验阳性，手术时可见肌肉纤维化而失去弹性。在疾病的炎症期应用皮质类固醇激素及免疫抑制药治疗有效，但肥大的眼外肌多不能恢复正常的形态及运动功能。

2.超声表现

（1）二维超声：眼外肌厚度的增加为本病的主要超声表现。通过对内直肌、外直肌、上直肌和下直肌厚度的测量，将测量结果与正常参考值进行比较一般可以确诊。本病超声检查除显示眼外肌增粗外，还可显示眼上静脉增粗，急性期时可以表现为眼球筋膜囊水肿，超声检查表现为球后可见"T"形征，部分病例甚至可见视神经增粗。

（2）多普勒超声：增厚的眼外肌内未见异常血流信号。如果合并眼上静脉增粗，CDFI 检查可见眼上静脉的血流信号（正常人一般在眶内无法观察到眼上静脉）。

3.临床意义

甲状腺相关性免疫眼眶病是累及全眼外肌的病变。根据病变的程度、病程的长短，不同眼外肌受累的程度也不同。肌肉止端的改变与肌腹的肥大程度是一致的。在疾病的炎症期，肌腹和肌止端的水肿肥大程度较恢复期更为明显。超声检查可以作为评价眼外肌病变程度和疾病过程的方法之一。

（十二）眼内异物

1.病理与临床

眼内异物占眼外伤的 2%～6%。异物伤中最多见为金属异物，其中磁性异物占 78%～90%。有些位于前房和晶状体内的异物可在裂隙灯下被直接发现，而另一些位于虹膜后睫状体附近的微小异物，穿孔伤口细小且已闭合或巩膜伤口被出血遮挡不易被发现，即使在裂隙灯下也需要仔细辨认，使用常规定位的辅助检查也存在着一定的困难。多数病例需要借助影像学检查及二维超声等方法寻找异物。

2.超声表现

(1)二维超声:位于眼球内的异物,不论异物的性质是金属还是非金属,都表现为眼内的最强回声。异物的形态不规则,内回声根据异物的性质不同而不同,但一般都比较均匀。异物之后可见声影。部分异物后的声波逐渐减弱直至消失,称为"彗尾征"。如果眼内的异物治疗不及时,可以并发眼内炎症,二维超声检查可见异物周围均匀弱点状回声,运动度小。严重的病例可以并发视网膜脱离和脉络膜脱离。

(2)多普勒超声:异物内没有异常血流信号,但部分病例可见"快闪伪像"。

3.临床意义

应用超声检查诊断眼内异物,对确定异物在眼内的位置有很大帮助,如异物在玻璃体内、眼球壁上等,由于超声检查可以将眼球和异物置于一个平面上,因此可以准确显示异物的位置。此外,应用超声检查可以对异物伴随的情况进行诊断,如是否合并玻璃体积血、玻璃体积脓、视网膜脱离、脉络膜脱离等。

(张中华)

第二节　涎腺疾病

一、解剖概要

涎腺属于外分泌腺,主要包括腮腺、颌下腺及舌下腺 3 对大腺体,这些腺体左右对称,均有导管与口腔相连,它们所分泌的唾液,经导管排入口腔。腮腺为涎腺中最大的腺体,大多数涎腺疾病好发于腮腺,某些疾病可同时发生于多个腺体。

腮腺位于外耳道前下方,咬肌后缘,下颌后窝内。其形状为不规则楔形,分为深叶和浅叶,浅叶是肿瘤的好发区域。腮腺前上缘向前延伸形成副腮腺,长 1.5～1.8 cm,宽 1.0～1.2 cm。腮腺导管始于腺泡腔,经润管、小叶内导管、叶间导管至主导管。主导管从腮腺浅叶前缘发出,并穿过颊肌而开口于口腔颊黏膜,其外径约 3 mm,长 5～6 cm。主导管开口的体表投影位于耳屏至鼻翼根部连线的中点上。

颌下腺位于颌下三角内,呈椭圆形,大小如鸽蛋。颌下腺导管外径约 3 mm,长约 5 cm,从颌下腺内侧面发出,开口于舌系带外侧方、舌下肉阜。颌下腺导管开口口径较大,异物容易进入。导管走行弯曲,使异物容易滞留而形成结石。

舌下腺位于口底舌下襞下方,形态如杏仁。舌下腺有 5～15 条小导管,从腺体上缘发出,并开口于舌下皱襞上。

二、超声检查技术

(一)患者准备
涎腺超声检查前,患者不需要做准备。

(二)体位
患者取仰卧位,检查腮腺时,头部偏向对侧。检查颌下腺、舌下腺时,头部后仰,充分暴露下颌区。

（三）仪器

腮腺、颌下腺位置浅表，检查时多选用线阵探头，频率为 7.0～14.0 MHz。舌下腺位置较深，特别对肥胖患者检查时，应选用低频弧形探头，频率为 3.0～5.0 MHz。检查明显肿大的腺体，应加用低频率探头。

（四）检查方法

直接接触皮肤扫查，对腮腺、颌下腺进行纵切、横切及多方位扫查。检查舌下腺时，声束朝向口底，尽可能多切面扫查。

三、正常超声表现

（一）二维超声

腮腺纵切或横切时，其形态近似倒三角形。以下颌骨表面延长线为标志，把腮腺分为深叶、浅叶，浅叶边缘清晰，深叶后缘不容易完整显示。颌下腺纵切呈椭圆形，边界清晰。舌下腺形态可呈椭圆形，两侧舌下腺相连时，其形态近似马蹄形，舌下腺边界不容易完整显示。

涎腺实质为均匀高回声，略高于甲状腺的回声。涎腺的导管不易显示。副腮腺沿腺体前缘向前延伸，实质回声与腮腺一致。在腮腺周缘的淋巴结呈椭圆形或圆形低回声。

（二）彩色与频谱多普勒

涎腺实质内血流信号大多为稀疏点状分布，少数显示为条状分布。动脉血流频谱呈高阻型。

（三）涎腺测量方法及正常参考值

平行于耳廓纵切腮腺，并取其最大切面，测量上下径（长径）和左右径（厚径）。取腮腺最大横切面，测量前后径（宽径）。平行于下颌骨纵切颌下腺，并取最大切面，测量长径和厚径。舌下腺位置深，不容易完整地显示其长径和厚径，可在最大斜冠状面，测其左右径（宽径）。

腮腺长径为 5～6 cm，宽径为 4～5 cm，厚径为 1.5～2 cm。颌下腺长径为 3～4 cm，厚径为 1.5～2 cm。舌下腺宽径为1.5～2.5 cm。

四、涎腺炎

涎腺炎有急性和慢性之分，前者常由细菌感染引起，后者可由急性拖延所致，也可因梗阻继发感染引起。其中以颌下腺炎最多见，与其特定的解剖及生理因素有关，因颌下腺导管行进路线较长，行走方向自下而上，颌下腺本身分泌的唾液又含有较多的黏液成分，故易导致逆行感染。

（一）超声表现

急性声像图通常表现为腺体弥散性肿大，内部回声低而不均匀，可呈混合性图像，因其为炎症浸润，故无占位性病灶，发生脓肿时，局部可见液性暗区，形态不规则，有时内可见等回声碎屑。慢性分为导管型及腺体型，导管型可见腺体导管及分枝导管扩张，有时呈节段性，而腺体型则可见整个腺体均匀增大，与周围组织分界不清，腺体回声分布不均匀，腺内有散在分布的低回声区,内部回声也可弥漫增强,常见有彗星征的光点,为微气泡所致。多伴有导管结石,有时可见导管的管状回声,后壁清晰无衰减,化脓性则呈混合性图像。

CDFI 表现为整个腺体内出现随机分布的点状血流信号,与弥漫型良性淋巴上皮病极为相似。

(二)鉴别诊断

涎腺急性炎症须与流行性腮腺炎、涎腺区淋巴结炎、周围间隙感染及涎腺区肿瘤鉴别。

五、涎腺结石

(一)病理与临床

涎腺结石,腮腺少见(约占 10%),大多数发生于颌下腺(约占 80%),多见于中青年人。涎腺结石单发或多发,位于扩张的腺导管内,常伴发涎腺炎症。小结石可无症状,大结石阻塞时,唾液淤滞,引起局部胀痛,进餐时症状加重,容易反复发作。

(二)超声表现

涎腺结石,以颌下腺多见,结石大多数为椭圆形,单发或多发。典型的结石,表现为强回声团,后方伴声影,近端腺导管扩张。

(三)鉴别诊断

涎腺结石应与腺体内钙化灶鉴别,结石位于腺导管内、伴有导管扩张,而钙化位于腺实质内或导管壁。

六、涎腺肥大

(一)病理和临床

涎腺肥大为一种非炎性、非免疫性、非肿瘤性的涎腺良性病变,与肥胖、糖尿病、高血压及营养代谢异常等全身性疾病有关,以中老年人多见,主要发生于腮腺,颌下腺不多见。临床表现为涎腺肿大,形态无明显改变,呈无痛性、弥散性及对称性肿大,导管口无红肿,分泌物无异常。

病理改变可见涎腺腺泡体积增大,可达正常腺胞的 2~3 倍,导管系统多无明显改变,腺小体间质无炎症细胞浸润、主要为脂肪细胞沉积。

(二)超声表现

(1)涎腺肥大多表现为腮腺双侧、对称性肿大,偶伴有颌下腺肿大。

(2)肿大的腮腺浅叶腺体边界清楚,深叶边界不清楚,颌下腺显示完整。

(3)腺体实质回声增强,分布均匀,腺导管无扩张。

(4)CDFI 显示腺体内可见少量稀疏、点状血流信号分布。

(三)鉴别诊断

涎腺肥大应与涎腺慢性炎症相鉴别,年龄、病史、症状及体征等有助于鉴别。

七、良性淋巴上皮病

(一)病理和临床

良性淋巴上皮病(又称舍格伦综合征或干燥综合征)为自身免疫性疾病。主要表现为早期淋巴细胞弥漫浸润涎腺实质(腺小叶),一般不越过小叶间的结缔组织,小叶内小导管扩张,腺小叶形态无明显改变;后期腺泡萎缩,甚至消失,可累及多对腺体。少数的良性淋巴上皮病可能发展为非霍奇金淋巴瘤。

临床上多见于中老年女性,主要表现为双侧腮腺无痛性肿大,大多数病例为弥散性肿大,少数病例为不对称局灶性肿大。触诊腺体质地较硬,表面不平。口腔干燥明显,可伴有眼干、鼻干等症状。

(二)超声表现

(1)双侧腮腺弥散性肿大,腺体内回声不均,可见散在小低回声灶,呈"网格"样分布。

(2)少数病灶表现为结节状、团块状,边界不清晰,内部回声不均匀。

(3)CDFI显示大多数受累腺体内血流信号明显增多。

(4)颌下腺及舌下腺也可同时存在相应的超声表现。

(三)鉴别诊断

良性淋巴上皮病应注意与慢性腮腺炎相鉴别,病史、症状等有助于鉴别。

八、涎腺囊肿

(一)病理与临床

涎腺囊肿好发于舌下腺,腮腺、颌下腺少见。涎腺囊肿有以下几种类型。①潴留性黏液囊肿:囊壁有导管上皮衬里。腺导管发育异常、阻塞或狭窄使局部导管扩张而形成囊肿,囊内潴留黏液。②外渗性黏液囊肿:又称假性囊肿,囊壁主要成分是纤维结缔组织或肉芽组织。腺导管破裂、黏液外漏入组织间隙而形成此类囊肿。③淋巴上皮囊肿:囊壁内有丰富的淋巴组织,其组织发生来源尚不明确。

临床主要表现为局部无痛性肿块,质软,边界清楚。囊肿伴发感染时,肿块明显触痛。舌下腺囊肿多发生于青少年,可自行破溃,也易复发。

(二)超声表现

(1)涎腺囊肿形态多呈圆形,少数呈哑铃形,如舌下腺外渗性黏液囊肿,其两端分别位于舌下区和颌下区。

(2)囊壁薄而清晰,边界清楚,囊壁及后方伴有声增强效应。

(3)囊内呈无回声或含有稀疏细点状回声。

(4)伴发感染时,囊壁增厚,囊内见密集细点状或絮状回声。

(三)鉴别诊断

腮腺囊肿要注意与第一鳃裂囊肿区别,后者可伴有鳃裂瘘;舌下腺囊肿要注意与口底皮样囊肿区别,后者位于口底。涎腺囊肿含有密集细点状回声时,要注意与实性肿瘤区别。

九、涎腺多形性腺瘤

(一)病理与临床

多形性腺瘤或称混合瘤是涎腺良性肿瘤中最常见的类型,好发于腮腺,其次为颌下腺,在舌下腺中罕见。混合瘤形态多呈圆形,大的瘤体也可呈分叶状,瘤体边界清晰,为纤维组织包绕。大多数瘤体呈实性,由腺样上皮和间充质组织构成,有的瘤体呈囊性变,也可含有软骨样组织。

临床主要表现为局部无痛性、缓慢生长的肿块,多为单发。大约5%的混合瘤可发展为恶性混合瘤。

(二)超声表现

(1)大多数混合瘤的形态呈圆形或椭圆形,有的瘤体呈分叶状。

(2)瘤体边界清晰,瘤体后方组织可出现回声增强。

(3)瘤内回声多样性,可呈均质或不均质低回声,有的瘤内出现液性区或钙化灶。

(4)CDFI显示人多数混合瘤内部、尤其体积大的瘤体常可见较丰富的血流信号,动脉血流频谱多为低阻动脉血流频谱。

(三)鉴别诊断

多形性腺瘤要注意与乳头状淋巴囊腺瘤、恶性混合瘤相鉴别。恶性混合瘤,边界不清楚,瘤内回声不均匀,伴有钙化点,瘤内动脉血流频谱为高速高阻型。

十、乳头状淋巴囊腺瘤

(一)病理与临床

在涎腺良性肿瘤中,乳头状淋巴囊腺瘤仅次于混合瘤,好发于腮腺,也可同时见于多个涎腺中。乳头状淋巴囊腺瘤起源于涎腺内上皮和淋巴组织,可呈多发性,瘤体形态呈圆形或椭圆形,有包膜。瘤体内呈囊实性,含有大小不等的囊腔,内含黏液样液体,囊壁有乳头状结构。

临床以中老年男性多见,肿块多发生于腮腺后下极,为无痛性生长,病程缓慢,质软,无压痛。

(二)超声表现

(1)乳头状淋巴囊腺瘤瘤体的形态多呈圆形或椭圆形,少数呈分叶状。

(2)瘤体边界清晰,瘤体后方可伴有声增强效应。

(3)瘤内多呈低回声,也可见到液性区呈分隔多灶性。

(4)肿瘤可呈多发性,单个腺体或多个腺体分布。

(5)CDFI显示实性瘤体内可见到较丰富的血流信号,以囊性为主的瘤体血供不丰富。

(三)鉴别诊断

要注意与多形性腺瘤相鉴别,乳头状淋巴囊腺瘤的特点是瘤体呈多发性、囊实性、多个涎腺分布。

十一、涎腺恶性肿瘤

(一)病理与临床

在涎腺恶性肿瘤中,黏液表皮样癌居首位,好发于腮腺;腺样囊性癌也较多见,但好发于颌下腺。黏液表皮样癌多无包膜,瘤内含有大小不等的囊腔,根据不同病理改变,可分为低度、中度和高度恶性,低度恶性黏液表皮样癌不易与良性肿瘤区别。腺样囊性癌,呈实性,常有出血灶。

临床表现为肿块生长缓慢,病程后期肿块质硬、触痛、界限不清。

(二)超声表现

(1)恶性肿瘤,以单发为主,形态多不规则,边缘不清晰。

(2)黏液表皮样癌,以不均匀低回声多见,内可含有液性区、呈囊实性,后方可出现回声增强。

(3)腺样囊性癌,内部为不均匀低回声,后方常伴声衰减。

(4)瘤体内可见丰富血流信号,动脉血流频谱多为高速动脉血流频谱。

(5)可伴有同侧颈内静脉上段周围淋巴结肿瘤转移征象。

(三)鉴别诊断

涎腺恶性肿瘤,根据其肿块的形态、边界、回声、血供及淋巴结是否肿大,可与良性肿瘤进行鉴别,但低度恶性肿瘤容易与良性肿瘤混淆。

十二、涎腺疾病超声技术进展

X线涎腺造影、超声检查、CT、MRI 和核素^{99m}TC 等检查对涎腺疾病的诊断都有一定的价值,但目前应用较多的方法是超声检查,它对囊实性病变、炎症及结石等疾病的诊断较其他影像学检查更具优势。但也有不足之处,如超声检查容易发现涎腺主导管的扩张,而对小叶间导管、末梢导管的显示则不如 X 线造影检查。识别深部肿瘤与周围组织(尤其是骨组织)关系的能力逊于 CT、MRI。三维超声断层成像技术能够获得涎腺肿瘤全方位的多断层图像,有助于观察病灶边缘的浸润现象。超声造影提供了涎腺肿瘤内部更为敏感的血管灌注和分布的信息。超声引导下涎腺组织细针吸取细胞学检查,操作简单,有助于明确诊断,其符合率可达90%以上。但要注意的是涎腺肿瘤的组织活检可能导致肿瘤沿切割针道种植性播散。

(张中华)

第三节 甲状腺及甲状旁腺疾病

一、解剖概要

(一)甲状腺

甲状腺是成年人体内最大的内分泌腺,由左、右两侧叶和连接两侧叶的峡部组成,呈"H"

形横跨于气管上段。有 30%～50% 的人在峡部上缘有一尖端向上的锥体叶。成年人甲状腺重量为 10～30 g；侧叶长为 4～6 cm，宽为 1.5～2 cm，厚为 1～2 cm；峡部长为 1.2～1.5 cm，厚为 0.2 cm。

甲状腺前方为胸骨舌骨肌及胸骨甲状肌，外前方为胸锁乳突肌，两侧叶后方为颈长肌。两侧叶的后内侧与喉和气管、咽和食管以及喉返神经等相邻，后外侧为颈总动脉和颈内静脉。甲状腺表面覆盖有两层被膜，外层称甲状腺假被膜，覆盖甲状腺的前面和两侧；内层称甲状腺真被膜，贴于腺体组织表面，并伸入腺体实质内，将腺体组织分隔为若干小叶。

甲状腺的血供非常丰富，主要由双侧的甲状腺上、下动脉及少数人存在的甲状腺最下动脉构成。甲状腺的静脉起自甲状腺腺体的表面和气管前面的静脉丛，分为上、中、下 3 对静脉。

甲状腺主要分泌甲状腺激素和降钙素，生理功能十分广泛，主要是促进人体的能量代谢和物质代谢，促进生长和发育。

（二）甲状旁腺

位于甲状腺两侧叶的背面，为黄褐色圆形小体，有薄层结缔组织被膜。成人每个腺体重为 30～50 mg，长为 3～6 mm，宽为 2～4 mm，厚为 0.5～2 mm。甲状旁腺的数目和位置变化较大。约 90% 的人群有 4 个甲状旁腺，每侧上、下 2 个，有的人为 3 个或 5 个腺体。上一对甲状旁腺位置比较恒定，多位于甲状腺侧叶后缘上中 1/3 交界处。下一对甲状旁腺位置变化较大，约 60% 位于甲状腺侧叶下极的后缘（正常位置），可异位于甲状腺胸腺韧带内、纵隔和颈动脉鞘内。

上一对甲状旁腺由甲状腺上动脉或甲状腺下动脉或两者的吻合支供应，下一对甲状旁腺由甲状腺下动脉发出的分支供应。甲状旁腺的静脉回流同甲状腺，分别回流至颈内静脉和头臂静脉。

甲状旁腺主细胞分泌甲状旁腺素，具有升高血钙、降低血磷的作用。甲状旁腺素的分泌主要受血钙浓度的负反馈调节，并与甲状腺 C 细胞分泌的降钙素以及 $1,25\text{-}(OH)_2\text{-}$维生素 D_3 共同调节钙磷代谢，控制血浆中钙、磷水平。

二、超声检查技术

（一）患者准备
检查前患者无须特殊准备。

（二）体位
一般取仰卧位，颈后垫一小枕使头略向后仰，充分暴露颈部。

（三）仪器
一般使用具有高频带线阵探头（5～10 MHz）的彩色多普勒超声仪对甲状腺和甲状旁腺进行探测。必要时采用扇形探头结合吞咽动作对锁骨后或胸骨后甲状腺肿或异位甲状旁腺病变进行观察。

（四）检查方法
（1）甲状腺：①测量甲状腺大小和体积。沿侧叶纵切扫查，取最大切面测量上下径，横切扫查时取最大横切面测量横径和前后径；用同样的方法测量峡部各径。必要时，测量甲状腺体积,常用的方法为椭圆体计算法,以椭圆体公式($V=\pi/6\times$长径$\times$宽径$\times$厚径)计算两侧叶及峡部的体积,然后相加即为甲状腺的总体积。②从上至下,从外至内做一系列横切和纵切扫查,观察甲状腺实质及结节的二维超声表现。结节回声水平分为极低回声(低于颈前肌)、低回声(高于颈前肌低于甲状腺实质)、等回声(与甲状腺实质回声相当)和高回声(高于甲状腺实质回声)。判断甲状腺实质回声水平,以邻近胸锁乳突肌回声作参照。③CDFI检查:观察腺体和结节的血流信号分布和丰富程度,测量结节内动脉血流的峰值流速和阻力指数。必要时,测量甲状腺上、下动脉的内径,峰值流速和阻力指数。

(2)甲状旁腺:①正常位置甲状旁腺的超声检查方法与甲状腺基本相似。甲状旁腺位置更深,使用的探头频率更低,特别是甲状旁腺明显增大时。②甲状旁腺常见异位于甲状腺内、颈动脉鞘内、食管后和胸骨上窝,应仔细扫查。③嘱患者做吞咽动作,使病灶提升,同时采用扇形探头(扫查方向朝向足侧)在胸骨上窝和锁骨上方进行探测,有可能发现异位于胸骨或锁骨后方的病灶。

三、正常超声表现

(一)甲状腺

(1)正常甲状腺左右侧叶上下径为 4~6 cm,左右径为 1.5~2 cm;峡部前后径为 0.2~0.4 cm。正常甲状腺大小存在较大个体差异,但侧叶前后径的个体差异相对较小,若侧叶前后径>2 cm,可诊断为甲状腺肿大。

(2)甲状腺被膜为一薄而规整的高回声带,实质为分布均匀的细而密集的中等回声,回声水平明显高于邻近的胸锁乳突肌回声。高档彩色多普勒超声仪显示腺体内弥散性分布的较为丰富的点状、条状血流信号。

(3)甲状腺上、下动脉的平均内径约 2 mm,为搏动性动脉血流频谱,收缩期峰值流速为30~50 cm/s。甲状腺的 3 对静脉为连续性低振幅频谱。

(二)甲状旁腺

由于正常甲状旁腺体积过小(平均大小 5 mm×3 mm×1 mm),且与周围组织不能形成良好的反射界面,超声很难显示。正常甲状旁腺回声与甲状腺相近或略低,多为边界清楚的卵圆形或圆形的均匀低回声,内部一般无明显的血流信号。

四、甲状腺疾病的超声分类及其超声鉴别诊断

(一)甲状腺疾病的超声分类

为了便于超声鉴别诊断,将甲状腺疾病大致分为两大类:甲状腺弥散性肿大和甲状腺结节。前者包括毒性弥漫性甲状腺肿、单纯性甲状腺肿、亚急性甲状腺炎、桥本甲状腺炎及原发性恶性淋巴瘤;临床上甲状腺结节被描述为正常大小或弥散性肿大的腺体内单发或多个结节,包括结节性甲状腺肿、甲状腺腺瘤、甲状腺癌、局限性炎性结节。超声区分甲状腺弥散性肿大与甲状腺结节,具有重要的临床意义,因为前者常常是良性疾病,一般不需外科手术治疗,而后者需重视鉴别诊断,应尽可能发现并鉴别那些需外科手术治疗的结节。但是,需要积极治疗的原发性恶性淋巴瘤也常表现为弥散性肿大。甲状腺炎无论以弥散性肿大还是以结节的形式出

现,都不需要外科手术治疗。

(二)甲状腺疾病的超声鉴别诊断步骤

(1)定位鉴别诊断:需与甲状腺病变鉴别的疾病有甲状旁腺肿物、周围淋巴结疾病和食管肿瘤等。

(2)区分甲状腺弥散性肿大与甲状腺结节:一般来说,超声能很好地区分甲状腺弥散性肿大与甲状腺结节。当甲状腺结节很大几乎占据整叶腺体或呈均匀等回声时,有可能误诊为弥散性肿大或遗漏结节。观察结节周边晕环或环绕血流信号有助于发现结节。

(3)区分哪一种疾病引起甲状腺弥散性肿大或甲状腺结节。

(4)鉴别颈部有无异常淋巴结以及淋巴结的良、恶性。

五、甲状腺先天发育异常

(一)甲状舌管囊肿

1.病理与临床

甲状腺的发生开始于胚胎第3～第4周,在咽底部(相当于舌盲孔处)的内胚胎层增生,形成甲状舌管后下降到正常甲状腺处,发育成甲状腺峡部及左、右叶,而甲状舌管在胚胎第5～第6周时,即开始退化、闭锁、消失。若甲状舌管退化停滞,可在出生后有不同程度的保留,部分扩张形成甲状舌管囊肿,尚有一部分病例在甲状舌管或囊肿内残留有功能或无功能的甲状腺组织。

2.超声表现

(1)二维超声:①多见于颈前区中线上部(舌骨下方),能随吞咽或伸舌、缩舌运动而上下活动。②通常表现为1～2 cm大小的圆形或不规则形的无回声区,包膜完整,与周围界限清晰,后方回声增强。③当囊肿内部液体黏稠时,可表现为类实性低回声;当囊肿合并感染时,内见大小不等的点状回声;当囊肿内残留甲状腺组织时,可探及类甲状腺实质结构;文献报道,囊肿内也可发生乳头状癌,表现为其内实性低回声。

(2)多普勒超声:一般内部无明显血流信号。合并乳头状癌常在实性部分探及血流信号。

3.鉴别诊断

通常,无特殊疾病需要与本病相鉴别。需要注意的是当内部液体黏稠时,不要误诊为肿瘤;合并残留正常甲状腺组织或在此基础上发生各类甲状腺病变,应警惕误诊。

4.临床意义

超声常能够明确提示本病,并有助于对合并残留正常甲状腺组织或在此基础上发生各类甲状腺疾病的诊断。

(二)异位甲状腺

1.病理与临床

异位甲状腺是一种胚胎发育异常的疾病。由于某种原因使甲状腺部分或全部未下降到颈部正常解剖位置。女性发病率是男性的4倍。异位甲状腺常合并正常解剖部位甲状腺缺如,少数为正常解剖部位甲状腺与异位腺体并存。异位的甲状腺腺体绝大多数(90%)位于舌根部,其功能与腺体的发育相关,可无临床症状或表现为甲状腺功能减退。

2.超声表现

(1)正常解剖部位未能探及甲状腺组织或发现甲状腺较正常明显减小,但声像图无明显异常。

(2)在可能发生异位的部位显示类似正常解剖部位的甲状腺组织回声,如表现为实性均匀的中等回声,边界清晰,CDFI显示内部血流信号丰富。

(3)异位的甲状腺也可并发各种甲状腺疾病而具有相应声像图表现。

3.鉴别诊断

(1)异位甲状腺与肿物的鉴别:前者表现为类似正常解剖部位的甲状腺回声,如边界清晰的均匀中等回声,分布规则的血流信号;而后者具有各类新生肿物、炎症等表现。

(2)甲状腺缺如与颈前肌肉的鉴别:正常解剖部位无甲状腺组织十分少见。无典型的甲状腺组织,判断为甲状腺缺如和(或)异位甲状腺时,应注意勿将颈前肌肉误诊为甲状腺组织。

(3)甲状腺先天发育不全与后天性甲状腺萎缩的鉴别:后天性甲状腺萎缩常见于桥本甲状腺炎病程后期,表现为腺体回声减弱、不均,并可见许多条状高回声;而甲状腺发育不全和异位甲状腺均可出现甲状腺体积小,但腺体回声无明显异常。

4.临床意义

当在颈部、口腔内或其他可能发生甲状腺异位的部位探及实性肿物,同时发现正常解剖部位未探及甲状腺或甲状腺明显较正常小但声像图无明显异常时,应考虑甲状腺发育不全和异位甲状腺,切不可轻易作出诊断,导致将异位甲状腺切除而造成甲状腺功能低下的不良后果。核素显像是发现和诊断异位甲状腺的最佳影像检查方法,可以对甲状腺缺如和异位甲状腺的部位、数量作出明确诊断。

六、甲状腺炎症性疾病

(一)亚急性甲状腺炎

1.病理与临床

亚急性甲状腺炎是一种自限性非化脓性炎性疾病,多见于20~50岁的女性,迄今病因尚不确定。发病初期有上呼吸道感染的表现,之后出现受累甲状腺局部疼痛,可放射至下颌、耳部或枕骨部。病程一般持续2~3个月,可自行缓解消失。

2.超声表现

(1)患侧甲状腺肿大,被膜下病灶常使甲状腺与颈前肌之间的间隙模糊或消失。

(2)腺体内见边界模糊的散在性或融合性片状低回声,被称为冲洗过征,此为本病的特征表现。病程初期低回声区常有压痛。CDFI显示病灶内原有甲状腺血管穿行,周边无明显环绕血管。

(3)病灶回声随病程而改变,恢复期回声增强、不均,低回声区缩小甚至消失,恢复为正常腺体回声。

3.鉴别诊断

亚急性甲状腺炎主要应与甲状腺癌和局限性桥本甲状腺炎相鉴别(表10-1)。

表 10-1　亚急性甲状腺炎、甲状腺癌与局限性桥本甲状腺炎的超声鉴别诊断要点

鉴别要点	甲状腺癌	局限性桥本甲状腺炎	亚急性甲状腺炎
数量	单发多见	单发多见	多发多见,分布于双侧叶
占位效应	有	无	无
内部回声	实性不均质低回声	散在条状高回声	可见正常腺体组织
钙化	微小钙化	无	无
晕环	常无	常无	无
环绕血管	<1/2 圈	常无	常无
内部血流	血供丰富,分布不规则,无正常穿行血管	血供丰富,正常穿行血管	血供随病程变化,正常穿行血管
局部疼痛	常无	无	发病初期常有
有无颈部淋巴结转移	有	无	无

4.临床意义

超声结合患者临床症状和体征不仅能明确诊断本病,而且是随访的良好手段。

(二)桥本甲状腺炎

桥本甲状腺炎的全名是慢性淋巴细胞性甲状腺炎,最早由日本的桥本根据组织学特性首先报道。本病是一种自身免疫性疾病,可同时伴有其他自身免疫性疾病。

1.临床表现

本病起病隐匿,常无特殊症状。80%～90%的患者主要表现为甲状腺肿大,呈弥散性,不对称,质地坚韧如橡皮样,表面比较平整。但至病程后期,由于甲状腺的逐渐纤维化,甲状腺可见多结节状。

2.超声表现

(1)甲状腺两侧叶弥散性肿大,以前后径改变最为明显,峡部明显增厚。

(2)甲状腺包膜清晰:平整,病程后期其表面可呈分叶状。

(3)双侧腺体回声弥散性减弱、不均,内有许多强回声条(网格样强回声)。

(4)彩色多普勒表现为早期甲状腺内血流信号弥散性增加,有的患者甚至与未经治疗的毒性弥漫性甲状腺肿的血流供应程度无明显差异;晚期腺体纤维化,其内血流信号仅轻度增加或者无明显增加。频谱多普勒表现与正常人相比,早期甲状腺上动脉流速明显增快,血流量增多。

3.鉴别诊断

早期桥本甲状腺炎需要和毒性弥漫性甲状腺肿、单纯性甲状腺肿相鉴别。

七、甲状腺增生性疾病

(一)毒性弥漫性甲状腺肿

1.病理与临床

毒性弥漫性甲状腺肿又称原发性甲状腺功能亢进症、突眼性甲状腺肿或 Graves 病,是一

种伴甲状腺激素分泌增多的器官特异性自身免疫病。本病多见于20～40岁青年女性,男女比例约为1:5。甲状腺的主要病理变化是实质组织的增生和肥大。其临床特征为多器官受累和高代谢状态,主要表现有心悸、怕热、多汗、食欲亢进、大便次数增多、消瘦、情绪激动等。

2.超声表现

(1)甲状腺弥漫性对称性肿大,被膜规整。

(2)未经治疗的初发者,腺体表现可分为两种类型。①弥漫回声减弱型:双侧腺体弥散性回声减弱、较为均匀,CDFI表现为火海征。②散在回声减弱型:双侧腺体内见多个边界模糊的片状回声减弱区,探头挤压后回声增强和范围缩小,CDFI显示回声减弱处血流信号尤为丰富。此型常见于年龄较大者。

(3)有的病程较长或反复发作者,腺体回声水平可与正常腺体相当,回声不均匀,部分病例因形成纤维分隔而伴有条状高回声。

(4)多数病例甲状腺上、下动脉内径增宽,流速明显加快,阻力降低。

3.鉴别诊断

毒性弥漫性甲状腺肿的弥漫回声减弱型需与早期桥本甲状腺炎和单纯性甲状腺肿相鉴别(表10-2),散在回声减弱型需与亚急性甲状腺炎、单纯性结节性甲状腺肿相鉴别(表10-3)。桥本甲状腺炎的病程后期或病程较长者,虽也表现为双侧腺体回声弥散性减弱,但腺体萎缩、纤维化改变更明显,血流信号仅轻度或无明显增加,与毒性弥漫性甲状腺肿声像图表现有较大差异,两者较易鉴别。

表10-2　弥漫回声减弱型毒性弥漫性甲状腺肿、早期桥本甲状腺炎
与单纯性甲状腺肿的超声鉴别要点

鉴别要点	毒性弥漫性甲状腺肿	早期桥本甲状腺炎	单纯性甲状腺肿
肿大特点	以侧叶长径增大为主	以侧叶前后径和峡部增大为主	以侧叶长径增大为主
腺体回声	弥漫性或散在性回声减弱	弥漫性减弱伴条状高回声或网络样改变	正常水平、不均
腺体血供	火海征	火海征或中度增加	正常或轻度增加

毒性弥漫性甲状腺肿患者是指表现为弥漫性回声减弱者,且未经抗甲状腺功能亢进药物治疗。

表10-3　散在回声减弱型毒性弥漫性甲状腺肿、亚急性甲状腺炎
与单纯性结节性甲状腺肿的超声鉴别要点

鉴别要点	毒性弥漫性甲状腺肿	亚急性甲状腺炎	单纯性结节性甲状腺肿
病灶回声	类实性低回声,边界模糊	类实性低回声,边界模糊	回声水平不一,边界清晰或模糊
血供	回声减弱区尤为明显	病变区无或轻度增加	病变区丰富程度不一
病灶占位效应	无,原有血管穿行	无,原有血管穿行	有,原有血管绕行
探头挤压后	回声减弱区缩小	病变区无明显变化	实性结节无明显变化

毒性弥漫性甲状腺肿患者是指表现为散在、局灶回声减弱者,且未经抗甲状腺功能亢进药物治疗。

4.临床意义

仅依靠超声检查较难对本病作出明确诊断,需结合临床症状和体征及实验室检查结果方能作出明确诊断。另外,超声能够准确测量甲状腺体积,了解腺体的血供状况,从而帮助选择治疗方式,计算^{131}I用量和判断疗效。

(二)单纯性弥漫性甲状腺肿

1.病理与临床

单纯性弥漫性甲状腺肿是单纯性甲状腺肿的早期阶段,甲状腺两侧叶呈对称性弥漫性肿大,一般不伴有甲状腺的功能变化和全身症状。甲状腺过度肿大者可压迫周围器官组织而产生相应的症状:①压迫气管造成呼吸困难。②压迫食管引起吞咽困难。③压迫颈静脉、上腔静脉造成头面部及上肢水肿。④压迫周围神经引起声音嘶哑或霍纳综合征。

2.超声表现

(1)甲状腺呈弥散性、对称性肿大,表面平整,肿大程度常较毒性弥漫性甲状腺肿明显。腺体肿大明显时,可压迫气管、颈部血管,并使血管移位。

(2)病程早期腺体内部回声基本正常;病程后期除腺体实质回声普遍不均外,由于滤泡内充满胶质而高度扩张,腺体内显示弥漫分布的多发薄壁无回声区伴囊内点状强回声。

(3)腺体内血流信号无明显增多,甲状腺上动脉内径正常或稍增宽,流速在正常范围内或轻度增高。

3.临床意义

依据甲状腺声像图表现和甲状腺功能正常,较易诊断本病,但有时与单纯性结节性甲状腺肿较难鉴别。超声能够准确测量甲状腺大小,是本病随访和判断疗效的良好工具。

(三)单纯性结节性甲状腺肿

1.病理与临床

单纯性结节性甲状腺肿是单纯性甲状腺肿发展至后期的表现。在甲状腺弥漫性肿大的基础上,滤泡上皮细胞反复增生和不均匀的复原,形成增生性结节(也称腺瘤样增生)。结节进一步发展,压迫结节间血管,使结节血供不足而发生变性、坏死、出血等病变。出血和坏死组织可逐渐纤维化,形成不规则瘢痕,其中可发生钙盐沉积。本病一般无明显症状,但肿大的甲状腺可压迫周围组织,如气管和食管而产生相应的症状。

2.超声表现

(1)甲状腺正常大小或两侧叶不对称性增大,表面不平整。

(2)腺体内见单个或多个回声不同的结节,边界清晰或模糊,可伴有弧形或颗粒状钙化。结节内血供状态不等,有的增生结节内部血流丰富,甚至呈彩球状,以退化为主(如囊性变、液化、坏死等)的结节内部无或有少许血流信号。

(3)结节以外的腺体回声可能表现为均匀、不均或散在的点状或条状高回声,血供无明显增多。

(4)甲状腺上动脉内径正常或稍增宽,流速在正常范围内或稍加快。

3.鉴别诊断

本病需与单纯性弥漫性甲状腺肿、毒性弥漫性甲状腺肿和甲状腺肿瘤相鉴别,见相应疾病。

4.临床意义

超声不仅是本病的首选检查方法,而且较易诊断本病,多数患者能够避免进行其他影像学检查。但是,超声对结节是否合并癌变,是否合并甲状腺功能亢进症的判断存在一定困难。

八、甲状腺肿瘤

(一)甲状腺腺瘤

1.病理与临床

甲状腺腺瘤是良性肿瘤,起自腺上皮组织,可分为滤泡型腺瘤、乳头状腺瘤和混合型 3 种。多见于中青年女性。肿瘤生长缓慢,患者一般无明显自觉症状。若肿瘤内突然出血,则肿块迅速增大,伴局部疼痛。少数病例可发生功能自主性腺瘤,出现甲状腺功能亢进症状,10%的腺瘤可发生癌变。体检可触及单个圆形或椭圆形肿块,质韧,表面光滑,无压痛,可随吞咽而活动。

2.超声表现

(1)腺瘤一般为单发,极少数为多发;呈圆形或椭圆形,肿物长轴常与腺体的长轴平行,如位于峡部的腺瘤的长轴与矢状面垂直。

(2)肿物内部回声类似正常腺体实质回声,多数为均匀等回声,少数为低回声;较大者易合并囊性变、出血或坏死,内部有不规则无回声区、钙化灶或浓缩胶质。浓缩胶质表现为点状强回声,后方伴彗星尾征,此为良性结节的特征性表现。

(3)肿物边界清楚、整齐,有高回声包膜,80%肿瘤周边见规整的薄晕环;后壁及后方回声增强或无明显变化。

(4)CDFI 显示内部血供程度不等,多数腺瘤内部可见丰富血流信号,有的形成网状或彩球状。周边常见较为完整的环绕血管。

3.鉴别诊断

主要应与单纯性结节性甲状腺肿和甲状腺癌相鉴别(表 10-4)。

表 10-4　甲状腺癌、甲状腺腺瘤与单纯性结节性甲状腺肿的超声鉴别要点

鉴别要点	甲状腺癌	甲状腺腺瘤	单纯性结节性甲状腺肿
数量	单发多见	单发多见	多发多见
形态	不规则	椭圆形或圆形	规则或不规则
边界	模糊,不整	清晰,整齐,有高回声包膜	清晰或模糊、整齐或不整齐
内部回声	多为实性不均质低回声	均匀,多为等或高回声	回声水平不等
囊性变	少见	常见	常见
晕环	多数无晕环,少数不规则晕环	常有规则晕环	有或无
环绕血管	无或<1/2 圈	常有,>1/2 圈	有或无

鉴别要点	甲状腺癌	甲状腺腺瘤	单纯性结节性甲状腺肿
钙化	微小钙化	少见,粗大	常见,弧形、颗粒状
后方回声	衰减或无变化	无变化或增强	无变化、增强或衰减
血供	癌灶血供丰富,分布不规则	实性部分血供丰富,分布尚规则	血供程度不一
颈部淋巴结转移	可伴有	无	无

4.临床意义

多数甲状腺腺瘤仅凭超声即可作出提示,但少数腺瘤与边界清晰的恶性病变较难区分。另外,超声对腺瘤恶变和功能自主性腺瘤的诊断价值有限。

(二)甲状腺癌

1.病因与病理

一般认为可与儿童期头颈部放射性损伤或摄碘过量、缺碘有关,甲状腺癌占各种癌的1‰~3‰,占甲状腺肿瘤的4.8%~30%。有30%的癌可发生腺体内播散和淋巴、肺、骨等转移。组织类型可分为乳头状癌、滤泡状癌、髓样癌、未分化癌。

2.临床表现

在临床上乳头状癌好发于儿童和年轻女性,肿瘤生长缓慢,可存在多年,如手术包膜完整及无淋巴结转移,则恢复正常。滤泡状癌、髓样癌、未分化癌均多见于40岁以上女性,后期波及邻近组织可出现耳、枕、肩部疼痛,颈淋巴结肿大,并经血行向肝、肺及骨远处转移。髓样癌的患者还出现腹痛、腹泻、心悸、面红和血钙降低。

3.二维声像图表现

应用超声显像可见肿瘤侧甲状腺不规则性增大,形态失常,肿块以单发性为多见,也可良恶性并存,可伴腺瘤、桥本甲状腺炎、结节性甲状腺肿。肿块外形不规则,呈多角形、一角形,边界失落,后方伴声衰减,肿瘤向周围组织浸润时呈蟹足样改变。甲状腺癌内部以不均质低回声为主,大多无包膜回声和晕环(乳头状癌可见晕环),多数低回声结节和囊实性回声的乳头上可见沙粒状钙化点,呈散在或局限性分布,一般<2 mm。如内部呈均匀性低回声、边界清晰时应考虑髓样癌,底部回声明显减弱或消失多见于滤泡状腺癌。甲状腺癌囊性变者不多见,其囊变部分所占比例较小,囊壁不光滑。晚期可伴有颈部淋巴结肿大和同侧颈内静脉栓塞。

4.彩色多普勒超声表现

应用彩色多普勒超声显像可见癌灶内部及周边有较丰富的彩色血流,一般与肿瘤大小有关,<1.0 cm的微灶癌内及周边多无血流增多增速。部分肿瘤边缘可探及杂乱的血流信号,内部多无血供或仅有少许花点状血流束。

肿瘤周边常见迂曲、受压的血管走行,其内较少探及血流信号。

5.频谱多普勒超声表现

癌灶内可测得高速低阻的动脉血流信号,频谱增宽,有的收缩期最高流速大于70 cm/s。

6.临床意义

应用彩色多普勒超声显像技术,可以了解肿瘤内部及周边的血流情况,对提高甲状腺癌的检出率,增加外科手术切除的机会,提高患者的生存率起了很大的作用。目前,超声已成为诊断甲状腺癌的重要诊断方法。

(三)甲状腺淋巴瘤

1.病理与临床

甲状腺淋巴瘤罕见,占所有甲状腺癌的 1%~3%。一般为非霍奇金淋巴瘤,常见于老年女性患者,多发生于既往有桥本甲状腺炎的基础上。多为弥漫型,大者可累及甲状腺两侧叶,结节型很少见。典型临床表现为老年女性患者甲状腺迅速增大,并触及质硬的无痛性肿物。

2.超声表现

(1)腺体弥散性肿大,回声不均,但无明显结节,易漏诊。

(2)肿大腺体内见边界模糊的不规则低回声区,后方回声增强,部分回声极低,呈"假囊征"。

(3)CDFI 显示病变无明显环绕血管,内部可见明显增加的血流信号。

3.鉴别诊断

本病应注意与桥本甲状腺炎和亚急性甲状腺炎鉴别。

4.临床意义

甲状腺淋巴瘤多发生于桥本甲状腺炎的基础之上,加上病灶占位感不强,超声检查易漏诊。本病的定性诊断主要依靠细针穿刺细胞学检查、粗针组织活检以及手术活检。

九、甲状旁腺疾病

(一)病理与临床

1.甲状旁腺腺瘤

在原发性甲状旁腺功能亢进患者中,80%以上由腺瘤引起。腺瘤可以单发,也可以是多发性内分泌腺瘤的一部分。多见于女性,以 40~60 岁多见。

2.甲状旁腺增生

约 10%原发性甲状旁腺功能亢进是由原发性增生所致,而对于继发性增生,则于慢性肾病的患者较为常见。增生常累及多个腺体。

3.甲状旁腺癌

其占原发性甲状旁腺功能亢进患者的 2%~4%,发病年龄较腺瘤略低,平均发病年龄为 44 岁,发病率无性别差异。大多数甲状旁腺癌是功能性的,无功能性癌较少。

上述 3 种疾病均可由于钙、磷代谢障碍而引起骨质疏松、脱钙及骨折。另外,甲状旁腺癌还可以侵犯周围组织器官而引起相应的临床表现。

(二)超声表现

(1)甲状旁腺腺瘤:①肿瘤位于甲状腺与颈长肌、颈总动脉与气管之间,属正常位置。肿瘤为椭圆形、三角形或不规则形,其长轴与身体矢状面平行。②肿瘤呈均匀低回声,边界清晰、规则,可见包膜回声,少数可伴有钙化灶或囊性变。③肿瘤与甲状腺之间可见双层中强回声带,可能为甲状腺被膜与腺瘤的包膜。④肿瘤前缘常有明显的血管绕行,并可见多条动脉分支进入瘤体内,内部血供丰富,有时可显示肿瘤的蒂部。

(2)甲状旁腺增生:可显示数个甲状旁腺不同程度增大,形态呈椭圆形或不规则形,内部为均匀的低或等回声,一般无囊性变或钙化灶,血供不如腺瘤丰富。

(3)甲状旁腺癌:①肿瘤较大,形态不规则或呈分叶状。②内部为不均匀低回声,可伴有囊性变或钙化灶。③肿瘤可侵犯邻近的解剖结构。④CDFI 显示癌灶内部及周边血供丰富,分布不规则。⑤可发现同侧颈部淋巴结转移癌。

(三)鉴别诊断

(1)甲状旁腺占位应与甲状腺结节和颈部淋巴结相鉴别(表 10-5)。

表 10-5　甲状腺结节与甲状旁腺肿物的超声鉴别要点

鉴别要点	甲状腺结节	甲状旁腺肿物
部位	甲状腺内	甲状腺后方或异于其他部位
回声水平	多种回声	低回声
囊性变	常见	少见
钙化灶	常见	少见
晕环	常见	一般无
周边环绕血管	常有	除蒂部位外,一般无
甲状旁腺功能亢进	无	有

(2)甲状旁腺腺瘤与增生的鉴别:腺瘤常为单发,而增生常为多发;腺瘤一般>2 cm,而增生一般<2 cm。

(3)甲状旁腺腺瘤与腺癌的鉴别:根据肿瘤内部回声明显不均,有钙化灶,侵犯邻近解剖结构和颈部淋巴结转移癌有助于提示腺癌。

(四)临床意义

高频彩色多普勒超声可显示 5 mm 左右的甲状旁腺病灶,诊断敏感性达 90% 以上,已成为引起甲状旁腺功能亢进的肿物术前定位的首选检查方法。如在颈部反复探测未发现肿大甲状旁腺,大致能排除正常位置的甲状旁腺病变,但可遗漏小的病灶;如甲状旁腺功能亢进诊断明确,而超声在颈部未发现异常增大的甲状旁腺,则需辅以 CT 成像、核素显像技术等检查手段寻找异位甲状旁腺病变。

(张中华)

第四节　乳腺疾病

乳腺作为最大的体表具有分泌功能的器官之一,具有性激素依赖性,在一生中根据性激素的周期性变化表现为发育、退化等形态学变化。近年来,乳腺癌已经成为妇女恶性肿瘤的第一位,严重影响女性的身心健康,乳腺恶性肿瘤的早期发现和早期治疗已经成为我国医疗卫生的重要任务之一。

乳腺超声检查始于 20 世纪 50 年代,1951 年 Wild 等应用脉冲法 A 型超声对乳腺组织及乳腺肿物进行探测。1972 年 Kossoff 利用灰阶超声能清楚显示乳腺正常及病理结构的解剖特征。20 世纪 70 年代后期,我国开始在临床上应用实时超声检查乳腺疾病。随着超声技术的不断发展,目前已作为临床上重要的常规辅助检查方法之一。

一、乳腺的解剖

(一)乳腺的解剖

正常成年女性乳房为对称性的半球形,位于前胸廓相当于第 2～第 6 肋间水平。乳腺是汗腺组织的一种类型,内达胸骨旁,外至腋前线,外上方呈角状伸向腋窝的腺体组织称为 Spence 腋尾区,在乳腺癌根治切除时该结构具有重要意义,手术时的解剖分界包括上述范围。乳房中央前方突起为乳头,其周围色素沉着区为乳晕。

1.位置与形态

乳腺位于前胸壁两侧,相当于第 2～第 6 肋骨的浅筋膜浅层与深层,内侧为胸骨缘,外侧达腋前线或至腋中线,轮廓均匀,呈圆锥形,两侧大小相似。定位需要通过乳头中心做垂直线和水平线,再绕乳晕外做环行线,将乳房分为 5 个区,即外上象限、外下象限、内下象限、内上象限及乳晕区;此外还可以按时钟法结合与乳头的距离进行定位,协助临床手术。

2.乳管

乳腺导管系统为输乳管反复分支形成的树枝状的结构。直径一般为 2.0～4.5 mm,随导管分支逐渐变细,分支处直径略增大,95％以上的分支导管与上一级导管主轴延长线的夹角＜90°,随分支变细则夹角增大,甚至与上一级导管主轴线呈直角相交,这些结构特点有利于乳汁的分泌和排泄。

3.乳腺叶

乳腺是从大汗腺衍生而来的复管状腺,是乳腺组织独立的结构单位,由乳管、乳腺小叶及腺泡组成。成人的乳腺有 15～20 个乳管系统,每个系统组成一个乳腺叶,腺叶之间具有丰富的脂肪结缔组织,称为叶间结缔组织。乳管系统由乳头皮肤开口部起始向四周辐射,同时乳头区域还有 2～3 个皮脂腺。每个小叶有输乳管,管径为 2～3 mm,输乳管以乳头为中心呈放射状排列,在乳头的基底部呈壶腹样膨大,直径为 5～6 mm,称为输乳窦。输乳窦在乳头尖端处变细,最后以点状开口于乳头;继乳窦之后为较窄的短管,而后为膨大的乳管壶腹,其后为大乳管,再分支为中小乳管,最后为末端乳管而与腺泡相通。每个乳腺含有 15～20 个呈轮辐状排列的腺叶、腺小叶及 10～100 个腺泡;腺叶之间、腺叶与腺泡之间均有结缔组织间隔。腺叶间上连皮肤与浅筋膜浅层,下连浅筋膜深层的纤维束称为 Cooper 韧带,又称为乳腺悬韧带,使乳腺保持一定的活动度。各腺小叶内与腺泡相通的乳管,向乳头方向汇集形成腺叶乳管,逐渐增大形成壶腹,再于乳头表面分成 6～8 个开口;大乳管形成壶腹的膨大处,是导管内乳头状癌的好发部位。乳管内衬有上皮细胞,其基底层(生发层)明显增生时,可形成不同的病变,如囊性增生病和导管癌等。

(二)乳腺血管分布

分布于乳腺的动脉主要包括胸肩峰动脉、胸外侧动脉、乳腺动脉、胸廓内动脉、肋间动脉穿支等。

1.胸肩峰动脉

多起自腋动脉,行走于胸小肌后方;少部分行走于胸小肌上缘,穿锁胸筋膜或胸小肌后即分出数支肌支行于胸大肌、胸小肌之间,除供应胸大肌、胸小肌外,并分出乳腺支供应乳腺深面组织。

2.胸外侧动脉

位于胸小肌深面、胸肩峰动脉起点下方,起自腋动脉,向外下紧贴胸壁前锯肌表面,沿胸小肌下缘向下,止于胸小肌的胸壁起点附近后侧,供应胸小肌、前锯肌等胸壁肌肉和皮肤以及乳腺外侧部分。

3.乳腺动脉

起自肩胛下动脉起点上方、胸外侧动脉起点的下方,由腋动脉发出,向内下前方向进入乳腺的外上方,供应该区域的乳腺。

4.胸廓内动脉、肋间动脉穿支

胸廓内动脉起源于锁骨下动脉,行于肋软骨后方、壁层胸膜前,一般距胸骨缘 1～1.5 cm,其中在第 1～第 4 肋间有穿支穿肋间肌、胸大肌后支配乳腺内侧的乳腺组织。肋间动脉的穿支在第 2～第 4 肋间较明显,其穿出点位于胸廓内动脉穿出点的外侧 2～3 cm,支配乳腺胸肌及乳腺,由于其分支细小,对乳腺的血供意义不大,在乳腺癌根治术时注意结扎,以免术后出血。乳腺内侧的血供主要来源于胸廓内动脉和肋间动脉穿支。

5.乳腺的静脉回流

为乳腺癌血行转移的最重要途径。在乳腺皮下浅筋膜浅层存在着丰富的乳腺静脉网,分为横向和纵向两种。横向的静脉网汇合向内形成胸廓内静脉穿支,伴随胸廓内动脉穿支穿胸大肌、胸小肌,肋间肌内注入胸廓内静脉,后者与同名动脉伴行。乳腺的纵向浅静脉向上与颈根部的浅静脉相交通,可注入颈前静脉。

腋静脉的属支包括胸肩峰静脉、胸外侧静脉、乳腺静脉、肩胛下静脉等,与同名动脉相伴行,引流乳腺上、外侧的静脉血。与肋间动脉穿支伴行的为同名静脉,引流乳腺深部的血液回流,向内注入肋间静脉,进而注入奇静脉或半奇静脉,后两者与椎静脉相交通,乳腺癌细胞可经此途径较容易地进入椎静脉系统,从而引起椎骨、颅骨以及盆骨等的转移。

(三)乳腺的淋巴结和淋巴引流

乳腺的淋巴由皮肤和乳腺小叶间的浅、深两层淋巴管网和淋巴管丛组成。浅层向乳头、乳晕下集中,而后再经毛细淋巴管注入深层淋巴管网。在胸前壁和外侧壁呈扇形分布,集中走向腋窝,并注入腋窝淋巴结。

1.乳腺内部淋巴回流

乳腺表面皮肤的淋巴引流类似机体其他部位的皮肤,由浅层和深层淋巴管网组成。浅层的毛细淋巴管网位于真皮下层,无瓣膜;乳腺组织内淋巴构成深层淋巴管网,含瓣膜,与浅层相比,较为疏松且管径较粗,在乳头和乳晕下方形成相对致密的网状结构,称为乳晕下淋巴管丛。乳腺内的淋巴管起源于小叶周围,与各级导管相伴行,与乳腺的各级导管结构不同的是淋巴管之间相互吻合成网状,并汇集成集合淋巴管,乳腺实质内的淋巴管网与乳晕下淋巴管丛相交通,集合淋巴管可能伴随深静脉汇入相应的淋巴结。

2.乳腺外部的淋巴回流

乳腺外的淋巴引流区在生理状态下主要包括两大部分,即腋窝淋巴结区和乳内淋巴结区,一般认为约75%的乳腺淋巴液流向腋窝淋巴结区,而约25%的乳腺淋巴液流向乳内淋巴结区。

3.腋窝淋巴结解剖学分群

(1)外侧群淋巴结:沿腋静脉内侧排列的腋窝淋巴结,又称腋静脉淋巴结,乳腺癌手术清扫该组淋巴结时不需打开腋鞘,可有效地避免术后上肢水肿。

(2)前群淋巴结:位于前锯肌表面、胸小肌下缘,沿胸外侧动、静脉分布,又称胸肌淋巴结。

(3)后群淋巴结:位于肩胛下动、静脉及胸背神经周围,又称肩胛下淋巴结,在清扫该群淋巴结时注意避免损伤胸背神经及肩胛下动、静脉,结扎切断肩胛下血管的乳腺支,以避免术后出血。

(4)中央群淋巴结:位于腋窝中央的脂肪组织内,是临床体检最易发现的淋巴结群,当上肢内收放松时,可以触及该群淋巴结,本组是腋窝淋巴结中体积最大、数目最多的。

(5)尖群淋巴结:位于锁骨下肌下内侧、胸小肌上缘及内侧、胸锁筋膜深面、Haslted韧带外侧,沿腋静脉排列,其所处的位置是腋窝的顶端,因其又位于锁骨下,故又称锁骨下淋巴结,是乳腺癌根治术时必须清除的淋巴结,与锁骨上淋巴结相交通。

(6)胸肌间淋巴结位于胸大肌、胸小肌之间的血管周围的脂肪内,沿胸肩峰血管肌支分布,又称为Rotter's淋巴结。

根据解剖学对腋窝淋巴结进行分群,在淋巴结的清扫手术中具有指导意义,各群淋巴结之间有着丰富的淋巴干相连接,任何一群淋巴结受累均可以汇集到尖群淋巴结,而尖群淋巴结与锁骨上淋巴结、纵隔淋巴结相交通,其淋巴干可直接注入颈内静脉或锁骨下静脉,引发锁骨上淋巴结、纵隔淋巴结转移或血行播散。但该分群方法不适用于病理科医师,因无法在标本上进行淋巴结定位,故解剖学分群的临床意义受到限制。

从乳腺癌的转移特征和病理学角度出发,腋窝淋巴结分群目前较为容易接受并能应用的是以胸小肌为标志的三群腋窝淋巴结。Ⅰ组或称下群:胸小肌下缘的所有腋窝淋巴结。Ⅱ组或中群:胸小肌上、下缘之间的淋巴结,包括胸小肌深面和胸大小肌之间的淋巴结。Ⅲ组或称为上群:胸小肌上缘的腋窝淋巴结。

二、正常乳腺的超声特征

乳腺超声检查技术经过半个多世纪的发展,已经发生了巨大变化。从早期低频探头发展到现在的高频探头,从需要水囊作为介质到目前直接放置于乳腺表面进行检查。图像质量和成像速度等均明显提高,并且不断有新的技术(如三维超声、弹性超声和超声造影)应用在临床诊断中,而且超声也广泛应用在介入超声、术前定位等中,从而在临床诊断和治疗中起到不可替代的作用。

(一)乳腺超声设备和检查要求

乳腺位于胸前壁皮下,距离表皮较浅,超声检查时不需要过大的穿透能力,故可以使用频率相对较高的超声波,从而提高图像的空间分辨力,相对而言乳腺结构随时间变化不大,因此,不需要时间分辨力过高。所以乳腺超声检查时的要求有以下几点。

1.超声探头频率要求

应该在保证穿透深度所需的前提下,尽可能使用高频率。目前临床常用的探头频率范围为 5～17 MHz,宽频探头使得近区使用更高的频率,远区应用相对低的频率,从而保证图像近区的分辨力和远区图像的穿透力,探头宽度一般为 38～50 mm。

2.深度要求

最深以显示胸大肌筋膜为准。

3.增益和 TCG 条件

通过增益和 TCG 调节,图像明暗适中,结构层次显示清晰。

4.检查时患者体位

取仰卧位或者对侧斜卧位(如果乳腺过大,倒向同侧,则身体向对侧倾斜),检查侧手臂尽量上抬外展抱头,充分暴露乳腺及同侧腋下。

5.探头扫查方式

以乳头为中心,进行 360°的钟表指针样旋转或探头自上而下、自左而右在乳腺表面的矩形范围内移动扫查全部乳腺。扫查区域应当存在重叠,并且包括乳晕和腋下。

6.彩色超声和多普勒超声

当发现病灶或可疑区域时,可以启动彩色超声观察相应区域的血流信号情况,彩色超声检查时应选择合适的彩色超声频率、增益和敏感性,以便能显示低速血流信号。但彩色超声检测到血流信号时,可利用多普勒超声测量血流动力学参数,从而间接判断血流速度、血流量等信息。

7.超声新技术

(1)三维成像:三维超声是利用计算机技术对二维图像的立体重建,从而为超声医师提供具有空间关系的超声图像,并可以在计算机帮助下完成体积的测量。三维超声联合彩色(或能量)超声可观察组织内部血管的分布、走向等,同时可以提供常规二维平面不能获得的冠状面图像。在冠状面上,最大的特征肿块周边产生汇聚现象,类似于星芒或者太阳,国内外不同学者称为汇聚征或者太阳征。

(2)弹性成像:技术检测的是组织的软硬度,通过测量不同组织的弹性(硬度)从而评估可能的组织成分,为鉴别良、恶性肿瘤提供不同于传统超声的信息。多数研究数据显示,恶性肿瘤的硬度较高。但是由于不同仪器的不同设定,目前弹性成像没有统一的标准,而且第一代弹性成像技术以外力作为弹性源,因而会受到操作者的主观影响。第二代弹性成像采取了内源性的加压,但是尚未形成一致的认识。

(3)造影增强成像:超声造影技术利用微泡造影剂增加血管内超声波的非线性回波信号进行成像,在肝病的诊断和鉴别中已经广泛应用并得到临床的认可;由于超声造影剂适用的频率段相对低,在高频的乳腺超声检查中的应用价值仍在探索之中。国内外文献报道超声造影技术对乳腺良、恶性疾病的鉴别有一定的帮助,但由于文献报道差别较大,目前仍缺乏公认的诊断标准,需要临床进一步的研究和验证。

(二)乳腺超声检查指征

1.诊断目的

(1)可扪及的乳房肿块。

(2)放射学(钼靶)发现为致密的乳房者。

(3)乳腺 X 线图像上不能确定病变是否存在者。

(4)有乳腺 X 线检查禁忌时(如妊娠、哺乳和＜30 岁)的可疑病变。

2.介入治疗目的

(1)超声引导下囊肿穿刺和抽吸。

(2)实质性肿块的细针抽吸和活检手术。

(3)术前或者术中进行乳腺癌的定位引导切除。

(4)前哨淋巴结活检和瘤旁注射。

3.术后随访

(1)乳房切除术或者肿块切除术后肿胀的术后诊断和随访。

(2)乳房切除术后胸壁上结节性质的评判。

(3)术后血肿和积液的诊断、治疗及随访。

(4)假体随访(如渗漏)。

(三)乳腺检查的手法和测量

病灶的测量应该选取最大径线的切面进行,然后取与之垂直的最大切面上进行二次测量。从而获取病灶的相互垂直的 3 条最大径线。肿块边界清晰时按照边界测量,肿块边界模糊时,测量的范围应包括肿块的边缘部分和周边的声晕,但是声晕不一定包含肿瘤细胞,可能仅是结缔组织反应性增生或者是纤维腺体实质组织的压缩,但是应当作为肿块的边界部分一并测量,测量时应注意在第一个最大平面上测量平行皮肤的最大径线和垂直皮肤的最大径线,另一最大平面上测量第 3 条径线,同样为平行皮肤测量。

(四)正常乳腺组织超声图像特征

正常乳腺的声像图由浅入深依次为以下几层。

1.皮肤

呈带状强回声,厚度为 2～3 mm,边缘光滑整齐。

2.浅筋膜和皮下脂肪

浅筋膜呈线状高回声,脂肪组织呈低回声,由条索状高回声分隔,边界欠清。

3.乳腺腺体

因人而异,厚薄不一,通常厚度为 1～1.5 cm,由腺叶、小叶、腺泡、导管及脂肪等组成。在老年人可萎缩仅 3 mm,腺体呈中高回声,间夹杂有低回声,排列较整齐。腺体与皮肤间有三角形的中强回声韧带,称为 Cooper 韧带,其后方回声可衰减;深筋膜:筋膜呈线状高回声,光滑整齐,筋膜间脂肪呈低回声;胸肌及肋骨:胸肌为梭形的均质低回声区,肋骨为弧形强回声区,其后方衰减为声影。整体的乳腺超声表现有均匀和不均匀两种,均匀的乳腺在声像图上表现为连续一致的脂肪、韧带、纤维及腺体组织回声,从乳头、乳晕至周边组织腺体逐渐变薄。乳腺的不均匀可以表现为局部性或者弥散性的,声像图表现为腺体不规律的增厚、回声的增强或者减弱等。

4.乳腺后方组织

主要包括胸前壁肌肉和筋膜,超声图像上表现为肌肉的低回声和筋膜的高回声;体型瘦小时可以显示肋骨回声,尤其肋骨的横断面上呈前方的弧形强回声、中间的弱回声伴后方声影;肋骨回声往往表现为规律排列以及平行肋骨扫查时呈长条状,从而可以和乳腺或前胸部占位区别。

三、乳腺不同病理类型疾病的超声特征

乳腺疾病根据病因可分为增生性、炎症性和肿瘤性疾病,根据疾病的来源可分为纤维组织来源、乳腺导管来源、乳腺腺叶来源疾病等。目前临床和病理上常根据组织来源进行分类。

(一)乳腺增生症

乳腺增生症是指乳腺上皮和纤维组织增生,乳腺组织导管和乳小叶在结构上的退行性病变及进行性结缔组织的生长。其发病原因主要是由于内分泌激素失调。乳腺增生症是女性最常见的乳房疾病,其发病率占乳腺疾病的首位。近些年来,该病发病率呈逐年上升的趋势,年龄也越来越低龄化。据调查,有70%~80%的女性都有不同程度的乳腺增生,多见于25~45岁的女性。乳腺增生症主要分为单纯性乳腺增生(乳痛症)、乳腺腺病、乳腺囊性增生、乳腺腺瘤样增生。

1.临床表现

乳房的不同部位出现单发或多发肿块,质地柔软,边界不清,可活动,常伴有不同程度的疼痛。尤其在月经前、劳累后或是生气(中医称气郁)等情绪波动时,肿块增大,疼痛加重,而在月经后肿块明显缩小,疼痛减轻。疼痛一般是胀痛,很少有刺痛感。应该提醒的是,乳腺增生有转变为乳腺癌的可能,所以如果患乳腺增生时间较长者应去医院检查,以便及时诊断和治疗。

2.超声表现

(1)单纯性乳腺增生(乳痛症):超声显示腺体小叶增大、增厚,排列规律,回声光点较强但很均匀(图10-2)。若合并有癌肿块,可见到在增厚的腺体内有异常的低回声区,形状不规则,内部回声不均匀。若肿块<0.5 cm,和增生组织混杂,无明显边界,难以区分是肿瘤还是增生的结节。若腺体致密,结构紊乱,其超声灰度反差明显,肿块容易显示。

(2)乳腺硬化性腺病:常在乳腺内有界限不清的硬结,体积较小,临床上常难以与乳腺癌相区别,超声表现为腺体致密,结构紊乱,灰度反差明显,无明显包块,易与乳腺癌鉴别。

(3)乳腺囊性增生(图10-3):两侧乳房同时或先后发生多个大小不等的结节,多呈圆形,质韧,与周围组织界限不甚清楚,但与皮肤或胸大肌不粘连。平时乳房胀痛,月经来潮前3~4天疼痛加剧,但月经一来潮,疼痛立即减轻。有人认为,本病与卵巢功能失调有关。其病程长,增生结节呈间歇性发展。声像图表现:两侧乳房增大,但边界光滑、完整。腺体增厚,结构紊乱,回声分布不均,可见粗大光点及光斑。如有囊性扩张,腺体之间可见大小不等、边缘明显的无回声反射区,其后壁回声增强,为乳腺管扩张,体积以数毫米至2 cm不等,极少数可更大,形状较规则。

（4）纤维腺瘤样增生：是由于间质、腺泡或导管周围不同程度的纤维组织增生、细胞成分较少的玻璃样变的纤维组织所形成的瘤样肿块。声像图表现为单个或多个均匀或欠均匀低回声实质性肿块，周边规则或不均匀，与四周较强回声的乳腺组织形成清楚的边界，无包膜，后方可伴声影，易误诊为腺纤维瘤。

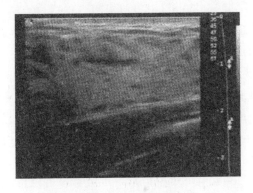

图 10-2　乳腺小叶增生

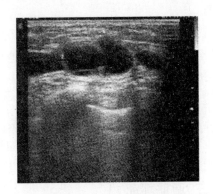

图 10-3　乳腺囊性增生

3.鉴别诊断

（1）B超检查：因其便捷、经济、无创、无痛等优点成为临床上较常用的检查手段。超声影像的发展，高频超声的应用，大大提高了超声的分辨率，能够发现乳腺内的微小病灶，尤其对囊性和实性肿瘤的鉴别，是其他影像学检查难以取代的。

（2）乳腺 X 线检查：乳腺 X 线检查是发现早期癌和微小癌的重要手段，但没有必要在短时间内反复检查，尤其是青春期、妊娠哺乳期的乳腺对 X 线敏感，过度暴露会增加乳腺癌的发病率。一般在 30 岁之前至少应该行一次钼靶检查，30～40 岁每 2～3 年检查一次，40 岁以后每1～2 年检查一次。对于微钙化的检查是其他影像检查不能比拟的。

（3）乳腺核磁检查：乳腺核磁检查敏感性很高，特异性中等。因其价格相对较高，检查时间长，空间相对狭小密闭，所以目前没有普及。其对于乳腺 X 线加超声检查阴性的微小乳腺癌、术后的复查、假体植入或注射丰胸乳腺的检查、乳头溢液、高危人群的筛查等方面有很大的优势。

（二）乳腺纤维瘤

1.病因与病理

肿瘤常有完整的包膜，腺管成分多，呈浅红色，质地较软。纤维组织成分为主者，呈灰白色，质地较硬。随着病程延长，纤维组织成分内可含有钙化灶。

2.临床表现

在临床上乳腺纤维瘤是常见的女性良性肿瘤，占乳腺肿瘤的第三位，多见于青年及中年妇女。单发性多见，多位于乳房的外上方，可扪及肿瘤边界光滑，呈圆形或椭圆形，活动度大，质地坚韧。绝经后妇女较少见，有学者认为与女性雌激素有关。

3.二维声像图表现

应用超声显像检查肿瘤大多数呈圆形或椭圆形，肿瘤体积在 3 cm^3 左右，大者可达

10 cm³,有囊性变时,可以出现液性暗区,后方回声略增强。边界光滑、完整,与周围组织有明显界面,可活动。肿块内部回声为密集光点略暗,淡回声,分布均匀,形态规则。

4.彩色多普勒超声表现

在彩色多普勒超声显像中可见大多数纤维瘤肿块内血流少或测不到,有时仅见稀少微弱血流,当肿块较大时,在病变周边可见条状血流,也可见血流环绕在瘤体外缘,低流速,阻力指数偏低。

乳腺巨大纤维瘤,由于血供较多,彩色多普勒超声表现为内部及周边较丰富的动静脉血流,甚至形成"彩球状"。肿瘤较大如压迫血管会形成高速血流,血流速度增快。

5.脉冲多普勒超声表现

应用彩色多普勒超声显像技术可见纤维瘤内血管一般为低速低阻型,阻力指数<0.70。有学者认为,肿瘤血管最低血流速度与最高血流速度之比>0.38时,纤维瘤可能性大。

也有学者认为当肿瘤>2 cm,而收缩期峰速度低于12 cm/s时,良性肿瘤可能性更大,个别较大的纤维瘤也可出现流速较高的血流信号。

(三)脂肪坏死

脂肪坏死为非细菌性的炎性,好发部位是乳腺或骨性隆起上。原因可能与外伤、缺血、囊肿抽吸术、组织活检、局部病灶切除术、放射治疗、乳房复位成形术、乳房重建术、置入物移除术、抗凝治疗等有关。

临床、病理学和超声表现多种多样,从囊肿到类似恶性的毛刺状肿块。从组织学上看,脂肪细胞的局部破坏,发展为细胞内大小不等的空泡,其内充满了脂质物,周边包绕着巨噬细胞、多核巨细胞、成纤维细胞形成的油脂囊肿,坏死后开始纤维化。乳房脂肪坏死的X线摄影从良性、不典型到恶性表现的团块,有时可伴有钙化。声像图上表现为实质性回声或无回声,后方回声不增强或伴声影。超声检查时需与乳腺恶性病变鉴别。

(四)乳管内乳头状瘤

好发于40~50岁女性,约75%的病例发生在大乳管近乳头的膨大部分。瘤体较小,带蒂并有许多绒毛,血管丰富且壁薄、质脆,极易出血。

1.临床表现

最常见症状为乳头溢液或血性溢液,通常为白色或鲜红色,由于病灶较小临床触诊不易扪及肿块。多因偶然中发现内衣血迹而就医;如在乳晕区内扪及质软、可被推动的肿块,轻按可从乳头排出血性溢液,则多可诊断。一般无其他症状(如疼痛),偶可因肿瘤阻塞乳管而出现疼痛,一旦积血排出,疼痛可消失并反复出现。

2.超声表现

早期病灶较小时超声图像常无改变或仅表现为乳腺组织增生改变,乳管内有液体聚集时可发现乳管扩张,一般内径在2 mm左右,一旦液体排出,超声多不能发现扩张乳管。如果发现乳管扩张,超声应仔细检查扩张乳管壁是否光滑,当有乳头状瘤存在时,可以发现扩张乳管内低回声或等回声乳头状突出,与乳管壁相连,内部回声较为均匀,血流往往难以显示。较多病灶时,常规超声检查可以在乳头附近发现低或等回声结节状结构,边界清晰,形态规则,内部回声尚均匀,后方无声影,CDFI可以在内部发现点状血流信号,可同时伴导管扩张,从而形成囊实性混合结构。探头挤压时可见乳头内液体溢出。

乳管内乳头状瘤属良性肿瘤,但 6%～8% 的病例可发生恶变,当出现乳头溢液(血),超声未发现改变时,可选择 X 线钼靶乳导管造影检查,乳管镜检查对明确病变部位也有一定的帮助。

(五)乳腺癌

绝大多数乳房的恶性肿瘤来源于乳腺的上皮组织(导管和小叶),极少数可来源于非上皮组织(肉瘤)。乳腺癌的发病率及死亡率在世界上有较为明显的地域性差异,西方国家发病率较高,我国近年来乳腺癌的发病率逐年升高,已经位居女性恶性肿瘤的首位。乳腺癌常发生于50 岁左右的妇女,20 岁以前很少见。患者女性亲属中乳腺癌的发病率高于常人 2～3 倍。半数以上发生于乳腺外上象限,其次为乳腺中央区和内上象限。

1.病因

乳腺癌的病因尚不能完全明了。多数学者认为,绝经前后雌激素的刺激是发生乳腺癌的明显因素。临床资料统计,乳腺癌的发病年龄多在 40～60 岁,其中又以 45～49 岁(更年期)和60～64 岁最多见。也有些学者认为,未婚、未育或未哺乳的妇女乳腺癌发病率较高,大量的文献报道,有乳腺癌家族史的妇女其乳腺癌发病率高于无家族史者 15 倍,提示遗传因素在发病中的重要作用。其他可能因素有进食高脂饮食和肥胖、胸部多次接受 X 线透视或摄影照射、患有乳房良性疾病(乳房囊性增生、乳腺纤维瘤、乳管内乳头状瘤等)。

2.病理及其分类

乳腺癌的病理分类可按肿瘤细胞的分化程度分为低分化癌和高分化癌两大类,也可以根据肿瘤的细胞成分分为多种类型。如根据组织发生部位和形态结构而将其分为导管癌、小叶癌和特殊型癌三大类型。①导管癌较多见,来源于乳腺导管系统,特别是末梢导管,包括非浸润性导管内癌及浸润性导管癌。②小叶癌较少见,又称腺泡内癌,来源尚未完全确定,有学者认为其起源于肌上皮细胞,也有学者认为发生于小叶内导管,包括非浸润性的小叶原位癌及浸润性小叶癌。③特殊型癌少见,为具有特殊形态结构的一类乳腺癌,如黏液癌、大汗腺样癌、腺样囊性癌、鳞状细胞癌及炎性癌等。

(1)低分化癌:特点是细胞分化程度低,恶性程度高,包括以下几种。①硬癌为最多见的类型之一,约占总数的 2/3。切片见癌细胞较少,体积也较小,呈条索状和片状排列,其间纤维组织较多。临床特点是肿块较小,质地坚硬,恶性程度高,早期即有转移。②髓样癌较少见,切片见癌细胞较多,体积也较大,排列紧密,呈索、片状分布,细胞间纤维成分甚少。临床特点是肿块较大,质地较软,易发生溃疡,恶性程度高,早期常有转移。③炎性癌极为少见。切片见癌细胞呈弥散性增长,皮肤内的淋巴管和毛细血管内充满大量的癌细胞并可形成癌细胞栓子;细胞间纤维组织极少,局部有明显的水肿及大量的淋巴细胞浸润等。临床表现较为特殊,主要特点为皮肤明显水肿,色多暗红,肿瘤发展迅速而常累及整个乳房,没有明显的占位;部分患者可表现为患侧乳房皮肤干燥,弥散性鳞屑,增厚如铠甲,故也有称铠甲癌者。多见于青年妇女,恶性程度极高,转移早而且广,往往初诊时就发现有远处转移,预后极差,多在短期内死亡。④黏液癌很少见。肿块切面呈胶冻样半透明状;切片见癌细胞数不多,周围伴有多量黏液,临床特点是肿块生长缓慢,转移较晚。

(2)高分化癌:特点是肿瘤细胞分化高,恶性程度较低。①腺癌较少见,起源于腺泡或小乳管。癌细胞排列呈腺样结构。临床特点为肿块常偏大,恶性程度中等,转移较晚。②导管癌可分为导管内癌和浸润性导管癌,起源于中、小乳管。切片可见很多极度增生的乳管样组织,管腔内充满癌细胞,中心部分癌细胞可发生坏死。肿块切面可见灰白色半固体状颗粒物质充满小管腔,可挤压出牙膏状物,尤如粉刺内容物,故又名粉刺癌。此型癌恶性程度低,转移晚。③乳头状癌(又称乳头状腺癌),往往起源于靠近乳头的大乳管。也可由乳管内乳头状瘤恶变形成。此型癌病程较长,肿块较大,有时有囊性变。恶性程度较低,转移较晚。④湿疹样癌(又称 Paget 乳头病)很少见,起源于乳头内的大乳管。癌细胞呈空泡状,在乳头、乳晕的表皮深层浸润发展。临床特点是乳头、乳晕周围皮肤瘙痒、粗糙或皮肤增厚、轻度糜烂,伴有灰黄色痂皮等。此型癌恶性程度低,淋巴转移很晚。⑤小叶癌包括小叶原位癌和小叶浸润癌。一般发生于绝经前妇女。临床上一般不触及肿块,也无症状。标本肉眼观与一般小叶增生不易区别。镜检癌变小叶体积增大,但小叶轮廓尚存,小管高度扩张,其中充满单一松散排列的癌细胞。癌细胞呈圆形,大小形状较为一致,核呈圆形及卵圆形,核分裂象很少,基底膜完整。小叶原位癌经过一定时间可发展为浸润性小叶癌。

乳腺叶状肿瘤是乳腺的一种纤维上皮性肿瘤,病因尚不清楚,多数学者认为与雌激素分泌和代谢紊乱有关,多发于中年妇女。既往国内外对这种疾病的命名比较混乱,1981 年 WHO 乳腺肿瘤分类推荐使用叶状肿瘤,将其分为良性、恶性和交界性 3 种类型。本病一般为单发,生长较慢,无触痛,与皮肤和胸大肌无粘连,病灶大小不等,有短期内迅速增大的临床特点。

叶状肿瘤是双相分化肿瘤,组织学特征为裂隙状分布的双层上皮细胞,被过度生长的富于细胞的间叶成分围绕,形成典型的叶状、无包膜结构。多数乳腺叶状肿瘤肿块边界清楚,超声显示有强回声包膜,是由邻近受压乳腺间质构成,而非真包膜。叶状肿瘤的生长方式为良性呈膨胀性生长,交界性可有点、灶性浸润,恶性多表现为较大范围的浸润,中间可出现片灶性坏死区。良性和恶性乳腺叶状肿瘤均可发生局部复发和转移,因此,对乳腺叶状肿瘤术后超声随访和术前超声诊断同样重要,有利于及早发现肿瘤是否复发和转移,以便采取措施。

3.转移途径

(1)直接浸润:直接侵入皮肤、胸肌筋膜、胸肌等周围组织。

(2)淋巴转移:为乳腺癌的主要转移途径。其中主要的途径为:①癌细胞经胸大肌外侧缘淋巴管侵入同侧腋窝淋巴结,然后累及锁骨下淋巴结以至锁骨上淋巴结;转移至锁骨上淋巴结的癌细胞,又可经胸导管(左)或右侧淋巴导管进入静脉血流导致远处转移。②癌细胞向内侧达胸骨旁淋巴结,继而达到锁骨上淋巴结,之后可经同样途径血行转移。文献报道,腋窝淋巴结转移率约为 60%,胸骨旁淋巴结转移率为 30%～35%。另外,乳腺癌原发部位与转移途径也有一定关系。一般说来,有腋窝淋巴结转移者,原发灶大多(80%)在乳房的外侧象限,有胸骨旁淋巴结转移者,原发灶则大多(70%)在乳房内侧象限。

(3)血行转移:癌细胞经血液向远处转移者多发生在晚期,有学者认为,乳腺癌的血行转移可能在早期即已发生,以微小癌灶的形式隐藏在体内,成为日后致命的隐患。癌细胞除可经淋巴途径进入静脉,也可直接侵入血液循环。最常见的远处转移依次为肺、骨、肝。在骨转移中,则依次为椎骨、骨盆和股骨。

4.临床表现

不同的病理类型其临床表现出现的早晚和表现可以不同。临床上较为多见的、较早的表现是患侧乳房出现单发的、无痛性并呈进行性生长的肿块。肿块以外上象限最多见(占45%～50%),其次是乳头、乳晕区(为15%～20%)和内上象限(占12%～15%)。触诊时肿块质地较硬,表面不光滑,边界不清楚,活动度差。如果患者无自觉症状,患者在无意中(如洗澡、更衣)发现占位常为就诊的因素;少数患者可有不同程度的触痛或刺痛和乳头溢液。肿块的生长速度较快时,受累的周围组织可引起乳房外形的改变。如癌组织累及连接腺体与皮肤的Cooper韧带,使之收缩并失去弹性,可导致肿瘤表面皮肤凹陷;邻近乳头的癌肿因侵及乳管使之收缩,可将乳头牵向癌肿方向;乳头深部的肿瘤可因侵入乳管而使乳头内陷。癌肿较大者可使整个乳房组织收缩,肿块明显凸出。癌肿继续增长,表面皮肤可因皮内和皮下淋巴管被癌细胞堵塞而引起局部淋巴水肿,由于皮肤在毛囊处与皮下组织连接紧密,淋巴水肿部位可见毛囊处出现很多点状凹陷,形成所谓"橘皮样"改变。

乳腺癌的淋巴转移多为同侧腋窝淋巴结肿大,最初转移淋巴结为散在、无痛、质硬、可活动,数目较少,随着病程的发展,肿大的淋巴结数目增多,互相粘连成团,与皮肤或腋窝深部组织粘连而固定。如腋窝主要淋巴管被癌细胞栓塞,可出现患侧上肢淋巴水肿。胸骨旁淋巴结位置较深,通常需要在手术中探查才能确定有无转移。晚期,锁骨上淋巴结也肿大、变硬。少数患者可出现对侧腋窝淋巴结转移。

炎性乳腺癌并不多见,一般发生在青年妇女,尤其是在妊娠期或哺乳期。该型乳腺癌发展迅速,病程凶险,可在短期内迅速侵及整个乳房。临床特征是患侧乳房明显增大,皮肤充血、发红、发热,犹如急性炎症。触诊扪及整个乳房肿大发硬,无明显局限性肿块。癌细胞转移早且广,对侧乳房也常被侵及。预后极差,患者常在发病后数月内死亡。

5.超声表现

乳腺癌的病理类型和超声图像特征有一定的关系,不同的病理类型可以有不同的超声表现,但同一种病理类型也可以表现为不同的超声图像特征。故乳腺癌的超声图像总体表现包括形状呈圆形、椭圆形或分叶状或不规则;纵横比<2:1或接近于1;边界不清晰;边缘不光整,表现为小叶、成角或毛刺状;内部回声可表现为低回声、等回声或不均匀回声,占位较大时内部可出现坏死、液化或导管扩张,积液时可出现无回声,也可见点状高回声或钙化强回声;后方回声多表现为不变、衰减或混合性变化;晚期由于癌细胞浸润和周围组织破坏,皮肤等也可出现相应改变,如皮肤及皮下脂肪组织层水肿增厚、凹陷、结构扭曲;病灶引起周围正常解剖层次的结构的扭曲或连续性中断,包括病灶处皮肤、浅筋膜层等。彩色多普勒及能量多普勒超声显示恶性病灶内部及周边的血流可以明显增多,且走向杂乱无序,部分病灶有由周边穿入的特征性血流,关于阻力指数等血流动力学参数的应用多存在争议,一般认为恶性病变的阻力指数>0.70。

此外,三维成像、影增强对比成像和弹性超声作为超声新技术已在乳腺疾病的良、恶性鉴别中发挥其相应的价值。

(六)乳腺炎

好发于哺乳期,多因乳头皲裂、乳汁淤积、中性粒细胞的渗出所致。最常见的病原体为葡萄球菌和链球菌。急性乳腺炎的主要表现为乳腺的红、肿、热、痛。慢性炎症致增厚的皮肤类似橘皮,乳腺组织活动度减小,通常伴腋下淋巴结肿大,如果形成脓肿,可扪及占位性病变。声像图上表现为皮肤和皮下组织增厚、水肿,乳腺组织回声紊乱,后方可伴声影,但多无占位性回声;一旦脓肿形成,超声检查时可发现边界不清、形态欠规则的占位,如表现为无回声,需与乳腺囊肿鉴别;如表现为低回声,易和恶性肿瘤混淆。

附:BI-RADS分级

超声对病灶特征描述的专业术语要有统一的规范标准。超声描述的专业术语需要体现对病灶良、恶性的判断和对分级的影响,且对多个特征指标的综合分析优于单个指标的判断。随着超声技术的发展,相应的专业术语内涵也将会有所改变。本指南分级标准参照美国放射学会的乳腺影像报告和数据系统即BI-RADS-US并结合我国的实际情况制定了以下分级标准。

1.评估是不完全的

0级:需要其他影像学检查(如乳腺X线检查或MRI等)进行进一步评估。

在多数情况下,超声检查可对乳腺进行全面评估。当超声作为初次检查时,下列情况则需要进一步做其他检查:一种情况是超声检查显示乳腺内有明显的病灶而其超声特征又不足以作出评价,此时必须借助乳腺X线检查或MRI;另一种情况是临床有阳性体征,如触及肿块、浆液性溢液或乳头溢血、乳腺癌术后以及放射治疗后瘢痕需要明确是否复发等,超声检查无异常发现,也必须借助乳腺X线检查或MRI对乳腺进行评估。

2.评估是完全的-最后分级

1级:阴性。临床上无阳性体征,超声影像未见异常,如无肿块、无结构扭曲、无皮肤增厚及无微钙化等。为使阴性结论更可信,超声检查部位应尽量与乳腺X线检查的乳腺组织区域相应。

2级:良性病灶。基本上可以排除恶性病变。根据年龄及临床表现随诊6～12个月。如单纯囊肿、乳腺假体、脂肪瘤、乳腺内淋巴结(也可以归类1级)。

3级:可能良性病灶。建议复查(3～6个月)及进行其他进一步检查。根据乳腺X线检查积累的临床经验,超声发现明确的典型良性超声特征(实性椭圆形、边界清、不饱满的肿块)病灶,很大可能是乳腺纤维瘤,它的恶性危险性应该<2%,如同时得到临床、乳腺X线检查或MRI的印证更佳。多中心研究数据证实,除了基于超声检查发现的活检,超声检查短期随访也是安全的,短期随访是一种处理策略。新发现的乳腺纤维瘤、囊性腺病、瘤样增生结节(属不确定类)、未扪及的多发复杂囊肿或簇状囊肿、病理明确的乳腺炎症、恶性病变的术后早期随访都可归于该级。

4级:可疑的恶性病灶。建议活检。此级病灶的恶性危险性为3%～94%,评估4级即建议组织病理学检查,如细针抽吸细胞学检查、空芯针穿刺活检、手术活检提供细胞学或组织病理学诊断。超声声像图上表现不完全符合良性病变或有恶性特征均归于该级。目前可将其划分为4A、4B及4C 3类。4A级更倾向于良性可能,不能肯定的乳腺纤维瘤、有乳头溢液或溢血的导管内病灶、不能明确的乳腺炎症都可归于该级,此级恶性符合率在3%～30%;4B级倾向于恶性,此级恶性符合率在31%～60%;4C级提示恶性可能性较高,此级恶性符合率在61%～94%。

　　5 级:高度可能恶性。应积极采取适当的处理。声像图恶性特征明显的病灶归于此级,其恶性危险性>95%,应开始进行积极的治疗,如经皮活检(通常是影像引导下的空芯针穿刺活检)或手术治疗。

　　6 级:已经活检证实为恶性。此级用于经活检已证实为恶性,但还未进行治疗的影像评价或监测手术前和新辅助化疗前后的影像改变。

(张中华)

第十一章　肌肉骨骼系统疾病的超声诊断

第一节　肌肉疾病

一、解剖概要

运动系统由骨骼肌支配,其大小和厚薄悬殊。大者甚至延展超过 2 个关节,最长的肌肉可超过 50 cm,而小者仅数毫米。肌肉组织的特殊构造决定了肌肉对负荷具有极大的适应性。每块肌肉至少由 1 个肌腹、2 个肌腱组成,肌腹通过肌腱和纤维骨性连接附着于骨骼上。但也可能有多个肌腹,肌腹之间由纤维间隔分开,如腹直肌;或有多个肌腱而仅有 2 个肌腹,如肱二头肌、肱三头肌和股四头肌。骨骼肌的内部结构差别较大,取决于其特定的功能。梭形肌肌纤维沿纵轴平行排列,最适合进行大幅度运动。半羽肌的肌束斜行排在腱的一侧,形如半个鸟羽。肌束排在腱的两侧称羽肌。多个半羽肌或羽肌组成多羽肌,这样的结构更适合于短距收缩及负重,不同的肌肉结构声像图容易显示。

肌纤维(即肌细胞)是肌腹的最基本单位,该细胞呈细长的圆柱形,因整条肌肉结构和功能的不同而长度各异。骨骼肌由两种不同的纤维组成。

Ⅰ型纤维:也称慢收缩纤维。收缩速度慢,但是抗疲劳性很强,主要存在于姿势性肌肉。

Ⅱ型纤维:也称快收缩纤维。收缩速度快,但是易于疲劳,主要见于四肢。

每条肌纤维由肌内膜包绕,肌内膜内有毛细血管和神经构成的广泛联络。许多肌纤维成束状被肌束膜包绕,肌束膜(即纤维脂肪性分隔)由结缔组织、血管、神经和脂肪构成。初级肌束组成次级肌束,三、四级肌束形成肌肉,后者由致密结缔组织构成的肌外膜包绕。单一肌肉和肌肉群又被筋膜层(即肌间隔)分隔。

二、超声检查技术

(一)患者准备
检查前患者无须特殊准备,需充分暴露相关检查部位。

(二)体位
检查侧肢体自然放松,进行对比扫查时,双侧肢体应该处于相同姿势。

(三)仪器
肌肉检查最常选用 7~10 MHz 的线阵探头,体胖者可能需要 5 MHz 的探头以增加穿透力。此外,对肌肉检查,具备双幅显示功能的仪器更便于进行双侧对比。宽景成像技术使超声扫查可以显示延伸跨越多个关节的肌肉,获得长达 60 cm 的大幅高分辨力声像图,使不在同一解剖断面的肌肉、肌腱结构(如斜向走行的缝匠肌)和神经血管束得以连续而完整地显示。这种技术的另一个优点是可以准确测量长度,测量误差<2%。

(四)检查方法

采用探头直接接触法,在某些特殊情况下,检查肌肉可能需要加用水囊,使表浅组织置于探头的最佳聚焦区,以利于显示。当皮肤表面不规则时,利用水囊还可以使图像的显示更加容易,并可利用水囊调整声束与感兴趣区间的夹角。

局部肌肉疼痛时,超声检查的重点应放在疼痛区,探头轻压指定的区域进行详细检查,有学者将这种技术称为"超声触诊"。注意加压的强度要尽可能一致。因为筋膜和纤维脂肪间隔是肌肉结构中回声最强的成分,当加压使得这些成分更加紧密时,整个肌肉的回声都会增强,不应误认为异常。检查开始时探头不要施压,进行全面扫查后再逐级加压并配合肌肉等长收缩。松弛状态下的声像图,小的肌肉撕裂可能被掩盖,但在等长收缩时会清楚地显示出来。在进行超声触诊时,首先探头在肌肉长轴方向上开始动态检查,确定异常部位后,分别获取松弛状态和等长收缩状态下的图像。然后探头旋转 90°,在横断面上重复上述过程。

肌肉病变往往是单侧的,并且肌肉是活动的组织。因此,单侧静态扫查不能全面评价肌肉状态。静态、主动或被动运动状态下进行双侧对比检查,有时对发现病变非常重要,可以更好地观察肌肉、肌腱及韧带有无撕裂并判断撕裂的程度和范围,明确是否与周围组织发生粘连,了解肌腱有无滑脱等。

三、正常超声表现

肌肉整体回声低于肌腱和皮下组织,其中肌束表现为低回声,肌束外周包绕的肌束膜、肌外膜、肌间隔及薄层纤维脂肪组织,均呈较强的线状或条状高回声。纵断面二者互相平行,排列自然有序,呈羽状、带状或梭形,轻度倾斜于肢体长轴。横断面,每条肌肉略呈圆形、梭形或不规则形,肌束呈低回声,肌束间可见网状、带状及点状强回声分隔。肌肉中较大的血管呈管状无回声,彩色多普勒血流显像(CDFI)和能量多普勒成像(PDI)可显示彩色血流信号。

肌肉收缩时,肌束直径增加,长度缩短,回声强度常减弱。相反,放松或探头加压会导致单位体积内的声界面增多,肌肉回声增强。肌肉发达的运动员肌束肥大也表现为回声减弱,可作为评价运动员锻炼水平的指标。

四、肌肉损伤与血肿

直接或间接暴力,可使肌肉撕裂,并引起小血管破裂产生血肿,非外伤引起的血肿可发生于全身出血性疾病(如血友病)应用抗凝剂治疗时。损伤后局部出血,形成血肿,然后机化、纤维化,受损组织形成瘢痕。

(一)临床表现

急性损伤出现局部肿胀和疼痛,轻者肌肉无力,重者功能运动障碍。当合并有肌肉断裂时,在断裂处出现沟状凹陷。局部检查有明显的压痛,皮下有瘀斑。发生在筋膜间室的血肿,有神经症状,如皮肤感觉异常等。

(二)超声表现

血肿的回声表现决定于损伤的部位和时间。肌肉挤压伤无血肿形成时,可只表现为肌肉厚度增加,回声减弱,肌肉的纹理结构仍可正常。刚发生的新鲜血肿,用5~7.5 MHz的探头,呈强回声,有不规则的壁;用2.5~3.0 MHz的探头,呈无回声。4~6天后血块溶解则变为无回声区,边界较清晰或欠规则,一般无明显包膜,有时血肿内会出现分隔(见图11-1)。肌肉的局限性血肿呈圆形或卵圆形,常平行于肌束;位于肌腹之间者,血肿沿筋膜平面分离,多呈纺锤形;沿肌腹周围扩展的血肿则表现为无回声区包绕肌肉,血肿内无明显血流信号。新近发生的肌肉撕裂,可见断裂肌肉的回缩部分被血肿包围;出血伴有小的部分肌肉断裂或分离时,显示为形态不规则的低回声区或无回声区。而慢性或反复性损伤,显示为边界不清、内部回声不匀的混合性回声,有时有少量积液。时间较长的血肿机化后形成一肿块,质地较硬,表现为边界清晰的低回声区。

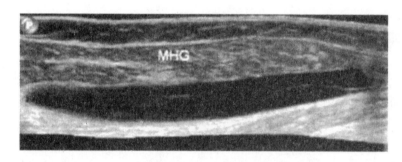

图 11-1　腓肠肌内侧头和比目鱼肌之间的血肿

(三)鉴别诊断

急性肌肉血肿根据声像图的表现,结合临床病史即可确诊。机化的血肿需与肌源性肿瘤、小腿肌间静脉血栓等鉴别。

(张中华)

第二节　肌腱疾病

一、解剖概要

肌腱在肌腹的两端,由结缔组织包绕胶原纤维构成。构成肌腱的胶原纤维大都平行排列,走行方向与所承受的牵引力一致。许多胶原纤维组成粗大的纤维束,有的彼此拧绕,增强牢固性。在肌腱的每一纤维束周围,由少量疏松的结缔组织包裹,即腱内膜。较多的纤维束再被同样疏松的结缔组织腱束膜包绕。包绕整个肌腱外的致密结缔组织构成腱外膜。肌腱的血管、淋巴管和神经都沿着腱膜穿行分布。

为了减缓肌腱运动时与骨面的摩擦,肌腱周围一般有辅助结构包绕,如滑囊、腱周组织以及腱鞘。腱鞘最为普遍,为包绕在肌腱周围的鞘管,主要位于活动度较大的腕、指和踝附近。腱鞘帮助肌腱固定于某一位置并减少摩擦。腱鞘分外面的纤维层和内面的滑膜层,纤维层由深筋膜增厚形成,与骨共同构成骨性纤维性管道。滑膜层由滑膜构成的双层套管,内含少量滑液,内层贴附于肌腱表面,为脏层;外层贴附于纤维层内面,为壁层。脏、壁层之间有少量滑液保证肌腱的滑动。

某些肌腱内尚包含小的骨块,称为籽骨,全身最大的籽骨是髌骨,手掌和足底的肌腱中也常含有小的籽骨。籽骨能使肌腱灵活地滑动于骨面,减少摩擦,还可改变肌的拉力方向。

二、超声检查技术

(一)患者准备
检查前患者无须特殊准备,需充分暴露相关检查部位。

(二)体位
肌腱走行区域的肢体自然放松,关节位置多置于使肌腱轻度紧张的状态。其中肩关节、肘关节及踝关节周围的肌腱检查对体位要求较高。

1.肩关节周围肌腱

患者坐于可以调节高度的旋转椅,这样只需简单地转动座椅就可以完成肩部各部分的检查。检查者先面向患者,从肩关节前面和内侧面开始,通过旋转座椅再依次检查外侧面和后面。①肱二头肌长头肌腱:肘关节屈曲90°,手掌面向上,前臂置于同侧大腿,上肢轻微内旋。②肩胛下肌腱:肘关节屈曲90°,肘部紧贴侧胸壁,肩关节外旋位,并做前臂旋后动作。③冈上肌腱:可有两种体位。第一种是患者上肢置于身后,屈肘,肘尖尽量指向人体后正中线,手掌贴于腰部,该体位更易于显示肌腱-肌肉连接处。第二种体位是使患者肩关节尽可能内旋,屈肘同时前臂后伸,手背紧贴对侧的后背,肘部紧贴外侧胸壁,肘窝与胸壁不留空隙。这种体位使冈上肌腱更多地移向前方,适于检查者坐于患者正对面的检查。④冈下肌腱和小圆肌腱:受检者手放在对侧肩上。检查者坐于后方或侧方。

2.肘关节周围肌腱

(1)肘关节内侧的屈肌总腱。超声检查时患者身体应斜靠向检查侧,前臂尽量外旋,肘部伸展或稍屈曲放于检查台上。将超声探头的头端放在肱骨远端的内上髁处行冠状扫查可见位于浅表位置的屈肌总腱起始部,为外形光滑的鸟嘴样结构,左右对称(两侧厚度之差不超过2 mm),内部呈均匀高回声,有明显的纤维状结构。其附着处的内上髁骨表面通常较光滑。

(2)肘关节外侧可观察的伸肌总腱。检查肘外侧部时,患者需保持拇指向上,双掌合拢,两肘伸展或者屈位。将超声探头的头端置于外上髁,沿长轴冠状切面扫查可见位于浅表位置的伸肌总腱,加压有助于获得清晰图像,其声像图特点与屈肌总腱相似。深方的桡侧副韧带虽然也可显示,但因与其表层的伸肌腱同为纤维条状结构,两者不易在声像图上区分开。伸肌总腱附着处也可利用短轴切面进行扫查,同时,应注意进行两侧对比观察以了解是否对称。

3.腕关节周围肌腱

主要分腕关节掌侧面与背侧面2个位置进行扫查。

掌侧面为腕管结构,腕骨形成腕管的底及侧壁,屈肌支持带(腕横韧带)构成腕管顶部。屈肌支持带近端尺侧附着于豌豆骨,桡侧附着于舟状骨;支持带的远端尺侧附着于钩骨,桡侧附着于大多角骨。横断面声像图易于显示,略呈弧形的薄层强回声带。腕管内有拇长屈肌腱,2～4指浅、深屈肌腱和正中神经通过。拇长屈肌腱被桡侧滑囊包裹,其他肌腱被尺侧滑囊包裹。主动或被动屈伸手指时,可见肌腱的实时滑动。腱周的腱鞘呈薄层低回声,厚为1～2 mm。

正中神经在腕管内位置最表浅,紧贴于屈肌支持带深方。正中神经声像图特征与肌腱相似,但总体回声较低,内部的低回声代表神经束,强回声代表神经束膜。与屈肌腱相比,正中神经向远端走行逐渐变细并发出分支,向近端扫查神经逐渐走行于指浅屈肌和指深屈肌之间,形态无明显变化,而肌腱则移行为肌腹。当手指进行屈伸活动时,肌腱滑动幅度明显大于正中神经。

背侧面由伸肌支持带发出分隔,形成6个骨纤维管供不同伸肌腱通过。以桡骨下端的背侧结节为超声解剖学标志,背侧结节浅方为拇长伸肌腱,其内侧向尺骨端依次为示指伸肌腱、指伸肌腱、小指伸肌腱(通常位于尺桡关节浅方)、尺侧腕伸肌腱,自背侧结节向桡侧依次有桡侧腕短伸肌腱、桡侧腕长伸肌腱、拇短伸肌腱和拇长展肌腱。

4.髋关节周围肌腱

最主要的肌腱为髂腰肌腱。患者取仰卧位,下肢自然平伸。探头与股骨颈长轴平行,矢状连续平行扫查可依次清晰显示髋关节囊、股骨及髂腰肌腱长轴切面;横断面扫查可观察髂腰肌腱、关节囊以及股血管的相互位置关系。髂腰肌腱远端附着于股骨小转子,髋关节和膝关节轻度屈曲、外展、外旋,即"蛙腿"位,利于显示。

5.膝关节周围肌腱

膝关节周围肌腱较多,按照分布的位置不同,依次按关节各面逐一检查。主要扫查肌腱及体位。

(三)仪器

肌腱位置多表浅,因此,超声检查时采用的频率一般高于检查肌肉时所用。手部的肌腱可以采用7～15 MHz甚至更高频率的线阵探头。

(四)检查方法

与肌肉超声扫查时的技术要求一样,对于肌腱也需动态观察、双侧对比等方法。除此之外,由于肌腱的胶原纤维为超声声束的镜面反射体,故只有在与声束成90°夹角时才会产生最大反射。如果两者间角度不是90°,则不论在长轴或短轴图像上,声束均不会被恰当地反射,肌腱会表现为低回声甚至无回声,此现象称为各向异性效应。尽管肌肉扫查时也会出现,但是在肌腱中最为明显。各向异性现象的消除办法是使用线阵探头,并且在扫查时通过不断摆正和调整探头,使其与肌腱纤维总是保持垂直。如果通过此方法能够探测到正常的肌腱结构,则表明此肌腱正常;如果应用此方法后,肌腱回声仍呈局限性或弥散性减弱,则表明有病理改变。

有些肌腱较为宽大,仅进行长轴切面扫查容易漏诊,因此,要结合短轴切面相互观察。

三、正常超声表现

肌腱的组成结构为胶原纤维,故其声像图特征在长轴切面表现为强弱回声交替分布的平行线状结构,在短轴切面呈网状结构。一般探头频率越高,肌腱的线状结构越清晰。正常肌腱的特点是径线均匀一致且左右两侧对称,轮廓光滑,无局部增粗或变细,无断裂或缺口,无或有极少量腱周积液。有腱鞘包绕的肌腱,声像图表现为肌腱周围的低回声带,有时可见腱鞘内少量液体,一般不超过 2 mm。无腱鞘包裹的肌腱多由腱旁组织包绕或腱周滑囊来减少肌腱运动中的摩擦,腱旁组织为肌腱周围的脂肪,表现为强回声围绕肌腱并勾勒出肌腱轮廓。而腱周滑囊,正常情况下多显示不清,如含有少量液体,深度不超过 2 mm。

四、肌腱炎与腱鞘炎

(一)病理与临床

肌腱炎是最常见的肌腱异常之一,因急性创伤或过度劳损所致。肌腱内钙化常见于慢性肌腱炎。肌腱炎的组织病理学表现为肌腱组织退行性改变,确切地说应称为肌腱病。运动劳损引起的肌腱病多累及肌腱附着处,因此,又称为末端病,典型的部位,如肘关节的伸肌总腱出现的肌腱病,临床又称为网球肘。主要症状表现为肘关节外侧疼痛,开始表现为某一动作时出现疼痛,随病程进展,症状逐渐加重,变为持续性,甚至影响睡眠。体检时局部出现明显压痛。

需要注意的是除局部因素外,某些全身性疾病也可能造成肌腱肿胀、增厚,其声像图表现与肌腱炎相似,故超声诊断需密切结合临床。

腱鞘炎(或腱周炎)为腱鞘的炎症表现,也是常见的肌腱异常。急性腱鞘炎常与肌腱炎同时发生。腱鞘炎病因包括创伤、感染性、炎性、代谢性或机械性因素。典型的炎性病变发生于类风湿和血清阴性的关节炎患者。机械性的原因多为过度劳损、骨性侵蚀、相邻硬物或腱鞘内的关节游离体摩擦。腱鞘炎的主要病理变化是腱鞘内积液,腱鞘增厚。早期肌腱除表面粗糙外,外形大致正常。慢性期,肌腱在腱鞘狭窄部变细,两端水肿呈梭形。

肌腱炎及腱鞘炎患者临床多表现为局部压痛,相应肌腱主动运动时因疼痛而停止,但被动运动仍可完成。慢性患者可表现为主动及被动运动均受限。腱鞘炎主要发生在手腕及足踝区。较为常见的如桡骨茎突部腱鞘炎,主要累及拇长展肌和拇短伸肌腱鞘。

(二)超声表现

肌腱炎主要表现为肌腱肿大、增厚,回声减弱,局部结构不清晰。病变绝大多数为局限性,弥散性全腱炎少见。腱体内、邻近滑囊、腱周及腱鞘内可见无回声积液。有时腱纤维鞘(膜)和腱周脂肪组织增厚,回声增强。肌腱附着处骨面不光滑,可见骨赘形成,腱体内也可见钙化强回声。急性肌腱炎,CDFI 显示病灶区血流信号明显增多。

腱鞘炎可与肌腱炎伴发或单独存在,声像图表现为腱鞘积液,壁增厚,回声减弱。肌腱在鞘内滑动可受限,单纯性急性腱鞘炎时,肌腱表面多光滑完整。慢性腱鞘炎多表现为腱鞘增厚,回声不均匀,积液少见。动态试验显示肌腱在腱鞘内滑动受限或消失。

(三)鉴别诊断

肌腱炎与腱鞘炎的声像图表现明确,结合患者病史有时也能作出病因诊断。值得指出,腱鞘炎时的腱鞘增厚,回声可极低,甚至类似无回声,需要与腱鞘积液鉴别。腱鞘增厚时,探头加压其形态改变不大,腱鞘积液多可被推挤。CDFI 检查可显示增厚腱鞘上的血流信号,积液则无。

(四)临床意义

与 MRI 比较,超声检查的优势在于分辨力高,可动态观察并进行双侧对比,便于随访。但是超声对早期肌腱炎的轻微改变敏感性差,而此时 MRI 信号多有改变。

五、闭合性肌腱断裂

开放性肌腱断裂常出直接损伤引起,容易诊断,而闭合性肌腱断裂多由间接暴力引起,往往有肌腱因过度使用受损的病史。

(一)临床表现

开放性损伤,可见伤口及断裂的肌腱、局部出血,易于诊断,常不需要超声检查。闭合性全层撕裂损伤,常于断裂当时闻及异常响声,随即发生肌肉无力、运动丧失、疼痛、局部肿胀、淤血及压痛。由于肌腹回缩,断裂处可出现凹陷。

(二)超声表现

1.急性完全性断裂

肌腱横向回声完全中断,近端回缩,在断裂水平无腱回声,断端间渗液和血肿充填呈低回声或无回声(见图 11-2、图 11-3),关节屈伸时,肌肉局部变形,断端距离增大,探头加压有疼痛。

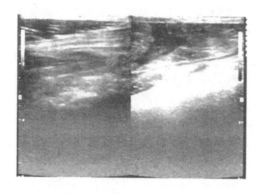

图 11-2 皮肤连续性完整,肌层断裂处可见积液

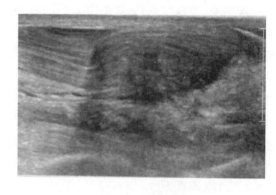

图 11-3 跟腱断裂

2.急性不完全断裂

表现为在肌腱间质内,出现沿肌腱长轴的腱纤维劈裂,不易显示回声中断,但在断裂裂隙部,可因出血或液体渗出,出现低或无回声。

3.慢性断裂

断端间显示为无纤维状结构的低回声增厚,瘢痕愈合则局部变薄呈高或强回声。

(张中华)

第三节　骨、软骨及关节疾病

一、解剖概要

骨主要由骨组织构成,具有一定的形态和结构,外被骨膜,内容骨髓。全身的骨借关节相连,构成骨骼。关节也称骨连结,分纤维连结、软骨连接和滑膜关节 3 种形式。纤维连结和软骨连结的两骨相连部分之间分别借结缔组织和软骨相连,无腔隙,具有一定的弹性和坚固性,但活动度小。

滑膜关节一般称关节,基本结构包括骨关节面、关节腔和关节囊。构成关节的 2 个关节面彼此形态一般相适合,表面覆盖薄层关节软骨。关节软骨为透明软骨,其形状与骨关节面一致,主要作用是将不平的骨关节面变为平滑,减少运动时的摩擦,缓冲运动时的震荡与冲击。

关节囊附着在关节面的周缘及附近的骨面。外层为纤维囊,厚而坚韧,由致密结缔组织构成。某些地方增厚形成韧带。内层为滑膜,薄而松软,由疏松结缔组织和滑膜细胞构成,滑膜有丰富的血管网,可分泌滑液,润滑关节,减少摩擦并营养关节软骨。

关节腔为关节软骨和关节囊滑膜共同围成的密闭腔隙,内含少量滑液,正常状态下为负压,以帮助稳定关节。

某些关节在关节凹面周缘可附着纤维软骨形成的软骨环,形成关节唇,以增大和加深关节窝。在一些关节面之间还夹有纤维软骨板,即关节盘。关节盘的周缘附着在关节囊上,将关节腔分为两部分。膝关节的关节盘呈半月形,称为关节半月板。

二、超声检查技术

(一)患者准备
一般患者无须特殊准备。携带既往 X 线片以及其他影像资料,以便参考并相互印证。

(二)体位
根据不同关节扫查的需要取不同体位。必要时采用不同角度的屈曲、内收、外展、抬高或内外旋(翻)位等。伸直位便于纵向扫查。

(三)仪器
首选 5～13.0 MHz 的高频线阵探头,对于深部软组织、骨及关节(如髋关节)以及关节屈侧声窗受限时,可选用 3.0～5.0 MHz 的凸阵探头。

(四)检查方法
采用直接接触法扫查。对骨性突起及边缘隆起明显的关节,探头与皮肤间可多敷耦合剂凝胶或水囊。

关节的检查应围绕关节由内、外、前、后各方面,纵横有序地进行多方位分段扫查。

三、正常超声表现

各关节形态不同但有共同声像图表现,关节面表面被覆的透明软骨为均匀薄层低回声,完整连续、厚度一致,其厚度在成年人指关节为 0.4～1.4 mm,膝、髋关节为 2 mm 左右。关节面骨皮质为光滑的强回声。关节间隙或隐窝可含少量关节液呈无回声,关节囊壁为条带样高回声,其内滑膜层甚薄不易被超声显示。关节隐窝脂肪组织及关节内脂肪垫为高回声。关节周围均有各自的肌腱、韧带和肌肉包裹。

超声很难完全穿透正常骨组织,不易得到完整的超声图像。在成人仅可见浅表的骨皮质回声,内部骨髓结构与正常骨膜不能显示。正常骨皮质连续性良好、平直光滑,呈致密的强回声带后伴声影。骨的骺端膨大,皮质较薄。透明软骨、软骨性骨骺及骺板显示为低回声,骨化或钙化时可见内部强回声结构,纤维软骨呈中等回声或高回声。

婴幼儿骨组织未发育成熟,骨化不完全,有时可显示部分骨髓。小儿关节的骺软骨,不同年龄厚度不同,其骨化中心为高回声。

四、关节积液与滑膜增生

(一)病理与临床

各种原因引起的关节炎症病变均可引起关节腔内液体量增加,其基本病理变化主要累及 2 个方面:①关节滑膜的渗透性改变,各种外界刺激,如创伤、细菌、非特异炎性因子等情况下,关节滑膜及纤维囊立即出现充血、肿胀等反应,关节滑膜内毛细血管丛渗透性增加,关节腔内的液体量增加,造成关节积液。②关节内的代谢紊乱,表现为关节液内的糖和黏蛋白含量紊乱,进而导致关节滑膜增生,滑膜增厚。

关节积液的性质和数量取决于关节滑膜反应程度和致病原因。关节积液可以浑浊、稀薄,抽出后可以发生凝结,白细胞计数增加等。按照关节积液生化检查的结果可以将关节炎症分为 4 类:非炎症性,包括创伤性、出血性;结晶性,如尿酸结晶沉积后的刺激;炎性,如类风湿关节炎;感染性,如化脓性关节炎。

近端指间关节和掌指关节积液是类风湿关节炎的典型表现。出现关节积液和滑膜增生时,患者多表现为受累关节肿胀,活动受限以及伴随活动出现的疼痛。根据病因不同,可出现多个关节积液及其他全身症状。

(二)超声表现

关节积液的共同声像图表现为关节腔内液性无回声区增加,当积液量较少时,液体多聚集在关节隐窝。由于病因不同,关节积液内可能含有点状或絮状中等回声。在液体的衬托下,关节滑膜可见增厚,形态各异,甚至漂浮在液体内呈水草样或结节样。CDFI 显示增厚滑膜上可见血流信号。

主要关节积液的超声检查方法和表现如下。

(1)肩关节积液:液体受重力影响主要分布于肱二头肌长头腱鞘、后隐窝和腋下隐窝。腋下隐窝检查肩关节积液最为敏感。腋下关节囊附着于外科颈,正常肩关节外展时该隐窝内无液体,当关节出现少量积液时,腋下隐窝即分离。二头肌腱鞘与盂肱关节交通,当关节出现积液时,液体可流入二头肌腱鞘内。正常情况下,二头肌腱鞘内有少量液体,位于腱鞘远端内侧隐窝内,厚度<2 mm,在液体增多时,包绕肌腱周围呈环形低回声晕,同时内侧隐窝液深增加。

在冈下肌与后盂唇之间为盂肱关节后隐窝,正常冈下肌深层纤维与盂唇之间深度<2 mm,液深>2 mm表明有关节积液。

(2)肘关节由前部或后部探查积液:将肘关节保持在45°屈曲位可使积液由滑膜囊的前部间隙移至鹰嘴隐窝,利于积液的观察。关节积液的超声表现主要为:①在骨表面和关节囊之间超过2 mm的无回声液性暗区。②前脂肪垫移位(肘伸展位最易观察)。③后脂肪垫移位(肘屈曲位最易观察)。④积液衬出脂肪垫的形态。⑤在关节陷窝内出现有回声物,代表滑膜炎或碎片。脂肪垫的形态和移位程度与积液量相关,也取决于关节囊的扩张程度和囊内压力。

(3)髋关节积液:首先出现在关节前隐窝,即关节囊股骨颈附着处。关节积液时,髋关节前面长轴切面显示关节囊与股骨颈间距离增宽,在成人尚无一致标准,一般认为>8 mm或双侧对比超过2 mm有意义。

(4)膝关节积液:多首先出现在髌上囊内,髌上囊在股四头肌腱远端的深方与股骨之间,其远端位于髌上脂肪垫与股骨周围脂肪垫之间。常用的检查途径是膝关节屈曲30°～40°,自关节前方扫查髌上囊。正常髌上囊呈薄层低回声,于2个高回声脂肪垫之间部分最易显示,正常人可见少量积液,液深<2 mm。在关节腔积液时可见髌上囊积液与关节腔相通。超声检查髌上囊时应避免过度加压,防止少量积液被推挤而造成假阴性。

(5)踝关节积液:主要扫查踝关节前隐窝,患者采取仰卧位或坐位,足底平放在检查台上。探头观察胫骨与距骨间的关节隐窝形态,注意不要将距骨顶部呈低回声的正常软骨误认为关节积液,而前陷窝处有1～3 mm的积液也属正常。

超声评价关节积液,并判断存在滑膜炎症增生表现后,还要注意其他的病理改变,以缩小鉴别诊断的范围。①游离体:肘关节是发现关节游离体的常见部位,仅次于膝关节。超声可明确诊断,并可帮助确定游离体的位置、数量、大小及移动性。游离体的声像图特点为局灶性强回声,与骨完全脱离并被积液包绕。动态观察是否具有移动有助于与关节囊及韧带钙化或骨化鉴别。在周围积液少而导致诊断困难的病例,可以通过向关节腔内注入生理盐水使关节囊扩张来更好地观察游离体的位置和移动性。在实时扫查时轻轻晃动肘关节可以帮助关节囊内液体移动至后隐窝内,以便更清楚地显示关节腔内的游离体。②骨质侵蚀:在常规的放射学检查中容易明确诊断,表现为骨表面的不规则。超声也可在受侵蚀区域内观察到关节血管翳病灶。③关节周围滑囊炎:表现为滑囊扩张,内部充满液体及多个低回声结节,即关节血管翳病灶。

(三)鉴别诊断

超声检查关节积液敏感性很高,对于少量积液应注意双侧对比才可能明确。关节囊积液可能的病因包括反应性、损伤性、炎性、感染及出血等。积液可以是单纯性的,混合性的或血性的。液性暗区内的高回声可能是由出血、感染、痛风或关节内游离体导致。多普勒超声有时可显示关节囊的血流信号增多,但这一表现无特异性。鉴别滑膜血管翳和积液并不困难,因积液是无回声且很容易被压瘪,而滑膜增生是实性的低回声结构,它不能完全从关节陷窝处被挤压移开。如果怀疑积液伴有感染,抽吸积液并行实验室检查仍然是明确诊断的唯一方法。如果超声未发现关节囊积液,则提示感染的可能性小。关节抽液时应在超声引导下进行,以免损伤周围软组织。

(四)临床意义

关节疾病最早出现的表现是关节积液,尤其在滑膜受累时。在滑膜出现肉眼可见的增生之前,超声就可发现关节腔积液。引起关节积液和滑膜增生的病因很多,需要注意的是,虽然超声探查滑膜炎关节积液的准确性很高,但声像图的表现对于最终确诊关节炎不具特异性,定性诊断尚需与放射学检查、临床检查及实验室结果相对照。当临床怀疑关节炎但传统的放射学方法无法探到关节积液时,超声检查最为有用。

此外,超声除检查关节积液外,还可明确有无并发症,如肌腱撕裂或复合感染;对病因不清者,可引导滑膜活检或关节积液抽吸;也可引导介入性治疗,如激素封闭注射;对于临床治疗的患者还能够评价治疗效果,如积液量程度或滑膜血管翳大小的变化。

五、关节软骨损伤

(一)病理与临床

除急性创伤性病变外,关节软骨损伤都继发于关节炎症及退行性变。在类风湿疾病中,关节软骨受累总是继发于滑膜炎症,有些病例滑膜细胞与软骨直接接触,而另一些病例则通过滑膜产生的酶类物质作用在软骨细胞,引起软骨破坏。在滑膜与软骨交界区,增生滑膜向深部软骨浸润,形成早期的边缘侵蚀。增生滑膜形成血管翳,干扰关节软骨摄取营养,最终引起软骨坏死。类风湿疾病最常见的受累关节依次为手、腕、膝等。临床上以女性多见,可以表现为多关节疼痛及肿胀。早期可以出现低热、乏力等全身非特异性症状。

人体应力不均发生的退行性骨关节病最早累及关节软骨。关节软骨首先失去弹性,暴露软骨内的胶原纤维,在关节活动时发生磨损。磨损最大处的关节表面软骨完全消失,而磨损较小的周围部分软骨出现增殖和肥厚,在关节缘形成软骨缘,通过软骨内骨化,形成骨赘。退行性骨关节病多累及膝、髋等下肢关节。临床主要症状为关节疼痛、关节活动障碍。

(二)超声表现

以手腕部类风湿关节炎为例,该处受声窗限制超声不易显示腕关节间的关节软骨以及指间关节软骨,但无论从掌侧或背侧均可清晰显示掌指关节处的透明软骨。从背侧扫查时,手指向掌侧轻度屈曲(15°～20°)更有利于关节软骨的显示。掌指关节软骨的平均厚度为 0.8 mm(0.4～1.4 mm)。

膝关节的髁间软骨超声扫查时需嘱患者最大限度屈曲膝关节,探头置于髌骨上缘,切面呈冠状面方向,正常髁间软骨呈均匀一致的低至无回声结构,厚度均匀一致。

关节软骨破坏时超声表现为软骨表面不规则、变薄,软骨内骨形成,严重者软骨回声消失。

(三)鉴别诊断

对于能够显示的关节软骨,声像图可清晰显示软骨结构的缺失。需要注意,关节软骨的回声可极低,类似无回声,不要误诊为关节积液。

(四)临床意义

大部分关节软骨无法被超声充分显示,进一步的 MRI 检查确属必要。

六、关节周围囊肿与滑囊炎

(一)病理与临床

滑膜囊肿及腱鞘囊肿是手、腕、膝、踝部最常见的肿物,常贴附于肌腱、肌肉或关节囊旁。一般认为滑膜囊肿源于关节囊、腱鞘、滑囊等结构,而腱鞘囊肿源于软组织的退行性变。也有理论认为关节滑囊向外疝出增大,呈囊状突出至关节附近,由于此时囊肿内表面为滑膜层,因此称为滑膜囊肿。囊状疝出逐渐增大后,逐渐与关节滑囊脱离,内含液体则吸收浓缩,囊壁滑膜细胞发生退行性变,此时则形成腱鞘囊肿。病理上二者的主要区别在于滑膜囊肿囊壁上内衬滑膜上皮,囊腔内多为滑膜液;而腱鞘囊肿囊壁由纤维组织形成,无上皮被覆,腔内为无定形的黏稠胶状物。

滑膜囊肿及腱鞘囊肿好发在腕关节背侧、掌侧及手指关节的掌侧、膝关节周围、踝关节前面、足面,邻近肌腱和关节。囊肿大小差异很大,体积过小者,临床触诊不清称为隐匿型腱鞘囊肿,仅靠超声检出。一般临床表现为局部硬韧肿物,病程为数月甚至数年,肿物体积变化不大,按压后可有轻度不适。囊肿如位于神经附近,可引起神经压迫、刺激症状。

关节附近、肌腱周围的滑囊受外伤、反复摩擦、类风湿等系统性疾病累及时,滑囊内液体聚集,滑膜增生形成滑囊炎。有些滑囊与关节腔相通,关节腔内的炎症及积液也可波及滑囊。临床上多表现为局部软组织肿胀,出现红、肿、热、痛等炎症症状。慢性滑囊炎及反复摩擦引起者,症状可不典型而仅表现为局部肿物。

(二)超声表现

1.腱鞘囊肿

声像图表现与囊肿的发生时间和位置有关,新近形成的囊肿表现为囊壁光滑的无回声,内部无分隔或分隔纤细。陈旧囊肿内部回声增多,可见粗大的分隔,部分腱鞘囊肿可类似实性肿物回声。腱鞘囊肿质韧,探头加压仅部分被压缩,而滑囊积液和腱鞘积液则容易挤压变形。可疑腕背部隐匿型腱鞘囊肿时,手腕过屈位有利于超声显示。

2.腘窝囊肿

属于滑膜囊肿,为腓肠肌内侧头与半膜肌之间的滑囊积液形成,多与膝关节腔相通。成人腘窝囊肿的最常见原因是膝关节的骨关节炎,而儿童和青少年则主要为特发性青少年关节炎,一般可自愈。

无论腘窝囊肿的外形、位置及内容物如何,囊肿颈部总会自腓肠肌内侧头与半膜肌之间突出,这是超声诊断的关键。体积较大的腘窝囊肿可发生破裂,超声表现为囊肿失去圆钝饱满的外形,破裂处局部凹陷,探头追踪扫查常可见液体外渗至腓肠肌与比目鱼肌之间。

由于腘窝囊肿破裂,囊液外渗导致周围组织继发炎症反应,引起小腿肿胀、疼痛,临床表现类似急性深静脉血栓形成。同时,较大的腘窝囊肿压迫静脉回流又会引起深静脉血栓。因此,超声检查腘窝囊肿应常规扫查小腿深静脉。

3.滑囊炎

超声诊断主要根据其解剖位置。急性期超声表现为滑囊扩张,囊内充满积液,CDFI显示囊壁上血流信号丰富。慢性滑囊炎时滑囊内液体减少,滑囊壁增厚,超声表现类似实性肿物。

膝关节髌前及髌下滑囊位于关节前面,超声易于显示。髌前滑囊炎超声显示为髌骨与皮下组织之间扁平的低至无回声区。髌下浅囊位于胫骨近端与皮下组织之间,发生炎症时声像图显示为局部积液,边界欠清晰。正常髌下深囊内可有少量液体,只有液体量较多,局部出现临床症状时才考虑存在滑囊炎。

超声检查时探头加压引起疼痛是诊断滑囊炎的一个阳性体征,但注意不要过度加压,以免液体被挤开造成假阴性。

(三)鉴别诊断

关节周围囊性病变或含液性病变的超声显示简单易行,但是明确诊断的关键是判别病变的解剖位置与形态。腱鞘囊肿形态多饱满,位于关节附近。滑囊炎则位于特定的位置,如肌腱附近。

(四)临床意义

超声检查不但可以明确诊断腱鞘囊肿与滑囊炎,还可通过超声引导下的囊液抽吸进行诊断和进行囊内药物注射治疗。

七、骨骼侵蚀及骨折

(一)病理与临床

骨骼侵蚀见于多种关节炎。侵蚀是由于增生滑膜和肉芽组织的直接机械作用所致。早期的骨侵蚀表现为关节皮质消失,主要分布在关节的边缘,即邻近关节囊附近。外来的机械性压迫也可加速高应力区的骨侵蚀。类风湿关节炎可导致3种类型的侵蚀,即边缘性、压迫性和表面侵蚀。多见于掌骨头。

骨折主要在暴力冲击下发生,骨皮质的连续性中断,根据严重程度不同出现轴线异常、周围软组织伴随损伤等。

(二)超声表现

超声能够早期发现类风湿关节炎所引起的骨质侵蚀。声像图表现为骨皮质局部缺损,外形不规则。在腕关节最常见的受侵部位是月骨、三角骨、头状骨以及尺骨茎突。在掌指关节掌骨头破坏更常见而非指骨底,典型的部位是第二掌骨头桡侧面。

骨折的超声表现为骨皮质强回声线的连续性中断,断端可见血肿形成。

(三)鉴别诊断

超声诊断类风湿关节炎引起的手、腕部骨质侵蚀破坏应注意假阳性发现,即将正常骨表面切迹凹陷误诊为皮质侵蚀。解剖切迹通常位于第2~第5掌骨头背侧及第5掌骨头尺侧,几乎不出现在掌骨头桡侧及指骨底。与骨侵蚀不同,骨表面切迹在任何切面上均表现为边界清晰的局部凹陷,骨皮质外形规则。

(四)临床意义

超声检查发现类风湿引起的骨侵蚀破坏早于X线检查,有助于临床早期诊断。超声并非骨折的常规检查方法,但是超声检查可以对骨折合并的软组织损伤进行敏感和准确的评价,是

X线检查的重要辅助工具。同时,对于X线不显影的软骨骨折超声检查具有不可替代的优势。

八、痛风性关节炎

痛风是由嘌呤代谢障碍导致高尿酸血症,引起反复发作急性关节炎、痛风石、尿酸性肾结石、痛风性肾病的疾病。痛风性关节炎是由尿酸钠结晶在关节软骨、滑膜、关节囊及其周围软组织等处沉着形成痛风石,引起的慢性炎症反应。表现为邻近的肌腱、腱鞘及滑膜发炎增厚、软骨退行性变,甚至骨质被侵蚀而缺损,日久可导致骨关节畸形。

(一)临床表现

好发于中老年人,最先累及跖趾和指间关节,尤其是第1跖趾关节,反复发炎,而后累及大关节,主要表现为关节肿胀和剧痛,后自行缓解,反复发作等。

(二)超声表现

急性关节炎期,受累关节周围软组织肿胀,累及肌腱和腱鞘时,肿大肌腱周围回声减弱,出现关节积液。大关节受累时关节软骨变薄、缺损,邻近关节的滑囊滑膜增生,积液扩张,内可见点状高回声。

CDFI显示局部血流信号增多。长期慢性炎症,骨质受侵蚀破坏时,可见骨质回声凹陷,关节腔变窄,出现痛风石,表现为低回声或高回声结节,后方多无声影。常合并肾结石。

(三)鉴别诊断

需与骨关节炎、滑膜性软骨瘤病等鉴别。

(张中华)

第四节 与肌肉骨骼系统相关的软组织疾病

一、解剖概要

软组织指体内非上皮性的、骨外组织结构的总称,但不包括各器官的支持组织和造血/淋巴组织。包含了纤维组织、脂肪组织、骨骼肌、血管和淋巴管以及外周神经系统。软组织多源于中胚层,唯外周神经由神经外胚层发育而成。

大部分软组织病变的超声检查属于骨骼肌肉系统超声检查的范畴,如关节周围的肌腱、韧带、骨骼肌。除运动相关性病变外,软组织肿物是最常见的超声检查项目。

二、超声检查技术

(一)患者准备

软组织肿物超声检查前无须特殊准备,检查时充分暴露检查部位,可先触诊获得肿物位置和深度的初步印象,以便更准确地选择适当的探头频率和扫查条件。

（二）体位

检查处肢体自然放松,平置于检查床。

（三）仪器

软组织肿物位置表浅,一般使用高频或宽频线阵探头,频率≥7.5 MHz。有时肿物过于表浅,探头频率应选用 14 MHz 或更高,甚至于涂布过量耦合剂或垫付导声垫来增加近场距离,使浅表肿物位于声束聚集区。某些情况下,肿物位置较深或体积较大,为明确肿物边界及范围,可选用 5 MHz 的凸阵探头。

（四）检查方法

软组织肿物的超声检查除要求多切面观察病变结构外,更重点强调对比扫查和动态扫查。对比扫查即肿物与肿物周围正常区域比较,患侧与健侧比较;动态扫查包括探头加压观察肿物的可压缩性,改变肢体位置观察肿物的形态变化以及肢体运动过程中肿物与周围结构有无粘连。

软组织肿物的超声检查中应特别注意判断病变的局部解剖层次关系。很多软组织占位性病变具有相似的声像图表现,最终的诊断往往根据其解剖位置确定。此外,进行浅表软组织肿物内血流信号检测时,应尽量减少探头压迫,保持探头刚好和体表接触。

三、正常超声表现

软组织涵盖范围广泛,自皮肤深方与骨之间均为软组织结构。人体皮肤由表皮及真皮组成,不同部位皮肤厚度不同,范围在 1.5～4.0 mm。临床研究表明,20 MHz 以上的超高频探头可以分辨表皮与真皮。但目前临床应用的高频探头尚不能分辨二者声像图,表现为均匀一致的高回声。

皮下组织也称皮下脂肪或浅筋膜,由含有脂肪的疏松结缔组织构成。将皮肤连接于深部的深筋膜或骨。皮下组织的厚度随脂肪含量的多少而不同,声像图表现为较均匀的低回声,内部可见网状分布的线样强回声,代表结缔组织分隔。分隔走行大部分与皮肤平行或略倾斜。轻置探头,被压瘪的皮下浅静脉能够被显示,呈位于分隔内的椭圆形或长条形无回声结构。当探头频率足够高(>12 MHz)的情况下,仔细分辨可见浅静脉旁的细小皮下神经断面结构,呈筛网状表现。正常情况下,结缔组织分隔内的淋巴管不能被显示。

外周神经纵断面声像图表现为多发的相互平行的低回声束,其内可见不连续的强回声分隔;横断面表现为多发的小圆形低回声束,周边为强回声线包绕形成的网状结构。对应的组织学检查表明,低回声束代表神经结构中的神经纤维束,强回声线为包裹在神经纤维束周围的神经束膜。这种束状结构在大多数外周神经均可见到,探头频率越高,其束状结构越清晰。当探头频率较低、神经受挤压(如穿越神经孔、骨纤维管等狭窄空间时)、神经位置深在或神经较纤细时,这种束状结构可变得模糊不清,甚至仅表现为带状低回声。

四、常见软组织肿物的超声诊断

（一）病理与临床

软组织占位性病变包括肿瘤和瘤样病变,所含病种繁多。患者多以扪及肿物前来就诊,病史可长可短。有些肿物可合并疼痛、肌肉萎缩、关节活动障碍等表现。

(二)超声表现与鉴别诊断

1.与皮肤层关系密切的肿物

(1)皮脂腺囊肿:非真性肿瘤,为皮脂腺排泄受阻形成的潴留性囊性病变。好发于皮脂腺分布密集的部位,如头面及背部。囊肿内为皮脂与表皮角化物聚集的油脂样豆渣物。根据病程的长短,囊肿大小可由数毫米至数厘米。部分患者有挤压排出豆渣样物的病史。

声像图表现为边界清晰的圆形或椭圆形病变,多数有完整包膜伴侧边声影,内部为较均匀的点状低回声,后方回声增强。皮脂腺位于真皮层毛根旁,开口于毛囊,所以高频超声显示皮脂腺囊肿的位置有3种类型:病变完全位于皮肤层;病变主体位于皮肤层,部分凸向皮下脂肪层;病变主体位于脂肪层内,但有一蒂样结构与皮肤相连。探头勿加压,仔细扫查,多数皮脂腺囊肿浅层可见一纤细低回声延续至皮肤表面,代表毛根区。CDFI显示皮脂腺囊肿内无血流信号,除非合并感染。

(2)表皮样囊肿:一般认为是由明显或不明显的外伤导致表皮进入皮下生长而形成的囊肿。多见于易受外伤或摩擦的部位,如臀部、肘部、胫前、注射部位。囊肿壁由表皮组成,囊内为角化鳞屑。

声像图表现为边界清晰的圆形或椭圆形低回声病变,边界清晰。由于表皮不断生长角化,典型者内部呈"洋葱皮"样特征或见环形钙化。体积较大者可合并破裂及感染,探头加压,内部可见流动征象。合并感染时,周边组织水肿、增厚,回声增强并可见血流信号。

(3)钙化性上皮瘤:又称毛母质瘤,约40%发生于头颈部,生长缓慢,一般无自觉症状,少数有压痛感。本病可发生于任何年龄,以青少年最为多见,是20岁以下青少年最常见的皮肤实性肿瘤。钙化性上皮瘤目前多认为来源于毛乳头,钙化是继发性改变,因而瘤体起源于真皮质。

声像图表现为边界清晰的圆形或椭圆形肿物,常见于面、颈部及上肢。瘤体生长缓慢,多数直径<3 cm。瘤体主要位于皮肤层内,内部回声欠均匀,以低回声为主。约85%的病变内可见钙化灶,为本病典型的声像图特征。CDFI显示部分肿物内可见丰富血流信号。

2.皮下组织肿物

(1)脂肪瘤与脂肪肉瘤:脂肪瘤是最常见的软组织肿瘤,浅表脂肪瘤占全部软组织肿瘤的16%～50%。脂肪瘤通常位于皮下脂肪层内,但也可位置深在,源于深筋膜、肌间隙以及肌肉内部,深在的脂肪瘤体积较大。浅表脂肪瘤质地软,易于推动,体积很少超过5 cm。好发于上背部、颈部、肩部、腹壁和四肢远端,大多数无任何症状。

声像图表现为脂肪层内实性结节,质地软,可压缩。大部分脂肪瘤边界清晰,外形呈圆形或椭圆形。典型的脂肪瘤为等回声或稍高回声,内部可见多发的条索样强回声,长短不一,这些条索的长轴与皮肤平行。由于瘤体内结缔组织、脂肪、水等成分的构成不同以及一些脂肪瘤变异类型的存在,如血管脂肪瘤、成脂细胞瘤,导致脂肪瘤的回声多变。

深部脂肪瘤可以位于肌肉内或肌间隙,较皮下脂肪瘤少见。肌肉内脂肪瘤常见于四肢较大的肌肉内,如股四头肌。按生长情况可以分为边界清晰的肌肉内脂肪瘤和浸润生长的肌肉内脂肪瘤两类。边界清晰的肌肉内脂肪瘤,脂肪组织挤压肌纤维生长,声像图表现为肌肉内边界清晰的卵圆形肿物,内部回声与浅表脂肪瘤相似或呈等回声。当受累肌肉收缩时,可更为突出。浸润生长的肌肉内脂肪瘤,脂肪组织沿肌纤维分布,声像图表现为边界不清晰,内部回声呈强弱交织分布。此类脂肪瘤并非代表恶变,MRI脂肪成像有助于确诊。

脂肪肉瘤在所有软组织肉瘤中居第二位,好发于50～70岁的男性。临床通常表现为无痛性肿块,病程较长,肿块可非常巨大,晚期出现压迫症状。病理类型可分为高分化型、黏液型、圆细胞型、多形型和去分化型。除四肢肌肉和肌间隙外,尚见于腹膜后。声像图表现为瘤体巨大,呈椭圆形或分叶状,内部回声很难与脂肪瘤区别。一旦CDFI显示病变内血流信号,则应考虑脂肪肉瘤的可能。黏液型脂肪肉瘤由于瘤体内混合较多的黏液组织,多呈较均匀的低回声,后方回声增强;多形细胞型、圆形细胞型以及去分化型脂肪肉瘤易侵犯邻近骨组织和发生转移,瘤体内脂肪成分很少,没有特异性的声像图表现。

(2)血管瘤和血管畸形:血管瘤存在内皮细胞增殖,是儿童常见的肿瘤,存在增生期、稳定期和消退期。大部分血管瘤随年龄增大而最终自行消退。常见于面颈部皮肤及皮下组织。血管畸形属于先天性的脉管系统发育异常,无内皮细胞的增殖。按组成成分可分为毛细血管型、静脉型和动静脉型,各型有所重叠和交叉。血管畸形随患者年龄增加而成比例增大,青春期、妊娠、外伤时体积可迅速增大。

静脉型血管畸形,习惯上称为海绵状血管瘤,是最常见的血管畸形,病变主要由充满血液的血窦和薄壁静脉构成。在四肢、躯干均可发生,自皮肤至皮下脂肪层、肌肉层,甚至于骨、关节都可累及。海绵状血管瘤质地柔软,可压缩。病变肢体下垂后肿瘤体积可增大,即体位试验阳性,具有重要的诊断价值。瘤体内可形成血栓,机化后导致钙质沉着形成静脉石。主要声像图诊断要点包括:边界不清晰的混合回声区,内部可见多发网格样或不规则的低至无回声区,部分可见到静脉石强回声伴声影。探头加压后比较,肿瘤体积明显压缩。病变处下垂受重力作用,瘤体体积增大。由于瘤体内血流速度缓慢,彩色多普勒超声常不能显示病变内血流信号。当探头反复加压时,瘤体内的无回声区内可见液体流动产生的彩色血流信号。

(3)神经鞘瘤:神经鞘瘤是周围神经性肿瘤中最常见的一种,多数为良性,可发生于任何有神经的部位,以头颈部及四肢最为多见。

1)临床表现:可长期无症状,患者常因神经走行部位出现肿物,受累神经支配区麻痛、无力为主要症状而就医。恶性神经鞘瘤常出现明显疼痛或神经症状。

2)超声表现:肿瘤与神经走行部位有关,多单发,偶尔可在同一神经或不同神经上多发,形态多为椭圆形或梭形,边界清晰,多有包膜,内部呈较均匀的低回声。发生囊性变或出血时,肿瘤内呈混合性回声,可见大小不一的无回声区。病程长的肿块内部可呈不规则高回声,有时出现斑点状或团块状强回声伴声影,肿块后方回声轻度增强。在肿块长轴的一端或两端,可找到与之相连的神经干,神经偏于肿块的一侧。肿瘤内部可有少许彩色血流信号(见图11-4)。恶性神经鞘瘤一般体积较大,生长快速,无包膜,边界不规则或与周围有粘连,内部回声不均,可有钙化,血流信号较丰富,可伴有区域性淋巴结的肿大。

3)鉴别诊断:应与神经纤维瘤、肿大淋巴结、有血栓形成的动脉瘤及其他软组织肿瘤相鉴别。后三者与神经无起源连接关系,而神经纤维瘤一般无包膜,包绕神经干生长,不同于神经鞘瘤。

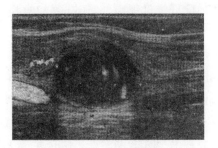

图 11-4　神经鞘瘤

（4）神经纤维瘤：神经纤维瘤是起源于神经膜的良性局限性肿瘤或弥散性增生形成的肿瘤。包绕神经生长，可发生于全身各部位的神经干。有时肿瘤多发，呈串珠样排列，临床称为神经纤维瘤病。

1）临床表现：临床症状、体征与神经鞘瘤相似，常因软组织包块就诊。

2）超声表现：单发结节型，与神经鞘瘤相似，多呈梭形、卵圆形或分叶状，边界清晰，一般无包膜，内部回声均匀或不均匀，与之相连的神经干从肿块中心穿入，肿块内部仅有少量的血流信号显示（见图 11-5）。多发性结节，多位于皮内或皮下，可沿一条神经发生多个或在全身散在发生，由皮肤长出，呈梭形、椭圆形或多结节相连的肿块，肿块较软，探头加压容易变形。弥漫型神经纤维瘤显示皮肤及皮下脂肪层明显增厚，与正常组织无明确界限，内部回声增强，呈条状或结节状不均匀低回声，神经组织分布其内，可显示较丰富的血流信号。

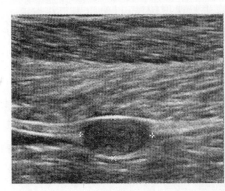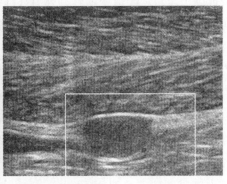

图 11-5　右小腿比目鱼肌深部神经纤维瘤

3）鉴别诊断：单发结节型需与神经鞘瘤、脂肪瘤、脂肪肉瘤、肿大淋巴结相鉴别。

3．肌肉及肌肉层深方肿物

肌肉层的肿瘤少见，原发肌肉的肿瘤包括横纹肌瘤和横纹肌肉瘤，其中横纹肌肉瘤较为多见。

（1）肌肉内黏液瘤：是一种缓慢生长的良性病变，瘤体内含有大量黏液和纤维母细胞。40～70 岁的老年女性较为多见，主要累及四肢较大肌肉，如大腿和上臂。声像图表现为肌肉内边界清晰的低回声肿物，后方回声增强，内部可见裂隙样或囊状无回声区，代表瘤体内黏液成分。肌肉内黏液瘤的特征性超声表现为"脂肪帽"，即瘤体上、下两极处由于少量脂肪包绕显示为三角形的强回声。此征也见于神经源性肿瘤，通过发现肿物与神经相连可与本病鉴别。

（2）韧带样纤维瘤：是来源于深部结缔组织，主要是肌肉内结缔组织及其被覆的筋膜或腱膜的纤维母细胞性肿瘤,瘤体内除纤维母细胞外,还有致密的胶原纤维。肿瘤呈侵袭性生长,易复发,但无转移。虽然在形态上表现为良性,但呈低度恶性的特点,故又称非转移性纤维肉瘤。此外,还称其为肌肉腱鞘瘤样增生、腹壁外纤维瘤病。

本病少见,呈散发性,部分有家族性聚集,病因不明。可发生于任何年龄段,但 20~40 岁为高发。可发生于任何部位,但是发生部位以肩颈部、胸背部、骨盆及大腿多见。病变常局限于肌肉内或与筋膜相连,边缘浸润肌肉组织,有时侵入骨皮质引起骨侵蚀样改变,似骨韧带样纤维瘤,10%~15%的患者可表现为全身多发病变。临床主要表现为深在缓慢生长的无痛性肿块,质硬,界限不清,大小不等,多为 5~10 cm,大者超过 20 cm。部分患者因肿瘤广泛侵犯周围重要的血管、神经、韧带等组织而出现不同程度的周围神经症状。

声像图表现为较大的团块状或分叶状低回声肿块,沿深筋膜长轴方向分布并包绕肌纤维,肿块边界可清晰,也可模糊不清。内部回声多均匀,致密胶原纤维成分可表现为纤维层状结构伴后方声衰减。若包绕肌腱,内部可出现高回声团;若侵袭骨膜,可出现骨膜增厚,骨皮质不光滑。CDFI 检查多数肿瘤内仅可见稀疏点状血流信号。

腹壁韧带样纤维瘤主要发生于腹直肌和腹外斜肌,与口服避孕药、妊娠、腹部手术及外伤明显相关。

(3)弹力纤维瘤:因好发于背部,故将其命名为背部弹力纤维瘤。病变由大量增生肥大的弹力纤维构成。目前较为一致的认识是它并非真性肿瘤,而是增生性瘤样病变,多因反复创伤或摩擦造成弹力组织增生退变所致。弹力纤维瘤生长速度缓慢,目前尚无恶变报道。

本病好发于 50 岁以上老年人,女性多于男性,常位于肩胛下角,多为单发。最典型的发病部位是背部肩胛下角区的前方,第 6~8 肋水平,在前锯肌、背阔肌和菱形肌的深层,与胸壁紧密粘连。此外尺骨鹰嘴沟下方也是较多发的部位。

增生纤维与周围组织交织分布,故声像图表现为边界不清、无包膜的肿块。内部有条索状的高回声和低回声,为瘤体内的纤维组织和脂肪组织。CDFI 检查多无明显血流信号。

弹力纤维瘤无特异性的声像图特征,超声诊断主要依据其特殊的发病部位和病变层次:肩胛下角区肌肉层深方。

4.关节、肌腱周围常见肿物

腱鞘囊肿与滑膜囊肿、滑囊炎见前述。

(1)腱鞘巨细胞瘤:本病与色素沉着绒毛结节性滑膜炎为同类病变,病因尚不清楚。目前认为与炎症、局部创伤有关。多数学者认为本病是由局部肿瘤增生或反应性滑膜炎引起。腱鞘巨细胞瘤好发于 30~50 岁,通常累及手部特别是第 1~3 指屈肌腱鞘。临床表现为生长缓慢的无痛性肿物。

声像图表现为边界清晰的低回声肿物,主要位置特点是紧邻肌腱。较大的肿物可压迫局部指骨形成皮质破坏。通常病灶内可见少量血流信号。

(2)血管球瘤:源于皮肤中的血管球组织,可发生在全身各处,好发于手指甲床下。主要表现为刺痛或烧灼样痛,局部按压或寒冷刺激可诱发。超声表现为甲床下低回声结节,局部指骨皮质可被侵蚀破坏。CDFI 显示结节内血流信号丰富。

（3）骨软骨瘤：好发于长骨骨端，瘤体逆向关节面生长，表面覆盖软骨帽。声像图表现为肌肉层深方的强回声肿物伴声影，强回声表面光滑，动态扫查可见颈部与邻近骨皮质延续。强回声长轴方向逆向骨关节面，表面可见低回声软骨回声。

（三）临床意义

许多病变具有相似的声像图表现，超声检查以及 CT、MRI 等影像学手段都很难作出明确诊断。但是，与其他影像学检查方法不同，超声扫查时医师与患者之间可直接交流，超声医师能够获得相关信息来帮助诊断。如病变的软硬度、病程的长短、有无合并疼痛等，很多时候超声诊断并非完全基于声像图特征而是结合临床信息获得。因此，对于软组织病变的超声诊断，超声医师应首先掌握相应的临床知识并有意识地在扫查过程中询问病史等情况。此外，现代高频超声能够清晰地区分皮肤、皮下脂肪层等层次结构，因此，多数情况下可以判断病变的组织层次来源，这对诊断也很有帮助。

（张中华）

第十二章　介入性超声

第一节　介入性超声概述

介入性超声是在实时超声的监视、引导下完成穿刺活检、置管、抽吸及注药治疗等介入性诊断治疗的操作,是通过侵入性方法达到诊断和治疗目的的一种新技术,是现代超声医学的一个分支。

一、介入性超声适应证和禁忌证

1.适应证

(1)诊断性介入性超声包括:①穿刺抽液化验检查。②穿刺抽吸细胞学检查。③穿刺切割组织病理检查。④穿刺和置管后注药行 X 线检查等。

(2)治疗性介入性超声包括:①抽液(注药或不注药)。②引流(单纯、清洗或加注药)。③药物注入(乙醇、抗生素、促凝血药、抗肿瘤药及免疫抑制药等)。④物理能量导入(射频、微波、核素、冷冻、激光、高强聚焦超声等)。

2.禁忌证

(1)灰阶超声显示病灶或目标不明确、不清楚或不稳定者。

(2)严重出血倾向者。

(3)伴大量腹水者。

(4)穿刺途径无法避开大血管及重要器官者(粗针及治疗性穿刺更列为禁忌)。

(5)化脓性感染病灶,如脓肿可能因穿刺途径而污染胸膜腔或腹膜腔。

二、介入性超声术前准备

1.超声医师准备

超声医师在术前必须详细了解患者的病史,明确目的。然后,用超声诊断仪仔细观察病灶或靶目标,研究穿刺引导是否可行。同时结合具体适应证和禁忌证,确定患者是否适宜施行介入性超声,并告知患者手术的益处和可能出现的风险,签署知情同意书。

2.化验与器械准备

(1)检查血常规和凝血功能,必要时检查心功能、肝功能及肾功能。

(2)治疗前 1 周停服抗凝药(如阿司匹林等)。

（3）操作前禁食 8 小时，腹胀明显者应事先服用消胀药或清洁灌肠。

（4）做好患者及其家属的术前谈话，并签署知情同意书。

（5）完成超声引导探头及穿刺针、导管等介入操作器械的清洁、消毒。

3.介入超声室的基本要求

（1）操作间实用面积应在 20 m² 以上，易于清洁、灭菌，保持低尘，入室换鞋、戴帽、戴口罩。

（2）要求超声诊断仪图像清晰、分辨率高，并配备专用超声引导穿刺探头及引导架。后者须清洁、消毒灭菌。

（3）麻醉设备需备有局麻针、局麻药（皮试）。开展介入治疗的介入超声室应请麻醉科医师建立全身麻醉及相关心肺功能监护系统。

（4）针具导管及辅助物品需备有穿刺针、活检针、导管针、导丝、引流管、自动活检枪、负压吸引器等。

（5）治疗设备需备有激光治疗仪、微波治疗仪、射频治疗仪、高能聚焦超声治疗仪或冷冻治疗仪等。

三、介入超声的技术原则

（一）影响穿刺精确度的因素

介入超声技术的关键是在超声引导下将诊疗器械准确导入靶目标。根据需要和操作者的习惯，可以使用穿刺导向装置（如穿刺架），也可以徒手操作引导穿刺，两者各有利弊。

1.超声仪器因素

超声切面所显示的图像是一定厚度声束内组织信息的叠加图像，即"容积效应"。受此影响，声像图所显示的位置与实际位置可稍有误差，当穿刺针接近靶目标时，易出现刺中假象，这是导致超声引导穿刺小病灶或管道发生偏移的重要原因之一。要重视此效应对操作者的误导，并从多方向观察确认针尖位置，予以纠正。

目前，新型高档仪采用了全程聚焦，改进了性能，使不同深度的声束厚度减小，图像分辨率得到了显著的提高，特别是实时三维超声导向技术，使穿刺的准确性得到显著提高。

2.影响穿刺准确性的其他因素

（1）引导装置不匹配：开展该项技术前首先需验证超声引导穿刺系统是否准确，可做水槽实验进行校准。具体做法是在平底水桶或水盆中放置数个青霉素瓶塞，水深为 8～12 cm。探头及引导穿刺架置于水浅层，保持水面平静下引导穿刺针沿监视屏引导线刺达瓶塞，反复练习超声引导技术。若排除操作不当原因后，仍不能准确刺中目标中心点，多为穿刺引导装置不匹配，应进行调整。

（2）麻醉不足或呼吸造成移位：应禁止患者做深呼吸。在准备进针或出针前均要求患者平静呼吸，取材时嘱患者屏气，故穿刺前应训练患者控制呼吸。完全无法控制呼吸动作的患者属相对禁忌穿刺对象，技术娴熟者可在患者呼吸中暂停的瞬间迅速进针出针完成穿刺。另外，需重视皮肤至腹膜层的充分麻醉，这样可减少因疼痛引起的肌肉痉挛和靶目标移动。

（3）穿刺造成的目标移位：穿刺针接触至靶器官时，器官可能会发生移位因而产生穿刺偏离。使用锋利的穿刺针和掌握熟练的穿刺操作可以减小这一影响,日常肌内注射常用的快速加压进针是可参考应用的技巧。

(4)组织过硬:22 G、20 G 的活检针细长、有弹性,用于经皮穿刺较安全。但遇到阻力大的组织,如腹壁以及痉挛的肌肉、较硬的韧带或管道结构等,可引起穿刺针弯曲变形而造成穿刺针偏移靶目标。对此,采用 16～18 G 的粗引导针穿刺皮肤和腹壁,通过引导针穿刺以避免较软的细针偏离引导线。对 14～17 G 较粗的引导针则应先用小尖刀在皮肤上切一小口至肌层或筋膜层,以确保穿刺针顺利通过,防止穿刺针偏移。

(二)提高穿刺精确度的操作技巧

在对人体行超声引导穿刺时,由于受到呼吸、心跳等干扰,准确刺中的靶目标直径至少应达 5 mm,但近年来采用可变聚焦的仪器,实验证实,超声引导可刺中直径 2～3 mm 的靶目标,准确的穿刺仍需依靠精确的引导方法和娴熟的操作。

为了使超声引导穿刺更精确,操作中要使探头声束轴线通过被穿刺目标。当声束未与靶心相交时,容积效应易造成伪像,导致穿刺偏移目标。正确的做法是将探头在靶心点上做小幅度的侧动,向左、右(或上、下)侧动探头,反复 3～4 次微调后,回到正中清晰显示目标靶心。然后,固定探头将穿刺引导线定位在靶目标的中心区域,在靶目标图像显示最清晰状态下实施穿刺即可准确命中。该引导技巧对深部小肿瘤穿刺尤为重要,随着引导技术的提高和经验的积累,穿刺定位操作过程一般可在 10 余秒之内快速完成。

(三)穿刺器具选择

由于穿刺探头及活检针的不断改进,使得肿瘤穿刺引导更加精确,经皮活检可达到最低程度的组织侵害并获得明确诊断。普遍认为除常规应用的 21 G 细针以外,18 G 针做经皮穿刺活检仍然是安全的。特别是弹射式自动活检枪的应用,使取材更为简便,即使较硬的或很小的肿瘤,也能取得质量好的组织标本,从而提高诊断准确率,已成为临床常规应用的活检方法。

1.超声仪器

目前常用的高分辨率实时超声仪为引导穿刺的理想仪器,可监视操作过程,直观性好,定位准确,能实时显示重要脏器、血管、肿块位置以及穿刺针移动过程和针尖的确切位置,彩超仪可观察穿刺途径的血流状况,便于避开较粗大的血管,从而可更安全地引导穿刺。

2.探头及引导装置

超声引导的穿刺探头种类繁多,用来满足不同部位穿刺的需要。通常,第一类为专用穿刺探头,探头的中部设有供穿刺针具出入的槽沟及控制穿刺方向的引导穿刺架。另一类是在普通探头端侧安装可拆卸引导穿刺架,构成穿刺探头。常用的肝穿刺活检探头为凸阵探头、相控阵探头等,性能不同各有特色,各类穿刺探头功能如下。①电子相控阵探头:探头小、灵活,图像较清晰,引导准确。②小凸阵探头:探头小巧灵活,视野宽且图像清晰,超声盲区小,有利于显示膈下肿瘤,为最佳选择。③大凸阵探头:视野宽,图像较清晰,应用较广泛。④线阵探头:视野宽,图像好,为浅表部位穿刺首选,但定位不便。⑤机械扇形探头:针尖显示好,准确性高,图像欠清晰稳定。

目前,多数采用普通探头端侧安装可拆卸穿刺引导装置进行穿刺操作。使用超声穿刺引导器并配备不同规格的针槽,可以保证穿刺针沿预定的穿刺线路和深度,在实时超声监控下准确刺中靶目标。超声穿刺引导器的进针角度一般固定为 5°、10°、25°、30°、45°等,也可调试,有助于从不同角度穿刺进针。

超声成像的局限性,使得学习超声成像对解剖结构的识别与 CT 和 MRI 相比更难。因此,要在介入过程中获得最佳介入路径到达观察目标,可采用影像融合导航系统,即将超声得到的图像和 CT/MRI 断层扫描得到的图像融合到一起。这套系统可以很好地在短时间内帮助提高超声操作技巧。操作者可以同时并且连续地比较超声扫描的图像和 CT/MRI 扫描的图像,从而使得操作者更容易理解解剖结构并进行准确的定位引导。

3.穿刺针和引导针

(1)穿刺针:常用穿刺针的国际和国内型号与实际粗细比较。

由于 22~20 G 穿刺针较细软,均需配大一号的短粗针(如 18 G)作为引导针,引导针先刺达腹壁下,以保证细针穿刺过程中不发生偏移,准确刺达目标。

穿刺针依其使用方法可分为手动、半自动、自动 3 类。手动穿刺针利用手动负压切割抽吸获取组织及细胞学标本。自动活检装置又称活检枪,是将穿刺针放入自动弹射装置,完成定位后按动扳机,穿刺针自动发射,快速切取组织标本。半自动活检指穿刺针上设有弹射活检装置,穿刺针进入预设目标后,人工开启弹射装置获取组织。这些方法各有长处,手动穿刺针一次取材量常多于其他同型号针,成本较低。自动活检装置切割组织速度快,适合切取较硬肿瘤组织。半自动穿刺针与自动弹射装置结合为一体,增加了活检成本,现较少采用。

根据长期临床应用经验,推荐选择穿刺针如下:①首选手动细针活检,可多次取材并了解靶目标软硬度,方法安全。②取材不满意或肿瘤较硬时改用自动活检装置。③良性病变或细针活检诊断不明确者可选用 18 G 穿刺针活检。④淋巴结、肝硬化组织选用 16~18 G 穿刺针。⑤疑囊性病变先用手动细针试穿,可根据手感接注射器抽吸。⑥腹部脏器穿刺推荐采用手动/自动细针活检。

穿刺针的选择取决于靶器官和临床穿刺目的。如肝弥散性病变和肝硬化患者需使用 18 G 或 16 G 穿刺针穿刺才能获得准确病理诊断,肝肿瘤活检一般选取 21~18 G 穿刺针。患者出凝血时间、血小板指标符合穿刺活检基本条件,多数是安全的。

(2)引导针:能通过活检针的短粗针,其尖端锋利,便于刺入腹壁、胸壁,以保证穿刺针准确刺中病灶;对 20~23 G 细穿刺针更为重要,不可忽视。其粗细以刚能通过穿刺针为最佳,否则易造成穿刺方向偏移目标。

(四)穿刺物品准备及探头针具消毒

1.穿刺物品的准备

(1)穿刺包内物品:弯盘 1 个,20 cm 的钢尺 1 把,纱布数块,治疗巾 3 块,镊子 1 把,无菌钳 1 把,滤纸(长 2 cm,宽 1 cm)数枚,消毒套、无菌瓶。射频包内需准备刀柄 1 把、钳子 3 把、治疗巾 5 块。以上均需高压消毒灭菌。

(2)其他物品:不同规格类型的穿刺针,载玻片数张(细胞涂片用),装有 10%甲醛溶液的小瓶多个(浸泡组织用),局麻药物(2%利多卡因),一次性注射器(5 mL 及 10 mL 各 1 支),消毒皮肤用碘伏、75%乙醇,创可贴。如为抽液或置管引流应事先备好引流瓶、灭菌耦合剂。

2.探头消毒

探头消毒方法,禁浸泡及高压蒸气消毒,尽量不采用乙醇、碘酒及碘伏等消毒液频擦,因易损伤探头表面,常用的消毒方法有以下几种。

(1)气体消毒法:①穿刺前,将探头取下,放入密闭的器皿中,其内放置环氧乙烷或甲醛气体,熏蒸12～24小时(探头接口的金属部分以橡胶或塑料套包裹为宜)。②为了避免交叉感染,穿刺时将无菌塑料薄膜或普通外科手套套在探头外面,探头面与包裹物之间涂以灭菌耦合剂。③穿刺完毕后将穿刺架卸下,用乙醇擦净,然后放入戊二醛或其他消毒液中浸泡10～20分钟,即可再用。

(2)消毒包裹法:用特制的无菌消毒塑料套将探头包裹,其间涂以消毒耦合剂或适量消毒盐水,排尽塑料套与探头间气体,使之良好接触。

3.穿刺器具的消毒与处理

(1)目前超声引导穿刺多数采用国外进口的一次性针具,使用后由相关部门负责销毁处理。

(2)自动活检枪内装有不锈钢弹簧,一般不易生锈,但为了保持弹簧的润滑性,穿刺时穿刺枪不进行消毒,但操作时切记注意无菌操作。

(3)预备药品:包括常规抢救药品、抗过敏药物、止血药物等。

(4)氧气、负压吸引器。

4.术前准备及术中配合

(1)检查血常规和凝血功能,必要时,检查心功能、肝功能及肾功能。

(2)治疗前1周停服抗凝药(如阿司匹林等)。

(3)操作前禁食8小时,腹胀明显者应事先服用消胀药或清洁灌肠。

(4)做好患者及其家属的术前谈话,并签署知情同意书。

(5)完成超声引导探头及穿刺针、导管等介入操作器械的清洁、消毒。

(6)观察皮肤有无感染灶,帮助患者摆好体位,将穿刺部位充分暴露,并询问有无药物过敏史。

(7)向患者解释穿刺过程,取得患者的配合,精神过度紧张者可适量给予镇静药。

(8)皮肤消毒,常用2%碘伏,消毒范围尽量大,相当于外科较小手术的常规皮肤消毒。

(9)取材成功后,将标本推至滤纸片上,并迅速浸泡于10%甲醛溶液中。

(10)观察标本满意程度(大小、质地):取出的标本外形呈细条状,突出于滤纸面;最好将标本集中堆积在滤纸表面,浸泡后观察,若为血肿、坏死、破碎的组织或组织块太小均不能得到满意的病理结果,需再次取材。

(11)细胞片制作:首先应擦净载玻片,并涂少量蛋清甘油,起到固定作用。涂片时将2张载玻片重叠,而后轻轻拉开,切忌用力挤压。而后固定于95%乙醇或10%甲醛溶液中。

(12)穿刺毕,将穿刺部位擦净,常规包扎伤口。如为甲状腺穿刺患者,为避免术后出血,可用绷带加压包扎或嘱患者自己压迫5～10分钟。

(13)术后应注意观察患者有无出血、气胸等合并症,需常规留观1小时。

（五）超声引导穿刺操作原则

（1）遵守无菌操作规则，皮肤消毒范围较临床常规腹腔穿刺、腰椎穿刺更广泛。

（2）重视局部麻醉，一般达壁侧腹膜、胸膜层。

（3）穿刺针进达胸腔、腹腔时，嘱患者屏气，避免咳嗽及急促呼吸。

（4）切取组织动作要敏捷、准确，手动负压吸取组织可在病灶范围内上、下提插2次。

（5）密切注视针尖位置，为防止进针过深，可测量距离并在穿刺针上做标记。

（6）自动活检枪在穿刺针刺入肿瘤表面方能打开保险，确认针尖部位后方能按动切割开关。

（7）避免在一个针点反复穿刺，以减少并发症发生的可能性。

（8）除避开主要脏器和大血管以外，常用CDFI技术观察穿刺途径，以避开异常、较粗的血管，并避开血供丰富区域。

（9）对边界清晰、回声均匀的弱至无回声肿块，需用CDFI技术除外动、静脉瘤。

（10）在患者屏气状态下出针，尤其是自动活检枪切割组织时，需快速出针，以减少并发症。

（11）穿刺活检后常规进行超声检查，观察有无出血及气体、液漏等征象。

（12）穿刺时无菌病例在前，感染病例在后；穿刺过程中发现感染者，为防止交叉感染，应暂停其后的穿刺。

（李普楠）

第二节 心脏声学造影

1968年Gramiak和Shah将超声造影技术应用于临床，通过插入主动脉或心脏内的导管注射经手振动的靛氰蓝绿或盐水等，属于创伤性检查方法，未能推广使用。随后改用周围静脉内推注声学造影剂，加上造影剂的改进和技术的成熟，右心系统声学造影开始在临床上广泛应用。但由于上述造影剂所含的微泡直径大，无法通过肺循环，左心系统声学造影一直限于有创性导管方法或术中在心脏上直接注射，未能在临床普遍推广。

直至1984年，Feinstein等报道应用声振方法制备声学造影剂，制成的造影剂内微泡直径与红细胞相似，静脉注射后能通过肺循环，达到左心显影的效果，从此心脏声学造影进入了一个新阶段。此后，学者们对左心声学造影和声学心肌造影的研究产生了广泛的兴趣，致力于新的左心声学造影剂和心肌声学造影剂的研制。二次谐波成像技术等超声工程技术方面的进展，明显提高了造影剂超声信号的敏感性。

一、原理

人体心脏和血管内流动着的血液作为介质基本是均匀的，尽管血液内含有红细胞、白细胞、血小板等有形物质，但由于其超声散射和反射的能力较弱，一般情况下不能反映血液内微弱的不同声阻抗的存在。当超声声束穿越血流时不发生反射，在示波屏上显示为无回声暗区。除非在病理性血流淤滞、超声仪灵敏度特别强的情况下，可以出现自发性血流超声显影。如果在人为条件下,在血液内加入声阻抗值与血液截然不同的介质,使血流内出现明显不同的界面时,血液内即出现云雾状回声反射,这就是声学造影成像的基本原理。早期对靛氰蓝绿或盐水等溶液可增强超声信号的原理并不清楚,直到 1980 年,Meltazer 证实声学造影剂内含有的微气泡在所有方向上的散射波使超声信号增强,因为气体的声阻抗最大,因此,任何气体均具有强烈的声反射作用。

凡直接经静脉、动脉或经心导管间接经静脉、动脉或心腔内注入可产生强烈超声反射的、足以使心脏或血管内的血液产生云雾状反射的制剂,称为超声造影或声学造影剂。

声学造影剂内的微气泡主要来源于溶液本身含有的空气微泡或当注射器吸取溶液时混入液体内的肉眼觉察不到的空气微泡或在快速注射时针尖口或导管口形成的涡流、被称为 Bernoulli 效应产生的微小气穴可能也参与微泡的形成。随后,临床上开始应用某一种气体事先制备好的或临时制备的含有微泡的声学造影剂。

声学造影剂中微泡的表面张力低于血液时,有利于微泡的生存和运载,从而加强了造影的效果。造影剂和血液之间声阻抗差别的程度,以及造影剂内气泡的生存寿命长短,是能否达到声学造影要求的关键,就是说声学造影剂效应的本质不是溶液的本身,而是注入不同数量、不同直径和不同种类气体的微气泡,尽管各种气体的声阻抗相似,超声效应基本相同,但由于不同气体在血液内的溶解度和生物效应不尽相同,不同造影剂的声学造影效应也有一定的差别。此外,运载微气泡的溶液对微气泡的寿命及其释放速度和数量,也具有相当重要的作用。

二、造影剂的种类和应用

临床上应用过的声学造影剂已有数十种,原则上,任何气体进入体循环系统均有发生动脉内或微循环内气体栓塞的可能性,因此,在有右向左分流的患者中进行右心声学造影时,均应严格掌握造影剂的剂量。

在各种气体中,二氧化碳在血液中的溶解度最大、最快,因此在使用中最为安全。但二氧化碳具有较强的血管扩张作用,因此在右向左分流病例中,二氧化碳随分流进入体循环时,可出现因动脉扩张引起的不良反应。

氮气在血液中的溶解度极小,因此,对疑有右向左分流的病例应列为相对禁忌,除非严格控制剂量。

氧气在血液中的溶解度虽略大于氮气,但过高的氧浓度具有细胞毒性作用,目前临床上均以 3% 双氧水作为声学造影剂。双氧水进入血液后,在血液内的过氧化氢酶的作用下释放出氧分子,因此,氧的释出有一个短暂的延迟。由于氧气的毒性作用和致栓塞作用,应严格控制剂量,尤其是有大量右至左分流的病例。

空气中主要含氮气和氧气,在血液中的溶解度很小。由于氮气的毒性较小,相对来说,空气声学造影剂比纯氧气造影剂为安全。但在右至左分流的病例中仍应控制剂量。空气造影剂须有载体,在早期,不了解声学造影的原理,其他造影剂内含有的微气泡数量较少,且不稳定,所以早期的声学造影剂的显影效果较差。

所有声学造影剂均适用于左心造影,但由于气体直接进入动脉,即体循环内,如果剂量过大、气泡过大或溶解度过低,可造成冠状动脉、脑、肺或体循环系统的微血管栓塞及心肌、脑细胞的窒息、缺血。此外,上述所有造影剂内微气泡的直径均较大($20 \sim 100~\mu m$),不能越过肺循环,只适用于导管法或直接在左心房、左心室或主动脉根部或冠状动脉内注射,进行左心声学造影和心肌声学造影。现在正重点致力于直径小于红细胞、半衰期较长的微气泡造影剂的研制,以便应用静脉注射方法,达到微气泡能自由通过肺循环的新型左心声学造影剂和心肌声学造影剂。

三、静脉右心声学造影的注射装置

(1)普通注射针头,优先选用头皮静脉注射针头,8 号、9 号适用于成人,6 号、7 号适用于儿童;4 号、5 号适用于婴幼儿。

(2)硅化塑料管,长 $20 \sim 30~cm$,用于连接头皮针和三通装置。

(3)最好串连两个三通装置,以便必要时可垂直接上两个注射器,以供制备空气造影剂。

(4)密闭式或开放式输液装置一套。

(5)注射器若干,包括 1 mL 注射器,用以推注双氧水,5 mL 或 10 mL 注射器用以配制和注射空气或二氧化碳造影剂;20 mL 注射器用以尾随双氧水后推注液体,以便保证双氧水迅速到达心脏内。

声学造影的注射装置有多种,但带有三通连接的输液装置最为方便、实用。接上输液装置后,造影剂可随时通过三通装置直接推入静脉内。停止推注造影剂时,可用缓慢输液的方法维持血管在通畅开放的状态,以备第二、第三次重复注射。

如果应用空气造影剂,则应安装两个三通装置,垂直连接两个注射器,分别吸入液体和空气,关闭三通装置两端,来回用力推注两个注射器 30 次,液体和空气在注射器内充分振荡混合,即可达到临时制成空气微泡声学造影剂的目的。

应用双氧水造影剂时,也应安装连接两个注射器的三通装置,以便推注双氧水后立即尾随推注 5% 葡萄糖注射液或生理盐水 20 mL。

四、静脉注射法右心声学造影方法

(一)注意事项

(1)静脉注射的造影剂剂量视造影剂的种类而不同,任何造影剂的剂量均可根据患者的体重、年龄和造影效果酌情增减。

(2)注射速度以快速推注法最为常用。快速推注的目的是为了减少气泡在途中的损失。但对于释放气泡较慢的造影剂量,注射速度适当放慢反而能增强造影效果。

(3)重复注射的次数根据需要而定。多次重复注射后造影效果常有所改善,其原因可能是随着注射次数的增加,造影剂在沿途被截留或被吸收等损失有所减少,以及被截留在血管壁的微气泡回到心腔内的数量逐渐增加。

(4)两次造影剂注射之间的间隔,以心腔内造影反射基本或完全消失、患者无任何不适症状为依据。

(5)注射部位以肘部贵要静脉或头臂静脉等粗大静脉为宜。被检查者应脱去上衣,注射侧上肢与躯干保持30°以上,以免静脉受到压迫而影响造影效果。患者一般取左侧卧位,根据探查切面的需要也可取平卧位或其他特殊体位。

(6)造影效果不满意时,应检查造影剂是否失效、针头是否滑出静脉外、剂量是否足够、被注射的静脉是否有阻塞,以及仪器的增益是否过小或灵敏度是否不足等。

(7)碳酸氢钠和弱酸配制的造影剂不应把气体状态的二氧化碳排出注射器外,而应一并注入静脉内,静脉内直接注入气态二氧化碳是安全的。如把临时配制的造影剂内的气态二氧化碳从注射器内排出,将会影响造影效果。

(8)推注造影剂后,嘱患者咳嗽、深吸气、挤压注射侧上肢等,均可使被截留在沿途血管壁上的微气泡回到心脏内,从而加强造影效果,但会使右心室排空时间测量值受影响。

(9)注射造影剂过程中应观察或询问患者是否有不适感觉。造影过程中常见的不适症状和反应有:药液外溢引起的注射局部疼痛;药液刺激血管壁引起静脉走行部位静脉壁的疼痛;造影剂内的微气泡经过肺部过滤、破碎时,可有咳嗽反射或胸闷感觉;在由右至左分流的患者中进行二氧化碳声学造影时,由于能引起体循环动脉扩张和造影剂灌注于冠状动脉,患者可出现头晕、头痛、恶心、心律失常和心电图 ST 段暂时抬高或降低。上述反应均为轻度,且短暂,停药后即可消失。心电图 ST 段改变明显时应停止试验,给予吸氧和对症处理。

(10)对于由右至左分流的患者,应酌情减少注射剂量和次数,并延长两次注射的间隔时间,以免发生不良反应。

(11)对于心功能不全的患者,应严格掌握剂量,以免注射过多钠盐和液体加重心力衰竭。

(12)对于婴幼儿等不合作的患者,应于造影检查前注射或口服足量的镇静催眠剂,以保证检查的顺利进行。

(13)凡有冠状静脉窦扩大(其内径超过 5 mm)的患者,应同时做左、右肘部静脉声学造影,以便确定有无残存左上腔静脉、右上腔静脉缺如等畸形。

(14)声学造影时宜选用多个正规的和非正规的二维切面图像及其 M 型超声心动图图像,必要时,应结合频谱和彩色多普勒信息及临床资料全面分析,以利于确诊。

(二)适应证

(1)确定右心腔、大血管的结构及其相互关系,检出可能存在的缺损和畸形。

(2)检出心内分流,并进行定性、定位、定量以及时相的分析。

(3)观察大静脉畸形引流,包括残存左上腔静脉、右上腔静脉缺如、上腔静脉阻塞以及其他上腔静脉畸形引流等。

(4)探查右心各瓣膜的异常反流。

(5)测定右心循环时间和心排空时间。

(6)观察肝静脉以下腔静脉内有无心房收缩期反流征,以判断右心室舒张功能。

(7)探测右心系统和血管内的血流量、血流速度和方向。

(8)肺内右至左分流(肺动静脉瘘)。

(9)改善心内膜边界的识别,以利于判断心脏的大小以及心室壁的节段运动异常。

(10)增强多普勒信号,提高右心瓣膜口反流信号的检出率和定量估测反流量的准确性。

（11）用于术后复查和追踪，评价手术近期和远期效果。

（三）禁忌证

（1）重症心功能不全而不能耐受造影检查的患者。

（2）对声学造影剂有过敏或严重反应的患者。

（3）有心内大量右至左分流的重症发绀患者。

五、静脉注射法右心声学造影的临床应用

（一）用于心内结构的分辨

心内膜、房间隔及卵圆孔和肺动脉前壁等常发生假性回声失落，右心声学造影有助于勾画右心腔内膜边界，提供真实的心内结构。

（二）用于房间隔缺损的检出

1.房水平右向左分流征

在平静呼吸下或附加呼吸动作，暂时增加右心房内压力的条件下，与右心房内显影的同时或之后的一个心动周期内，在左心房、二尖瓣口、左心室和主动脉内相继出现造影剂回声反射，提示房水平由右至左分流。

（1）乏氏动作：深呼气末紧闭声门，做强力呼气状屏气动作（20～30秒），称为乏氏动作。乏氏动作时胸腔内压力增高，上、下腔静脉回心血量减少；动作停止，开始深吸气时，胸腔内压力骤然降低，回到右心房的血量急剧增多，导致瞬时右心房压力增高；同时，因吸气导致肺组织充气扩张，肺静脉回心血量暂时减少，左心房压力下降，导致瞬间右心房压力高于左心房，从而诱发房间隔缺损患者右心房内的造影剂随血流通过缺损口分流至左心房内。

（2）穆氏动作：深呼气末紧闭声门，做吸气状屏气动作称为穆氏动作。穆氏动作时，胸腔压力降低，由于流入右心房的血量增多，导致右心房压暂时性高于左心房，以诱发房水平右向左的分流。

（3）简易呼吸诱导法：令患者连续做数次剧烈咳嗽动作，紧接出现的深吸气动作可有效地暂时诱发房水平右向左分流征。

2.房水平左向右分流征

显影后的右心房内出现负性造影区是房水平由左向右分流的可靠的客观征象。负性造影区的形成机制是左心房压力大于右心房，左心房内的大量血液通过房间隔缺损口向右心房分流，不含造影剂的左心房血液通过缺损口进入右心房内时冲走了右心房内含有造影剂的血液。负性造影区与缺损口相通，最大负性造影区一般出现于心室收缩期，负性造影区的面积与缺损的大小和左向右分流量的大小有关。

3.注意事项

在平静呼吸条件下，如果出现明显的右向左分流征，提示有右心房压力增高、右心室舒张压增高，间接提示存在肺动脉高压或肺动脉狭窄造成的右心压力增高。

如果附加呼吸动作可使平静状态下诱发出房水平少量右向左分流，可见造影剂通过病理缺损口由右心房进入左心房，提示此种房间隔缺损患者已处于疾病的中晚期，左、右心房内的

压力已接近平衡。

如果在附加条件下诱发极少量右向左分流征,如左心房内出现一两个或三五个造影反射小气泡,临床上无阳性体征和症状,超声检查也无异常发现,可认为此种现象无任何病理意义。反射小气泡的来源可能是在附加呼吸动作时,卵圆孔瞬时裂隙状开放或卵圆孔存在无病理意义的少量筛孔,不能据此误诊为房间隔缺损。

房间隔缺损患者右心声学造影时负性显影区的阳性率不高,究其原因可能与分流量小或左、右心房间的压力阶差小等因素有关,或因负性显影区持续时间过短未能发现而被遗漏。负性显影区还应该与冠状窦或腔静脉血液引流入右心房时在右心房内所形成的负性显影区相鉴别。

在条件许可的情况下,应将造影结果与 M 型、二维、脉冲和彩色多普勒的超声心动图检查结果以及临床资料结合起来进行综合分析,以提高诊断的准确率。

注意检出同时存在的其他先天性畸形,尤其有大量右向左分流的病例。还应注意排除合并存在的肺动脉瓣狭窄(法洛三联症)、肺动脉高压(艾森门格综合征)和完全性肺静脉异常回流等畸形。

4.临床意义

有房水平右向左分流征时,右心声学造影诊断房间隔缺损的敏感性和特异性均为 100%,单纯有左向右分流征时,诊断敏感性、特异性为 90% 左右。目前,单纯房间隔缺损的诊断可以免做心导管检查,合并复杂畸形的患者有时仍须进行心导管检查。

右心声学造影检查对于小量右至左分流房间隔缺损的诊断准确性优于心导管和彩色多普勒。右心超声造影检查不仅能检出解剖结构上的房间隔缺损的有无和大小,而且可以了解分流的时相、方向和数量,可以鉴别 I 型或 II 型房间隔缺损,但对 II 型房间隔缺损的分型有时不够精确。右心声学造影检查对手术效果的判断以及手术后随访有重要价值。

(三)用于室间隔缺损的检出

1.阳性所见

在平静呼吸或附加呼吸动作条件下,静脉注射右心声学造影剂后,左心室、左心室流出道和(或)主动脉根部内相继出现造影剂回声反射,提示室水平有右向左分流。右心室内出现与室间隔缺损口相通的收缩期负性造影区,提示有室水平左向右的分流。

在平静呼吸条件下,如左心室内出现右向左分流来的造影剂反射,则应考虑有两种可能:①舒张期分流,提示右心室压已达到或超过了左心室压的 2/3,右心室舒张压瞬时超过了左心室舒张压。②收缩期分流,提示右心室压已显著超过了左心室压,其原因常来自严重肺动脉高压或严重肺动脉瓣狭窄。

室水平右至左分流征的有或无以及多或少与缺损口大小有关。一般小的室间隔缺损从不发生右至左分流。

左心室内右心室分流来的造影反射如在收缩期消失,且不出现在主动脉内,提示缺损为中等大小,右心室压力增高的程度较轻;如造影反射在收缩期持续存在,并出现在主动脉内,提示为大的缺损,右心室压力已超过左心室。

附加呼吸动作导致右心房压力增高的同时,左心房和左心室的回心血量减少,从而使左心室舒张压相对降低,当左心室瞬间舒张压低于右心室舒张压时,可在舒张期诱发右向左分流,此时可见少量造影剂经缺损口由右心室入左心室。然而,附加呼吸动作诱发左心室压降低不像诱发右心房压增高那样敏感和可靠,因此,在室间隔缺损中呼吸动作诱发右至左分流征的阳性率不高,如能诱发成功,对确诊有极大帮助,并提示右心室舒张压已有相当程度的增高。由左向右分流产生的右心室内负性显影区的阳性率不高,一旦呈阳性,则具有重要诊断价值。阳性率不高,可能是由于左向右分流的血流直接汇入右心室流出道后迅速射入肺动脉而不易在右心室内显示。应注意检出可能存在的其他先天性畸形。

2.临床意义

声学造影显示或经诱发出现的右向左分流征象对于室间隔缺损的诊断的敏感性和特异性均为100％。声学造影对鉴别缺损类型有一定的帮助,尤其是干下型和脊上型。单纯室间隔损缺可以免做导管检查。超声造影对手术效果的判断和术后随访具有重要价值。

(四)用于法洛四联症的检出

1.阳性所见

静脉注射右心声学造影剂后,右心室内的造影剂经过骑跨在主动脉的巨大室间隔缺损口到达左心室腔内,造影剂常密集于左心室流出道和主动脉根部。在大量右向左分流的病例中,左心室腔和左心室心尖部也可看到造影剂回声反射。

2.注意事项和临床意义

法洛四联症的室水平分流主要发生于心室舒张期。一般情况下,舒张期右心室压可能高于左心室压,收缩期两侧心室的压力基本持平,因此,左心室内带有造影剂的血液在收缩期并不回到右心室,而射入主动脉内,在室间隔缺损和骑跨部位可出现造影剂反射呈往返徘徊征象。

法洛四联症常合并存在肺动脉瓣上、瓣下或瓣口狭窄,而主动脉同时接受来自双侧心室的血液,因此主动脉内的造影剂浓度明显超过肺动脉。

如左心房和二尖瓣口出现造影剂,应考虑为法洛五联症,即法洛四联症合并房间隔缺损或可能合并二尖瓣关闭不全。注意与永存动脉干相鉴别,注意其他畸形的合并存在。

(五)用于动脉导管未闭的检出

1.阳性所见

注射静脉右心声学造影剂后,肺动脉内可见到收缩期负性造影区,提示肺动脉和降主动脉水平存在左向右分流;降主动脉内出现收缩期造影剂回声反射,提示降主动脉水平有右向左分流,也提示合并肺动脉高压,即存在艾森门格综合征。

2.注意事项

动脉导管细小,分流量小,尽管未闭的导管较粗,但由于疾病的中晚期两侧主动脉、肺动脉压力处于持平状态,分流量不大的病例应结合听诊和临床资料全面考虑,以免漏诊。

3.临床意义

声学造影检查对仅有左向右分流的动脉导管未闭的阳性检出率较低。对于合并存在肺动脉高压的动脉导管未闭的诊断具有很高的敏感性和特异性,一旦检出,对手术适应证的选择有非常重要的参考价值。

（六）用于残存左上腔静脉的检出

冠状静脉窦位于左心房后壁房室交界处,在左心室长轴切面上显示其短轴横切面,心尖部做四腔心探查时,稍将探头尾部抬举指向后背,即可获得冠状静脉窦长轴切面。冠状窦的正常内径在 5 mm 以下,凡遇到有冠状窦增大的病例,应做左、右肘部常规静脉声学造影。

1.阳性所见

左肘部静脉注射右心声学造影剂后,冠状窦内首先显影,右心房、右心室相继显影。右肘部静脉注射造影剂后,右心房、右心室显影,冠状窦内不显影。

2.注意事项

正常人左、右侧上肢静脉注射造影剂后,冠状窦内均不显影。如左肘部注射造影剂后冠状窦内首先显影,右肘部静脉注射造影剂后冠状窦显影先于右心显影,则可诊断为右上腔静脉缺如。如左肘部静脉注射造影剂后冠状窦首先显影,右肘部静脉注射造影剂后,在右心显影的同时或稍后冠状窦内出现少量造影反射,则考虑为残存的左上腔静脉与右上腔静脉之间有无名静脉的沟通。如在左肘部静脉注射造影剂后左心房内即刻显影,而右肘部静脉注射造影剂后左心房内不显影,则考虑为残存左上腔静脉直接引流至左心房。

冠状窦扩大的原因以残存左上腔静脉引流入冠状窦最为常见,扩大的冠状窦的直径可达 2～3 cm。此外,肺静脉畸形引流入冠状窦以及引起右心房压增高、导致冠状窦引流障碍的各种原因,均可引起冠状窦扩大,所不同的是前者冠状窦内的血流是动脉血,后者是冠状窦本身的静脉血,两者在左肘部静脉注射造影剂后冠状窦都不会显影。注意检查可能存在的其他畸形。

3.临床意义

过去诊断残存左上腔静脉主要靠手术、尸检、X 线造影或在导管检查中偶然发现,目前静脉声学造影对本畸形的诊断有 100% 的准确率、敏感性和特异性。

检出残存左上腔静脉的意义在于指导心脏手术和心导管检查。对于有残存左上腔静脉的病例,体外循环时应注意额外阻断残存左上腔静脉,导管检查时应避免在左上肢进行插管。

（七）用于肺动静脉瘘的检出

本病多数是先天性肺血管畸形,少数是后天性或继发性。由于肺动脉和肺静脉之间的瘘管造成肺动脉与肺静脉直接相通形成短路,未进行气体交换的肺动脉内的静脉血相继进入肺静脉和左心房,形成右向左分流。分流量大的患者,临床上可出现发绀。

1.阳性所见

肘部静脉注射右心声学造影剂后,右心房、右心室首先显影,经过 5～8 个心动周期后,左心房、左心室内持续出现造影剂反射。该反射的特点是显影的云雾状颗粒明显比右心内的细小、折光度强,左心内造影剂反射的数量随瘘管的大小和分流量的多少而定。

2.注意事项和临床意义

静脉声学造影检出肺动静脉瘘的敏感性高于肺动脉 X 线造影。应注意检出可能存在的其他合并畸形。

（八）用于检出或鉴别其他先天性畸形

左、右心室双出口,部分或完全性心内膜垫缺损、永存动脉干、单心室、二尖瓣闭锁、三尖瓣闭锁、主动脉窦瘤破裂、右心房左心室通道、矫正性或非矫正性大动脉转位等各种罕见或复杂先天性心脏畸形、大血管畸形,都应常规加做右心或左心声学造影检查,一般可发挥重要的辅助诊断作用,有些病例可起到决定性诊断作用。

(九)用于测定心功能

静脉注射右心声学造影剂可以进行臂至心循环时间、右心室排空时间、肺循环时间、左心室排空时间的测定等。实验测得臂至心循环时间的正常值为(2.81±0.91)秒,右心室排空时间正常值为(70.04±18.89)秒。

检查过程中静脉受压、造影剂种类、造影剂剂量、注射方法均可影响测量的结果,因此,各实验室应在规范造影剂种类、剂量、注射方法的基础上确定各自的正常值。

臂至心循环时间延长提示右心房压力增高、右心室舒张晚期压增高或右心室整体功能不全,右心室排空时间延长提示右心室功能不全或二尖瓣关闭不全。

声学造影测定心功能可用于右心衰竭患者的临床疗效观察和指导用药。

(十)用于勾画心内膜的边界

正常情况下,受到超声波入射角度、仪器性能、胸壁超声窗和操作者的技巧等影响,部分患者的心内膜边界不清,从而影响药物或运动超声应激试验中对室壁节段性运动异常的判断。在应激试验过程中,注射右心声学造影剂使右心室腔内充满造影剂,从而可改善对右心室室壁节段性运动异常的判断。右心声学造影也可以在声学定量技术分析中改善对右心室内膜精确勾画的效果。

(十一)用于辅助诊断巴德-基亚里综合征

下腔静脉内注射右心声学造影剂,观察下腔静脉和肝静脉内显影情况,判断下腔静脉或肝静脉是否存在阻塞、阻塞是否完全、阻塞的部位和特征等,以确定血栓性阻塞以及膜性阻塞或其他血管异常。

六、左心声学造影

左心声学造影主要包括左心腔声学造影(LVO)和心肌声学造影(MCE)。

(一)适应证

1.左心腔声学造影

目前获得美国食品药品监督管理局(FDA)批准且受到国内外指南和专家共识所认可的左心声学造影检查共同适应证为:超声心动图图像质量不佳时,进行 LVO 检查有利于左心系统心内膜边界的清晰识别、左心腔细微解剖结构的观察、节段性室壁运动的分析,特别是心尖部和心尖段结构异常的识别。LVO 的临床适应证如下。

(1)定量评价左室容量和左室射血分数。

(2)左室心尖肥厚。

(3)左室心肌致密化不全。

(4)左室心尖血栓。

(5)左室心尖室壁瘤。

（6）鉴别心腔内肿块。

（7）心肌梗死并发症。

2.增强心脏和大血管瓣膜的多普勒信号

常规超声心动图检测时,常存在多普勒信号微弱或因多种原因导致多普勒信号的检测困难,使二尖瓣、三尖瓣和肺动脉瓣、主动脉瓣的血流速度和反流速度不能被准确测量。注射超声造影剂后,能显著增强上述瓣膜的多普勒信号,有利于心血管内部血流动力学的准确评估,特别是临床上比较关注的三尖瓣反流的准确检测。

3.与负荷超声心动图联合应用的左心声学造影

负荷超声心动图与常规超声心动图一样,易受到肺气、肋间隙和肥胖等因素干扰,一定程度地影响了其评估左心室容量、射血分数和室壁运动的准确性和重复性。而 LVO 与负荷超声心动图联合使用,可以提高左室心内膜边界的清晰显示率,有利于在静息和峰值负荷下完整地评估左室室壁节段性运动,提高诊断的准确性和重复性。

4.心肌声学造影

实时低 MI 成像技术不仅被应用于 LVO,也在多个临床研究中心被应用于 MCE,尽管 MCE 并不是目前全球各个政府药品管理机构批准的超声造影剂临床适应证,但已有的相关临床实践已经证实,MCE 技术有利于在床旁提高急性冠脉综合征的诊断准确性,有利于与负荷超声心动图结合提高冠状动脉疾病的检出率以及诊断的准确性和重复性,有利于心脏良、恶性肿瘤的诊断和评估。

（二）检查前准备

（1）熟悉和掌握左心声学造影仪器的调节和图像存储方法、超声造影剂配制方法及注射要求。

（2）检查前需获得临床医师的认同,超声心动图医师必须严格掌握使用左心声学造影剂的适应证和禁忌证。详细了解患者的病史,仔细查阅病历,排除造影剂禁忌证,避免不良后果。同时应获得患者的同意和理解,签署知情同意书。

（3）建立外周静脉通道。

（4）需做好左心声学造影检查前的准备,熟悉和掌握超声造影剂的配制、超声仪器的调节和心脏超声造影图像的优化。

（5）患者取左侧卧位或平卧位,充分暴露心前区。

（6）应常规配有心肺复苏设备及抢救药品。

（三）造影剂及造影方法

1.左心声学造影剂

左心声学造影剂可以经过肺循环进入左心系统,使原来没有明显回声反射的左心系统得到显像。

2.左心腔声学造影方法和流程

（1）建立有效的静脉通道。

（2）左心声学造影之前必须完成患者的常规超声心动图检查,对患者心脏的解剖和功能进行进一步评估,明确左心声学造影的目的。并完成至少1个完整心动周期的心尖四腔心、两腔心、三腔心以及乳头肌短轴切面的图像储存。

(3)左心声学造影时,采用低MI(MI<0.3)或超低MI(MI<0.2)实时造影检查模式。超低MI实时成像技术能消除和降低心肌和瓣膜信号,从而清晰显示造影剂在心腔、心肌和心腔内肿瘤的充填。

(4)目前使用的超声造影剂的应用剂量和具体方法为:2 mL,其中团注造影剂0.5~1 mL,剩余的造影剂在2~5分钟内(配合左心声学造影检查时间)缓慢推注,随后用5 mL生理盐水于20秒以上缓慢推入;或采用特殊微量输入泵,输入造影剂0.8~0.9 mL/min,可手工震荡输入泵以保持微泡均匀,但是后一种方法远较前一种方法操作复杂。对于目前超声仪器中广泛应用的低MI谐波成像,小剂量的团注配合盐水缓慢地注射是安全的。因此,团注法是目前国内大多数医院采用的方法。

(5)图像调节时,将聚焦置于二尖瓣环水平,调节增益使图像信噪比最佳,调节扇区大小使图像帧频>25 Hz。

(6)在心尖四腔心切面观察左室从心尖至心底显像是否均匀。当左室中段和基底段出现声衰减或声影时,应减少团注的起始剂量或减慢输入速度;当心尖部造影剂呈现涡流现象,主要原因是MI设置过高或注射造影剂剂量不足,应将MI值重新设置或者通过增加团注的剂量来使心尖部涡流消失。

(7)图像采集以动态图像为主,采集至少5个完整心动周期的心尖四腔心、两腔心、三腔心以及乳头肌短轴切面的超声造影动态图像。

(8)建议造影结束后,观察患者的生命体征30分钟,如无异常表现,去除留置针后方可让患者离开。

3.负荷超声心动图联合左心声学造影检查流程

负荷超声心动图联合LVO能提高负荷超声心动图诊断冠心病的准确率,有效增强超声心动图医师的诊断信心。其中以多巴酚丁胺负荷超声心动图(DSE)结合LVO的应用较多,也有学者在DSE结合LVO的同时,进行MCE的观察,可同时观察负荷状态下,室壁运动与心肌灌注显像的特点。DSE联合左心声学造影检查的具体实施流程如图12-1所示。

(1)检查前准备。

1)准备造影剂、生理盐水、阿托品、β受体阻滞剂(普萘洛尔)、微量泵等。

2)患者签署知情同意书,记录患者基本资料,包括姓名、性别、年龄、ID、体重等。

3)根据患者体重,设定微量泵内多巴酚丁胺用量,具体计算方法如下(多巴酚丁胺注射液规格为2 mL:20 mg)。

0~3分钟微量泵设置用量($\mu g/h$)=5[$\mu g/(kg \cdot min)$]×体重(kg)×60(min/h)×1/10 000。

3~6分钟微量泵设置用量($\mu g/h$)=10[$\mu g/(kg \cdot min)$]×体重(kg)×60(min/h)×1/10 000。

6~9分钟微量泵设置用量($\mu g/h$)=20[$\mu g/(kg \cdot min)$]×体重(kg)×60(min/h)×1/10 000。

9～12分钟微量泵设置用量$(\mu g/h)=30[\mu g/(kg \cdot min)]\times$体重$(kg)\times60(min/h)\times1/10\ 000$。

12～15分钟微量泵设置用量$(\mu g/h)=40[\mu g/(kg \cdot min)]\times$体重$(kg)\times60(min/h)\times1/10\ 000$。

4)计算目标心率:目标心率=(210-患者年龄)×0.85。

5)患者取侧卧位,建立静脉通道(双通道),连接心电图、血压监护仪。

(2)停药指征。

1)ST段下移2 mm。

2)诱发心绞痛。

3)收缩压下降＞2 kPa(15 mmHg)或血压上升＞29.3 kPa(220 mmHg)/14.7 kPa(110 mmHg)。

4)严重室性心律失常。

5)心率达目标心率。

6)出现新的节段性室壁运动异常。

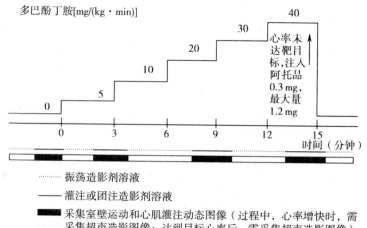

图12-1 DSE联合左心声学造影检查流程图

4.心肌声学造影方法和流程

MCE多采用实时显像方法和触发显像两种方法,首先采用超低MI实时显像条件,推荐使用MI=0.1实时动态显示左室心腔和心肌灌注充盈的过程,采用高MI"闪烁"功能,随后的连续几帧图像因造影剂微泡被破坏而心肌灌注消失,然后心肌再灌注,观察及记录心肌造影剂再充盈的完整过程,用于定性和定量评价心肌微循环灌注。MCE检查流程如下。

(1)建立静脉通道。

(2)进行常规超声心动图检查,优化图像,并完成至少2个完整心动周期的心尖四腔心、两腔心、三腔心以及乳头肌短轴切面的图像储存。

(3)应用造影剂剂量和具体方法为:共2 mL,其中团注造影剂0.2～0.5 mL,剩余的造影剂根据患者的具体检查时间在2～5分钟内缓慢推注,随后用5 mL生理盐水于20秒以上缓慢推入;如果条件允许,最好采用特殊微量输入泵,输入造影剂0.8～0.9 mL/min,可使用手工震荡输入泵以保持微泡均匀。

（4）注入造影剂的同时，激活实时超低 MI 超声造影检查模式。

（5）图像调节时，将聚焦置于二尖瓣环水平，调节增益使图像噪声背景减少，调节扇区大小使图像帧频＞25 Hz。

（6）左室显像后，应注意在心尖四腔心切面观察左室从心尖至心底显像是否均匀。

（7）通过短暂的 3～10 帧高 MI"闪烁"技术，能有效清除心肌内的造影剂，从而有助于分析超声造影剂重新在心肌中灌注的速度。

（8）采集图像至少包括 2 个完整心动周期的心尖四腔心、两腔心、三腔心以及乳头肌短轴切面的超声心动图造影图像，随后触发高 MI"闪烁"图像（3～10 帧，MI＝0.9）及随后的 15 个心动周期的实时超低 MI 再灌注图像，连续动态采集上述完整 MCE 再灌注的心尖四腔心、两腔心、三腔心以及乳头肌短轴切面的超声心动图造影图像。如为左心血栓和肿瘤的鉴别诊断，最好采集 5～10 个完整心动周期的病灶清晰切面的超声造影图像。

（9）造影完成留观 30 分钟后，患者无明显不适，去除留置针后离开。

（四）观察内容及临床意义

1.LVO 的观察内容和临床意义

（1）心功能的准确评估和心内结构的清晰显示：左心系统心内膜边界的清晰显示是准确评估左心功能和心内细微解剖结构的基础。按照美国超声心动图协会（ASE）的定义：在任何一个心尖标准切面无法清晰观察到 2 个或 2 个以上连续的心肌节段心内膜结构时，为超声心动图图像质量不佳，超声心动图图像质量不佳会出现在 10％～15％的常规超声心动图检查和 20％～30％的急症或床旁超声心动图中。应用 LVO 技术提高左心系统心内膜边界的显示率是目前临床上左心室造影最常用的适应证。临床研究结果显示，70％～90％的超声心动图图像不佳可以通过 LVO 技术得到改善，LVO 技术能明显提高心内细微解剖结构的显示率和心功能评价的准确性，提升超声心动图医师和临床医师的诊断信心。

1）定量评价左室容量、左室射血分数和左室节段性运动异常：左室容量和射血分数的准确测量在各种心脏疾病的诊断、治疗效果评估中具有重要的临床价值。应用 LVO 技术评估左室容积和射血分数，能显著提高超声心动图测量左室容积和射血分数的准确性，同时能显著提高观察者之间的符合率，并与核素显像、MRI 有着良好的相关性，从而提高临床医师的诊断信心。

常规二维超声心动图诊断冠心病的主要根据是由冠状动脉缺血引起的左室室壁节段运动异常。冠状动脉内径狭窄率达 50％，即可引起心肌收缩运动异常，从而出现左室室壁节段性运动异常。相关临床研究结果显示，由于 LVO 技术与常规二维超声心动图相比，能显著提高左心室内膜面的显示率，从而有利于冠心病患者静息状态下室壁节段运动异常的观察和评估，在冠心病患者室壁节段运动异常的诊断中具有很高的应用价值。

2）观测心脏内部细微解剖结构：由于常规经胸超声心动图探头靠近左室心尖部，左室心尖部的超声图像常因为超声混响效应、肺气干扰、肥胖等因素显示不清或者不全面，导致左室心尖的结构异常通常难以清晰界定。LVO 技术在清晰显示左心腔细微解剖结构（特别是心尖部）中具有重要的临床价值。①左室心尖肥厚：心尖肥厚型心肌病为原发性肥厚型心肌病中的特殊类型,肥厚的心肌主要位于心尖处,占肥厚型心肌病的 7%。由于常规经胸超声心动图检查不能完整清晰地显示左室心尖部,使得相当一部分心尖肥厚型心肌病漏诊。LVO 可以清晰地显示心尖部内膜线边缘及其形态,进而更清楚地观察测量心尖部心肌厚度,提高该病的检出率。当怀疑是心尖肥厚型心肌病而不能确诊或排除时,应该进行 LVO 检查,典型表现为左室腔呈"铁锹样"的外观,左室心腔内的造影剂与心尖部室壁肥厚心肌形成明显对比,心尖部室壁明显增厚。②左室心肌致密化不全:左室心肌致密化不全是由于胚胎发育早期心肌致密化过程停滞而导致的先天性心肌病变,可导致心力衰竭和死亡。本病的主要特征有左室多发突起的肌小梁和深陷的小梁隐窝,其内的血流与左心室腔的血流相通,左室的心尖部和左心室侧壁为主要受累部位。病变室壁由增厚、运动减弱的两层心肌组成:薄的致密化的心外膜下心肌和厚的非致密化心内膜下心肌。常规超声心动图诊断时往往容易漏诊或与心尖部肥厚型心肌病和扩张型心肌病混淆。LVO 可以清晰、完整地显示左心室肌致密化不全时与左心室相通的肌小梁及其隐窝,为诊断左心室肌致密化不全提供更加直观和准确的依据,图像特征为左心室粗大的肌小梁显示清晰,隐窝内造影剂充盈,左室致密化心肌层与非致密化心肌层分界清晰,更易于测量两层的厚度,非致密化心肌厚度与致密化心肌厚度比值＞2。左室致密化不全行LVO 检查时,推荐用 MI=0.3 的低 MI 谐波成像条件,更有助于清楚显示非致密化不全时肌小梁之间的隐窝。③左室心尖血栓:左心室肌收缩力下降,节段性心内膜下心肌受损及血流淤滞是形成左心室血栓的机制,左心室血栓多位于心尖部。由于二维超声心动图心尖近场区伪像干扰,该部位的附壁血栓容易被漏诊。左心室心尖部附壁血栓的 LVO 图像特征为无增强的充盈缺损区。临床研究结果显示,对于常规二维超声不能明确诊断的心尖部血栓图像,经LVO 检查后,对 90% 的心尖部血栓可以作出正确诊断。LVO 不仅可以清晰显示出左心室腔内各种占位性病变的位置、形态、大小和边界,而且还可根据造影剂在病灶内的充盈情况,对病变性质进行初步判断。④左室心尖室壁瘤:左室心尖部室壁瘤是心肌梗死后常见的并发症,表现为局部室壁变薄、不运动或运动消失、心尖扩张。常规超声心动图检查时,患者的心尖未完全或清晰显示,心尖部的室壁瘤则容易被漏诊。LVO 可清晰显示心尖部室壁瘤的特征和范围,并可发现其他相关异常,如心尖血栓等。另外,心肌梗死并发症主要有左室假性室壁瘤、游离壁破裂和心肌梗死后室间隔缺损,这些并发症会给患者造成生命危险,及时准确的诊断对于患者的预后具有重要的临床价值。LVO 技术对确定或排除这些诊断至关重要。LVO 可以区分假性室壁瘤和真性室壁瘤,可以实时动态显示,假性室壁瘤基底部缩窄,呈瓶颈样结构,瘤体内于心脏收缩期造影剂充盈增强。⑤其他较少见的心尖异常:LVO 能为一些少见心尖异常疾病的诊断提供重要的诊断信息。

心内膜心肌纤维化分为右心型、左心型和双室型,常累及心尖。早期以心内膜和内层 1/3心肌结缔组织肿胀为主,晚期则以白色内膜纤维化性增厚为特征,增厚心内膜可达正常人的10 倍以上,LVO 可以清晰显示心尖部心内膜纤维化增厚的形态、范围,结合临床相关检查,从而为心内膜心肌纤维化的诊断提供形态学依据。

Tako-Tsubo 心肌病,又称应激性心肌病、左心室心尖球囊综合征,其主要特征为可逆的左心室室壁运动异常而无冠状动脉的异常,常累及左室中段到心尖段的室壁,同时没有冠状动脉疾病的特征。对于绝经后的女性,如果伴有急性冠脉综合征的症状,而无肾功能不全和造影禁忌证的患者,可应用 LVO 进行诊断,应激性心肌病常表现为左心室中段至心尖段心肌收缩降低,出现节段运动异常,因此应激性心肌病的 LVO 图像特征左心室中段至心尖段收缩期运动减弱,左心腔明显增大,呈"烧瓶状"或"章鱼状"。

另外,LVO 能更清晰地显示左心房的解剖特征,尤其是左心耳,对鉴别血栓、伪像、明显的白发显影和左心耳正常解剖结构有很大帮助。

(2)增强多普勒信号:国内外相关研究结果显示,注入超声造影剂后,由于悬浮于人体血液中的微气泡和血浆声阻抗相差 3000 倍,微气泡表面的背向散射信号显著增强,此时的多普勒血流信号较未注入超声造影剂时显著增强。由于三尖瓣反流速度常用于评估肺动脉收缩压,可应用震荡后的无菌生理盐水或左心声学造影剂。由于多普勒检测超声造影剂的阈值远小于B 型成像,注入造影剂后先进行 B 型成像,然后进行多普勒显像,在造影剂出现在三尖瓣时可获得较常规超声心动图明显增强的多普勒信号。另外,也有报道显示,应用左心声学造影剂后,有利于对二尖瓣和主动脉瓣狭窄和关闭不全的准确诊断,主要体现在瓣膜反流和狭窄的血流频谱信号显著增强,特别是二尖瓣和主动脉瓣的反流面积的检测准确性较常规超声心动图显著增加,所测瓣膜狭窄的跨瓣压差与心导管的测量结果一致性更高。但应用 LVO 技术增强多普勒信号时,须注意避免信号太强,导致流速高估,此时可通过减少多普勒增益(降低20%或更低),以获得清晰和准确的多普勒频谱。

2.负荷超声心动图联合左心声学造影检查的临床意义

负荷超声心动图诊断冠心病及评估其预后是基于对比观察静息和负荷状态时左室节段心肌的收缩功能,因此心内膜边界完整清晰的显示对证实或排除局部室壁增厚异常非常必要。与静息状态下的 LVO 一样,在进行负荷超声心动图检查时使用超声造影剂,同样能明显提高左室心内膜边界的显示率,在峰值负荷时可使 95%的患者获得清晰的心内膜边界,清晰辨别室壁运动异常,从而提高负荷超声心动图诊断冠心病的重复性和医师的诊断信心。因此,当进行负荷超声心动图时,当一个标准切面上存在≥2 个的左室壁节段心内膜显示不清时,结合LVO 技术不仅能准确判断节段室壁运动,而且能在 MCE(实时超低 MI)条件下同时定性或定量评价节段心肌血流灌注。以冠脉造影为"金标准",LVO 结合 MCE 的负荷超声心动图提高了心内膜的显示率和检查者之间的一致性,其诊断冠心病的敏感性、特异性和准确性较单用负荷超声心动图明显提高。

3.心肌声学造影的临床意义

与 LVO 技术不同,目前全球的相关政府管理机构尚未批准任何一种造影剂用于心肌声学造影,但由于大量的临床研究结果已经证实心肌声学造影具有较好的安全性,美国和欧洲部分临床医疗中心已将心肌声学造影纳为临床观察内容,并证实 MCE 可弥补心肌核素显像、正电子断层扫描(PET)和 MRI 心肌灌注显像的不足,在实时评价心肌灌注方面具有重要的临床价值。

(1)MCE 图像分析:MCE 的图像分析包括定性和定量分析。定性分析可通过肉眼观察室壁各节段超声造影剂的充盈是否均匀、有无负性显影等。

具体判别标准为:正常心肌灌注表现为"闪烁"后静息状态 4～5 秒时出现,负荷状态下2 秒内出现。如果某节段造影剂强度较相邻节段降低,应考虑该节段心肌灌注减少。如相邻2 个室壁节段造影剂强度均降低,则诊断灌注减少更有价值。MCE 的定量分析多采用各个厂家的定量分析软件对心肌造影图像进行空间参数和时间参数的分析,通过对连续多帧图像感兴趣区采样,进行量化分析,常用的量化指标如下。

1)峰值强度(PI):反映局部心肌血容量。

2)心肌显影开始至峰值的时间(TTP):也称达峰时间,反映心肌灌注速度。

3)曲线下面积(AUC):反映局部心肌平均血流量。

4)造影峰值强度减半时间(HTDPI):也是定量评价心肌微循环灌注常用的指标。

(2)MCE的临床意义:MCE的目的主要是观察心肌微循环的灌注及灌注损害,了解和评价冠心病心肌梗死患者危险区心肌的范围、侧支循环的建立、冠状动脉血流及血流储备等情况。此外,MCE在经皮冠状动脉腔内成形术(PTCA)和冠状动脉旁路移植术(CABG)术前制订手术方案、术后评价疗效,以及用于促进局部药物和基因转移、评价冠状动脉内皮功能上发挥了重要作用。大量研究结果显示,MCE和核素单光子发射计算机断层显像(SPECT)检测冠心病的敏感性和特异性相似,分别为81%和83%,在评估室壁运动异常和心肌微循环灌注、预测稳定性冠心病事件中更有价值。相关临床研究结果显示,静息状态下出现心肌血流灌注缺损可能因心肌缺血、心肌纤维瘢痕或超声伪像所致,超声伪像通常出现在左心室侧壁和前壁基底段,因具有典型的声衰减或声影及正常局部室壁增厚率而容易被识别;当节段心肌血流灌注正常而室壁运动降低或消失时,则应考虑心肌顿抑;当节段心肌血流灌注和室壁运动均降低时,则应考虑心肌冬眠。

冠状动脉微血管的完整性和心肌微循环的有效灌注是心肌存活的必备条件,微血管的灌注情况与局部心肌的存活性高度相关。MCE对侧支循环的显示优于冠脉造影,这是因为冠脉造影只能显示直径100 μm以上的血管,超声造影则由于微泡的直径远远小于微循环血管内径,故可用于侧支循环的评价。由于心肌的微血管完整性是维持功能异常的节段心肌存活的前提,相关临床研究结果显示,MCE预测缺血心肌功能恢复的价值与心脏MRI相似。MCE在冠心病及并发症的诊断及防治策略中发挥了重要的作用,也逐渐被临床医师认识和接受。为促进MCE在该领域的应用更有效更规范,欧洲超声心动图协会提出了MCE在急性心肌梗死后治疗决策制订时的使用流程。

(3)鉴别诊断心腔内良、恶性占位:心腔内的良、恶性占位具有不同的血管特征。临床研究结果显示,MCE结合高MI闪烁成像方法有利于实时动态地观察心腔肿块的灌注和再灌注特点,可以定性(目测法)和定量(定量分析软件)观察肿瘤和相邻心肌组织之间灌注的灰度差异。大多数心脏恶性肿瘤有异常丰富、扩张的新生血管,造影后肿瘤呈现明显增强表现。间质肿瘤(如黏液瘤)血供差则表现为灌注降低,血栓则无造影增强。

(五)左心声学造影在急诊科和ICU的应用

由于急诊昏迷患者和重症监护病房(ICU)患者一般存在以下特点,如平卧位、机械通气所致的过度充气、肺疾患、皮下气肿、手术切口、胸管和绷带等,这些均会导致常规超声心动图的图像显示不清,为临床诊断带来困扰。应用LVO和MCE技术有利于准确和快速评估患者的整体和局部心功能,对于肺动脉高压和心肺情况不稳定的患者,使用超声造影剂后要求使用单导联心电图和脉搏血氧饱和度监测30分钟。

急性胸痛是急诊的常见症状之一,出现这种症状的病因主要有急性心肌梗死、主动脉夹层或急性肺栓塞等。超声心动图能对急性胸痛患者的早期病因评估发挥重要作用。如果两个相邻的室壁节段显示不清,建议使用超声造影剂进行评估。此时,应用实时超低 MI 成像不仅能快速识别是否存在室壁节段运动异常,还可同时评估心肌灌注,当同时出现室壁运动和血流灌注异常时,早期心血管事件发生的风险增加,这为临床治疗策略的快速确定提供了可靠依据,为患者的及时治疗赢得了宝贵时间。疑似急性冠状动脉综合征患者使用造影剂后,应该监测心电图、脉搏和血氧饱和度 30 分钟。

(六)左心声学造影在心脏介入治疗中的应用

肥厚型梗阻性心肌病经皮酒精间隔心肌消融术是近年来治疗肥厚型梗阻性心肌病的一种新方法。该项手术成功的关键在于正确选择支配梗阻相关心肌的靶血管,并在该靶血管内注射无水乙醇造成该处的心肌梗死,从而缓解左室流出道梗阻。部分患者的冠状动脉室间隔支同时也供应二尖瓣乳头肌、左室后壁等处。若消融了此室间隔支可能造成乳头肌梗死,产生大量二尖瓣反流,引起急性左心衰竭等并发症。因此,在消融室间隔支前,向该支冠状动脉内注入超声造影剂,可显示该室间隔支的供应范围,从而避免上述并发症的发生。临床试验结果显示,直接冠脉内注射造影剂有效且安全,但尚需大规模研究结果进行证实,目前不建议冠脉内直接注射超声造影剂。但是,术后采用常规超声心动图和 MCE 技术可动态评估心肌消融的范围和疗效。

(七)安全性和注意事项

1.左心声学造影的安全性

(1)超声造影剂的不良反应:目前,所有批准临床使用超声造影剂的不良反应通常是罕见和轻微的,主要不良反应包括头痛、虚弱、疲劳、心悸、恶心、头晕、口干、嗅觉或味觉改变、呼吸困难、皮肤瘙痒、荨麻疹、背痛、胸痛或皮疹等。过敏和造成潜在生命威胁的超敏反应极少发生,包括过敏样的和(或)过敏性反应、休克、支气管痉挛、舌和(或)咽喉肿胀、血氧饱和度下降和意识丧失。美国 FDA 公示,超声造影剂有因严重过敏性心肺反应而致死的可能性,但都是极其罕见的,且通常在注射后 30 分钟内发作。

(2)肺动脉高压:肺动脉高压最初被认为是心脏超声造影的禁忌证。因为早期研究证明微型气泡静脉注射可能导致肺血管阻力和肺动脉压力升高。经美国 FDA 批准的造影剂含高分子气体并保持相对稳定流通,小剂量缓慢推注后,观察 30~60 秒,心室收缩压及肺部或全身血流动力并没有显著变化。因此,FDA 和大多数临床研究均建议,虽然肺动脉高压、心肺情况不稳定或病情严重及过敏患者使用超声造影剂是安全的,但应谨慎,静脉注入应缓慢,且造影后需要监测生命体征(血压、心率、心律、呼吸)约 30 分钟,观察有无过敏反应,监测经皮血氧饱和度。超声造影检查室必须配备相应的急救药物和设备。

(3)先天性心脏病右心到左心分流:美国 FDA 之前规定,从右到左分流禁止使用造影剂。然而,卵圆孔未闭又是很常见的,发生率高达约 25%。大量文献都未证实任何与超声造影剂相关的风险。最近,美国 FDA 已把这条禁忌证删除。

(4)高 MI 指数闪烁成像的不良反应:MCE 成像时,通常会在实时超低 MI 成像的基础上进行高 MI 闪烁成像,破坏心肌内的超声造影剂,实时动态地定性或定量分析心肌微循环再灌注的特征,从而有效地诊断和评估冠状动脉疾病。相关临床研究结果证实,用 MI≤1.0 进行闪烁超声造影成像,无引起潜在心律失常的风险。

(5)超声造影剂的禁忌证:目前,国内外相关研究和指南中指出的超声造影剂禁忌证主要包括:已知对全氟丙烷过敏的患者;对血液、血液制品或白蛋白过敏(只对于 Optison 造影剂)的患者;动脉内直接注射超声造影剂;孕妇。

2.左心声学造影的注意事项

(1)左心声学造影检查的过程中,要随时关注患者是否有不适反应,如果患者有不适反应,应该立即停止心脏造影检查。

(2)在 LVO 的情况下,调节仪器至实时超低 MI 谐波成像,可同时行 MCE 检查,定量检测心肌灌注情况。

(3)对于心腔内良、恶性肿瘤的鉴别诊断,可采用实时超低 MI 灌注成像结合高 MI 闪烁成像,如无实时超低 MI 成像模块,可使用低 MI 谐波成像,如为心脏肿瘤,能实时动态地显示造影剂破坏后造影剂在肿瘤内部重新灌注的过程,从而有效鉴别附壁血栓和肿瘤。

(4)当左室中段和基底段出现声衰减或声影时,应减少团注的初始剂量或减慢注入速度;心尖部出现造影剂呈现涡流现象,主要的原因是 MI 设置过高或注射造影剂剂量不足,应将 MI 值重新设置或者通过增加团注的剂量来使心尖部涡流消失。有些严重左心功能不全和心尖部大的室壁瘤会导致心尖部的血流速度明显减慢,这也是心尖部涡流产生的原因之一。

(八)局限性

(1)在受检者体格肥胖、骨骼或肺气的干扰等情况下,如常规超声心动图不能清晰地显示病变,心血管超声造影也难以获得满意的造影效果。

(2)心脏超声造影得到的是局部断层图像,不能像增强 CT 和增强 MRI 一样较完整地显示心脏的全貌。当病变较多或较分散时,往往需要重复注射造影剂在不同切面进行扫查。

(张小丽)

第三节　经食管超声心动图检查

一、引言

经食管超声心动图(TEE)检查可以有效地辅助心血管麻醉中患者的血流动力学治疗,并对心脏手术患者术中及术后 ICU 病房中的循环情况进行诊断。越来越多的麻醉医师开始应用 TEE,并进一步推动着围术期 TEE 在临床的推广及科研的发展。虽然进行 TEE 操作需要时间,但其具有许多血流动力学监测及诊断的优势,这可能是近些年临床医生对 TEE 的兴趣持续增加的原因。

心脏是一个拥有多种解剖成分结合在一起的复杂三维结构,因此精通心脏解剖结构是理解心脏二维切面的关键,操作者的经验也非常重要。如果没有禁忌证,建议对所有心脏手术患者进行 TEE 检查,对于初学者而言这点尤其重要。简单的 TEE 检查通常需要5~10分钟,检查过程中,操作者或麻醉师或巡回护士应该密切监测患者的情况,确保患者处于稳定状态。

有时因解剖原因(如心腔扩张)或胃内存在气体(排气后图像质量可改善)可导致图像质量变差,此时超声机器参数的设置及调整对于优化图像质量及诊断能力非常重要。许多 TEE 探头可以通过不同的频率获取图像。增加频率可以改善分辨率,但是会降低穿透深度。对于靠近探头的结构,如主动脉瓣,适合在较高频率下进行检查,而对于如左室心尖部等距离探头较远的结构,需要较低的探测频率。通过调整深度将需检查的结构置于屏幕中央,然后再把焦点置于目标部位。通过调整图像的总体增益及动态范围,使得心腔内的血液呈近乎黑色,并与代表组织的灰阶相区分。通过调整时间增益补偿保证屏幕亮度的一致性及图像的对比度。通过调整彩色多普勒的增益以消除取样窗内的任何背景噪声的影响。通过降低取样窗的大小及深度以增加混叠速度及帧速率。降低二维超声的取样窗宽度同样可以增加帧速率。

二、患者的安全性

TEE 很少引起严重的或致命的并发症,检查前应除外食管及胃部疾病。TEE 禁忌证包括食管狭窄、憩室、肿瘤及近期食管或胃部手术病史。TEE 操作前应检查探头外面的防水外膜有无磨损、破裂。另外,需检查患者口腔有无牙齿松动或已经存在的损伤。对于经口气管插管处于麻醉中的患者,上抬下颌骨,将探头经口置入,置入时动作要轻柔。如果探头置入困难,应用喉镜显露声门,然后在直视状态下将探头置入食管。一旦探头置入食管,继续往里放置过程中,如遇到阻力必须停止。在切面调整时,需要前送或回抽探头时,必须先使探头处于中立位,探头在食管内位置调整时避免过度用力,而且在探头处于弯曲状态时不要进行前进或后退的调整。另外,每次应用后应对探头进行彻底的清洗和消毒处理。

三、简化的 TEE 检查

美国心脏超声协会(ASE)及心血管麻醉协会于 1999 年编写的指南中,建议在术中进行复杂的心脏和大血管 TEE 检查包括 20 个连续的横断切面。这些切面是根据探头位置(如超声声窗)、图像平面类型(长轴、短轴)及图像的主要解剖结构所确定。

检查时,不应该直接对病变部位(手术指征)进行检查,而是按照标准方案进行 TEE 检查。每一步都应专注于一个心脏结构(瓣膜、心腔),分析病变特点以及与其他结构的关系。检查时通过移动探扫平面,并从二维切面构建出所检查部位的三维结构非常重要。每名检查者都应建立自己的术中 TEE 检查方案,建议减少 20 个标准切面的探查数量以简化术中 TEE 检查方案,该方案的主要优点是以最少的 TEE 探查对主要心脏结构进行完整的超声检查。

心脏检查从三个位置进行,第一个位置是食管中段的主动脉瓣水平,第二个位置是远离食管中段数厘米的二尖瓣水平,第三个位置是胃内左心室水平。心脏检查完成后,再进行主动脉胸内走行部分的检查。在完成心脏检查后,需对全部胸段的主动脉进行评估。

(一)食管中段主动脉瓣水平

1.食管中段主动脉瓣短轴切面

探头进入食管后,继续前进至主动脉瓣出现,然后调整扫描角度至 45°可以获得食管中部主动脉瓣短轴切面。该切面可以比较主动脉瓣直径与左房的大小,可以观察主动脉瓣的活动度及是否存在钙化(图 12-2)。

深度：食管中段（距离牙尖30～40 cm） 　　　前进或后退直到显现主动脉瓣
角度：30°　～60°
柔性：无
偏侧：无
目标：主动脉瓣、左心房、右心房、右心室、肺动脉瓣、右 　　　心室流出道
图示：LA：左心房；RA：右心房；RV：右心室；PV：肺动 　　　脉瓣；nc：非冠状动脉-主动脉交界rc：右冠状动脉- 　　　主动脉交界；lc：左冠状动脉-主动脉交界

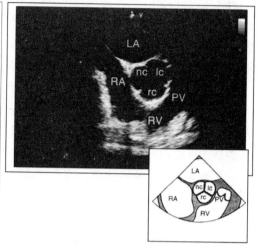

图 12-2　食管中段主动脉瓣短轴切面

　　该切面的诊断目标是确定主动脉瓣的形态（如二叶或三叶）及是否存在主动脉瓣狭窄。该切面也可同时检查房间隔的情况，如存在房间隔缺损或卵圆孔未闭都可以观察到。

　　2.食管中段主动脉瓣长轴切面

　　食管中段主动脉瓣长轴切面是通过进一步调整扫描角度至 110°～130° 而获得，向患者右侧轻转探头可以使图像更为清晰。该切面应该使左室流出道、主动脉瓣及近端升主动脉共同显露，另外除了能探查到左室流出道本身外，还可探查到主动脉窦、窦管交界（图 12-3）。

深度：食管中段（距离牙尖30~40 cm） 　　　前进或后退直到显现主动脉瓣
角度：120°　～160°
柔性：无
偏侧：无
旋转：右-左旋转至主动脉瓣放置屏幕中央
目标：主动脉瓣、左心房、左心室流出道
图示：LA：左心房；LV：左心室；AV：主动脉瓣

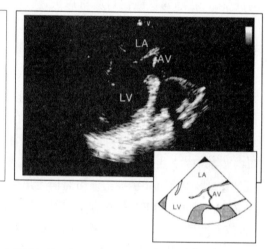

图 12-3　食管中段主动脉瓣长轴切面

　　该切面的诊断目标是评价主动脉瓣的功能。近端升主动脉也应检查是否存在钙化、扩张和动脉瘤。该切面的局限在于远端升主动脉的主动脉部位无法显露。在完成二维超声检查后，应进一步采用彩色多普勒成像评估主动脉瓣功能。

　　3.食管中段右室流入-流出道切面

　　在主动脉瓣水平可获得的下一个切面是食管中段右室流入-流出道切面，从食管中段主动脉瓣短轴切面开始，无须移动探头位置，将扫描切面角度调整至 60°～90° 即可获得该切面。理想的切面应该能显示二尖瓣、右室流出道和近端肺动脉（图 12-4）。

深度:食管中段(距离牙尖30~40 cm)

角度:60°~90°

柔性:无

偏侧:无

目标:右心房、左心房、房间隔、三尖瓣、右心室、肺动脉瓣、主动脉瓣

图示:RA:右心房;PV:肺动脉瓣;TV:三尖瓣;AV:主动脉瓣;RV:右心室

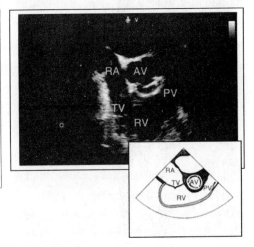

图 12-4　食管中段右心室流入-流出道切面

　　该切面的诊断目标是测量右室心腔和肺动脉的大小,并评估肺动脉瓣。再采用多普勒超声评估。

　　尖瓣方面,该切面评估要优于食管中段四腔心切面。

　　4.食管中段双房腔静脉切面

　　通过转动探头进一步朝向患者的右侧获得食管中段双房腔静脉切面。该切面最好通过食管中段主动脉瓣长轴切面基础上调整5°~15°的角度获得。该切面可探查到的主要结构包括左房、右房、上腔静脉、房间隔和右心耳(图 12-5)。

深度:食管中段(距离牙尖30~40 cm)

角度:80°~110°

柔性:无

偏侧:无

旋转:右旋转至右心房放置屏幕中央

目标:右心房、左心房、房间隔 下腔静脉、上腔静脉

图示:RA:右心房;LA:左心房;IVC:下腔静脉;SVC:上腔静脉

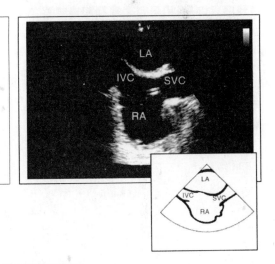

图 12-5　食管中段双房腔静脉切面

　　该切面的诊断目标是探查心房扩大、卵圆孔未闭及房间隔缺损,并探查心房内气体。如果怀疑房间隔完整性,可通过彩色多普勒成像或气泡造影成像进行探查。

(二)食管中段二尖瓣水平

　　1.食管中段四腔心切面

　　完成食管中段双房腔静脉切面后,扫描角度调至 0°,然后继续前送探头至二尖瓣水平,在

横断面角度可获得食管中段四腔心切面。该切面可以观察到心脏的四个腔室。调整扫描角度 0°～10°并将探头轻微后曲,可以观察到左心房、左心室、右心房、右心室、二尖瓣、三尖瓣、室间隔和心室侧壁。如果该切面显示部分左室流出道和主动脉瓣,可调整探头适当前曲,并稍微前送或旋转扫描切面 5°～10°得到四腔心切面(图 12-6)。

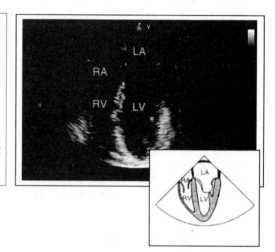

深度:食管中段(距离牙尖30~40 cm)

角度:0° ~20°

柔性:无

偏侧:无

旋转:右旋转至右心房放置屏幕中央

目标:右心房、右心室、左心房、左心室、二尖瓣、三尖瓣

图示:RA:右心房;LA:左心房;RV:右心室;LV:左心室

图 12-6　食管中段四腔心切面

食管中段四腔心切面是 TEE 中诊断价值最高的切面之一,该切面的诊断目标包括评估心腔大小及功能、瓣膜功能(二尖瓣及二尖瓣)、心室相互作用、左心室侧壁及室间隔的节段运动。该切面的另一重要作用是可以观察体外循环时心室间有无气泡通过。在通过该切面的二维超声观察后,应采用彩色多普勒超声观察二尖瓣、三尖瓣评估有无瓣膜关闭不全或狭窄。

2.食管中段二腔心切面

在食管中段四腔心切面基础上,扫描切面旋转 60°～90°即可获得食管中段二腔心切面。该切面可探查到左心耳及左室前壁和下壁无法探查的右心系统结构。向右侧旋转探头,可以使扫描角度与心室轴向更加一致,能看到左室的心尖部。常可在该切面探查到心室内血栓或心尖运动减弱(图 12-7)。

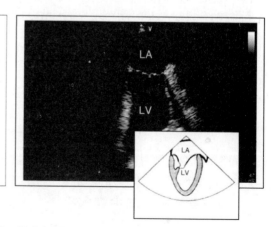

深度:食管中段(距离牙尖30~40 cm)

角度:80° ~100°

柔性:无

偏侧:无

目标:左房、左室、二尖瓣

图示:LA:左心房;LV:左心室

图 12-7　食管中段二腔心切面

该切面的首要目标是评估左室功能尤其是心尖和左室前壁和下壁的局部运动情况,该切面同样可用来探查心室内血栓及左心耳。

(三)经胃水平:经胃乳头肌中部短轴切面

在完成主动脉和二尖瓣水平的心脏超声检查后,扫描切面调回 0°,继续前送探头至胃部,得到经胃切面。第一个是经胃中部短轴切面,探头需要前曲并适当回撤使之紧贴胃壁。该切面可观察到的主要结构除了左室后内侧及前侧乳头肌,还包括左室室壁和左室心腔。左室短轴横切面的确定标志是两个乳头肌大小相等。准确调整到切面较为困难(图 12-8)。

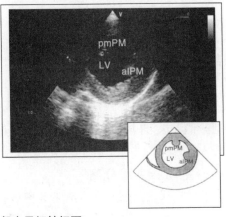

深度:经胃
角度:0°
柔性:前屈
偏侧:无
目标:左房、左室
图示:LV:左室;pmPM:后内侧乳头肌;aIPM:前外侧乳头肌

图 12-8　经胃乳头肌中部水平短轴切面

该切面的主要诊断目标是评估左室收缩功能、左室容积和节段运动情况。

(四)主动脉检查

1.降主动脉短轴切面

在完成心脏的初步检查后,需进一步检查主动脉。从经胃两腔心切面,调整扫描角度至0°,向患者左侧旋转探头,轻度回撤探头直到显露降主动脉的横截面(降主动脉短轴切面)。主动脉超声成像的关键因素是主动脉内径较小,且紧邻食管内的探头。而后,下一步程序是优化主动脉成像。首先,减小图像深度,放大主动脉成像,然后调整探头频率以提高分辨率。然后沿着主动脉走行回撤探头逐步检查。当主动脉逐渐变长时即到达主动脉弓水平(图 12-9)。

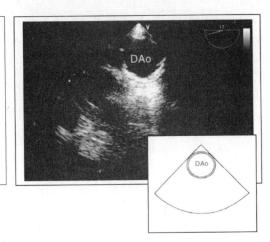

深度:食管中段(距离牙尖30~40 cm)
角度:0°
柔性:无
偏侧:无
目标:降主动脉
图示:DAo:降主动脉

图 12-9　降主动脉短轴切面

2.食管上部主动脉弓短轴切面

从主动脉弓水平，调整扫描角度至90°，获得食管上部主动脉弓短轴切面。向左、向右轻旋探头可探查主动脉弓有无钙化、扩张及异物。大血管的起点大约在主动脉弓短轴切面的3点钟水平，该切面可探查到左锁骨下动脉的起始部位。

3.降主动脉长轴切面

从食管上部主动脉弓短轴切面，将扫描角度调整90°，前送探头就可获得降主动脉长轴切面。再进一步向前送探头时，轻微向左、向右旋转探头可以更好地探查主动脉壁。

四、适应证

在心血管病治疗前，常规做有关的无创性和(或)创伤性检查，力求明确诊断。经食管超声心动图显像清晰，尤其是后部心内结构，如房间隔、左侧心瓣膜及左侧心脏的病变，因为它从心脏后方的食管内探测心脏，并可用高频率探头提高分辨率。但是，经食管超声心动图检查需配置特制的食管探头，其价格较昂贵；插管及显像方法需专门培训，所能显示的切面有限；清醒患者在插入食管探头过程中有不适感，少数可发生不良反应；其临床应用须有指征和选择性。

(一)主动脉夹层分离

主动脉夹层的分型对手术决策和预后至关重要。根据主动脉夹层的病理分型，经食管超声心动图能显示主动脉夹层的范围并正确分型。随访假腔在治疗后的发展、治疗后疗效、假腔血栓和动脉瘤形成等，对指导患者进一步的治疗及评价预后颇有价值。

主动脉夹层分离的裂口部位与预后有一定关系，可通过估计经食管超声探头与切齿的距离对裂口定位。

假腔内血栓形成是预后良好的表现，经食管超声心动图显像表现为主动脉假腔内充满实质性回声。

(二)人工瓣膜功能不全

经食管超声心动图由于使用较高频率的探头置于食管内，从心脏后方直接进行探测、其与心脏之间无含气肺组织或骨组织相隔，对人工瓣功能的评价，特别是对人工二尖瓣功能不全的探测有重要意义。经食管超声心动图不仅在人工瓣反流的定性诊断方面有很高的敏感性，而且在反流的定量诊断方面，与心血管造影也有很好的一致性。

经食管超声心动图在人工瓣检查中的特点可能与下列因素有关。

(1)经食管超声心动图离人工二尖瓣的距离近。

(2)经食管超声探头的频率较分辨力更高。

(3)经食管超声心动图检测左心房内的反流血流时不受人工瓣中金属成分的干扰。

(4)有些人工二尖瓣功能不全的反流常偏心，尤其是瓣周漏者，常沿着房间隔或房壁流向心房顶部，经食管超声心动图则可清晰显示。因此对于人工二尖瓣患者，如疑有功能不全时可常规做经食管超声心动图检查。

经食管超声心动图可以很好地显示人工主动脉瓣的形态及功能不全时并发的反流。如疑有人工主动脉瓣功能不全时可做经胸超声检查，患者由于肺气肿等因素经胸探测不能获得满意显像时,可考虑做经食管超声心动图检查。

(三)自然瓣膜病变

1.二尖瓣

二尖瓣处于心脏四个瓣膜的最后方,与食管最接近,因此,经食管超声心动图能提供二尖瓣病变清晰的病理解剖细节,在定量测定二尖瓣反流中的作用也尤其突出。经食管超声心动图能很好地评价二尖瓣叶的厚度、活动度、瓣叶钙化的部位和范围,以及腱索和瓣下结构受累的程度,这些信息对评估二尖瓣球囊扩张分离术和直视二尖瓣交界分离术的可行性方面极有价值。

对于二尖瓣反流患者,经食管超声心动图能更敏感、更准确地评价二尖瓣反流的程度,以二尖瓣反流起源处射流的宽度、长度、面积和肺静脉收缩期反向血流作为标准,能满意地进行二尖瓣反流的半定量诊断。经食管超声心动图能正确评价引起二尖瓣反流的病因和解剖缺陷的部位,包括风湿性二尖瓣病变、二尖瓣脱垂、腱索断裂合并连枷样二尖瓣、细菌性心内膜炎合并二尖瓣赘生物,二尖瓣穿孔、二尖瓣瘤等,这些信息对评估二尖瓣修补术的可行性极为重要。

2.主动脉瓣

经食管超声心动图,特别是多平面经食管超声心动图能清楚显示主动脉瓣和主动脉根部,评价主动脉瓣叶的数目、主动脉根部的大小、主动脉夹层分离、主动脉瓣内膜炎及其并发症等,提供颇有价值的有关主动脉瓣狭窄和反流的病因诊断,还能测定主动脉瓣口面积,评价主动脉瓣膜性狭窄和纤维性狭窄。

3.三尖瓣

经食管超声心动图对评价三尖瓣反流的病因,包括三尖瓣环扩张、三尖瓣赘生物、三尖瓣穿孔、连枷形三尖瓣、风湿性疾病和类癌性疾病方面有一定价值。

4.肺动脉瓣

经食管超声心动图在显示升主动脉短轴切面后稍稍后退,并将探头做轻度逆钟向旋转,即可显示升主动脉横切面左前方的肺动脉瓣短轴观,肺动脉瓣表现为一圆形结构,内有三个瓣叶。对于先天性二叶式肺动脉瓣畸形,可显示开放时两个瓣叶,关闭时呈"一"字形。

(四)感染性心内膜炎

感染性心内膜炎所致的瓣膜或其他心内结构的病损,直接关系到病情的转归与预后,准确检出赘生物是确立临床诊断和治疗措施的关键因素。经食管超声心动图对于检测心内膜炎的赘生物和其他并发症,评价瓣环周围脓肿特别是人工瓣环周围脓肿,发现瓣膜反流的原因,发现心内脓肿,包括位于主动脉瓣、二尖瓣、主动脉根部和二尖瓣环的脓肿等具有优势。经食管超声心动图检测二尖瓣憩室、二尖瓣瘤、起源于主动脉瓣和二尖瓣间纤维体的主动脉瓣下瘤以及它们穿破后所致的与左心房的交通也具有明显的优势。

(五)心内肿块

1.血栓

左心房血栓是风湿性心瓣膜病,特别是二尖瓣狭窄的常见并发症。在施行二尖瓣狭窄球囊扩张或分离术前明确有无血栓,对于病例的选择或手术途径的决策具有重要的意义。经食管超声心动图对左心房各部的显像清晰,尤其是左心耳部。

2.肿瘤

经食管超声心动图检测心房黏液瘤能取得高清晰的图像,还能显示黏液瘤表面有脱落危险的结节状突起,对一些罕见的心房囊肿,也独具诊断价值。

(六)房间隔病变

经食管超声心动图探测房间隔的病变具有重要的诊断价值。

(1)明确诊断各型房间隔缺损,包括其部位与数目。双平面经食管超声心动图还可显示位于上腔静脉下和下腔静脉上的房间隔缺损。

(2)鉴别房内交通的原因是房间隔缺损还是卵圆孔未闭。

(3)排除超声造影诊断房间隔缺损时的假阳性或假阴性。

(4)检出合并其他心血管疾病的房间隔缺损,尤其是孔径不大、血流动力学影响不显著或被掩盖的房间隔缺损。

(5)直接显示累及房间隔的病变,如房间隔瘤、心房黏液瘤及附着于房间隔上的血栓等。

(6)对房间隔缺损修补术后、左心房黏液瘤术后的随访。

(七)主动脉粥样硬化

主动脉粥样硬化的共同特征是主动脉扩张和粥样硬化斑块,冠心病与主动脉粥样硬化有密切关系。根据病理学和经食管二维超声心动图显像特征,主动脉粥样硬化可分为以下几级。

Ⅰ级:局限性的主动脉内膜增厚。

Ⅱ级:广泛性的主动脉内膜增厚。

Ⅲ级:附壁的主动脉粥样硬化斑块。

Ⅳ级:突起的主动脉粥样硬化斑块。

Ⅴ级:活动的主动脉粥样硬化斑块。

主动脉粥样硬化必须与主动脉附壁血栓鉴别,其鉴别要点是:①主动脉附壁血栓者增厚的主动脉管壁回声稠密。②管壁增厚区无钙化。③随访发现管壁增厚呈进行性发展。

五、术中监测及手术效果评价

(一)术前即刻诊断

心血管疾病术前的临床诊断,无论是无创性还是有创性检查,均难免有不完整和(或)不完全正确的一面,手术本身也难免遗留任何残余病损,通过术前即刻经食管超声心动图检查有望提高手术的治愈率。

术前对二尖瓣及瓣下结构的仔细检查和评价,判断二尖瓣修复的可行性,使一部分需换瓣的病例免于换瓣手术而改行修复术,从而最大限度地保留了患者的自然瓣。

对于二尖瓣增厚轻、瓣下结构损害不明显而二尖瓣明显反流者,可予二尖瓣修复术;对二尖瓣明显增厚伴钙化、瓣下结构明显损害、合并中度以上二尖瓣反流或瓣叶菲薄者,可予人工二尖瓣置换术;对于二尖瓣狭窄而反流不明者,可予二尖瓣交界分离术。如果患者无左心房血栓或主动脉瓣病变,可予闭式二尖瓣分离术,反之,倾向于做直视二尖瓣分离术。

术中经食管超声心动图检查具有如下优越性。

(1)沟通胸外科和超声诊断医师对心脏病变的认识。

(2)提高房间隔病变和左心房血栓的检出率,降低手术危险性,提高手术成功率。

(3)更多的患者可以不需进行换瓣手术,而代之以二尖瓣修复术或直视二尖瓣分离术,改善了手术后的心功能情况,避免了由于人工瓣膜置换术后长期抗凝治疗的烦恼及由于人工瓣膜使用寿命的限制而遭受再次换瓣的风险,可降低手术死亡率。

(二)评价即刻手术效果

目前二尖瓣修复术中伤复效果的评价尚缺乏其他可靠的方法,术中经食管超声心动图的监测是填补这项空白的唯一方法。通过经食管超声心动图的术中评价可及时反映手术的效果,对效果不佳者可及时再修补或实行换瓣手术,以免贻误病情。

(三)术中监测左心室功能

经食管超声心动图反映左心室舒张末期面积、收缩末期面积、左心室面积变化分数的重复性甚高,反映左心室节段功能的重复性也较佳,但在反映室壁收缩期增厚率方面略逊色。

可用经食管超声心动图在术中评价麻醉药物对左心功能的影响。

(四)指导术中排气

在心肺转流期间及转流以后,心腔内过多的残留气体可导致脑血管和冠状动脉的气体栓塞,经食管超声心动图可用于指导术中排气,避免或减少术后空气栓塞的并发症。

(五)术后并发症的监测

经食管超声心动图可用于术后并发症的监测,有利于发现术后心肌缺血、左心功能不全、低血容量及心包出血或心脏压塞等。

(张小丽)

第四节　成人先天性心脏病

一、房间隔缺损

房间隔缺损(ASD)是最常见的成人先天性心脏病,约占先天性心脏病30%。

(一)房间隔缺损的解剖学和病理生理学表现

ASD是心房之间持续存在的沟通。原发孔型ASD是靠近心脏中心的房间隔下段缺损。继发孔型ASD是卵圆窝区的缺损。静脉窦型ASD的缺损位于房间隔上段,可伴有右肺静脉异位引流至右心房。部分患者房间隔缺损表现为伴有或不伴有缺孔的房间隔瘤。ASD可以单独存在,也可伴发其他畸形。

分流可发生在收缩期,也可发生在舒张期;可以左向右分流,也可以右向左分流。心房的血流一部分通过房室瓣流入同侧心室,一部分通过缺损间隔流入对侧心室。心室顺应性决定了舒张期血流的方向。左室的顺应性低于右室,所以左房的血液更容易经过缺损间隔流入顺应性较大的右室。当右室因为病理性而降低顺应性时(如右室流出道梗阻),分流方向则由右向左。收缩期心房的顺应性和其他畸形(如瓣膜反流)决定了分流方向,房间隔缺损的大小决定了分流的量。

(二)临床表现

未经治疗的 ASD 患者房水平左向右的分流,导致右室容量负荷和肺循环血流量增加。

ASD 的主要临床表现为肺部感染、疲劳、运动耐受差、心悸、心脏肥大、妊娠期间心脏新的杂音、房性心律失常、肺动脉高压、血管阻塞性疾病、脑栓塞、心房纤颤等。

对诊断 ASD,要明确缺损间隔的分流、右室超负荷和并发的心脏畸形。对无法解释的右室超负荷的患者,建议到成人心脏中心检查。

已修复 ASD 患者的临床表现取决于原发的畸形和矫治情况。

不少 ASD 患者无临床症状,直到成年后才得以手术修复。这类患者随着年龄的增长,心律失常和栓塞等并发症增多,所以理想的治疗是在儿童期。

如果房间隔缺损患者的治疗年龄大于 5 岁,其右室肥大病变则不能完全逆转;大于 24 岁治疗者预后更差。

(三)超声心动图

肺动脉高压和无法解释的右室超负荷的患者,表现有室间隔矛盾运动,可能与 ASD 有关。

1.经胸超声心动图

经胸超声心动图是 ASD 首选的影像学诊断方法,包括经胸骨旁、心尖区的二维声像图显示缺损,经剑突下的彩色多普勒血流成像显示房水平的分流。对于成人患者,深吸气时的剑突下声窗和高位右侧胸骨旁声窗尤重,可充分显示从上腔静脉至下腔静脉入口的房间隔,排除静脉窦型房间隔缺损或巨大继发孔型房间隔缺损累及腔静脉入口等。

2.经食管超声心动图

经食管中段的心脏四腔图上,主要显示原发孔型和继发孔型房间隔缺损(图 12-10);经食管中段的两腔图,显示静脉窦型缺损和异位的肺静脉;经食管中段主动脉瓣水平短轴图的中央显示房间隔。

经食管超声心动图是检查 ASD 患者肺静脉与左心房连接的必要方法,也是观察房间隔缺损的位置、测量缺损大小和房间隔边缘的理想视角,有助于选择最佳治疗方案。冠状静脉窦开口的扩张伴有房水平分流,提示冠状静脉窦顶的缺损,操作时需完整地显示整个冠状静脉窦顶。当冠状静脉窦顶缺损伴右向左分流的病变时,冠状静脉窦口可不扩张,通常在手术后显示左向右的分流时才发现。PAH 患者,经冠状静脉窦缺损间隔的低速分流信号,难以与其他心房内的血流分辨。右房和右室增大,伴舒张期室间隔平直或矛盾运动,是右室容量负荷过重和存在左向右分流的依据。存在二尖瓣反流时,可通过三尖瓣反流的峰值压差估算右心室收缩压。应通过二维声像图、彩色多普勒和脉冲多普勒综合评估心脏的结构和功能。

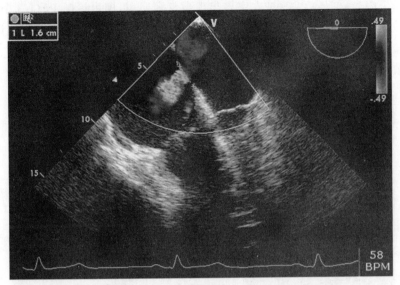

图 12-10 继发孔型房间隔缺损：经食管中段彩色多普勒超声心动图（0°、横向、四腔图）

3.多普勒超声心动图

超声心动图多普勒显示房间隔缺损处收缩末期峰值的分流，脉冲多普勒可用于评估双房之间的压力阶差。通过右室流出道和左室流出道测算的每搏输出量，反映了肺循环与体循环血流量的比值，可用于评估房间隔缺损或室间隔缺损患者。

4.心脏超声造影

经超声心动图彩色多普勒血流成像尚不能确定是否存在房水平右向左分流的患者，可使用静脉注射震荡生理盐水，行心脏超声造影进一步确认。此外，右房内造影回声的充盈缺损也提示左向右分流存在。如果存在无法解释的左向右分流或右室超负荷，建议到成人先心病中心就诊。

5.经 TEE 和 ASD 的封堵

TEE 广泛用于经皮导管 ASD 封堵术。采用经导管房间隔缺损封堵术的决定因素包括 ASD 缺损的大小和足够的缺损间隔的边缘组织。准确地了解房间隔缺损的解剖对病例的选择、手术的计划和术中操作的引导都至关重要。通常认为，对于 ASD 封堵术，5 mm 的边缘是足够的。经皮导管 ASD 封堵术的术前病例选择、术中引导和术后 TEE 超声复查，通常采用声束平面在短轴（0°）、长轴（90°）和 45°的声像图进行综合评估。

二、卵圆孔未闭

卵圆孔未闭（PFO）在成年人中发病率达 25%，常是偶然发现，并且无后果。文献报道发现与 PFO 相关的临床疾病包括脑栓塞、低氧血症、潜水员减压病和偏头痛等。目前不同的研究结果是矛盾的，所以尚未建立最佳的治疗方法。

超声心动图彩色多普勒血流成像仅能检出 5%~10% 的房水平分流，所以对可疑 PFO 患者应进行超声造影。目前最广泛使用的是静脉注射震荡生理盐水，分别在静息状态下和增加右房压力的状态（如 Valsaval 动作）下进行，以提高诊断的敏感性。右侧心腔显示有弥散性气泡回声后的 3 个心动周期内,左房或左室内出现微气泡回声,即可诊断 PFO;3 个心动周期后出现的微气泡提示肺内分流。微气泡的数量反映了分流量的大小。取代微气泡计数,部分超声心动图实验室根据左侧心腔的微气泡充填的程度进行程度分级,分为完全充填、几乎完全充填和轻度充填。与 TEE 相比,经胸超声心动图(TTE)的主要局限性是敏感性差(图 12-11)。

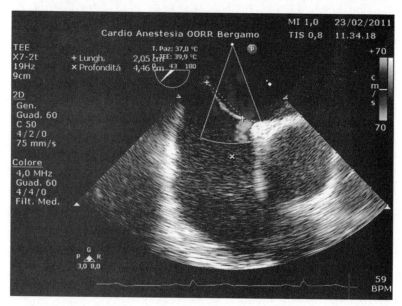

图 12-11 卵圆孔未闭:封堵前 TEE 显示过隔的彩色多普勒血流(经食管中段声像图,45°)

如果临床高度怀疑 PFO,而经胸超声心动图显示阴性或不确定,建议行 TEE 检查。PFO 的形态多种多样,包括单一的、大的缺损,长而斜的、隧道样通道等。TEE 可以全面显示房间隔,对经导管卵圆孔堵闭术的成功性非常重要。例如,长隧道型 PFO,封堵器与右房至左房的距离大小的匹配问题,有可能两个碟片仅部分嵌顿在隧道内(图 12-12)。TEE 可识别长隧道型卵圆孔未闭,测量隧道左房侧(原发隔-继发隔的距离)的最大开放内径。在介入术中,TEE 对决定植入封堵器的大小,显示引导植入封堵器非常有用,并且避免了对其他结构的损伤。

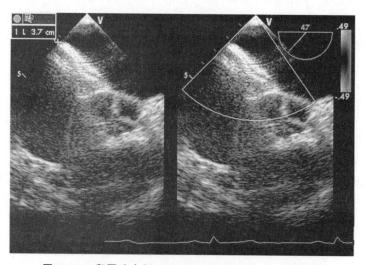

图 12-12 卵圆孔未闭,Amplatzer 封堵后的 TEE 声像图

三、室间隔缺损

室间隔缺损(VSD)是最常见的新生儿先天性心脏病,在新生儿中的发生率约为3‰。大多数中、小型的 VSD 在 10 岁以内可以发生自然愈合,因此在较大的儿童及成人中,其发病率要低很多。VSD 约占所有成人先天性心脏病的 10%。VSD 有 4 个解剖学类型,每种类型都有多种症状。

(一)VSD 的解剖学和病理生理学表现

室间隔胚胎期的发育异常导致了室间隔缺损。第一型的缺损发生在右室流出道(可称为圆锥部、肺动脉瓣下、漏斗部、嵴上型、双动脉瓣下型室间隔缺损),不易自发性愈合。第二型的缺损,即膜周部 VSD,是最常见的类型,约占 VSD 患者的 80%。缺损位于室间隔膜周部,紧邻二尖瓣隔瓣。二尖瓣隔瓣常覆盖部分缺损,因此形成室壁瘤,限制了过隔分流,促进了缺损的愈合。这种类型的 VSD 左室侧紧邻主动脉瓣。第三型的缺损,即流入道型缺损,发生在右心室的较低的位置,邻近三尖瓣,这类缺损常发生在唐氏综合征患者中。第四型的缺损,即肌部室间隔缺损,它可以位于室间隔的中央、心尖部、室间隔边缘等部位,靠近右室游离壁,是由于婴儿时期肌肉过度吸收所致。肌部室间隔缺损的发病率不高,在儿童期常可以自行愈合。

VSD 常是单发性畸形,也可以是复杂畸形的部分,如圆锥动脉干畸形或左室的梗阻性病变。干下型 VSD 通常合并有渐进性主动脉瓣反流,主要是因为相邻的主动脉瓣脱垂至缺损的室间隔处所致。主动脉瓣反流的另一机制是因为两个心腔存在压力差,因流体力学的原理,吸引了主动脉无冠瓣遮挡了一部分 VSD。

VSD 心内分流的影响因素有缺损的大小、位置、肺血管阻力和左、右室的顺应性等。

VSD 的分流主要受其大小和心室与 VSD 流出道间的压力差影响。VSD 的左向右分流一般是因为室间隔缺损较大,同时其肺血管阻力低于体循环血管阻力;反之亦然。伴有左向右分流时,左心排血量降低,为了达到正常的心排血量,相应的心脏反应是左心容量扩大、左房压力增高,结果导致肺淤血。除了收缩期的分流,还应该注意到由左、右心室顺应性、收缩力及容积变化引起的舒张期分流。

感染性心内膜炎可见于小的 VSD 的边缘,主要是因为缺损处的湍流损伤了周围的心内膜。主动脉瓣脱垂可导致进行性主动脉瓣关闭不全。如果缺损比较大,则可能出现典型的充血性心力衰竭的症状。特别是左室超负荷可能使肺血管病变进展加剧,导致艾森门格综合征。当 VSD 患者出现右向左分流时,患者表现为发绀。成人单发 VSD 的病理生理学分型如下:限制性 VSD(右心室压低于左心室压,且没有右室流出道梗阻)、非限制性 VSD(右心室压与左心室压相等,且没有右室流出道梗阻)。

(二)临床表现

成人的单发 VSD 不常见,因为较大的缺损早期临床症状明显,得以早期修补治疗;中小型 VSD 患者的自愈率较高;未修补的较大的室间隔缺损患者的死亡率增加。

典型的临床表现:儿童期修复过的 VSD;患者无症状但有收缩期杂音;伴有发热、菌血症、肺栓塞或脑脓肿的感染性心内膜炎;主动脉反流;患者右向左分流,进展为肺动脉高压、发绀及运动耐受性下降。

单发 VSD 患者的临床表现取决于缺损的大小和肺血管阻力的变化。

单发的 VSD 的临床分级如下。

（1）小 VSD：小于或等于主动脉环直径的 25％，少量的从左到右分流，没有左心室超负荷，无 PAH。

（2）中 VSD：超过主动脉环直径的 25％，小于 75％，轻到中度左向右分流，轻度至中度左心室容量超负荷，不伴有或轻度的 PAH。患者可无症状或轻微充血性心力衰竭，通常可用药物控制症状。

（3）大 VSD：大于或等于主动脉直径的 75％，中度到重度左向右分流，左心室容量超负荷，进展性 PAH，儿童常见充血性心力衰竭和右向左的分流，导致艾森门格综合征。

（三）超声心动图

因左室扩张而出现显著的血流动力学异常，左室负荷过重和进行性主动脉瓣反流的患者，需要手术修补室间隔缺损。

1.TTE

TTE 仍然是 VSD 的主要诊断方法。VSD 患者常用的声窗是剑突下和心尖区（图 12-13）。TTE 是 VSD 术前准备的基本检查内容，可以提供很多 VSD 的相关信息，包括 VSD 的数量、位置、双侧心室功能、双侧心腔的大小、观察主动脉瓣是否存在脱垂或反流、是否存在流出道的梗阻及三尖瓣反流等。多普勒成像可以检查三尖瓣反流及 VSD 的分流情况。在检查中需常规观察室间隔的形态及运动。

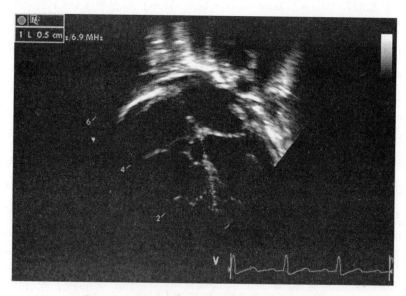

图 12-13　膜周部室间隔缺损：TTE，心尖图，短轴

如果 VSD 修补术后的患者出现了新的症状、心力衰竭和肺动脉高压的表现，则必须应用多普勒检测可能存在的残余分流，并通过测量三尖瓣反流和肺动脉瓣反流的速度推算肺动脉压力。此外，为了更好地评估，还应检测是否存在主动脉瓣反流、左/右室流出道的梗阻及心室的功能。

2.TEE

TEE 有助于评估单发的室间隔缺损,但不是必须的,大部分缺损可通过 TTE 显示确诊。但是 TEE 合并的大血管异常更有用。最常见的缺损(膜周部)靠近三尖瓣、紧邻主动脉瓣下,这种位置关系可以通过经食管低位的五腔图,很好地显示出来。在主动脉瓣水平短轴图,可以显示缺损邻近三尖瓣。获得膜部室间隔的图像后,可以同时观察到室间隔膜部瘤或三尖瓣组织对缺损的遮挡。如果膜周部室间隔缺损伴有主动脉瓣反流,可能观察到主动脉瓣尖脱垂至缺损处。主动脉瓣下狭窄的患者也可合并膜周部室间隔缺损。

肌部室间隔缺损位于室间隔中部或心尖部的肌性部位,最好的声窗是经食管中部的四腔图(0°~20°)和经胃中部的短轴图(0°)。

流入道型室间隔缺损,通常是部分型房室隔缺损的一部分,通常位于后间隔或间隔的流入道区域,非常接近主动脉瓣(超声心动图显示其跟主动脉瓣位于同一水平,紧邻三尖瓣下方)。

流出道部的室间隔缺损,又称室上嵴型、漏斗部、双动脉下型室间隔缺损。流出道的长轴图(图 12-14)可以充分显示这种类型的缺损,并提供主动脉瓣的结构和功能信息。另外显示这类 VSD 非常有用的声像图,是在上述声像图的基础上旋转 0°到 30°或 45°,类似于倒置的胸骨旁短轴图。

总之,针对 VSD,全面的 TTE 检查应该包括以下几项:识别受累的间隔区域、发现所有的缺损、评估缺损的大小及其边缘、测量心腔大小和室壁厚度、估算分流量(肺循环与体循环的比例)、估算右室压力和肺动脉压力、识别其他并发畸形。通过测量室间隔缺损的分流峰值速度,我们可以得出右室收缩压(RVSP)和肺动脉收缩压(PASP):$RVSP\,(or\,PASP) = SBP - (4 \times PVSD^2)$。

式中 SBP 是收缩期血压;PVSD 是经室间隔缺损分流的峰值流速。

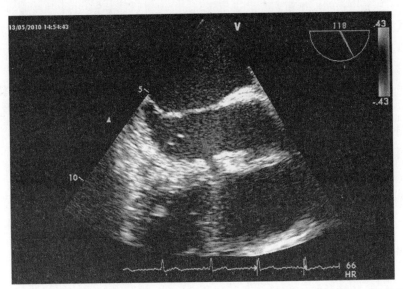

图 12-14 主动脉瓣下 VSD(箭头)和左室流出道:TEE,经食管中部,主动脉瓣水平长轴图(120°)

3.心脏超声造影

心脏超声造影技术是用来检测相对较小的、从右室到左室分流的方法。这种简单而有效的技术用来识别小缺损是很有用的,只要左室内出现少量的微气泡即可确定诊断。对于无法用常规检查显示的可疑 VSD 者,心脏超声造影更加有用,如伴有 PAH 的肌部小室间隔缺损、术中即时评价修补后的残余分流等。在经静脉注射造影剂时做 Valsalva 动作,可以使微气泡更有效地通过缺损。

4.TEE 在 VSD 封堵术中的作用

手术中血流动力学监测设备的应用,提高了经皮封堵术的安全性和可行性。TEE 在引导室间隔缺损封堵术中的基本作用与房间隔缺损的治疗相似。成人先天性心脏病患者,经皮导管室间隔缺损封堵术的适应证有膜周部和肌部室间隔缺损。

（李普楠）

参考文献

[1]杜起军.超声诊断临床备忘录[M].2 版.北京:科学出版社,2019.

[2]王月香.肌骨超声诊断[M].2 版.北京:科学出版社,2021.

[3]夏稻子.超声诊断学教程[M].北京:科学出版社,2019.

[4]朱家安,邱逦.肌骨超声诊断学[M].北京:人民卫生出版社,2019.

[5]龚渭冰,李颖嘉,李学应,等.超声诊断学[M].3 版.北京:科学出版社,2019.

[6]何文,唐杰.血管超声诊断学[M].北京:人民卫生出版社,2019.

[7]谢明星,田家玮.心脏超声诊断学[M].北京:人民卫生出版社,2020.

[8]王金锐,周翔.腹部超声诊断学[M].北京:人民卫生出版社,2019.

[9]任卫东,张立敏.心脏超声诊断图谱[M].2 版.沈阳:辽宁科学技术出版社,2018.

[10]刘红霞,梁丽萍.超声诊断学[M].北京:中国医药科技出版社,2020.

[11]张缙熙.心脏超声入门[M].北京:科学出版社,2020.

[12]任卫东.超声诊断学[M].3 版.北京:人民卫生出版社,2013.

[13]黄道中,邓又斌.超声诊断指南[M].北京:北京大学医学出版社,2016.

[14]薛玉,吕小利.超声诊断学[M].北京:科学出版社,2018.

[15]刘学明,蒋天安.实用腹部超声诊断图解[M].北京:人民卫生出版社,2019.

[16]中国医师协会超声医师分会.中国介入超声临床应用指南[M].北京:人民卫生出版社,2017.

[17]田家玮,姜玉新.临床超声诊断学[M].2 版.北京:人民卫生出版社,2016.

[18]岳林先.甲状腺超声诊断[M].北京:人民卫生出版社,2015.

[19]张建兴.乳腺超声诊断学[M].北京:人民卫生出版社,2020.

[20]陈敏华,梁萍,王金锐.中华介入超声学[M].北京:人民卫生出版社,2017.

[21]张缙熙.甲状腺和涎腺超声入门[M].北京:科学出版社,2020.

[22]中国医师协会超声医师分会.中国超声造影临床应用指南[M].北京:人民卫生出版社,2017.

[23]赵维鹏,潘翠珍,舒先红.心脏超声入门[M].上海:上海科学技术出版社,2019.

[24]谢明星,田家玮.心脏超声诊断学[M].北京:人民卫生出版社,2020.

[25]刘丽文.血管超声[M].北京:科学出版社,2020.